Hoffmann ▪ Hochapfel

Neurotische Störungen und Psychosomatische Medizin

Dieses Lehrbuch wurde 1979 von Sven Olaf Hoffmann und Gerd Hochapfel begründet. Die Auflagen 1 bis 5 wurden von den Gründungsautoren verfasst. Frau Prof. Dr. Annegret Eckhardt-Henn und Herr Prof. Dr. Gereon Heuft haben seit der 6. Auflage zahlreiche Beiträge übernommen und sind seit der 7. Auflage Mitherausgeber.

Neurotische Störungen und Psychosomatische Medizin

Mit einer Einführung in die Psychodiagnostik und Psychotherapie

CompactLehrbuch

Herausgegeben von

Annegret Eckhardt-Henn,
Gereon Heuft,
Gerd Hochapfel
und Sven Olaf Hoffmann

8., vollständig überarbeitete und erweiterte Auflage
Mit 31 Abbildungen und 10 Tabellen

Schattauer Stuttgart New York

Bibliografische Information der Deutschen Nationalbibliothek
Die Deutsche Nationalbibliothek verzeichnet diese Publikation in der Deutschen Nationalbibliografie; detaillierte bibliografische Daten sind im Internet über http://dnb.d-nb.de abrufbar.

Hölderlinstraße 3, 70174 Stuttgart, Germany
E-Mail: info@schattauer.de
Internet: http://www.schattauer.de
Printed in Germany

Lektorat: Ruth Becker M.A.
Umschlagabbildung: Die Grafik auf dem Titelbild greift das Logo der Psychosomatischen Universitätsklinik Mainz auf. Es wurde von Anja Ganster entworfen und spielt auf das „dreiflügelige“ bio-psycho-soziale Modell der Medizin von G. L. Engel, ehemals Professor an der Harvard-Universität, an.
Satz: Satzpunkt Ursula Ewert GmbH, Bayreuth
Druck und Einband: Mayr Miesbach GmbH, Druck · Medien · Verlag, Miesbach

ISBN 978-3-7945-2619-2

Vorwort

Die Weiterentwicklung unserer Kenntnisse um die psychischen und psychosomatischen Störungen in den letzten vier Jahren hat es erforderlich gemacht, die 8. Auflage des *Hoffmann/Hochapfel* erneut grundlegend zu überarbeiten. Auch wenn die vier gleichberechtigten Autoren jeweils schwerpunktmäßig einzelne Artikel verfasst haben, wurden alle Kapitel wechselseitig diskutiert, kritisiert und im Hinblick auf eine konsequente Vereinheitlichung des Buches durchgearbeitet.
Wir gehen davon aus, dass alle unsere Leserinnen und Leser neugierig darauf sind, mehr darüber zu erfahren, wer ihre Patientinnen und Patienten jenseits ihrer körperlichen Symptomatik eigentlich sind. Diese subjektive Perspektive des Patienten, seine psychodynamische Entwicklung und seine subjektive Lerngeschichte erfährt neuerdings gerade auch aus Sicht der *Hochleistungsmedizin* wieder vermehrt Aufmerksamkeit. So ist es für den mittel- und langfristigen Behandlungserfolg einer Organtransplantation von entscheidender Bedeutung, ob die **Krankheitsverarbeitung** durch eine komorbide **Neurotische Störung** oder eine **Persönlichkeitsstörung** besonders gefährdet ist. Umgekehrt steigen die Anforderungen an Ärzte aller Fachgebiete, bei körperbezogenen Symptomen somatische Ursachen von **Somatoformen Störungen** zu differenzieren und **potenzielle psychosoziale Faktoren bei Organkrankheiten** zu identifizieren.
Konsequenterweise haben wir die aktualisierte Übersicht über **psychotherapeutische Behandlungsmöglichkeiten** um ein Kapitel zu den Besonderheiten der **Psychosomatischen Grundversorgung** ergänzt. Die Psychosomatische Grundversorgung bildet heute in allen Fachgebieten die kompetente Grundlage, die Patienten im Sinne einer modernen Medizin *ganzheitlich* zu sehen. Damit machen Ärzte in ihrer täglichen Praxis ernst mit der Aufhebung der Dichotomie zwischen Körper und Psyche und signalisieren ihren Patienten, dass es keinen Affekt, keine Emotion ohne körperliche Mitreaktion und keine körperliche Krankheit ohne psychische Auswirkungen gibt. Uns erscheint es wichtig, dass schon die Studierenden – neben allen anderen Fertigkeiten, die sie erlernen – diese ärztliche Grundkompetenz möglichst früh im Blick haben. Denn psychosomatisch ausgebildete Ärzte ersparen sich und ihren Pati-

enten, gemeinsam zunächst nur somatische Symptome auszuwerten, um dann gegebenenfalls die psychosomatische oder die somato-psychische Seite nachträglich in die Arzt-Patient-Beziehung einführen zu müssen. Indem sie dem Patienten signalisieren, er werde auf dem Stand einer „modernen Medizin" diagnostiziert und behandelt, lässt sich von vorneherein zusammen mit dem Patienten schrittweise die Verbindung somatischer und psychischer Wurzeln seines Leidens erarbeiten.
Beschrieben werden natürlich auch die Besonderheiten der **Akuten Belastungsreaktion** und der **Anpassungsstörung** sowie die Probleme der **Posttraumatischen Belastungsreaktion** und weiterer trauma-assoziierter Symptombildungen mit ihren Behandlungsmöglichkeiten.
Ein solches Kompaktlehrbuch verpflichtet die Autoren zur Auswahl. Wir hoffen, dass diese 8. Auflage erneut dazu verhilft, sich einerseits rasch und andererseits doch in der ausreichenden Tiefe wissenschaftlich fundiert zu den psychodynamischen Krankheitsmodellen als Hintergrundtheorie und den einzelnen angesprochenen Störungen sowie Behandlungsmöglichkeiten zu informieren. Die mit dem → Pfeil versehenen Querverweise auf andere Kapitel sollen dazu dienen, unnötige Wiederholungen von Aussagen, die an anderer Stelle bereits ausgeführt worden sind, zu vermeiden.
Aus Gründen der Erreichbarkeit haben wir fast ausschließlich Quellenliteratur aufgenommen, die nach 1980 erschienen ist. Darüber hinaus haben wir Autoren, deren Nennung aus historischen Gründen zum Verständnis von Zusammenhängen unabdingbar erschien, im Text aufgeführt, ohne jedoch die älteren Quellennachweise zu führen. Dieses Konzept erscheint uns im Hinblick auf unsere Leserschaft, die sich in kompakter Form rasch auf dem aktuellen Stand informieren will, angemessen.
Wenn uns engagierte Leserinnen und Leser übermitteln wollen, wie wir der Personalität des Menschen, seinen Emotionen und seinen sozialen Interaktionen mit dem hier entfalteten Verständnis noch besser dienen können, sind wir für Hinweise jederzeit dankbar.

Stuttgart, Münster, Rellingen und Hamburg
im Juni 2009

A. Eckhardt-Henn
G. Heuft
G. Hochapfel
S. O. Hoffmann

Anschriften

Prof. Dr. med. Annegret Eckhardt-Henn
Ärztliche Direktorin der Klinik für Psychosomatische
Medizin und Psychotherapie – Medizinische Klinik 2,
Klinikum Stuttgart – Bürgerhospital
Tunzhofer Straße 14–16
70191 Stuttgart

Prof. Dr. med. Gereon Heuft
Direktor der Klinik für Psychosomatik
und Psychotherapie
Universitätsklinikum Münster
Domagkstraße 22
48149 Münster

Dr. med. Gerd Hochapfel
Psychoanalyse – Psychotherapie
Facharzt für Innere Medizin
Lohacker 22
25462 Rellingen

Prof. Dr. med. Dipl.-Psych. Sven Olaf Hoffmann
Emerit. Direktor der Klinik und Poliklinik für Psychosomatische
Medizin und Psychotherapie der Universität Mainz
Sierichstraße 175
22299 Hamburg

Inhalt

Eine Einleitung

Die Approbationsordnung für Ärzte setzt auch nach der Reform (2003) Unterricht in „Psychosomatischer Medizin und Psychotherapie" voraus. **Psychosomatische Medizin** ist eher als Arbeitsfeld (→ Kap. 6.1) gekennzeichnet. **Psychotherapie** ist eine Behandlungsmethode, die unterschiedliche Verfahren umfasst (→ Kap. 12). **Neurotische Störungen** schließlich, die im Titel unseres Buches auftauchen, sind Krankheiten mit einer nennenswerten Psychogenese in der Ätiologie (→ Kap. 1.1 im unmittelbaren Anschluss). Nosologisch – d. h. auf die Krankheitslehre bezogen – sind damit meist die früher so genannten Psychoneurosen gemeint. Dabei handelt es sich um Krankheiten, deren Symptomatik vorwiegend im psychischen Bereich liegt. Auf sie vor allem beziehen sich die allgemeinen Grundlagen (→ Kap. 1).

Die Entwicklungsstörungen und -konflikte, die im allgemeinen Teil abgehandelt werden, gelten pathogenetisch natürlich auch für die Krankheitsbilder, von denen in → Kap. 6 bis 9 die Rede ist. Ob ein Mensch eine neurotische Depression (in Terminologie der ICD-10: Dysthymia) oder ob er eine funktionelle Magenbeschwerde entwickelt (ICD-10: Somatoforme autonome Funktionsstörung des oberen Gastrointestinaltrakts), macht für ihn selbst zwar insofern einen Unterschied, dass er in einem Fall eher beim Psychiater/Psychotherapeuten, im zweiten Fall eher beim Internisten landet, aber er selbst erlebt sich als Einheit und versteht die Aufspaltung der Ärzte eher weniger. Meist reflektiert er diese Aufspaltung überhaupt nicht, da er ja auch von Jugend auf gelernt hat, dass für den Magen eben der Internist zuständig ist.

Im Fall dieses Bandes sind wir traditionellen Einteilungskriterien gefolgt und lassen unseren fiktiven Patienten einmal bei den Neurotischen Störungen (→ Kap. 3) und Belastungsstörungen (→ Kap. 4) oder bei den traditionell als psychosomatisch bezeichneten Störungsbildern (→ Kap. 6 bis 9) auftauchen. Mit ständigen Querverweisen versuchen wir, dieses Schisma so gut wie möglich zu überbrücken. Der Wert einer klaren Gliederung an Krankheitsstrukturen der für Studenten, Ärzte oder Psychologen nicht leicht zu überblickenden Materie wurde aus didaktischer Sicht von uns als der höhere Wert angesetzt.

Das wäre der Hintergrund der divergierenden Teile unseres Bandes. Wie valide ist nun die viel weniger reflektierte Aufteilung in eine Organmedizin (Medizin des somatisch Kranken) und eine Psychosomatische Medizin, die sich gewissermaßen um die Reste zu kümmern hat, die organisch „nichts" haben, also letztlich psychisch „etwas" haben müssen? Um die Antwort vorwegzunehmen: Die Aufteilung erscheint nicht sehr valide.

Die in Deutschland kaum bekannt gewordene Studie von Kroenke und Mangelsdorff, welche 1989 im American Journal of Medicine er-

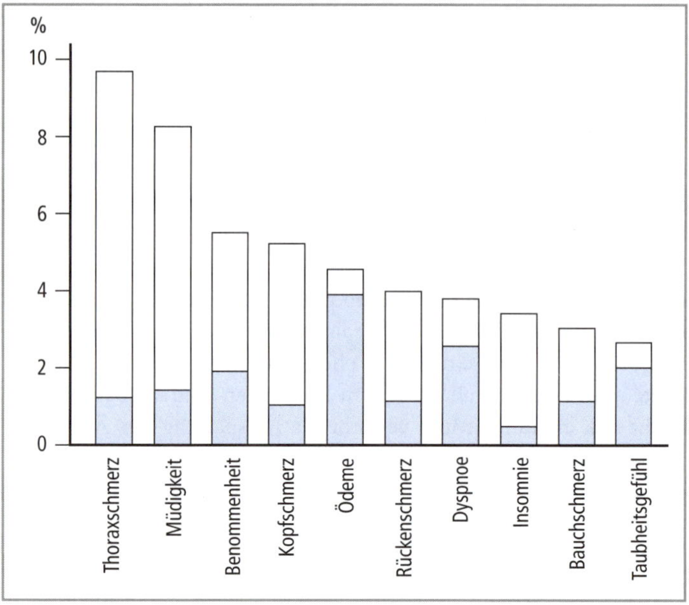

Abb. 1 3-Jahres-Prävalenz zehn häufiger Symptome und Anteil wahrscheinlicher organischer Ursachen (in der Abbildung grau) bei 1 000 Patienten (nach Kroenke u. Mangelsdorff 1989).

schien, untersucht den Anteil an gesicherten organischen Ursachen bei den 10 häufigsten Symptomen von 1 000 Patienten einer amerikanischen Klinik. Wie → Abbildung 1 verdeutlicht, ist er erschreckend niedrig. Nähme man diese Daten und die vergleichbaren Untersuchungen ernst, so müsste unsere Medizin sich radikal ändern: Der deutlich größere Aufwand müsste für Forschung und Versorgung der *nicht* oder *nicht ausschließlich* organisch verursachten Krankheitsbilder bereitgestellt werden.

Man kann die Frage auch andersherum stellen. Geht man von den *gesicherten organischen* Befunden in den fortschrittlichsten bildgebenden Verfahren der Routineversorgung, der Computertomographie (CT) und der nuklearen Magnetresonanztomographie (NMR), aus, dann sind fraglos viele bisher nicht fassbare Befunde zu sichern und hinzugekommen. Aber sind die Träger dieser Befunde nun

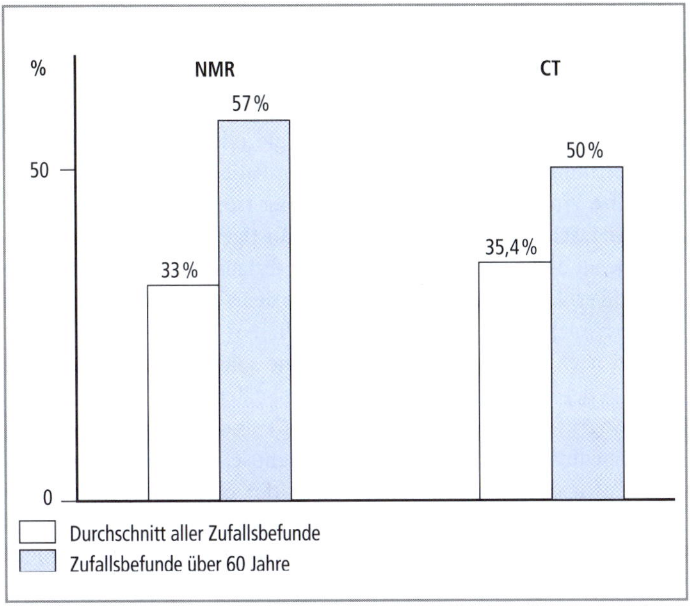

Abb. 2 Bei Patienten, die keinerlei LWS-Beschwerden haben („asymptomatisch"), lassen sich in der NMR (Boden et al. 1990) und in der CT (Wiesel et al. 1984) in großen Prozentsätzen eindeutig pathologische Zufallsbefunde sichern.

krank? → Abbildung 2 zeigt das überraschende Ergebnis zweier herausfordernder Studien: Ein Drittel der jüngeren und die Hälfte der älteren Personen *ohne jedes klinische Beschwerdebild* im Bereich der Lendenwirbelsäule (LWS) hat eindeutig objektivierbare pathologische Befunde im CT und der NMR, meist im Sinne eines Bandscheibenvorfalls. 1994 wurden diese Fakten von Jensen et al. bestätigt und an hervorragender Stelle publiziert.
Also gesichert ist:

1. Weder hat die Mehrheit der Patienten mit häufigen körperlichen Beschwerden auch einen körperlichen Befund, der diese Beschwerden ausreichend erklärte, noch
2. brauchen Patienten mit einem eindeutig pathologischen organischen Befund notwendigerweise die dazugehörige klinische Symptomatik aufzuweisen. Sie sind also im engeren Sinne gar nicht Patienten, d. h. Leidende.

Bleiben wir noch bei der Wirbelsäule – einem volkswirtschaftlich außerordentlich bedeutsamen Kostenfaktor. Die Lumbago (Kreuzschmerz) ist stark verbreitet („Hexenschuss"), aber nur 1 bis 2 % der Patienten entwickeln auch eine Ischialgie oder eine Diskushernie. Was bestimmt die Krankheit der übrigen Patienten, bei denen offenbar keine Wurzelreizung vorliegt, die aber trotzdem in der heutigen Medizin fast ausschließlich organisch, günstigenfalls physiotherapeutisch behandelt werden? Um es einmal festzuschreiben: Organische Befunde erklären die Mehrheit der Fälle der Volkskrankheit „Kreuzschmerz" nicht. Was geschieht nun mit diesen? Viele werden operiert, obwohl nach kritischen Übersichten eine solche Indikation nur bei 1 bis 3 % der Fälle berechtigt ist. Und die Spätergebnisse vieler operativer Eingriffe („Bandscheibenoperation") sind eher unbefriedigend. Hierfür wurde sogar eine spezielle Diagnose, das „failed back syndrome" (in der Folge operativer Eingriffe) eingeführt, über deren Berechtigung hier nicht geurteilt werden soll. Wichtig ist aber, dass die genaueren Untersuchungen solcher Patienten durch psychosomatisch interessierte Ärzte in großen Studien eindeutig neurotische Symptome und Probleme aufwiesen, die niemand diagnostiziert und niemand beachtet hatte. Ihre Beachtung hätte den Patienten viel iatrogenes Leid und der Volkswirtschaft große Kosten erspart (weiterführende Literatur bei Lutz et al. 2003; zum Rückenschmerz bei Nickel u. Raspe 2001).

Hätte ein Arzt sich die Mühe gemacht, die psychische Seite solcher Patienten abzuklären, so wäre er auf eine ausgeprägte Erhöhung ihrer Klagsamkeitswerte (Hypochondrie) gestoßen (bereits bei Hehl et al. 1983). Also ein psychoneurotisches Angstphänomen, das erst einmal mit körperlichen Erkrankungen nichts zu tun hat, auch wenn es sich sekundär vor allem mit solchen verbindet. Auch die Rolle der Ärzte, die durch ständige Wiederholung von invasiver Diagnostik und therapeutischem Aktionismus „alles tun", müsste für die Entstehung und Erhaltung von Krankheit gewürdigt werden. In vielen Fällen schadet die moderne Medizin dem Patienten, was nicht der Wahrheit widerspricht, dass sie ihm in vielen Fällen nützt.

Psychosoziale Bedingungen in der Entstehung, Erhaltung und Therapie von Krankheiten finden weiterhin kaum Niederschlag. Das „Psychische" wird zur **medizinischen Restkategorie**, wenn alle Untersuchungen des Körperlichen die Beschwerden immer noch nicht erklären. Und manchmal sind es die Patienten selbst, die den Weg in Richtung einer psychosomatischen Abklärung einschlagen, nicht selten von ihren Ärzten darin eher behindert als gefördert. In den 30 Jahren der Existenz unseres Lehrbuchs hat sich in erfreulicher Weise vieles deutlich zum Positiven verändert – vieles bleibt aber weiterhin unbefriedigend. Das Betreuungsfeld der Psychosomatischen Medizin ist, wie unser Band zeigen soll, breit. Die Änderung des Selbstverständnisses der Medizin ist, wie diese Einleitung zeigen sollte, aus unserer Sicht weiterhin eine ihrer vordringlichsten Aufgaben.

1 Allgemeine Grundlagen zur Entwicklung psychischer und psychosomatischer Störungen

1.1 Neurotische Störungen und Psychosomatische Medizin: Terminologie und Klassifikation

Das Konzept der Neurose veränderte sich von einem ursprünglich nosologischen Begriff für überwiegend psychisch verursachte Krankheiten hin zu einem beschreibenden Terminus für eine Gruppe von Störungen, die sich klinisch vorrangig durch Störungen im emotionalen Bereich bemerkbar machen. Zwischen dem nur deskriptiven, dem verhaltenstheoretischen und dem psychodynamischen Hintergrundverständnis bestehen deutliche Unterschiede. Mit dem mehrdimensionalen Instrument der OPD-2 (Operationalisierte Psychodynamische Diagnostik) wird versucht, deskriptiv exakte mit dynamischen Gesichtspunkten zu vereinen.

Der Begriff Neurose wurde 1787 durch den schottischen Arzt William Cullen eingeführt. Cullen versuchte bereits seinerzeit damit eine Zweiteilung der ihm bekannten Nervenkrankheiten zu begründen. Diesen nur noch medizinhistorisch relevanten Zusammenhang verließ das Neurosenkonzept rasch und wurde – vor allem unter dem Einfluss S. Freuds und der Psychoanalyse – zur zweiten großen Einheit der psychischen Krankheiten. In der Konsequenz wurden den Psychosen, die sich durch die Qualität und Schwere ihrer Symptome sowie die meist unterstellte somatische Ursache selbst definierten, die Gruppe der reaktiv oder psychogen verstandenen Störungen, die *Neurosen*, gegenübergestellt.
In der nosologischen Diskussion ist der Gebrauch des Begriffs „Neurose“ seit etwa 1975, vor allem wegen seiner auf Freud zurückgehenden Bestimmung über psychodynamische Inhalte, noch einmal

verändert worden. So wurde das Neurosekonzept 1980 in der 3. Auflage des „Diagnostic and Statistical Manual of Mental Disorders" der American Psychiatric Association (abgekürzt **DSM-III**; die letzte, 4. Auflage heißt dementsprechend **DSM-IV**) fallen gelassen und durch den rein beschreibenden Begriff der **Neurotischen Störungen** ersetzt. Seither ist Praxis, dass in der gegenwärtigen klassifikatorischen Diskussion rein *deskriptive* Begriffe gegenüber inhaltlich definierten bevorzugt werden. So kennt auch die 10. Auflage der „International Classification of Diseases" der WHO (**ICD-10**) nur noch Neurotische Störungen.

Der mehr als 20 Jahre später festzuhaltende **Gewinn** dieses klassifikatorischen Umbruchs ist erheblich und unbestritten: Vor allem die epidemiologische Forschung und die Überprüfung der Wirkung von Psychopharmaka profitierten deutlich durch die nun besser gesicherte Vergleichbarkeit der Studien. Auch in der Psychotherapieforschung (im Sinne der Outcome-Forschung) lassen sich eindeutige Vorteile feststellen.

Die **Nachteile** sind allerdings ebenfalls erhebliche: An die Stelle einer konzeptuellen Krankheitslehre (= Nosologie) trat eine pragmatische Klassifikation, deren *Validität* („Inwieweit wird das erfasst, was zu erfassen behauptet wird?") mehr als offen bleibt, weil der entscheidende Anspruch sich fast nur noch an die *Reliabilität* („Wie zuverlässig wird das erfasst, was erfasst wird?") richtet. Hinzu kommt ein nachteiliger Einfluss auf die ärztliche/psychologische Ausbildung: Die neue klassifikatorische Diagnostik hat sichtbar ein „Kochbuchwissen" gefördert; es wird weniger nach dem gefragt, woran der Patient leidet, also nach seiner Krankheit (= griech. Nosos), sondern eher nach der Genauigkeit, mit der sich seine Beschwerden den deskriptiven Einheiten in den Glossaren zuordnen lassen.

In diesem Band versuchen wir die angedeuteten Vor- und Nachteile des DSM-IV und der ICD-10 auszugleichen, indem wir die deskriptive Klarheit dieser Kataloge übernehmen, uns konkret auch auf die Kodierungen der ICD-10 beziehen, und gleichzeitig ein Krankheitsverständnis im Sinne einer Krankheitslehre (Nosologie) vertreten und zu vermitteln suchen. Wir sprechen deshalb konsequent von **Neurotischen Störungen** und benutzen den Begriff **Neurose** nur noch da, wo wir uns auf die Nosologie beziehen.

Die **psychoanalytische Neurosentheorie** entspricht der klassischen medizinischen Nosologie. Sie orientiert sich am medizinischen Krankheitsmodell (Ätiologie, Pathogenese, Symptom, Diagnose, Prognose, Therapie), das von der Verhaltenstheorie in dieser Form abgelehnt wird. Das **verhaltenstheoretische Neurosenverständnis** sieht das neurotische Fehlverhalten (der medizinische Begriff des Symptoms mit seinen Implikationen ist ihm eigentlich fremd) als die Krankheit bzw. Störung selbst an. Ist das Symptom geschwunden, ist auch die Störung beseitigt. Dieses pragmatische Vorgehen stellt einen deutlichen Kontrast zum psychoanalytischen Verständnis dar.

Der Begriff „psychosomatisch" wurde erstmals 1818 von einem Vertreter der romantischen Medizin, J. Heinroth, in einer eher beiläufigen Äußerung verwendet. Heute umfasst der Begriff Psychosomatische Medizin folgende drei Bereiche:

1. Psychosomatische Medizin beinhaltet eine ärztliche Grundeinstellung, die seelische und soziale Faktoren bei der Diagnostik und Therapie von Krankheiten mitberücksichtigt. Das ist die allgemeinste Bedeutung des Begriffes und entspricht dem am weitesten verbreiteten Gebrauch von „psychosomatisch".
2. Weiter ist Psychosomatische Medizin eine Forschungsrichtung, die mit biologischen, psychologischen und soziologischen Methoden (sowie einer großen Anzahl von Hilfswissenschaften) die Bedeutung seelischer und sozialer Vorgänge für die Entstehung, Erhaltung und Therapie von körperlichen Krankheiten untersucht.
3. Psychosomatische Medizin ist schließlich die Bezeichnung eines anhaltend expandierenden ärztlichen Versorgungsgebietes, das vor allem mit psychotherapeutischen Methoden eine Klientel von Patienten betreut, deren Beschwerden von rein psychogenen Störungen einerseits, über echt psycho-somatische Krankheitsbilder (in der großen Mehrzahl) bis zu den Folgezuständen schwerer und chronischer körperlicher Krankheiten andererseits reichen.

Als **Kurzdefinition** hat sich für uns die folgende bewährt:

> Psychosomatische Medizin ist die Lehre von den körperlich-seelisch-sozialen Wechselwirkungen in der Entstehung, im Verlauf und in der Behandlung von menschlichen Krankheiten. Sie muss ihrem Wesen nach als eine personenzentrierte Medizin verstanden werden.

1.2 Tiefenpsychologische Grundbegriffe

> Erläuterung der Begriffe Psychoanalyse, Tiefenpsychologie und Psychodynamik.
> Das strukturelle Persönlichkeitsmodell mit Ich, Über-Ich und Es ist besonders zur Erklärung innerer Konflikte geeignet. Selbstpsychologie und die Identität sind demgegenüber phänomennähere Konzepte. Weitere hier erörterte Konzepte sind das Unbewusste, der Primär- und der Sekundärvorgang und die besonders klinisch bedeutsame Regression.

Weitgehend unabhängig von der zeitgenössischen Medizin und Psychologie entwickelte Sigmund Freud (1856–1939) das Fachgebiet der **Psychoanalyse**, das wegen seiner Beschäftigung mit den unbewussten Phänomenen auch als Tiefenpsychologie bezeichnet wird. **Tiefenpsychologie** ist heute ein relativ unscharfer Terminus zur Zusammenfassung aller Richtungen, die sich in ihrer Arbeitsweise – mehr oder minder stark – auf psychodynamische und unbewusste Vorgänge konzentrieren.

Heute wird der Begriff der **Psychodynamik** (auch als Adjektiv: z. B. psychodynamische Therapie) besonders in den USA viel verwandt, hat sich aber auch in Deutschland durchgesetzt.

- Im Gegensatz zu der banalen, heute auch von der Neurobiologie bestätigten Aussage, dass der größte Teil der psychischen Prozesse unbewusster Natur ist (wie sollte er auch sonst sein?!), entwickelte Freud das Konzept eines Dynamischen Unbewussten. Hierbei werden Kräfte (z. B. Impulse, Konflikte, Emotionen) benannt, die psychische Inhalte gezielt unbewusst machen können (Verdrängung) und unbewusst halten. Diese können zeitverzögert, zusammen mit anderen Inhalten des Unbewussten, wiederum dynamisch aktiv werden, d.h. gesundes oder eben auch gestörtes Verhalten motivieren. Nur dieser Art des Unbewussten gilt die Aufdeckungsarbeit der Psychoanalyse und das ist auch der Sinn, in dem wir in diesem Band den Begriff „Psychodynamik" meist verwenden werden. Dass wir ohne explizites Bewusstwerden ein Auto fahren und sogar komplexe Handlungen durchführen können, ist bekannt, hirnphysiologisch auch interessant, aber neurosenpsychologisch irrelevant.

- Neurobiologisch ist die Aktivität sowohl deskriptiv wie dynamisch unbewusster Prozesse zunehmend gut belegt. Das hat sogar zu einer extremen wissenschaftlichen Perspektive geführt, die eine Freiheit zu echten Entscheidungen bezweifelt, weil alles schon vor der vermeintlichen Entscheidung determiniert sei. Aus unserer Sicht stellt dies erkenntnistheoretisch einen Irrtum dar und wirkt fast wie eine jetzt biologisch argumentierende Wiederholung einer Position der frühen Psychoanalyse, die sich auf die alles determinierende Macht des Unbewussten bezog.

Die **Psychoanalyse** hat zahlreiche Beobachtungen gemacht und **Hypothesen** entwickelt, die sich für die Neurosenpsychologie als von entscheidender Bedeutung erwiesen.

> Das gemeinsame Bindeglied dieser Annahmen ist der Bezug auf – dem Bewusstsein nicht unmittelbar zugängliche („unbewusste") – **emotionale Grundbedürfnisse** des Menschen und die Schicksale und Verarbeitungen dieser Bedürfnisse in der Auseinandersetzung mit den inneren (Innenwelt-) und den sozialen (Außenwelt-)Bedingungen.

Auf dieses Modell wird, wo erforderlich, im Text Bezug genommen. An die Stelle ausführlicher Beschreibungen tritt hier ein **Glossar** einiger Begriffe, auf die wir im Text zurückkommen.

- **Über-Ich:** Bezeichnung des normativen Bereichs im Menschen, seiner soziokulturell vermittelten Normen und Ideale. Phänomenologisch entspricht das Über-Ich dem Gewissen und den Idealen des Menschen („Ich-Ideal"). Zum Aufbau des Über-Ich sind Identifizierungsvorgänge von großer Wichtigkeit.

- **Es:** Bereich der primären Impulse, der triebhaften Grundbedürfnisse (Abhängigkeit, Selbstwertschätzung, Liebe, Hass und andere) – der in sich nicht mehr auflösbaren basalen Bedürfnisse (in der Psychologie „intrinsic motivation").
- **Ich:** Die Vermittlungsfunktion zwischen den basalen Bedürfnissen des Menschen und den normativen Werten des Über-Ich wird vom Ich geleistet. Man kann das Ich als eine Art zentrale Funktionsinstanz bezeichnen, deren primäre Aufgabe ein Ausgleich der inneren Bedürfnisse des Menschen, der inneren Normen und der äußeren Realitäten darstellt. Das Ich bestimmt die jeweilige Ausprägung des Modus vivendi der Einzelperson, das Ich gestaltet im Wesentlichen jene Verschiedenheiten zwischen den einzelnen Menschen, die wir Charakterunterschiede nennen.

Dieses so genannte **Strukturelle Persönlichkeitsmodell** wurde entwickelt, um durch Benennung der Interaktion dieser psychischen Instanzen gesunde (z. B. kreative) und pathologische Prozesse beschreiben zu können. Von dieser intrapsychischen Interaktion her werden wichtige Funktionen des Menschen bestimmt, die wir im Bereich der Normalität sehen und zugleich lassen sich die inneren Konflikte über die gleichen Interaktionen bestimmen.

- **Selbst:** Zu den Nachteilen des so genannten Strukturellen Persönlichkeitsmodells gehört, dass es die ganzen dem Erleben näherstehenden Selbstwertkonflikte, die Problematik des Selbstgefühls, der Selbstannahme (oder Ablehnung) nicht gut zu fassen vermag. Hierfür wird heute das (wissenschaftlich von dem amerikanischen Psychologen W. James um 1900 eingeführte) Konzept des *Selbst* und der *Identität* verwandt. Auch der Begriff der *Selbstkohärenz* als Modell des gesunden und integrierten Selbstgefühls gehört hierher.

  Seit der Mitte der 1960er-Jahre entwickelte sich eine **Psychologie des Selbst**, die sich zentral mit der Regulierung des Selbstwertgefühls bei den Neurosen befasst. Diese Bereicherung über eine reine Konfliktpsychologie hinaus muss hoch veranschlagt werden.

Auch der schon erwähnte Begriff der Identität hängt wesentlich mit dem Selbstgefühl zusammen.

- **Identität** bezeichnet phänomenologisch das ungebrochene Gefühl des Menschen, er selbst zu sein und sein zu dürfen. Neben ihren inneren Konflikten zeigen viele Menschen mit Neurotischen Störungen auch mehr oder minder ausgeprägte Störungen des Selbst-(Identitäts-)Gefühls. Steht die Störung des Selbstwertgefühls ganz im Vordergrund, spricht man, unabhängig von der sonstigen Symptomatik, von einer narzisstischen Störung bzw. Persönlichkeitsstörung (→ Kap. 5).
- **Unbewusstes**: Es war vielleicht Freuds bedeutendster Beitrag zum Verständnis der menschlichen Natur, dass er die Begrenztheit erfasste, die sich ergibt, wenn man von der ausschließlich bewussten Motivation ausgeht. Bereits im alltäglichen Leben weisen viele, meist harmlose „Fehlleistungen" darauf hin, dass auch unbewusste Motive neben den bewussten wirksam sind. Je neurotischer das menschliche Verhalten wird, je mehr es als Folge von unverarbeiteten Konflikten beschrieben werden kann, desto mehr tritt das Übergewicht unbewusster Faktoren in den Vordergrund.
- **Regression**: Als Regression wird die Rückkehr zu biographisch bereits aufgegebenen und damit nicht mehr dem gegenwärtigen Entwicklungsstand entsprechenden Formen des Verhaltens, Denkens und Erlebens benannt. Dynamisch gesehen stellt die Regression ein Ausweichen vor den aktuellen Anforderungen des Lebens dar. Regression kann sich auf völlig normale wie auch auf krankhafte Vorgänge beziehen.

Zur Beschreibung der **eigengesetzlichen Logik des Unbewussten**, wie sie sich in den Affekten und Kognitionen manifestiert, sind die Begriffe des Primärvorgangs (Primärprozesses) und des Sekundärvorgangs (Sekundärprozesses) geprägt worden.

- Der **Primärvorgang** ist der ontogenetisch ältere; es ist die Denkweise des sehr jungen Kindes, die aber im ganzen Leben des Erwachsenen im Schatten des Sekundärvorgangs weiterexistiert. Der Rückgriff auf den älteren Primärvorgang wird als **Regression** (s. o.) bezeichnet. Durch Regression des Gesunden – am deutlichsten in den Träumen – oder des Kranken – am typischsten in der para-

noid-halluzinatorischen Psychose – kann der Primärvorgang wieder die bestimmende Denkweise werden. Die Charakteristika des Primärprozesses sind: Verdichtung und Verschiebung der Denkinhalte, Zeitlosigkeit, Fortfall der wachen Logik („Das Unbewusste kennt keinen Widerspruch"). Am ehesten hat man diese Gesetzmäßigkeit vor Augen, wenn man an die eigenen Träume denkt. Der „nächtliche Unsinn", den wir träumen, scheint Tagesereignisse im Dienste der Erholung zu „verarbeiten". Die Unverzichtbarkeit des Schlafes verdeutlicht auch in welchem Maße regressive Prozesse einen wesentlichen Teil der natürlichen Erholung des Menschen darstellen.
  Da die steuernde Funktion des Primärprozesses, also etwa beim kleinen Kind, vor allem durch die eigenen Bedürfnisse bestimmt wird, wird dieses Steuerungsprinzip auch als **Lustprinzip** bezeichnet.
- Der **Sekundärvorgang**, der in der Entwicklung des Menschen den Primärvorgang ablöst, ist dagegen logisch und syntaktisch, zeit- und realitätsbezogen. Bei genauerem Hinsehen sind beide Strukturen des Denkens allerdings sehr viel weniger getrennt als wir gerne hätten.
  Beim älteren Kind und beim Erwachsenen, bei dem im Wachzustand der Sekundärprozess herrscht, erfolgt die Steuerung zunehmend auch über die Anforderungen der Realität, das so genannte **Realitätsprinzip**.

Viele Patienten mit Neurotischen Störungen werden weiterhin stark vom Lustprinzip gesteuert und haben eine gestörte Beziehung zu den Erfordernissen der Realität. Kulturkritisch betrachtet, scheint sich heute eine erneute Dominanz des Lustprinzips („Spaß haben", „gut drauf sein", Konsumorientierung) gegenüber dem wenig attraktiven Realitätsprinzip (ethische Verpflichtung, soziale Solidarität, Verantwortung für die Umwelt) durchzusetzen.

1.3 Das Konzept des Konfliktes und der Internalisierung

Ein **Konflikt** wird durch mindestens zwei einander widerstrebende Tendenzen hervorgerufen. Neurosenpsychologisch geht es um die Spannung, die infolge unverträglicher, unvereinbarer Strebungen, Wünsche oder Motive entsteht. Mit **Reaktivierung infantiler Konflikte** ist ein komplexer Sachverhalt gemeint. Diese Auffassung besagt zum einen, dass ein aktueller, momentaner Konflikt existiert, zum anderen, dass früher, in der biographischen Entwicklung, ähnlich strukturierte Konflikte oder traumatische Belastungen (→ Kap. 4) bestanden, die in einer Beziehung zu gegenwärtigen stehen. Sind die Entwicklungskonflikte zufriedenstellend verarbeitet, so kann der aktuelle Konflikt unabhängig von ihnen geklärt und gelöst werden. Sind sie jedoch noch **potenziell pathogen**, sind sie ungelöst und unzureichend verarbeitet, so können sie durch die entsprechende Auslösesituation reaktiviert werden und die Neurotische Störung klinisch manifest werden lassen. Sind innere Konflikte mit traumatisierenden Belastungen (→ Kap. 1.4.4 und 4) kombiniert, steigt ihre Pathogenität an.

Der Kern der psychoanalytischen Neurosenvorstellung ist der Begriff des Konfliktes. Anna Freud (eine Tochter von S. Freud) unterschied aus psychodynamischer Sicht drei Kategorien von Konflikten:

- **Äußere Konflikte** mit der sozialen Umwelt.
- **Innere Konflikte** zwischen endogenen Grundbedürfnissen, vor allem zwischen Liebe und Hass (Libido und Aggression). Sie werden – durchaus kritikwürdig – als weitgehend umweltunabhängig verstanden.
- **Verinnerlichte Konflikte** zwischen sich widersprechenden internalisierten Tendenzen bzw. des Kampfes gegen diese „aufgezwungenen“ Strebungen. Verinnerlichung erfolgt weitgehend unfreiwillig, d. h. wir bekommen in der Entwicklung unsere Umwelt – und damit ihre Niederschläge in uns – „vorgesetzt“.

Während die Lerntheorie die Neurosen als eine Folge fehlgeleiteter, unzureichender, zu starker oder anderweitig gestörter Lernvorgänge auffasst, sieht die Psychoanalyse in den Neurotischen Störungen Kompromissbildungen, Lösungsversuche, Folgezustände von reaktivierten unbewussten infantilen Konflikten oder Träumen.

Eine deutsche Arbeitsgruppe hat im Rahmen Operationalisierter Psychodynamischer Diagnostik (Arbeitskreis OPD-2 2006) eine grundlegende Neuordnung der Konflikttypen eingeführt (s. u.). Allgemein unterscheidet die OPD-2:

- **Konfliktthemen** bezeichnet ubiquitär vorkommende Konfliktspannungen, wie sie jeder Mensch kennt („Soll/will ich dies oder jenes tun?"). Die Lösungsversuche sind vom Streben nach Anerkennung und Wertschätzung bestimmt.
- **Konfliktmuster** sind im Leben eines Individuums immer wiederkehrende („iterative") gleichartige Weisen, mit bestimmten Situationen umzugehen. Das bedeutet, dass nicht mehr die objektive Situation den Umgang mit einem Konflikt und seiner Lösung bestimmt, sondern die innere Dominanz, mit der sich ein bestimmtes Umgangsmuster durchsetzt. Konfliktlösungen und vor allem die Beziehungsgestaltung erfolgen mit dem Ziel der Selbstwertregulation. Auf die bedeutsamen Konfliktmuster im Sinne der OPD-2 gehen wir am Ende dieses Kapitels ein.
- **Konfliktschemata** schließlich sind weniger iterativ als stark wechselnd („disrupt") und sind Ausdruck einer gestörten Hintergrundstruktur der Persönlichkeit. Versuche, Konflikte zu lösen, sind oft von Grandiosität und Abwertung, drastischen Beziehungsabbrüchen oder anderen unangepassten Verhaltensweisen bestimmt. Den Konfliktschemata sind keine stabilen Konfliktmuster mehr zuzuordnen.

Bei Konflikten handelt es sich um einander widerstrebende, nicht vereinbare Tendenzen. Die ersten Tendenzen, die den eigenen widerstreben, stammen aus der Umwelt. Der ältere Säugling, das junge Kleinkind erfahren, dass sie etwas wollen und dass die, auf welche sie

angewiesen sind, etwas anderes wollen. Solche Konflikte mit der Umwelt sind ubiquitär und führen kaum zu Neurotischen Störungen – halbwegs sensible Eltern einmal vorausgesetzt. Die emotionale Entwicklung des Kindes führt in den jeweiligen Entwicklungsstufen zu unvermeidlichen konflikthaften Grenzerfahrungen im Austausch mit den primären Bezugspersonen. Im günstigsten Fall werden die damit verbundenen heftigen Gefühle des Kindes empathisch wahrgenommen, verstanden und akzeptiert („geschützte Mangelerfahrung"). Damit es die Chance hat, einmal ein sozial empfindender Mensch zu werden, muss es irgendwann lernen, dass seine eigene Freiheit an der Nasenspitze des Mitmenschen endet (A. S. Neill).
Was sind im Unterschied hierzu pathogene Konflikte? Summarisch formuliert:

> **Pathogene Konflikte** sind solche, deren angemessene Lösung die jeweils alters- und persönlichkeitsentsprechenden Möglichkeiten des Kindes übersteigen.

Wie so eine Überforderung aussieht, soll eine kurze Kasuistik zeigen:

Klinisches Beispiel Eine junge Frau, die an einer Symptomatik litt, die zu den quälendsten gehört, die wir im Bereich der Neurotischen Störungen kennen, suchte einen Psychotherapeuten auf und berichtete Folgendes:
Sie habe Angst, ihre zweijährige Tochter ermorden zu müssen. Sie könne kein Messer anfassen, ohne es bereits an der Kehle des Kindes zu sehen; sie könne die Kleine nicht hochheben, ohne den Impuls zu haben, sie aus dem Fenster zu werfen; sie könne sie nicht anfassen, ohne die Vorstellung zu haben, sie zu erwürgen. Die Patientin litt unter diesen Impulsen sehr. *Diagnostisch* sprechen wir von *Zwangsimpulsen*, also einem Teilphänomen bei Zwangsneurosen.
In unserem Zusammenhang aber geht es um etwas anderes, und zwar um die Art, wie diese Patientin mit ihrer Tochter umgegangen war. Die Patientin war eine nette, mit ihrer Rolle im Haushalt offensichtlich zufriedene Frau, 23 Jahre alt, damals nicht mehr berufstätig. Voll Stolz erzählte sie, wie ihre ganze Wohnung blitze, alles erstrahle von Sauberkeit, vom Fußboden könne man direkt essen. Sie sei sehr ordnungs- und sauberkeitsliebend. Das Kind habe sie streng erzogen. „Wissen Sie, ich kann die Fingerabdrücke von den Patschhän-

den nicht an meinen Möbeln vertragen. Ich habe einen schönen dunklen Wohnzimmerschrank, wissen Sie, so hochglanzpoliert. Ich sage Ihnen, den hat die nie angefasst. Wenn die nur in die Nähe kam, habe ich in der Küche gebrüllt, dann ist die sofort zurückgezuckt. Die ist eher hingefallen, als dass die sich am Schrank festgehalten hätte." In einem Nebensatz erfährt der Arzt später, dass der Ehemann, ein Angehöriger der Feuerwehr, sein ganzes Gehalt der Frau abliefert und ein wöchentliches Taschengeld bekommt.

Worum es hier geht: Hier wird plötzlich hinter dem ordentlichen traditionellen Haushalt eine Dimension von Einengung, Beherrschung und Kontrolle sichtbar, die für den Erwachsenen schwer erträglich ist, für das Kind jedoch einen unlösbaren Konflikt zwischen seinen impulshaften Bedürfnissen und den rigiden kontrollierenden Verhaltensweisen der Mutter darstellt. Und noch etwas scheint hier von Wichtigkeit: Die Patientin erzählte, dass ihre Mutter mit ihr, als sie selbst ein Kind war, in einer ganz ähnlichen Weise umgegangen sei, wie sie es dann mit dem eigenen Kind tat. Und man könnte hinzufügen: Man riskiert wenig mit der Annahme, dass dieses jetzt noch kleine Kind ohne eine entsprechende Therapie wieder auf eine ganz ähnliche Weise mit seinem eigenen Kind umgehen wird. Dies führt uns nahe an den Kern der psychodynamischen Neurosentheorie. Auf irgendeine Weise kommt es dazu, dass das Verhalten und die Einstellung der Eltern gegenüber dem Kind von diesem *verinnerlicht*, internalisiert und dann später im Verhalten den eigenen Kindern gegenüber reproduziert werden. So wie man uns sah, sehen wir uns selbst. So wie man sich zu uns verhielt, verhalten wir uns zu unseren Kindern.

Klinisches Beispiel Eine 30-jährige Patientin schildert während einer psychotherapeutischen Sitzung, dass es ihr am vorausgehenden Abend schlecht gegangen sei. Ihre Kinder hätten im Kinderzimmer getobt, sie hätte sich darüber sehr geärgert, dann sei sie ins Kinderzimmer gestürzt und habe angefangen, die Kinder anzubrüllen. Doch während sie dies tat, sei ihr ganz plötzlich das Bild ihres Vaters aufgestiegen, wie er seinerzeit in ihr Kinderzimmer stürzte und seine Kinder anschrie. Zu ihrem Entsetzen, so berichtet die Patientin weiter, sei ihr schlagartig klar geworden, dass sie die damaligen Beschimpfungen durch den Vater mit den gleichen Worten, dem gleichen Tonfall und der gleichen Gestik gegenüber den eigenen Kindern reproduzierte. Zwischen diesen beiden Vorgängen lagen über 20 Jahre. Die Frau verließ das Kinderzimmer rasch, ging auf die Toilette und übergab sich.

Diesen Sachverhalt beschreiben wir als Verinnerlichung oder **Internalisierung**. Das Bild vom anderen, in der ersten Linie das der primären Bezugspersonen, Eltern, Geschwistern, wird aufgenommen und intrapsychisch stabil verankert. Dass die beschriebene Patientin dieses Bild als das Bild des Vaters erkennen konnte, war bereits ein Effekt der analytischen Therapie. In der Regel wissen wir nichts mehr von den fremden Persönlichkeitsanteilen, die wir im Laufe unserer Entwicklung „schluckten", in uns aufnahmen, mit unserem Selbstbild verschmolzen. Sie sind von unserer Identität nicht mehr zu trennen, darum spricht man auch von **Identifizierung**. Das heißt, dass wir uns alle in unserer Entwicklung mit anderen ganz oder zu Teilen „identisch gemacht haben". Hier unterscheidet sich die analytische Ansicht in einem wichtigen Punkt von der verhaltenstheoretischen Konzeption der Rollenübernahme oder der Übernahme von Verhaltenseinheiten. Diese Identifizierungen sind wesentliche, wenn nicht sogar die Bestandteile, aus denen sich das zentrale psychische Gefühl eines *Selbst*, einer *Identität* im Laufe der Entwicklung amalgamiert. Die Identitätsentwicklung, die Entwicklung der psychischen Substrukturen, insbesondere der des Ich und der des Über-Ich sind unter anderem und vor allem die Ergebnisse einer lebhaften Identifizierungs- und Synthesetätigkeit im Laufe der Entwicklung. Art und Qualität der Identifizierungsangebote und des Umfeldes, in dem Identifizierung stattfinden kann, entscheiden mit über Art und Qualität des heranreifenden Ich. Sie entscheiden mit über die psychische Gesundheit und Krankheit des heranreifenden Menschen, vor allem über das *Ausmaß* späterer Gestörtheit. Für die Psychoanalyse bleibt spezifisch, dass sie von einer Internalisierung nicht nur der bewussten, sondern gerade auch der *unbewussten* Wünsche und Einstellungen der Eltern ausgeht. So wären zum Beispiel Misserfolge einer bewusst toleranten Erziehung verstehbar aus der unbewussten Verhaftung der Eltern an verinnerlichten autoritären Ideale.

Zwei Aussagen über die Art und den Inhalt des **Identifizierungsvorgangs** haben stark an Wahrscheinlichkeit gewonnen:

- **Rigide Internalisierungen, unbewegliche Identifizierungen** entstehen umso häufiger, je mehr die soziale Umwelt, in der sie stattfinden, mit dem Erziehungsmittel des Liebesentzugs arbeitet und selber rigide und streng ist. Das Kind ist unter der Drohung des *Liebesentzugs* verstärkt gezwungen, ein starres Abbild seiner Umwelt in sich aufzurichten, um sie innerlich zu erhalten, wenn sie sich äußerlich zu entziehen droht. Eine freundliche, dem Kind gegenüber entspannte Umwelt, die ihm auch Kritik und Ablehnung von Bereichen dieser Umwelt gestattet, ermöglicht dem Kind eine Auswahl unter den Identifizierungsangeboten und gibt seiner eigenen Identitäts- und Persönlichkeitsentwicklung einen sehr viel weiteren Freiraum.
- **„Ich-Stärke“**, psychische Gesundheit im weiteren Sinne des Wortes, entwickelt sich durch Identifizierungsangebote für das Kind von Menschen, die ihre Konflikte nicht überwiegend pathologisch verarbeitet haben. Elternfiguren, die dem Kind zwar akzeptierend und wohlwollend gegenüberstehen, die aber noch stark in ihrer eigenen neurotischen Problematik verhaftet sind, tradieren auf dem Wege der Identifizierung ihre eigenen Konflikte bereits wieder an das Kind.

Noch einmal zurück zu der Patientin, die im Kinderzimmer das Erlebnis hatte, nicht sie selbst zu sein. Das Verständnis liegt nahe, dass das Erbrechen ein „psycho-somatischer“ Versuch war, sich dieses jetzt als Fremdkörper erlebten Persönlichkeitsanteils des Vaters zu entledigen. Umgangssprachlich nennt man einen solchen Selbstreinigungsvorgang auch ein „Sich-Auskotzen“. Das heißt, das Fremde, das nicht zu einem gehört, das, was einen drückt, was einem schwer im Magen liegt, wieder auszustoßen („Externalisierung“). Das kann so dinglich geschehen wie bei dieser Frau. Meist geschieht es eher übertragen durch Worte.

Beim **Vorgang der Internalisierung** handelt es sich um ein komplexes Geschehen. Einstellungen, Beziehungen, Haltungen, Verhaltensmuster und anderes mehr werden von dem Außen nach dem Innen verlegt. Man kann aus dieser Sicht die gesamte Entwicklungspsychologie unter dem Gesichtspunkt betrachten, welcher Art die sozialen Beziehungen zu bestimmten Entwicklungsabschnitten sind und auf welche Weise sie eine **Innenrepräsentanz** erfahren. Vorstufen der Gewissensbildung beispielsweise beginnen zu einem Zeitpunkt im ersten Lebensjahr, an dem das Kind überhaupt zum ersten Mal in die Lage kommt, sich ein inneres stabiles Abbild der Mutter zu machen. Das erste „Nein, nein", mit dem das Kind im zweiten Lebensjahr, sich selbst kommentierend, eigene Handlungen verbietet, ist wahrscheinlich erlebnishaft noch nahe am sozialen „Nein, nein" der primären Bezugspersonen. Alle für die emotionale Entwicklung wichtigen Personen werden mit dem etwas mechanistischen Ausdruck **Objekte** bezeichnet. Als Kurzformel meint „Objekte" immer soziale Objekte. Als **Objektbeziehungen** werden allgemein die sozialen Beziehungen beschrieben, speziell sind damit aber die Beziehungen zu den primären Objektpersonen der Entwicklung gemeint.

Was konfligiert nun eigentlich beim pathogenen Konflikt in diesem Zusammenhang? Auf der einen Seite sind es **Impulse** im Individuum, die triebhaft sind. Sie drängen intensiv auf Befriedigung und wechseln im Verlauf der Entwicklung in charakteristischer Weise. Aus psychodynamischer Sicht interessieren uns weniger die physiologischen Erscheinungen wie Hunger, Durst oder Defäkation, die auch ununterdrückbar sind, sondern bestimmte **emotionale Grundbedürfnisse**, die allerdings eng mit den physiologischen verbunden sind – um so enger, je jünger das Kind ist. Nachstehend meint „triebhaft" vorzugsweise primäre, das Verhalten motivierende, das heißt in Gang setzende und erhaltende Impulse, die einen engen Bezug zu körperlichen Grundbedürfnissen haben.

Die Arbeitsgruppe OPD-2 (s.o.) hat folgende inhaltliche **Klassifikation von pathogenen Konflikten** („repetitive Konfliktmuster") vorgeschlagen und operational definiert:

Repetitive Konfliktmuster nach der OPD-2

- Individuation versus Abhängigkeit
- Unterwerfung versus Kontrolle
- Versorgung versus Autarkie
- Selbstwertkonflikt
- Schuldkonflikt (Selbst- versus Fremdbeschuldigung)
- Ödipaler Konflikt
- Identitäts-(Selbst-)Konflikt (Identitätsdissonanz)

Natürlich ist die Generalität dieser Konfliktthemen unterschiedlich: Abhängigkeits- und Selbstwertkonflikte sind verbreiteter als Versorgungs- oder Identitätskonflikte. Die empirische Überprüfung der klassifikatorischen und klinischen Relevanz dieser Kategorien bestätigte ihre Praktikabilität. Gesichtspunkte zur Entstehung der menschlichen Bedürfnisse, auf denen solche Konflikte gründen, erläutert → Kapitel 1.4.

Diese moderne Konzeption von Entwicklungskonflikten erlaubt auch, die Spannbreite von menschlichen „Grundthemen" bis hin zu dauerhaft ungelöst bleibenden Konfliktspannungen zu beschreiben. Beispielsweise müssen Menschen über ihre ganze Biographie hinweg immer wieder neu – bewusst oder unbewusst – das Motiv *„Individuation versus Abhängigkeit"* neu reflektieren, um die jeweils gestellten Entwicklungsanforderungen hinsichtlich der eigenen Person und des eigenen Gewordenseins adäquat beantworten zu können. Dabei kann sich auch bei einer „gesunden" Entwicklung der Modus des Umgangs mit diesen Motiven im Lebenslauf verändern: zum Beispiel von einem höheren Maß an Autonomie im mittleren Erwachsenenalter hin zu einer akzeptierenden Hinnahme von größerer Abhängigkeit in der zweiten Hälfte des Erwachsenenlebens.

In spezifischen Lebenssituationen kann es im Hinblick auf diese stets anwesenden Motive zu begrenzten Konfliktspannungen kommen, die an sich noch keinen Krankheitswert haben. Ein Beispiel sind etwa umschriebene Abhängigkeitsängste bei der Entscheidung für eine feste Partnerschaft, die sich von dem Betreffenden jedoch reflektieren, handhaben und befriedigend klären lassen. Treten diese Konfliktspannungen aber in immer gleicher Weise etwa angesichts der Manifestation von „Individuation versus Abhängigkeit" in verschiedenen Lebensbereichen (Herkunftsfamilie, Partnerschaft, Beruf, Umgang mit dem eigenen Körper oder Krankheit etc.) auf, wird somit das Individuation-versus-Abhängigkeit-Motiv ein *repetitiv-dysfunktionaler Konflikt*, haben wir eine klinisch relevante Störung vor uns. Ein solches repetitiv-dysfunktionales Konfliktmuster kann über eine ganze Reihe von Jahren durch günstige Umstände noch kompensiert sein, symptomatisch und damit behandlungsrelevant wird es in etwa der Hälfte der Fälle durch eine so genannte Auslösesituation (Dührssen).

1.4 Psychische Entwicklung und Pathogenese Neurotischer Störungen

Die menschlichen Grundbedürfnisse machen eine charakteristische Entwicklung durch, die eng mit der Entwicklung der Emotionalität zusammenhängt. Für die Neurosenpsychologie ist die emotionale Entwicklung entscheidend. Von den angeborenen **Affekten** ist pathogenetisch besonders die Entwicklung von Angst, Traurigkeit, Scham, Ekel und Wut bedeutsam – dies alles sind Emotionen, die sozial sinnvoll, aber zugleich in ihrer Entwicklung besonders störungsanfällig sind. Demgegenüber spielen ebenfalls primäre Affekte wie Freude oder Überraschung pathogenetisch kaum eine Rolle. Von weiterer neurosenpsychologischer Bedeutung ist die Entwicklung von **Grundbedürfnissen** wie z. B. der Umgang mit Abhängigkeit, Autonomie und Sexualität. Seit zwei Jahrzehnten ist die Bedeutung des **Bindungsverhaltens** („attachment"), das der Mensch mit den Primaten teilt, zunehmend erforscht worden – fast alle Neuroseformen sind auch über bestimmte Typen von überdauerndem Bindungsverhalten beschreibbar. Schließlich ist für die Entwicklung unter pathogenetischem Aspekt die Entstehung oder Nichtentstehung bleibender stabiler psychischer **Innenstrukturen** von Bedeutung. Das hat mit konstitutionellen Faktoren in gleicher Weise zu tun wie mit der Internalisierung sozialer Modelle (Identifizierungen).

Unter den nicht rationalen Grundbedürfnissen des Menschen, deren Entwicklung nachstehend kurz geschildert werden soll (→ Kap. 1.4.1 bis 1.4.6), sind die folgenden aus der Sicht der Neurosenpsychologie von besonderer Bedeutung:

- **Abhängigkeitsbedürfnisse** sind Bedürfnisse nach Passivität und Fremdbestimmung, die eng mit den Zärtlichkeits- und Anlehnungsbedürfnissen zusammenhängen. Dieser Bereich wird auch als „anaklitische Bedürfnisse" bezeichnet.
- **Autonomiebedürfnisse** sind im Gegenteil dazu Bedürfnisse nach Aktivität und Selbstbestimmung. Sie stehen zeitlebens in einer spezifischen Interaktion mit den zuvor genannten Grundbedürfnissen.

- **Bindungsbedürfnisse**, wie sie J. Bowlby vor 50 Jahren erstmals beschrieb, haben eine enge Beziehung zu den Abhängigkeitsbedürfnissen, müssen aber als viel grundlegender und aktiver auf Befriedigung drängend verstanden werden (s. u.). Sie werden heute als angeboren betrachtet.
- **Sexuelle Bedürfnisse** waren von Freud in besonderer Weise herausgearbeitet und betont worden. Ihre Bedeutung für die Entstehung Neurotischer Störungen muss heute stark relativiert werden. Bei Mensch und Tier tragen sie auch zur Bindung bei, besonders zur Paarbindung – beim Menschen vielleicht zugleich am ausgeprägtesten und am geringsten. Beim Menschen stellt die Sexualität zwar ein starkes Motiv für das Aufsuchen von Paarbindungen dar, sie ist aber, anders als beim Tier, für deren Erhalt weniger bedeutsam.
- **Aggressive Bedürfnisse** des Menschen spielen ebenfalls bei vielen Neurosen eine Rolle. Motivational ist hier der weite Bereich von der positiv einzuschätzenden Fähigkeit des „adgredi", des „Sich-an-etwas-Heranmachens", bis hin zum aggressiven Sadismus gemeint.
- **Narzisstische Bedürfnisse** hängen eng mit Selbstwertmotiven zusammen. Ihre Relevanz für Störungen der Gesamtpersönlichkeit (Persönlichkeitsstörungen) ist sehr deutlich geworden. Gemeint sind damit die starken Kräfte, die den Menschen nach der Erhaltung eines für ihn erträglichen Bildes von sich selbst um praktisch jeden Preis streben lassen.

1.4.1 Die frühe Entwicklung (1. und 2. Lebensjahr)

Die Entstehung von Abhängigkeit und Bindung und die Entwicklung von frühen Ängsten, Urvertrauen und Sicherheitserleben haben nachhaltige Auswirkungen auf die psychische Gesundheit des Erwachsenen. Die Begründung eines Körperbildes und Körperschemas bestimmt zeitlebens Sicht und Erleben des eigenen Körpers. Frühe emotionale Fehlentwicklungen stören sowohl die psychische als auch die somatische Gesundheit im Erwachsenenalter.

Das wichtigste psychologische und physiologische Merkmal des Menschenjungen nach der Geburt ist seine **vollständige Abhängigkeit** von seiner sozialen Umwelt. Dies hängt damit zusammen, dass der Mensch eine „physiologische Frühgeburt" ist, bereits zu einem Zeitpunkt sozialen Einflüssen ausgesetzt, zu dem ihm eigentlich von seiner biologischen Entwicklung her noch der Schutz des intrauterinen Milieus zustände. Portmann hat den „eigentlichen" Geburtstermin des Menschen von seiner Reife her mit 18 Monaten angegeben. Gegenüber anderen Säugern ist auch seine ungewöhnlich lange Kindheit und Jugend auffällig, was ebenfalls einen verstärkten Einfluss der Milieueinflüsse bedingt.

Die empirische Säuglingsforschung hat zur Revision alter Voraussetzungen gezwungen: So ist heute gesichert, dass das Kind kurz nach der Geburt bereits zu erstaunlich differenzierten Wahrnehmungsleistungen in der Lage ist, über ein angeborenes **Bindungsverhalten** („attachment", Bowlby) verfügt und bestrebt ist, in seinem Organismus physisch und psychisch homöostatische Bedingungen herzustellen (weiterf. Lit. bei Dornes 1993). In keinem Fall ist der menschliche Säugling das bewusstseinslose Wesen, für das er so lange Zeit gehalten wurde.

Emotional ist das Erlebnis dieser Abhängigkeit wahrscheinlich *das* prägende Erlebnis der frühen Kindheit. Relevant wird dieser Zustand spätestens mit etwa sechs Monaten, wenn das Kind sicher die nahen Bezugspersonen, insbesondere die Mutter, von Fremden unterscheidet. Zu diesem Zeitpunkt etwa entwickelt sich im Kind ein emotionales Erlebnis dieser existenziellen Abhängigkeit, die es bis dahin kognitiv nicht gut fassen kann. Jedenfalls kommt das Kind mit etwa acht Monaten in eine kritische Entwicklung, die diesen Zustand zunehmend beendet. Das Kind reagiert physiologisch mit **Ängsten**, wenn sich die Mutter entfernt oder wenn Fremde auftauchen. Ob das Kind diese frühen Abhängigkeitserlebnisse als befriedigend oder unbefriedigend erlebt, hängt davon ab, in welchem Maße seine soziale Umwelt bereit ist, diese Abhängigkeitsbedürfnisse zu befriedigen. Die Missachtung der basalen Zuwendungs- und Abhängigkeitsbedürfnisse führt zu schweren Formen der Psychopathologie (im klinischen Jargon durchaus unexakt als „frühe Störungen" bezeichnet). Ängste vor Verlust der sozialen Bezugsperson oder ihrer Zuneigung („Verlassenheitsängste"; „Verlustängste") stellen in vielen Fällen Neurotischer Störungen die Hinterlassenschaft aus einer Missachtung der infantilen Sicherungs- und Bindungsbedürfnisse dar.

Die gesamte Grundhaltung des Menschen zur Umwelt – ob er sie erlebt als etwas, worauf man sich verlassen kann, wozu man Vertrauen haben kann oder ob er sie als unzuverlässig, bedrohlich und versagend erlebt – ist die direkte Folge davon, ob die Umwelt mit seinen infantilen Abhängigkeitserlebnissen befriedigend oder versagend umging. E. H. Erikson hat für diesen Entwicklungsabschnitt die antinomische Formel *„Urvertrauen gegen Urmisstrauen"* geprägt. Ein Urvertrauen entsteht im Menschen durch die kontinuierliche Präsenz einer oder weniger vertrauter Bezugspersonen und durch deren freundliche, interessierte und engagierte Teilnahme am Geschick des Kindes. Diese emotional zugewandte Präsenz der Bezugspersonen ist für die gesunde psychische Entwicklung des Menschenjungen in den ersten Lebensjahren unerlässlich. Häufiger Wechsel der Bezugspersonen in diesem Lebensabschnitt führt zu charakteristischen Entwicklungsstörungen und im Erwachsenenalter zu einer oberflächlichen, quasi abgekapselten Affektivität und Emotionalität.

Wir gehen heute davon aus, dass der Mensch in frühem Alter anfängt, gleichsam ein Bild seiner nahen Bezugspersonen in sich aufzubauen, welches den Kern für das erste Bild von sich selbst, für das erste Gefühl einer Identität darstellt. Da das Bild der primären Bezugspersonen im Kind später von dem eigenen Selbstgefühl nicht mehr abgrenzbar ist und die eigene Identität richtungsweisend bestimmt, nennen wir diesen Prozess der Verinnerlichung von globalen oder partiellen Aspekten der primären Bezugspersonen auch **Identifizierung**. Identifizierung bezeichnet also sowohl einen Prozess der Internalisierung, der stabilen Innenverankerung sozialer Beziehungen, als auch das Ergebnis dieses Prozesses, eben die erfolgte Identifizierung mit einem bestimmten Menschen oder dem Aspekt eines Menschen. Aus dem Zusammenwirken solcher Identifizierungen, autochthoner Reifungsprozesse und genetischer Vorgaben bildet sich dann im Laufe der Entwicklung jene psychische Instanz, die wir das Selbstbild des Menschen nennen, das, was er selbst als seine Identität erlebt und das, was ihn für die Umwelt von anderen unterscheidbar macht.

Dass **genetische Einflüsse** sowohl für die spätere Gesundheit wie Krankheit, als auch für die Konstitution (Robustheit; Vulnerabilität) und (vor allem) das Temperament von entscheidender Bedeutung sind, sei nachdrücklich festgehalten. Die Relevanz psychosozialer Vorgänge für die Entwicklung mehr zu betonen heißt nicht, der durch Vererbung bestimmten Komponente weniger Gewicht beizumessen. Auch die Intelligenz ist – zum Kummer aller „Environmentalisten" – eindeutig genetisch determiniert.

Das **Sicherheitserleben** muss dem Kind zuerst von der sozialen Umwelt garantiert werden, bevor es durch eine Internalisierung dieser sozialen Umwelt, durch eine Identifizierung mit der sicherheitsgebenden Mutterperson, selbst eine sicherheitsvermittelnde Innenrepräsentanz zur Verfügung hat. Bis dieser Vorgang abgelaufen ist, vergeht Zeit. In der Regel ist das nicht vor Ende des dritten oder vierten Lebensjahres der Fall. Im Gegensatz zu den Erwachsenen hat das junge Kind aber nicht die Möglichkeit, seine Bedürfnisse zu verbalisieren und die Missachtung seiner elementaren Forderungen adäquat darzustellen. Die Befriedigung der psychischen **Abhängigkeitsbedürfnisse** erfolgt in erster Linie durch die kontinuierliche Präsenz einer (oder mehrerer) emotionaler Bezugspersonen, meist der Mutter oder der Eltern, und deren interessierte, zugewandte und fürsorgende Teilnahme am Geschick des Kindes. So konnte J. Bowlby bereits 1951 in seinem berühmten WHO-Bericht formulieren: „Wir unterstellen, dass die Beweise nunmehr ausreichen, um jeden Zweifel daran auszuschalten, dass eine längere Deprivation von mütterlicher Zuwendung in früher Kindheit ernste und weitreichende Folgen für die Charakterentwicklung und damit für das ganze Leben eines Menschen haben kann."

Als Beispiel sei die Kasuistik eines Kindes, das in wechselnden Heimen aufwuchs, vorgestellt. Das Mädchen entwickelte eine Störung, da es nie die Erfahrung von befriedigenden und stabilen Beziehungen zu anderen Menschen gemacht hatte. Kinder, denen solche zuverlässigen emotionalen Erfahrungen fehlen, zeigen, wenn sie verlassen werden, auch keine Verlassenheitsreaktionen (mehr), wie sie für das gesunde Kind typisch sind. Sie passen sich vielmehr jeder neuen Umgebung, jeder neuen „Tante" rasch an, lassen gefühlsmäßig aber niemanden an sich heran.

Klinisches Beispiel Die Patientin S. wurde 18-jährig auf der geschlossenen Abteilung einer psychiatrischen Klinik aufgenommen. Sie war heroinsüchtig. Die Mutter hatte sie gleich nach der Geburt in ein Heim gegeben, ohne sie allerdings zur Adoption freizugeben. Die Patientin brachte es auf die stattliche Anzahl von 22 Heimen in 18 Jahren. Ihr Grunderlebnis im Leben könnte man so beschreiben: „Kein Mensch ist verlässlich, alle gehen nach einiger Zeit wieder fort, auch die, die du gern mochtest. Hüte dich davor, dich mit irgend jemandem gefühlsmäßig einzulassen – du wirst mit Sicherheit enttäuscht." – Der behandelnde Arzt kümmerte sich damals mit großem Engagement um die Patientin. Gegen den Widerstand von Kollegen und Klinikleitung gelang es, sie ein Dreivierteljahr auf der geschlossenen Station „ohne Schuss" zu halten, obwohl sie mehrfach ausriss und unter teilweise abenteuerlichen Umständen nachts in der „Szene" wieder aufgelesen wurde. Nach der Entlassung aus der Klinik wurde eine Verlegung in ein Landeskrankenhaus veranlasst, wo sie die Möglichkeit hatte, im geschützten Milieu eine Zeitlang zu arbeiten. Eine Berufsausbildung war geplant. Sobald dort aber die intensive Bewachung aussetzte, riss die Patientin aus, obwohl sich wiederum Ärzte und Schwestern sehr anteilnehmend um sie gekümmert hatten. Sechs Jahre später sah der erstbehandelnde Arzt die Patientin wieder. Sie fixte weiter und sah sehr elend aus. In der Zwischenzeit war sie in unzähligen Institutionen gewesen, immer wieder ausgerissen und immer wieder eingeliefert worden.
Dass auch solchen Verläufen keine Automatik innewohnt, zeigt der Zustand der Patientin noch einmal 11 Jahre später: Der genannte Arzt traf sie in einer Klinik einer anderen Stadt zufällig wieder. Diesmal war sie wegen eines Suizidversuchs aufgenommen worden. Jetzt lebte sie in einer (sehr schwierigen) lesbischen Beziehung, arbeitete als Taxifahrerin und war seit sechs Jahren von ihrer Sucht frei. Sie erklärte dies mit dem bestimmenden Einfluss der Freundin. Ihre Grundstimmung war allerdings weiter freudlos und chronisch depressiv und sie empfand ihr Leben als in jeder Hinsicht sinnlos.

Nach dem oben Ausgeführten ist die Reaktion der Patientin – bei aller Tragik des Falles – eigentlich verständlich und nachvollziehbar. Woher sollte sie denn den Glauben nehmen, dass man sich auf andere verlassen könne, dass man lieben und geliebt werden könne? Letztlich war ihr Schluss, dass das Suchtmittel das einzige im Leben sei, das sie nicht enttäuschen könne, subjektiv zutreffend. Letztlich waren alle, die sich um sie bemüht hatten, nicht in der Lage, ihr einen annähernd adäquaten Ersatz für ihr Suchtmittel zu offerieren, das sie ihr wegnehmen wollten. Nicht zufällig kann sie erst nach vielen Jahren die Sucht aufgeben, als sie so etwas wie einen emotionalen Gegenwert erhält (offensichtlich in einer ziemlich dominierenden Form).

Die Bedeutung der frühen emotionalen Erlebnisse des Menschen, vor allem die Befriedigung seiner Abhängigkeits- und Zärtlichkeitsbedürfnisse, ist heute weitgehend anerkannt. Die Autoren, die sich in diesem Bereich vielleicht die meisten Verdienste erwarben, waren R. A. Spitz mit seinen Studien über die frühe Entwicklung und die anaklitischen Bedürfnisse, J. Bowlby mit seiner theoretischen Erfassung des Konzeptes der frühen Bindung (attachment, → Abschluss Kap. 1.4.2) und H. Harlow mit seinen tierexperimentellen Untersuchungen an Rhesusaffen. Harlow konnte nachweisen, dass auch im Vergleich zum Menschen sehr viel primitivere Organismen eines „mütterlichen Milieus" bedürfen, das sehr viel zu tun hat mit körperlichem Kontakt, Hautzärtlichkeit und dem Erlebnis des Getragen-Werdens und Sich-Anklammerns. Er selbst sprach von „contact comfort". Dieser „Minimalkomfort" ist bereits bei Rhesusaffen für eine ungestörte Entwicklung erforderlich. Der Mensch braucht darüber hinaus Interesse, Angenommenwerden und emotionale Zuwendung. Das folgende Beispiel zeigt Gründe, warum viele Erwachsene diese so einfach scheinenden Bedingungen so schlecht garantieren können.

Klinisches Beispiel Eine schwangere junge Frau drückte ihre Ambivalenz gegenüber dem noch ungeborenen Kind mit der Befürchtung aus, dass das Kind eine Essstörung, eine Nahrungsverweigerung bekommen könnte. Sie selbst hatte als Säugling und Kleinkind unter diesen Symptomen gelitten. Ihr Kind entwickelte nach der Geburt als Säugling auch tatsächlich eine schwere Essstörung, sodass es im ersten und zweiten Lebensjahr Monate in der Kinderklinik verbrachte, wo es mit der Sonde gefüttert wurde. Später zeigte das Kind auch noch andere infantil-neurotische Symptome.

Wie kann man sich die Pathogenese vorstellen? Wir möchten hier folgende Betrachtung vorschlagen: Die Mutter war mit ihrer Abhängigkeitsthematik offenbar nur unzureichend fertig geworden. Ihr infantiles Symptom weist auf affektive Probleme der eigenen Mutter ihr gegenüber hin. Diese Frau hatte erst durch ihre Berufsausbildung in ihrem Selbstgefühl eine gewisse Unabhängigkeit erreicht. Die Geburt des Kindes bedrohte diesen erreichten Stand, was sich in den Befürchtungen bereits während der Schwangerschaft ausdrückte. Man könnte die Befürchtung, das noch ungeborene Kind werde als Säugling nicht richtig essen, so übersetzen: „Es wird mir doch hoffentlich wohl nicht zuviel von mir wegnehmen." Die „Rivalität" mit dem Kind war unverkennbar. Nach der Geburt war es das Erlebnis des jetzt vorhandenen eigenen Kindes, welches von ihr vollkommen abhängig war, das sie nicht bewältigen konnte, da ihre eigenen passiven Versorgungssbedürfnisse jetzt wieder übermächtig wurden. In diesem Fall blieb die Frau auch weiter berufstätig, und die drohende Entwicklungsstörung des Kindes konnte durch den Vater, einen warmherzigen Mann mit sehr viel „mütterlichen" Qualitäten, dessen Beruf eine teilzeitliche Tätigkeit gestattete, ein Stück weit ausgeglichen werden. Der Wunsch nach dem Kind war in diesem Falle auch der primäre Wunsch des Vaters gewesen und die Mutter hatte sich wohl nur darauf eingelassen, weil sie befürchtete, sonst von dem sie sehr verwöhnenden Mann verlassen zu werden. Hier ist die Abhängigkeitsthematik wieder sichtbar. Diese Frau hatte quasi schon durch die Eheschließung ihre „Ideal-Mutter" geheiratet, einen Mann, der sie in besserer Weise umsorgte und versorgte, als ihre Mutter es möglicherweise gekonnt hatte. Für die Rolle, selbst Mutter zu werden, selbst Zuwendung und Schutz anzubieten, statt für sich zu verlangen, war diese Frau emotional denkbar schlecht vorbereitet.

Die genannten Studien von Bowlby und Spitz weisen bereits eindringlich darauf hin, dass für die frühe Entwicklung offenbar auch körperliche Grundbedürfnisse von entscheidender Bedeutung sind. Freud hatte versucht, diese körperlichen Bedürfnisse innerhalb seines erweiterten Sexualitätskonzeptes als „orale Sexualität" oder „Oralität" zu beschreiben. Wegen der besonderen Stellung des Mundes für die ersten Lusterlebnisse bezeichnete er den Abschnitt des ersten Lebensjahres als „orale Phase". Die erogene Zone des Mundes spielt ja auch in der Sexualität des Erwachsenen weiterhin eine wichtige Rolle. Menschen, die als Erwachsene vorrangig an orale „Genussmuster" gebunden bleiben, bezeichnet man als oral fixiert. Über die Funktion des Genusses hinaus hat das Oralorgan beim Säugling und Kleinkind weitere wichtige Funktionen. Die wichtigste ist, dass das Kind über den Mund eine kognitive Strukturierung, eine (erste?) Klassifikation der Welt vornimmt. Alles was neu ist, wird mit dem Mund in Kontakt gebracht und eine erste Unterteilung der Welt erfolgt in glatte und rauhe, schlecht schmeckende und wohlschmeckende, verschluckbare und nicht verschluckbare Gegenstände. Das Zahnen erweitert diese kognitiven Möglichkeiten. In der zweiten Hälfte des ersten Lebensjahres sind die Zähne die härtesten Instrumente des Körpers, die Kaumuskulatur ist die stärkste Muskulatur, die Schleimhaut des Mundes ist besonders sensibel. Die Differenzierungsmöglichkeiten des Mundes sind für den Säugling anfangs offenbar ungleich besser als die der anderen „Organe primitiver Wahrnehmung“, wie Spitz sie nennt. Neben dem *Mund* sind dies in der frühen Entwicklung die *Haut*, das *Labyrinth* (Gleichgewichtsorgan) und die *Hand*.

Die Befriedigungserlebnisse, die das Kind in der frühen Entwicklung körperlich und psychisch erfährt, sind noch für eine Reihe weiterer wichtiger Funktionen von Bedeutung. Das Erlebnis, dass man zärtlich zu ihm ist (Haut!), dass es gedrückt und geschaukelt wird (Labyrinth!), dass mit ihm geschmust wird, führt einerseits zur Grundlage des Gefühls, dass es jemand sei, den man gern haben könne. Es wird also eine positive Basis für sein **Selbstbild** gelegt. Andererseits erfährt der Körper, insbesondere die Körperoberfläche, die Haut, das Gleichgewichtsorgan, eine ständige Stimulation, die, verbunden mit dem emotionalen „Umfeld“, im Wesentlichen dazu beiträgt, dass sich im Menschen das Bild des eigenen Körpers, das **Körperbild** herstellt, dessen neuropsychologischer Aspekt in der Regel das **Körperschema** genannt wird. Das Körperbild fällt anfangs mit dem Selbstbild vollkommen zusammen, das Kind kann nicht zwischen seinem Selbst und seinem Körper unterscheiden. Es sind zwei Aspekte der gleichen Sache. Eine desinteressierte oder gar ablehnende Umwelt vermittelt hingegen dem Kind eine unzureichende Möglichkeit der Entwicklung eines stabilen Selbst und Ich. Der Zustand, der daraus resultiert, wird als **Ich-Schwäche** bezeichnet. Auch die Erfahrung seines Körperbildes wird dann mangelhaft sein. Es kann seine Abgrenzung zur Umwelt, seine Haut, nicht lustvoll erfassen. Es lernt, psychologisch ausgedrückt, nicht gut zwischen sich und der Umwelt eine Grenze zu ziehen. Menschen mit „frühen Störungen“ haben häufig erhebliche

Störungen auch ihres Körperbildes. Je jünger das Kind ist, desto mehr ist körperliches und psychisches Gedeihen identisch. Das abgelehnte Kind zeigt bereits früh im ersten Lebensjahr charakteristische Ernährungs- und andere Störungen.

Die kurz skizzierte zunehmende Möglichkeit des Kindes, sein Selbst von der Person des sozialen Partners abzugrenzen, seine langsam wachsende Fähigkeit, zwischen einem Innen und einem Außen (Körpergrenze!), zwischen Wunsch und Wirklichkeit, zwischen Denken und Handeln zu unterscheiden, läuft parallel mit dem Übergang der Triebfunktionen und der Denkfunktionen vom Primärvorgang in den Sekundärvorgang. Psychologisch bedeutet das unter dem Aspekt des Selbstbildes vor allem einen Übergang von infantilen unrealistischen Allmachtserlebnissen hin zu einer stärker realitätsbezogenen Gestaltung des Selbstbildes. Für viele Menschen mit Neurotischen Störungen liegt offenbar hier eine erhebliche Klippe. Sie halten oft hartnäckig an den infantilen Anspruchsgefühlen fest, die sie häufig noch überkompensatorisch verstärken mussten, um mit einer versagenden Realität fertig zu werden. Das quälende Erlebnis von Ohnmacht bedingt sekundär kompensatorische Fantasien von Allmacht. Durch *„exzessive Verwöhnung"* kann aber diese Fehleinschätzung des Selbst unbewusst genauso erhalten bleiben wie durch starke *Frustration*. Die „Verwöhnung" fördert die Unselbstständigkeit und damit die passiven Ansprüche an die anderen. Im Falle der Frustration wird die Größenvorstellung zum besseren Aushalten einer unangenehmen Wirklichkeit fantasiert. Das Fantasieren von eigener Größe ist ein wohl jedem vertrautes Mittel, um mit den täglichen kleinen und großen Frustrationen fertig zu werden. Je stärker aber die realen Entwicklungsstörungen, desto pathogener wird die Rolle der ungesteuerten Ansprüche, die nicht mehr ausreichend von der Realität abgegrenzt werden.

Die sozialen Beziehungen von Menschen mit strukturellen **Ich-Störungen** sind eine ständige Auseinandersetzung mit den anderen, um die Ängste vor dem Verlassenwerden zu vermeiden. Dies geschieht auf zwei charakteristischen Wegen: Entweder klammern sich diese Menschen so sehr an die anderen, dass diese den Druck kaum aushalten, oder sie erklären sich quasi für affektiv autonom, für in ihren emotionalen Bedürfnissen nicht auf andere angewiesen.

Bestimmte Formen des **emotionalen Rückzugs auf sich selbst** bezeichnen wir als Narzisstische Persönlichkeitsstörung (→ Kap. 5.2.5), wenn die Unterdrückung der Affekte und die soziale Isolierung im Vordergrund stehen, sprechen wir von Schizoider Persönlichkeitsstörung (→ Kap. 5.1). Diese narzisstischen Einbrüche basieren auf Erlebnissen der Trennung von der vertrauten Bezugsperson oder auf Dauerzuständen emotionaler Versagung oder exzessiver Verwöhnung. An die Stelle von Gefühlen der Sicherheit und des Wohlbefindens treten Gefühle von Unsicherheit, Misstrauen, Leere, Selbstwertverlust und Minderwertigkeit. Affektiver Rückzug von den Mitmenschen verringert für den Betroffenen die Möglichkeiten von erneuten Kränkungen und Versagungen.
Der alternative Versuch, Sicherheit zu gewinnen, ist das **Anklammerungsverhalten**. Es kennzeichnet Patienten mit Süchten, viele depressive Patienten neigen dazu und auch bei der Histrionischen Persönlichkeitsstörung (→ Kap. 5.2.1) ist es zu beobachten. Welche Fehlhaltung dem Kind gegenüber im Einzelfall dahintersteht, ist nicht summarisch zu beantworten. Wie schon erwähnt, können es sowohl versagende als auch stark verwöhnende Haltungen sein.

1.4.2 Das Kleinkindalter

Im Kleinkindalter konstituiert sich ein erstes Gefühl für das Selbst und die Möglichkeit einer aggressiven Abgrenzung von der Welt. Separation, Individuation und Autonomie sind wichtige weitere Schritte. Bedeutsam ist aus heutiger Sicht auch die Entwicklung des Systems Bindung, seine möglichen Störungen und die Folgen für die emotionale Reifung.

Etwa um den Zeitraum des zweiten bis fünften Lebensjahres wenden sich Kinder mit großer Aktivität der Umwelt zu, wenn eine genügende emotionale Absicherung (Vertrauen) in der vorausgegangenen Entwicklung vorlag. In diese Zeit fällt die Möglichkeit der zunehmenden Beherrschung der Körperschließmuskeln. Nun kann das Kind innen und außen dadurch kontrollieren, dass es etwas aus dem Körper herauslässt und in ihn hineinlässt. Es kann auch verhindern, dass etwas aus dem Körper herausgeht, und es kann verhindern, dass etwas in ihn hineingeht. Diese Möglichkeiten stehen seinem eigenen Willen zunehmend zur Verfügung. Das Kind kann zum ersten Male selbst etwas wollen, und weil das, was es will, sich oft von dem unterscheidet, was die Erwachsenen wollen, sagt man, dass es „trotzig" sei.

Dem **ersten „Nein" des Kindes**, das mit etwa 15 Monaten auftritt, kommt für die Entstehung des Selbstbildes große Bedeutung zu. Das Kind tritt zum ersten Mal als handelndes Subjekt auf, das sich den anderen verweigert. Das Kind kann jetzt auch zum ersten Mal etwas vollbringen, was die Umwelt als *Leistung* anerkennt, und es kann natürlich die Erfahrung machen, dass die Umwelt solche Leistungen von ihm energisch fordert, ohne seine eigenen Bedürfnisse in diesem Punkte zu beachten. Der Prozess der *Abgrenzung* von der Umwelt und die Ausbildung eines Ich wird hier intensiv fortgesetzt. Das Kind lernt im Laufe des dritten Lebensjahres, sich nicht mehr mit seinem Vornamen zu bezeichnen, sondern „ich" zu sagen.

Wie im ersten Lebensjahr sah Freud die Entwicklung im zweiten und dritten durch ein Organerleben geprägt. Der spezifische Lustgewinn dieser Zeit scheint von den Modalitäten des Festhaltens und Loslassens herzurühren (Erikson 2005). Im späteren Leben erscheint uns die Vorstellung als fremd, dass das Erlebnis des Festhaltens ursprünglich etwas mit der Retention von Stuhl zu tun hätte, wie überhaupt die ursprüngliche Leib-Seele-Einheit sich kaum im Bewusstsein darstellt. Freud hatte aus solchen Überlegungen heraus diesen Zeitraum als „anale Phase" bezeichnet. Nie belegt werden konnte hingegen die psychoanalytische Annahme, dass die Art der Reinlichkeitserziehung etwas mit späteren Persönlichkeitszügen zu tun hätte. Das Festhalten, die haltende, konservierende Tendenz im späteren Leben, hat Schultz-Hencke als *retentiv* bezeichnet, während er das Aufnehmende, das Zugreifende der oralen Phase als *kaptativ* benannte.

Neurosenpsychologisch von besonderer Wichtigkeit ist, dass während dieses Zeitraums die Auseinandersetzung mit den **aggressiven Bedürfnissen**, die schon in der oralen Phase in der Form des Beißens anklangen, eine weitere Steigerung durchmacht. Seit den Anfängen der psychoanalytischen Arbeit wurde beobachtet, dass zwischen Sadismus und dem Erleben der Analität ein gewisser Zusammenhang besteht. Ausdrücke wie „anscheißen", „bescheißen", „zusammenscheißen" weisen darauf hin, dass – auf eine hier nicht weiter zu klärende Weise – eine assoziative Koppelung zwischen der Stuhlentleerung und der Vorstellung von Aggression besteht. Wir gehen gewöhnlich davon aus, dass dieser Entwicklungszeitraum auch mitbestimmend dafür ist, wie ein Mensch im späteren Leben mit Aggressionen umgeht. Ob er gelernt hat, sie als etwas Zu-sich-Gehöriges zu akzeptieren, sie zu kontrollieren und für seine Ziele einzusetzen oder ob ihm seine Eltern vermittelten, dass sie sich durch Wut, Ärger, Zorn gefährdet fühlten, dass dies Gefühle seien, die um jeden Preis zu unterdrücken seien.

Mit der zunehmenden Entwicklung der Motorik wird das Erlebnis der **Autonomie** zum wichtigsten dieses Zeitraums. Das Kind macht die Erfahrung, dass es selbst etwas wollen, selbst etwas tun kann. In erster Linie, dass es sich von seinen Eltern entfernen kann. Hier kann eine restriktive Erziehung erheblichen Schaden anrichten. Sie ist restriktiv, weil die Eltern letztlich Angst haben, das Kind zu verlieren. Oft sind diese Eltern Menschen, die mit ihrem eigenen Gefühl des infantilen Allein-gelassen-Werdens nicht fertig geworden sind. Jetzt versuchen sie, ihr eigenes Kind zu schützen, indem sie es überwachen und kontrollieren. Eltern dieses Typs werden auch als „überprotektiv" bezeichnet. Ihr Wunsch, sich vor dem eigenen passiven Ausgeliefertsein zu schützen, ist das zentrale Motiv, von ihnen abhängige, passive Wesen großzuziehen. Autonom werden heißt nämlich, sich selbst bestimmen zu können, heißt letztlich, nach seinem eigenen Gesetz und nicht mehr nach dem der Eltern zu leben. Sind die Eltern infantil abhängig geblieben, so stellt für sie das natürliche Autonomiestreben des Kleinkindes eine unerträgliche Herausforderung und Quelle von Ängsten dar. An die Stelle von verständigem Begleiten und Einführen des Kindes in die Art seiner Umwelt tritt ängstliche Restriktion.

Der **Trotz**, die natürlichen Autonomieversuche des Kleinkindes, wird von der restriktiven Umwelt als besonders bedrohlich erlebt. Es gilt dann, wie es traditionell hieß und wohl manchmal noch heißt, den Trotz des Kindes „zu brechen". Die Annahme des Kindes, dass alles, was es für sich will, böse ist, ist in solchem Milieu genaugenommen gar kein Fehlschluss. Es ist eine zutreffende, wenn auch für die Entwicklung nachteilige Interpretation der Erwartungen der Umwelt.

Klinisches Beispiel Eine Patientin aus solchem Milieu sagte einmal: „Wenn ich nur das Wort ‚ich' sage, dann bekomme ich schon Schuldgefühle. Wer ‚ich' sagt, ist ein ganz schlimmer Egoist." Diese Frau vermied in ihrer Sprache auch das Wort „ich" konsequent. Sie setzte anstelle dessen „man". Dass so nur ein sehr beschränktes Selbstbild gedeihen kann, ist leicht nachvollziehbar.

Erikson hat die entscheidenden Abläufe für das Ich in diesem Zeitraum auf die Formel *„Autonomie gegen Scham und Zweifel"* gebracht. Das gerade erworbene Vertrauensverhältnis zur Umwelt tritt in ein neues Erprobungsstadium ein. Das Festhalten kann zu einem zerstörenden und grausamen Besitz- und Zwangsverhalten, aber auch zu einem vorgeprägten Verhalten von Sorge und Fürsorge führen: Halte fest, was du hast. Auch das Loslassen kann zum böswilligen Freisetzen zerstörerischer Kräfte werden, oder es wird zu einem entspannten Gehenlassen.

Den Vorgang, den Erikson als Entstehen einer Autonomie beschreibt, hat M. S. Mahler mit dem Begriff der **„Individuation"** zu fassen gesucht. Aus der „Mutter-Kind-Symbiose" (mehr eine Metapher als ein realer psychobiologischer Zustand) des frühen ersten Lebensjahres entwickelt sich langsam ein Individuations-Prozess, der die **„Separation"**, das allmähliche Lösen von der Mutter mitbedingt. Nach den Beobachtungen der Autorin wird dieser Ablösungsprozess noch einmal durch eine charakteristische Wiederannäherung an die Mutter (das „rapprochement") unterbrochen. Das eigentlich schon altersentsprechend selbständige Kleinkind erlebt Ängste, die Mutter durch seine eigene Aktivität zu verlieren. Es regrediert gewissermaßen und sucht erneut mit verstärkter Abhängigkeit die Sicherheit „an Mutters Schürzenbändel".

Der Erwerb einer **emotionalen Autonomie** ist nur erfolgreich, wenn die vorausgehende Abhängigkeitsentwicklung in einer befriedigenden Weise verlief (→ Kap. 1.4.1). Die forcierte Verselbständigung kleiner Kinder trägt zu einer emotional intakten Autonomie wenig bei. Dies wurde insbesondere durch die Studien zum Bindungsverhalten gesichert. Es existieren heute sehr interessante Ergebnisse einer von J. Bowlby und M. S. Ainsworth angestoßenen Forschung zum Bindungskonzept. **Bindung** (attachment, bonding) beschreibt eine angeborene Tendenz des menschlichen Individuums, starke Gefühlsbande zu wichtigen Personen der primären Umgebung auszubilden. Trennung und Verlust solcher Bezugspersonen geben Anlass zu massiven affektiven Irritationen. Wenn die sichere Basis bedroht ist, wird das Motivationssystem Bindung aktiviert und es resultiert Trennungsangst. Das Individuum ist dann vorrangig mit der Herstellung eigener Sicherheit beschäftigt – nicht selten das ganze Leben über. Ist jedoch eine sichere Basis gegeben, erfolgt eine Aktivierung des Motivationssystems *Neugier.* (Dieses System ist nicht einheitlich benannt worden, es geht um alles explorative Interesse, um erforschendes, im besten Sinne neugieriges Verhalten, das einen starken Anreiz für das Lernen und den Erwerb neuer Fähigkeiten und Erfahrungen darstellt.)

Bindungssicherheit hat viel mit *Interaktion und Wechselseitigkeit* zu tun, auch wenn das Bindungsbedürfnis selbst verhaltensgeschichtlich präformiert ist. Offensichtlich handelt es sich bei der Art der sicher verinnerlichten Bindung um eine relativ stabile Variable (etwa zu 60 %), die sich auch im Beziehungsverhalten des Erwachsenenlebens weiter nachweisen lässt. Zudem scheint diese Variable auch eine wichtige Rolle für die psychische Gesundheit zu spielen. Folgende Bindungstypen werden heute unterschieden:

- **sichere Bindung (Typ B)**; sie findet sich bei knapp 60 % der Kinder
- **unsicher vermeidende Bindung (Typ A**; „Pseudounabhängigkeit“, erhöhte Erregung); sie betrifft knapp ein Viertel der Kinder
- **ambivalent unsichere Bindung (Typ C**; erhöhte Anhänglichkeit, leichte Beunruhigung); findet sich bei gut 15 % der Kinder
- **desorganisierte Bindung (Typ D**; Wechsel der Muster, Hinweis auf schwere Störung); betrifft weniger als 5 % der Kinder

Für das Kindesalter selbst konnte relativ gut belegt werden, dass eine sichere Bindung (Typ B) mit geringer und eine desorganisierte Bindung (Typ D) mit ausgeprägter Psychopathologie korreliert. Aus psychosomatischer Sicht geht nun die entscheidende Frage dahin, inwieweit sich diese Typen verinnerlichten Bindungsverhaltens als Prädiktoren von Störungen des Erwachsenenalters bewähren – gegenwärtig spricht einiges für eine solche Annahme.

1.4.3 Das Vorschulalter und Schulalter

Der Konflikt in der Triade von Mutter, Vater und Kind wird von der Psychoanalyse als Ödipuskonflikt bezeichnet. Identifizierung und die weitere Bewältigung von Ängsten sind eng mit der erfolgreichen Bewältigung dieses und schon früher erörterter Entwicklungskonflikte verbunden. Für die Prophylaxe Neurotischer Störungen spielen die Befriedigung infantiler Bedürfnisse und der Respekt vor der kindlichen Integrität eine entscheidende Rolle.

Die Entwicklung des fünften und sechsten Lebensjahres hatte Freud als ödipale oder infantil-genitale Phase bezeichnet. Er hatte gemeint, dass die genitale Form der menschlichen Sexualität – also die Sexualität im engeren Sinne – einen zweizeitigen Ansatz habe: Eine erste Organisation des infantilen Lusterlebens um das eigentliche Genitale etwa zwischen dem vierten und sechsten Lebensjahr (das ist die ödipale und phallische Phase), danach eine Zeit der Triebruhe, welche die Entwicklung der übrigen psychischen Leistungen fördert und dann quasi im zweiten Anlauf die bleibende Organisation der menschlichen Sexualität in der Pubertät.
Das eigentliche Skandalon zu Freuds Lebzeiten war die Annahme, dass es innerhalb dieser Entwicklung zu eindrücklichen, das Kind stark prägenden Erlebnissen kommt. Diese Erlebnisse sind im Kern:
- ein intensives, auf den gegengeschlechtlichen Elternteil gerichtetes Verlangen und
- in engem Zusammenhang damit eine ausgeprägte Rivalität mit dem gleichgeschlechtlichen Elternteil.

Freud nannte diese Konstellation in ihrem pathogenen Gehalt „Ödipuskomplex" – in Anlehnung an den antiken Mythos des Königs Ödipus von Theben, der unwissentlich und unwillentlich seinen Vater Laios erschlägt und seine Mutter Iokaste heiratet. Die Bezeichnung Komplex weist auf eine pathogene Komponente dieser Konstellation. Wie sieht nun der Konflikt beim Ödipuskomplex aus? Um es summarisch zusammenzufassen: Der Konflikt wird *nicht* dadurch bestimmt, dass das Kind einen Elternteil liebt und den anderen hasst, sondern dadurch, dass es *beide* Eltern liebt und von beiden geliebt werden

möchte, und andererseits der Junge die Mutter und das Mädchen den Vater nicht ohne die Erschwerung der Beziehung zum anderen Teil für sich gewinnen kann. Es handelt sich um einen Loyalitätskonflikt, der sowohl Ängste und Bedrohungserlebnisse wie in der Folge Schuldgefühle aktiviert.
Im weiteren Sinne geht es um die **Ängste** vor Bedrohung der körperlichen Integrität an sich, die wir als Erwachsene besser nachvollziehen können. (Solche Ängste gibt es nicht nur beim Menschen, sondern sie sind auch bei den Primaten und anderen Tieren nachweisbar.) Aber diese Bedrohungsvorstellung ist wahrscheinlich nicht ausschließlich eine Fantasie, sondern es gibt sicher auch einen Zusammenhang mit den feindseligen Regungen der Eltern gegenüber dem Kind. Der Hass nicht weniger Eltern oder eines Elternteils auf das Kind, die kaum verhohlene aggressive Ablehnung des Kindes, ist ein gehütetes Tabu der bürgerlichen Familie, das auch heute nachhaltig verschwiegen, wenn nicht verdrängt wird. Eltern lieben ihre Kinder bedingungslos und tun ihnen ausschließlich Gutes – so etwa lautet die gesellschaftliche Botschaft, die zu keinem Zeitpunkt wohl jemals der sozialen Wirklichkeit entsprach (→ auch Kap. 1.4.4). Die Ängste und die wachsende realistische Einsicht des Kindes in die Unmöglichkeit der Erfüllung seiner Wünsche führen letztlich zur Überwindung der ödipalen Vorstellungswelt. Das Kind gibt seine Fantasieziele auf, es resigniert, wenn man so will, und wendet seine Interessen nun dem gleichgeschlechtlichen Elternteil zu, mit dem es sich versöhnt, mit dem es sich identifiziert. Diese **Identifizierung** mit dem gleichgeschlechtlichen Elternteil, die Übernahme der bleibenden Geschlechtsrolle, die aktive Hinwendung zur männlichen oder weiblichen Geschlechtsidentität ist das wichtigste Ergebnis des Ödipuskomplex genannten infantilen Entwicklungskonfliktes.
Freud hielt den Ödipuskomplex für die Kerndynamik *aller* Neurosen. Um sich als echte Freudianer zu erweisen, interpretierten Psychoanalytiker Jahrzehnte alle Beobachtungen im Sinne dieser Theorie. Massive Widersprüche kamen schon seit den 1930er-Jahren von den so genannten Neoanalytikern (Horney, Fromm, Sullivan u. a.). Nachdem schließlich die Forschung der letzten Jahrzehnte eine immer stärkere Bedeutung der – bereits dargestellten – anderen Entwicklungsaspekte aufwies, wird diese Annahme Freuds heute nur noch wenig vertreten.

Auch wir haben keinen Zweifel daran, dass etwa die Bedeutung der Selbstwertprobleme für die Entstehung neurotischer Krankheiten die Rolle der ödipalen Konflikte weit überragt.

Mit der deutlichen Veränderung der gesamten Familienstruktur in den letzten 100 Jahren scheint der Ödipuskomplex wohl nicht verschwunden, wie manchmal angenommen wird, sondern er hat sich eher in seiner Qualität verändert, vorzugsweise in der Schärfe gemildert. Denkbar ist aber auch, dass sich in Einzelfällen die ödipale Problematik sogar verschärft, angesichts der steigenden Anzahl von Einzelkindern, die sich weder mit ihren Geschwistern gegenüber den Eltern verbünden, noch sich durch Verschiebung ihrer Konflikte untereinander entlasten können. E. H. Erikson hat diese Phase für die Ich-Entwicklung unter die antinomische Formel *„Initiative gegen Schuldgefühl"* gestellt. Nach ihm fügt die Phase der freien Fortbewegung und der infantilen Genitalität der Reihe grundlegender sozialer Modalitäten eine weitere hinzu, nämlich das „Machen", welches eine grundlegende Voraussetzung für das Lernen allgemein und den Erwerb von Fertigkeiten darstellt. Der Lerntheoretiker Bandura hat (wahrscheinlich ohne Kenntnis von Erikson) dem Erleben der **Selbstwirksamkeit** (self efficacy → Kap. 2.4) für die Entwicklung und das effiziente Lernen entscheidende Bedeutung zugesprochen.

In der gesamten Entwicklungspsychologie der frühen Lebensjahre, wie sie dargestellt wurde, sind auch die entscheidenden Äußerungen über die **Prophylaxe von Neurotischen Störungen** enthalten. Selbst wenn bestimmte Grundkonflikte der Entwicklung unvermeidbar sind, ist eine prophylaktische Resignation fehl am Platze. Ein affektiv warmes, dem Kind zugewandtes, seine Bedürfnisse respektierendes Milieu ist die beste Garantie zur Vermeidung aller schweren Formen von Neurotischen Störungen. Jede Maßnahme der Gesellschaft (z. B. Gesetzgebung) und der Institutionen (z. B. Heimstrukturen), die solche Milieus fördert, trägt direkt zur Prophylaxe von Neurosen bei. Der Akzent liegt dabei auf der Befriedigung der kindlichen Bedürfnisse und der Respektierung der kindlichen Interessen und Möglichkeiten. Wie es um diesen Punkt in Gesellschaften steht, in denen Leistung, Konsum und Status unvergleichbar höher bewertet werden als Zufriedenheit, Emotionalität und menschliche Zugewandtheit, ist leicht ersichtlich. Unbenommen ist dabei, dass jede Familie auf ihre spezifische Weise die infantile Entwicklung prägt, und völlige Neurose- und Konfliktfreiheit eine Utopie bleiben wird. Der Romancier Heimito von Doderer spricht mit milder Ironie von der eigenen Geschichte, die einem das Leben wie mit einem Eimer über den Kopf stülpe.

1.4.4 Objektivierbare Risikofaktoren und protektive Faktoren in der Entwicklung

Die Objektivierung von schweren Entwicklungsbelastungen ist das Verdienst einer aktiven Forschung seit etwa 1985. Ein Ergebnis ist, dass wir heute Risikofaktoren und protektive Faktoren direkt benennen können. Am besten untersucht ist der pathoplastische Einfluss des sexuellen Missbrauchs. Dieser wird jedoch regelhaft von anderen Formen kindlichen Stresses begleitet. Die schlechte Lebenszeitprognose von früh Geschädigten muss sowohl hinsichtlich der psychischen wie auch der körperlichen (!) Gesundheit als gesichert angesehen werden.

Die Kenntnis über die bisher vorgestellten Entwicklungsvorgänge entstammt verschiedenen Quellen. Überwogen früher die Rückschlüsse vom Erwachsenenalter (retrospektive Betrachtung), so steigen die Zahlen teils qualitativer und teils quantitativer Studien mit Direktbeobachtung kindlichen Verhaltens an. Auch gibt es inzwischen Langzeitstudien, in denen Menschen in ihrer Entwicklung über Jahrzehnte beobachtet werden, wie die so genannte Grant-Studie.

Ein durchgehendes Ergebnis vieler Studien ist, dass die Rolle schwerer traumatischer Belastungen in der Entwicklung bisher eindeutig unterschätzt wurde.

- **Emotionale Vernachlässigung**
  Obwohl diesem Faktor wahrscheinlich quantitativ die größte Bedeutung zukommt, ist seine Prävalenz am schlechtesten untersucht. Vernachlässigung kann physisch (Ernährung), sozial (Erziehung) und emotional (affektive Zuwendung) stattfinden. Oft sind die Un-

terformen kombiniert. Kindliche Vernachlässigung prädestiniert für das Auftreten weiterer Risikofaktoren in der Entwicklung.

- **Sexueller Missbrauch** von Kindern und Jugendlichen
  - ist für die USA mit einer Prävalenz von 10–12 % in der Bevölkerung gesichert.
  - In Deutschland liegt die Prävalenz deutlich niedriger: bei > 5 % für Mädchen und bei < 3 % für Jungen.
  - Eine Metaanalyse der WHO (Andrews et al. 2001) auf der Basis von 35 internationalen Studien kommt weltweit zu einer sexuellen Missbrauchsrate von 10–20 % für Mädchen und 4–8 % für Jungen. (Missbrauch ist dabei definiert als „contact abuse", also ein sexueller Missbrauch, der bereits körperliche Berührung einschließt; die Zahlen für „penetrative abuse", also den vollendeten Geschlechtsverkehr, liegen bei einem guten Drittel davon.) Das sind erschreckende Daten!
- **Aggressive Kindesmisshandlung** hat weltweit eine hohe Rate, die in Deutschland höher als in den Vereinigten Staaten liegt. Hier sind die Jungen schwerer und häufiger betroffen.

Eine Reihe empirischer Untersuchungen hat sich der Frage zugewandt, welche Bedingungen der Entwicklung objektivierbar die Wahrscheinlichkeit des Auftretens von psychischen und körperlichen Erkrankungen im Erwachsenenalter voraussagen (Risikofaktoren), und welche Bedingungen vor dem späteren Auftreten Neurotischer Störungen gewissermaßen schützen (protektive Faktoren). Die Ergebnisse sind in den → Tabellen 1-1a und 1-1b zusammengefasst.

Die Tatsache, dass Jungen vulnerabler sind als Mädchen überrascht erst einmal, wird aber schon durch das Überwiegen von Jungen in der Kinder- und Jugenspsychiatrie (gegenüber dem von Frauen in der Erwachsenenpsychiatrie) wahrscheinlich gemacht. Jungen fallen früher durch ihre Verhaltensstörungen auf – Mädchen können in diesem Sinne mehr „wegstecken" und reagieren auch als Erwachsene mehr mit Angstkrankheiten und Depressionen. Männer hingegen überwiegen auch später mit problematischen Sozialverhalten, Dissozialität, Süchten, sexuellen Deviationen und Persönlichkeitsstörungen. Deswegen ist die Zahl der Männer in den Gefängnissen auch um ein Vielfaches größer als die der Frauen.

Tab. 1-1a Biographische Risikofaktoren für die Entstehung psychischer und psychosomatischer Krankheiten (nach Elder 1974, Rutter 1979/1985, Heigl-Evers u. Schepank 1980/1981, Werner u. Smith 1982/1992, Dührssen 1984, Kluft 1985, Tress 1986, Lieberz u. Schwarz 1987, Schepank 1987, Lieberz 1988, Baydar u. Brooks-Gunn 1991, Mullen et al. 1993 – alle Literaturangaben bei Egle, Hoffmann u. Joraschky 2004).

- niedriger sozioökonomischer Status
- mütterliche Berufstätigkeit im ersten Lebensjahr
- schlechte Schulbildung der Eltern
- große Familien und sehr wenig Wohnraum
- Kontakte mit Einrichtungen der „sozialen Kontrolle"
- Kriminalität oder Dissozialität eines Elternteils
- chronische Disharmonie/Beziehungspathologie in der Familie
- psychische Störungen der Mutter oder des Vaters
- schwere körperliche Erkrankungen der Mutter/des Vaters
- Unerwünschtheit
- alleinerziehende Mutter
- autoritäres väterliches Verhalten
- sexueller und/oder aggressiver Missbrauch
- Verlust der Mutter
- „häufig wechselnde frühe Beziehungen"
- schlechte Kontakte zu Gleichaltrigen
- Altersabstand zum nächsten Geschwister < 18 Monate
- uneheliche Geburt
- hoher Gesamtrisiko-Score
- genetische Disposition
- Jungen vulnerabler als Mädchen!

Die wichtigste Information, über die wir heute bezüglich der Wirkung von **Risikofaktoren** für spätere Krankheiten verfügen, ist, dass nur ausnahmsweise ein einzelner Faktor pathogen wirkt, vielmehr ist es die *Summe der gemeinsam auftretenden Bedingungen*, die über Krankheit und Gesundheit entscheidet. In einer eigenen Studie fanden wir in unserer Mainzer Poliklinik durchschnittlich sechs Faktoren pro Person nachweisbar.
Auf den ersten Blick erscheint bezüglich der Kombination von Risikofaktoren vieles einleuchtend. Im Milieu sozialer Armut gibt es naturgemäß eine Häufung von unerwünschten Schwangerschaften, zer-

Tab. 1-1b Protektive Faktoren (nach Rutter 1979/1985, Werner u. Smith 1982/1992, Rutter u. Quinton 1984, Tress 1986, Schepank 1987, Lieberz 1988, Breier et al. 1988, Lösel et al. 1989, Weyman et al. 1992, Gribble et al. 1993, Cederblad et al. 1994 – alle Literaturangaben bei Egle, Hoffmann u. Joraschky 2004).

- dauerhafte, gute Beziehungen zu mindestens einer primären Bezugsperson
- Großfamilie/kompensatorische Elternbeziehungen/Entlastung der Mutter
- insgesamt attraktives Mutterbild
- gutes Ersatzmilieu nach frühem Mutterverlust
- mindestens durchschnittliche Intelligenz
- robustes, aktives und kontaktfreudiges Temperament
- soziale Förderung (z. B. Jugendgruppen; Schule; Kirche)
- verlässlich unterstützende Bezugsperson/en im Erwachsenenalter
- lebenszeitlich späteres Eingehen „schwer auflösbarer Bindungen"
- geringere Risikogesamtbelastung
- Mädchen insgesamt weniger vulnerabel als Jungen!

brochenen Familien, engen Wohnverhältnissen, Suchtrisiken, Dissozialität u. a. Auch leuchtet ein, dass emotionale Vernachlässigung die Auftretenswahrscheinlichkeit anderer traumatischer Einwirkungen erhöht. Vernachlässigte Kinder sind immer gefährdete Kinder. Dass aber diese Faktoren so regelmäßig mit dem Auftreten späterer psychischer und körperlicher Krankheit korrelieren, ist schon überraschend. Eine Übersicht von Egle und Hoffmann fasst den aktuellen Stand tabellarisch zusammen (→ Tab. 1-2).

Durch die seit Ende der 1980er-Jahre in den Vordergrund gerückte Beachtung traumatischer biographischer Belastungen wird die pathogene Rolle von Entwicklungskonflikten eindeutig relativiert zugunsten der Bedeutung von Entwicklungsschäden (→ Kap. 2.2, 2.3, Entstehungsmodelle für neurotische Krankheit). In der Tendenz häufen sich Entwicklungskonflikte, wie wir sie beschrieben haben, in Mittel- und Oberschicht, während Entwicklungsdefizite eher in der Unterschicht aufzutreten scheinen. Am Beispiel der „Unerwünschtheit" eines Kindes lässt sich gut zeigen, dass diese im Prinzip schichtunabhängig ist, in der Realität aber, wegen der inkonsequenteren Kontrazeption, in der Unterschicht wahrscheinlich häufiger vorkommt. In der erwähnten Studie an der Mainzer Psychosomatischen Poliklinik fanden sich die höchsten biographischen Gesamtbelastun-

Tab. 1-2 Zusammenfassung der Krankheitsbilder für deren Entstehung als direkte oder indirekte Spätfolgen infantiler Stressüberflutungen erhebliche empirische Evidenz besteht (Schätzungen anhand klinischer Erfahrung und Literatur: S. O. Hoffmann und U. T. Egle).

„Pathoplastischer" Einfluss des isolierten Risikofaktors „infantiler/juveniler sexueller Missbrauch"		
Störung	**Auftretenswahrscheinlichkeit**	
schwere Dissoziative Bewusstseinsstörung	sehr wahrscheinlich	> 66 %
Artifizielle Störung	sehr wahrscheinlich	> 66 %
Dissoziative Krampfanfälle	sehr wahrscheinlich	> 50 %
Pelipathie (chronische Schmerzen des kleinen Beckens)	wahrscheinlich	ca. 40 %
Somatisierungsstörung	wahrscheinlich	ca. 30 %
atypische Essstörung (Bulimie)	regelhaft bei Untergruppen	ca. 25 %
Somatoforme Schmerzstörung	regelhaft bei Untergruppen	ca. 20 %

gen bei Patienten mit depressiver Symptomatik (→ Kap. 3.2.1) und mit Borderline-Persönlichkeitsstörungen (→ Kap. 5.2.4).

Auch die **protektiven Faktoren** leuchten unmittelbar ein, sind aber so selbstverständlich nicht. Ein befriedigendes Bindungserleben in der Entwicklung scheint nicht nur emotional unerlässlich, wie schon ausgeführt, sondern auch vor seelischer Krankheit im Erwachsenenalter zu schützen.

Die heute aktuellste Konzeptbildung zur Bedeutung von Risikofaktoren für die spätere Entwicklung von psychischer und körperlicher Krankheit geht davon aus, dass nicht eigentlich die Krankheit selbst „bewirkt" wird, sondern dass mit der belasteten Entwicklung eine **Vulnerabilität** entsteht, die die Auftretenswahrscheinlichkeit von Störungen in der Spätadoleszenz und im Erwachsenenalter begünstigt. Die körperlichen Erkrankungen sind dabei regelhaft direkte Folgen des sich entwickelnden pathologischen Lebensstils (Essverhalten,

Übergewicht, Nikotin- und Alkoholkonsum, weitere Süchte) und führen in der Konsequenz zu einer Verkürzung der Gesamtlebenszeit in der Größenordnung von über einem Jahrzehnt. Die → Abb. 2.2 im Kapitel 2.3 (S. 72) zeigt die negative Prognosepyramide, die Felitti et al. (2007) anhand 19 000 Klienten einer amerikanischen Lebensversicherung ermittelten. Eine Übersicht der bleibenden Folgen frühen infantilen Stresses geben Egle et al. (2002).

1.4.5 Die Adoleszenz

Die Adoleszenz ist die Entwicklungsphase der psychischen und physischen Reifung. Sie stellt einen entscheidenden Schritt für den Umgang mit dem Körper und der sozialen Umwelt dar. Zugleich ist sie auch als Durchgang („nicht Kind, nicht Erwachsener") zu verstehen. Sie ist gekennzeichnet durch die Drohung von Verunsicherung und die Chance zur Stabilisierung.

Die Adoleszenz beginnt etwa mit der physischen und sexuellen Reifungsvorgängen der Pubertät.

Man unterscheidet die **Frühadoleszenz** (13. bis 14. Lebensjahr), die **eigentliche Adoleszenz** (15. bis 16. Lebensjahr) und die **Spätadoleszenz** (17. bis 20. Lebensjahr). Die spezifischen Entwicklungsaufgaben der Adoleszenz beinhalten einen Ablösungsprozess von den Eltern, der mit einer kritischen Distanzierung von den Elternfiguren (primären Liebesobjekten) und einer Neudefinition der Beziehung zu ihnen verbunden ist. Es kommt dabei regelhaft zu einer Neuauflage früherer infantiler Konflikte, jetzt aber mit der Möglichkeit kreativer Lösungen.

Die Adoleszenz ist die Übergangsphase der menschlichen Entwicklung par excellence – mit allen Chancen und Risiken eines solchen Umbruchs.

Ob dieser Entwicklungsschritt gesund durchlaufen wird, hängt stark davon ab, wie die früheren Entwicklungsabschnitte gemeistert werden konnten. Wenn es hier zu Störungen und Fixierungen gekom-

men ist (z. B. durch Einwirkung traumatischer Erlebnisse), dann können in dieser Phase erneuter Labilisierung psychische Störungen ausgelöst werden; zu den häufig in der Adoleszenz beginnenden Störungen gehören die Essstörungen, selbstverletzendes Verhalten, Psychosen und seltener die Dysmorphophobie (→ Kap. 3.1.4).
Die wesentliche Funktion der Adoleszenz besteht in der Bildung der endgültigen **sexuellen Identität**. Dazu gehören vor allem die Veränderung der Beziehung zu den Eltern (ödipale Objekte), der Beziehung zu Geschwistern und Gleichaltrigen und die Veränderung der Einstellung zum eigenen **Körper**. Der endgültigen Herausbildung der sexuellen Identität geht ein sexuelles Probehandeln voraus, durch das aktiv geprüft wird, welche sexuellen Befriedigungen, Vorstellungen und Gefühle für das Gewissen und die soziale Umwelt annehmbar sind und welche nicht.
Die Lockerung der Bindungen zu den Elternfiguren und die damit verbundene **Verunsicherung** versucht der Jugendliche unter anderem durch die Erhöhung der eigenen Grandiosität und durch die Aufnahme neuer Beziehungen, die oft narzisstische Qualität (**Idealisierungen!**) haben, zu kompensieren. Im anderen werden Teile des Bildes der eigenen Person gesucht, um gegenseitige Bestätigung und unkomplizierte Kontakte zu ermöglichen. Dies wird auch in der Definition über Bezugsgruppen, Verhalten, Kleidung, Musikrichtungen etc. deutlich. Der andere erfüllt eine Funktion für das eigene Selbstgefühl und sein Verlust kann zu narzisstischen Krisen, heftigen Regressionsvorgängen und einer starken Verunsicherung der eigenen Identität führen.
Besonders in der Zeit der **Spätadoleszenz** sieht sich der Jugendliche *hohen Integrationsanforderungen* ausgesetzt. Die Grundlage für ein stabiles Identitätsgefühl hängt von der Bewältigung dieser Anforderungen ab. Infantile Identifizierungen werden überprüft und verändert, neue Wertvorstellungen und Identifizierungen werden aufgenommen. Die grandiosen Selbstvorstellungen („Selbstrepräsentanzen“), die der Stabilisierung des schwachen adoleszenten Selbstgefühls dienten, müssen nun zunehmend durch Bestätigungen aus beruflichen und sexuellen Erfahrungen ersetzt werden. Die Labilisierung, die diese Entwicklungsphase darstellt, macht nachvollziehbar, dass viele psychische Erkrankungen im jungen Erwachsenenalter ihren Anfang nehmen.

1.4.6 Das frühe, mittlere und hohe Erwachsenenalter

Das Erwachsenenalter ist durch Partnerschaft, soziale Beziehungen, Fürsorgeverhalten und die Bewältigung von Leistungserwartungen bestimmt. Besonders bedeutsam ist die Entwicklung von sozialen Kompetenzen. Im Alter werden zunehmend Abgabe von Verantwortung, Rückbildungsprozesse, Krankheiten und Verluste – bzw. die Bewältigung dieser Prozesse – entscheidend.

Es klingt noch ungewöhnlich, wenn wir von einer Entwicklung bis ins hohe Erwachsenenalter ausgehen. Akzeptiert ist, dass Entwicklung nicht mit der Adoleszenz abschließt. Jedoch ist es erklärungsbedürftig, wenn wir mehr als 60 Jahre weiterer Entwicklung im Lebenslauf zunächst in einem Kapitel zusammenfassen: Erst in jüngerer Zeit sind verstärkte klinische und empirische Forschungsanstrengungen aus den Bereichen Lebenslaufforschung/Gerontologie, Geriatrie sowie Gerontopsychosomatik und Alterspsychotherapie zu verzeichnen.

Noch weit verbreitet ist das Symbol des Halbkreises für die Entwicklung über den Lebenslauf: Nach einem „Scheitelpunkt", der vielfach zwischen dem 40. und 50. Lebensjahr angenommen wird, gehe alles wieder „den Berg hinunter". Die in diesem Bild enthaltene Annahme einer spiegelbildlich aufsteigenden und absteigenden Entwicklung leistet dem Vorurteil eines Defizit- und Defekt-Modells des Alterns Vorschub. Wir wissen heute um die erhaltene Lernfähigkeit und die sich modifizierenden Kompetenzen bis ins hohe Erwachsenenalter. Und die innere Auseinandersetzung mit einem beginnenden demenziellen Prozess im 7. Lebensjahrzehnt und die daraus resultierenden Entwicklungsschritte unterscheiden sich von den Entwicklungsaufgaben eines heranwachsenden Kindes weit über nur den Selbstwertaspekt hinaus. Kinder im Kindergartenalter sind untereinander in ihren Entwicklungsaufgaben viel ähnlicher als 70-Jährige, da die Variabilität über den Lebenslauf ständig zunimmt.

Am Ende der Adoleszenz wird mit Erreichen des Erwachsenenalters bei ungestörter Entwicklung eine stabile psychische und sexuelle Identität erreicht. Welche Kräfte befördern nun die weitere Entwicklung im frühen und mittleren Erwachsenenalter? E. H. Erikson spricht von der im frühen Erwachsenenalter zu meisternden psychosozialen Krise *„Intimität versus Isolation"*, die zur Entwicklung **partnerschaftlicher Liebe** führe. Gemeint ist die Grundfrage, ob es gelingt, emotionale Nähe zu einem anderen aufzubauen oder ob die eigene Emotionalität durch abgrenzende Sicherung gegenüber anderen geschützt werden muss. Die spezifische Krise des mittleren Lebensalters bezeichnet Erikson mit *„Generativität versus Stagnation"* unter Entwicklung der **Fürsorge** für die nachfolgende Generation. Unentrinnbare Veränderungen in den gelebten sozialen Beziehungen (wie Partnerschaft, Geburt und spätere Lösung von Kindern, nachelterliche Gefährtenschaft, berufliche Veränderungen etc.) müssen vom Erwachsenen unter Fortentwicklung seiner Ich-funktionellen (jetzt: sozialen) Kompetenz verarbeitet werden. In diesem Ablauf werden sie mit den internalisierten Objektbeziehungen, die sich durch Erfahrungen mit anderen ergänzen, und den selbstwertbezogenen (narzisstischen) Aspekten fortwährend abgeglichen. Aufgrund der führenden Rolle der durch die **sozialen Objektbeziehungen** in dieser Lebensphase angestoßenen Entwicklungen sprechen wir vom „objektalen Organisator" der Entwicklung im mittleren Erwachsenenalter.

Befragt man systematisch Menschen beiderlei Geschlechts jenseits des 60. Lebensjahres zu ihrem aktuellen Zeiterleben, zeigt sich, dass das Zeiterleben im **Alter** vor allem eine körperliche Dimension hat. Der ganz überwiegende Teil alter Menschen antwortet in einem ausführlichen Interview auf die Frage: „Woran merken Sie, dass die Zeit vergeht?" unter Bezugnahme auf den körperlichen Alterungsprozess: „Letztes Jahr war ich noch in den Bergen wandern, wegen meiner Arthrose laufe ich dieses Jahr am Meer entlang." Auch die Berliner Altersstudie (BASE, Mayer u. Baltes 1996) hat bestätigt, dass im Unterschied zum jüngeren und mittleren Erwachsenenalter, in dem die Beschäftigung mit Beruf, Freunden und Familie im Mittelpunkt steht, im höheren Erwachsenenalter die **Beschäftigung mit der eigenen Gesundheit** einen zentralen Stellenwert einnimmt. Übereinstimmend wird immer wieder berichtet, dass die Auseinandersetzung mit dem eigenen Tod vergleichsweise wenig emotional besetzt ist.

Somit kommt es im höheren und hohen Erwachsenenalter zu einer schrittweisen Verschiebung der Organisatorfunktion zum Körper hin („somatischer Organisator"; Heuft 1994). Dabei entspricht dem psychischen Ich der Körper, den ich habe (funktionaler Aspekt), während der Leib, der ich bin, dem narzisstischen Aspekt (Selbstwertbezug) entspricht. Der Ebene der verinnerlichten Objektbeziehungen und der späteren Objekterfahrungen analog sind die *Körpererinnerungen*, die Verkörperungen.

Studienergebnisse sprechen für eine veränderte Wahrnehmung des Körpers und seiner Funktion in der Weise, dass die leibliche Existenz und die körperliche Funktion nicht mehr als ausschließlich gegeben wahrgenommen werden. Dies gilt für physiologische Veränderungen wie für die sich verändernden sexuellen Funktionsabläufe bei beiden Geschlechtern gleichermaßen ebenso wie für den Umgang mit zum Beispiel schmerzhaften Bewegungseinschränkungen.

Durch das propagierte Bild der lustigen, aktiven, konsumfreudigen „neuen Alten“ (ewig Jungen!?) wird das Bild für die Variabilität im Erleben alter Menschen ebenso verstellt wie durch eine übermäßige Tabuisierung der körperlichen Alterungsprozesse; Letztere sollte auch der Allgemeinarzt kennen. Dies sei am Beispiel der **Sexualität** verdeutlicht: Insbesondere bei Männern steht die sexuelle Funktion im Bezug zur körperlichen Gesundheit, den kognitiven Fähigkeiten und der sozialen Integration. Ein Klimakterium virile gibt es nicht, jedoch muss sich auch jeder Mann mit den sich verändernden sexuellen Funktionsabläufen auseinandersetzen. Es vergeht beispielsweise im Alter aus physiologischen Gründen mehr Zeit bis zur vollen Erektion und bis zur (weniger intensiv erlebten) Ejakulation. Die Refraktärzeit kann sich im hohen Alter über mehrere Tage erstrecken.

Die *Disuse-Theorie* besagt, dass Nicht-Geübtes auch „verlernt“ werden kann. Dies gilt auch für den Geschlechtsverkehr und die damit zusammenhängenden Kommunikations- und Handlungsformen, die sich altersabhängig verändern müssen. Für Frauen bedeutet die hormonell verlangsamte Lubrikation und Atrophie der Schleimhäute gegebenenfalls die Notwendigkeit, sich für die Ausdehnung der Phasen vor dem Geschlechtsverkehr einzusetzen. Die anatomischen und physiologischen Veränderungen der weiblichen und männlichen Genitalien eröffnen die Chance für Modifikationen, in denen beide Seiten beispielsweise Zärtlichkeiten mehr Bedeutung beimessen.

Diese entwicklungspsychologisch verstehbaren **Aufgaben** im Lebenslauf sind von Fragen der **Bewältigung** (Coping) von Körperkrank-

heiten abzugrenzen. Werden Risikofaktoren (Bewegungsmangel, Übergewicht, unzureichend behandelte Erkrankungen wie Hypertonie oder Diabetes mellitus) vom Patienten ignoriert, sollte sich der Diagnostiker auch mit der dahinter liegenden Psychodynamik und Lerngeschichte des Patienten auseinandersetzen und sich nicht selber mit der Fehlinformation lähmen, die Berücksichtigung dieser somatischen Faktoren sei bei über 60-Jährigen ohne Belang. Selbst für 80-Jährige „lohnt" es sich aus epidemiologischer Perspektive noch, das Rauchen aufzugeben.
Die Differenzialdiagnostik psychogener Erkrankungen im mittleren und vor allem im höheren Lebensalter erfordert somit auch eine hohe somato-psychosomatische Kompetenz. Im Gegensatz zu neurotischen Konflikten die aus den ersten Entwicklungsjahren als repetitiv-dysfunktionale Muster im Lebenslauf immer wieder auftreten (z. B. im Wiederholungszwang einer unglücklichen Partnerwahl bei ödipaler Konfliktkonstellation) kann das partielle „Scheitern" an den im späteren Lebenslauf auftretenden Entwicklungsaufgaben durch einen Aktualkonflikt symptomatisch werden. Der Aktualkonflikt bezeichnet somit einen bewusstseinsnahen, emotional wichtigen, jedoch unlösbaren motivationalen Konflikt, der nicht frühere Konflikte wiederholt und mit psychodynamischen Konzepten beschrieben werden kann (vgl. Arbeitskreis OPD 2006).

1.5 Konflikt, Angst, Abwehr

Reale Angst und neurotische Angst sind unterscheidbar, auch wenn der Affekt der gleiche bleibt. Entscheidend für klinische Ängste ist der Einsatz von Angstvermeidung und Abwehr. Soziale Abwehrvorgänge und Abwehrmechanismen haben pathoplastische Bedeutung.

Wie ausgeführt wurde, ist der eigentliche neurotische Konflikt der verinnerlichte, internalisierte. Aus dem Konflikt zwischen Kleinkind und sozialer Bezugsperson ist der internalisierte Konflikt zwischen Ich und Über-Ich (Gewissen) geworden. Die Verbote erfolgen nicht mehr von außen, sondern von innen. Dies ist ein Vorgang, der auf der einen Seite ein natürlicher und unvermeidlicher ist, denn im Rahmen eines sozialen Zusammenhanges ist eine Innensteuerung des Einzelnen unerlässlich. Im Falle Neurotischer Störungen haben wir es jedoch häufig mit rigiden inneren Strukturen zu tun, zwischen denen erhebliche und massive Spannungen entstehen. Erreichen solche Spannungen ein ausreichendes Maß, dann entsteht im Ich ein charakteristisches Spannungsgefühl, ein Signal, das nachhaltig auf Beseitigung der Konfliktbasis drängt: der Affekt der **Angst**. Aber auch Angst ist per se kein primär neurotisches Phänomen. Etwa die **Realangst**, die Angst vor realer äußerer Bedrohung, war für unsere Art in der Evolution und ist zum Überleben des Individuums unerlässlich. Aber auch hier gibt es bereits beträchtliche Unterschiede zwischen den einzelnen Menschen: Die einen entwickeln häufig und rasch Angst, die anderen bleiben gelassener und entspannter. Die **neurotische Angst** im Gegensatz zur Realangst ist eine Angst aus einer innerlich erlebten Bedrohung, ist eine Angst aus einem internalisierten Konflikt. Angst ist eines der Basismotive jeder Neurotischen Störung. Alle Neurosen sind beschreibbar als fehlgeleitete Versuche des Ich, Angst, Unlust, Beschämung und psychischen Schmerz zu vermeiden.

Bei Entstehung einer Neurotischen Störung kommt es zu einer charakteristischen Verstärkung der vorhandenen Ängste. Ein aktueller Konflikt („auslösende Situation") führt zum Phänomen der Regression (s. S. 57) und die Folge der Regression ist die Reaktivierung infantiler Ängste, soweit sie nicht durch eine stark gestörte Entwicklung überhaupt immer aktuell geblieben sind. Man kann formulieren, dass wir das, was wir beim Kind als Realangst bezeichnen können, beim Erwachsenen meist als neurotische Angst antreffen. Ein zweijähriges Kind, das ins Krankenhaus kommt, hat real begründete Verlassenheitsängste; ein 20-jähriger Mann, dessen Freundin ihn verlässt, kann auch mit verschiedenen Gefühlen reagieren, aber Verlassenheitsängste müssen nicht notwendig dabei sein, weil seine Existenz ja nicht real von der Freundin abhängt. Gerät dieser Mensch dennoch in panische Zustände, so spricht einiges dafür, diese als neurotische Ängste aufzufassen.

Menschen, die jedes Maß von Angst als unerträglich empfinden, sind neurotisch besonders gefährdet. Ihr Ich ist genötigt, das Vorhandensein aller inneren und äußeren Gefahren, das heißt aller möglichen

Angstquellen, zu verleugnen und zu verdrängen; oder alle inneren Gefahren in die Außenwelt zu projizieren, aus der sie nur um so angsterregender zurückkehren; oder sich phobisch von allen Angst- und Gefahrdrohungen zurückzuziehen. **Angstvermeidung um jeden Preis** wird zur Einstellung, die erst die Kindheit und später das erwachsene Leben des Individuums beherrscht und durch übermäßigen Gebrauch der Abwehrmechanismen (s. S. 55) eine Neurotische Störung begünstigt. Um die psychische Gesundheit des Individuums steht es besser, wenn das Ich die Angst nicht vermeidet, sondern ihr mit aktiven Maßnahmen begegnet, das heißt zum Verstand, zu logischem Denken, tatkräftigen Veränderungen der Außenwelt, aggressiven Gegenmaßnahmen seine Zuflucht nimmt. Ein solches Ich kann große Mengen von Angst bewältigen und leichter ohne übermäßige Abwehr, Kompromiss- und Symptombildungen auskommen.

> Wir können zusammenfassen: Angst ist in der Neurosenpsychologie insoweit relevant, wie sie Indikator eines inneren Konfliktes oder einer Traumatisierung ist. Die Unlust, die jede Form von Angst hervorruft, ist beim Neurotiker stark erhöht, er muss Angst um praktisch jeden Preis vermeiden.

Die Gesamtheit der Versuche zur Vermeidung von Angst bezeichnen wir als **Abwehr**. Abwehr meint in heutigem Verständnis allerdings mehr, nämlich die Versuche zur *Vermeidung* aller für das Ich unlustvollen Vorgänge, nicht nur der Angst. Man spricht daher auch von Abwehr von Trauer, Depression, Beschämung, Kränkung, Verletztwerden usw. Im modernen Verständnis kommt dabei der Abwehr von Beschämung und Kränkung besondere Bedeutung zu, da es sich um Vorgänge handelt, die für das Selbstwertgefühl von zentraler Bedeutung sind. Zur Abwehr kann grundsätzlich jeder psychische Vorgang und jedes Verhalten eingesetzt werden, welches das Ziel erreicht, etwas Gefürchtetes oder Verpöntes in Schach zu halten. Alles kann mit *allem* abgewehrt werden. Innerhalb bestimmter Kulturen gibt es kollektive Abwehrrituale, die als solche anerkannt und sanktioniert sind. Eines der bekanntesten ist der Humor. Zum Prototyp der Angstabwehr durch Humor ist der „Galgenhumor“ des auf die Hinrichtung Wartenden geworden.

Eine über soziale Mechanismen funktionierende Form der Abwehr wird als **psychosoziale bzw. interpersonale Abwehr** bezeichnet. In eng zusammenlebenden sozialen Verbänden, par excellence in der Familie, kann sich die pathologische Dynamik mit verschiedenen Rollen auf alle verteilen. In der Regel übernehmen die Schwächeren den schlechteren Part. Dafür soll ein Beispiel gegeben werden.

Klinisches Beispiel In einer psychiatrischen Ambulanz für Kinder und Jugendliche erscheint eine Mutter mit einem sechsjährigen Jungen. Das Kind, so sagt die Mutter, sei ein ganz Schlimmer. Er mache lauter schreckliche Dinge, von morgens bis abends. Er werfe Scheiben ein, prügele sich ständig, mache mutwillig alles kaputt usw. „Er ist ein richtiger kleiner Teufel." Dieses „mein kleiner Teufel" fällt im Laufe des Gespräches noch mehrfach. Der untersuchende Kollege beobachtet dabei etwas Merkwürdiges: Er bekommt das Gefühl, dass die Mutter unbewusst auf ihren „kleinen Teufel" unheimlich stolz ist. Während sie bewusst über seine Schandtaten klagt, leuchten ihre Augen, verrät ihre Stimme Befriedigung. Diese Empathie des aufnehmenden Arztes liefert das entscheidende Verständnis der Familienneurose. Die Mutter ist aggressiv schwer gehemmt. Sie vermittelt dem Kind unbewusst die Aufforderung, das auszuleben, was sie selbst sich nicht leisten kann, nämlich ihre Aggression. Das Kind tut es und wird dafür bestraft. Und gleichzeitig nimmt das Kind die unbewusste Kommunikation der Mutter wahr, dass sie es besonders liebt, wenn es sich „schlimm" benimmt.

Dieser Fall zeigt zum einen eine klassische psychosoziale Abwehr. Das Kind entwickelt das Symptom (sog. Indexpatient eines sozialen Systems, in der Regel einer Familie), während der Aggressionskonflikt bei der Mutter ist. Man braucht natürlich nicht lange zu warten, bis das Kind aus dieser unlösbaren Aufgabe heraus seine eigene Störung gestaltet. Und irgendwann ist der Konflikt sein eigener geworden und es bedarf dazu nicht mehr des Problems der Mutter.

Zum zweiten zeigt das Beispiel eine klassische Form jenes Typs der Kommunikation, den man **„double-bind"** **(Zwickmühle)** nennt. Die verbale und die averbale Kommunikation meinen etwas ganz Unterschiedliches. Verbal sagt die Mutter: „Kleiner Teufel, tu das nicht wieder, sonst mag ich dich nicht", averbal sagt sie: „Du machst mir eine große Freude, wenn du es wieder tust". Dieser Kommunikationstyp ist deletär in seinen Folgen – insbesondere für die Entwicklung der sozialen Wahrnehmung, für die Wahrnehmung der Wünsche des anderen. Er ist in den Familien vieler Menschen mit Neurotischen Störungen zu finden. Und jeder Mensch kennt Ähnliches bei sich selbst, wenn er „ja" oder „nein" sagt und eigentlich jeweils das Gegenteil meint.

Die Bearbeitung der neurotischen Interaktion (und damit der psychosozialen Abwehr) hat mittlerweile beschreibbare Bedingungen erbracht. Stierlin spricht von den Modi des **Bindens**, des **Vertreibens** und des **Delegierens**. Binden kann durch überstarke Bedürfnisbefriedigung (Verwöhnung), als kognitive Bindung (double-bind) und moralisch als Gewissensbindung erfolgen. Vertreibung meint vorwiegend die emotionale Vernachlässigung der Kinder. Delegieren steht zwischen beiden Extremen. Das Kind wird sozusagen an der langen Leine geführt: Die Berechtigung seiner Existenz ist die Durchführung der Wünsche anderer. Den gleichen Bereich hat H. E. Richter aus wieder anderer Sicht zu fassen versucht. So konnte er zeigen, wie das Kind von den Eltern, meist der Mutter, als Substitut für einen anderen Partner (eigene Elternfigur, Gattenersatz) oder als Substitut für eigene Selbstaspekte (das eigene Abbild, das ideale Selbstbild) in Rollen gezwungen wird, die oft zu „Ich-Verzerrungen" (Freud) führen. Wenn Erwachsene das Kind in die Rolle ihrer eigenen Eltern drängen, so spricht man von *Parentifizierung*.

Zurück zur Abwehr: Das vordergründige Ziel der Abwehr ist, mit dem Unlust erregenden Impuls, der zum Konflikt führt, fertig zu werden. Das dahinterstehende Ziel ist, den Affekt oder diesen Impuls **unbewusst** zu machen oder zu halten. Es wurde schon erwähnt, dass ein Großteil der menschlichen Motive unbewusst ist. An diesem Punkt können wir die Ursache, warum das so ist, umreißen: Das Motiv, welches wir nicht kennen, welches uns unbewusst ist, macht uns auch keine Unlust. Unbewusste (= auch mit Bemühung nicht bewusstseinsfähige) Motive sind immer solche, die potenziell unlustmachend sind. Das Ich versucht deshalb konsequent, Impulse, die ihm Unlust bereiten würden, zu verdrängen. **Verdrängen** heißt, einen Affekt, eine Regung, einen Inhalt unbewusst zu machen oder unbewusst zu halten. Da die Angst oder die Unlustgefühle des Ich als Motiv hinter der Verdrängung stehen, können wir die Verdrängung auch als ein „Vergessen aus Angst" bezeichnen. Die unlustvollen Reize können von innen kommen, es können für das Ich nicht akzeptable Triebimpulse sein, sie können aber auch aus dem Gewissen kommen, es können für das Ich nicht akzeptable Normen sein. Die primitive und archaische Art der Inhalte des eigenen Gewissens ist zum Beispiel für viele aufgeklärte und liberale Menschen unerträglich. Solche Anteile des Gewissens werden häufig verdrängt. Dieses Konzept von verdrängten Über-Ich-Anteilen, von unbewussten Gewissensinhalten, ist wichtig für das Konzept von *unbewussten Schuldgefühlen*, wie sie bei einer Reihe von Neurotischen Störungen postuliert werden. Unlustvoll können auch die von außen kommenden Reize sein, weil sie beispielsweise im Ich Bedürfnisse oder Begierden erwecken, die wiederum mit Gewissensnormen in Konflikt geraten. Diese Verdrängung der speziell von außen kommenden Reize wird auch **Verleugnung** genannt.

Verdrängung und Verleugnung ordnen wir der Gruppe der Abwehrmechanismen zu. Prinzipiell kann zur Abwehr jegliches Verhalten, jede Kognition und jedes Empfinden herangezogen werden. Einige Formen finden sich allerdings mit großer Regelmäßigkeit wieder. Es sind dies Formen, die quasi *Automatismen der Abwehr* darstellen und die sich offenbar als besonders wirkungsvoll herausgebildet haben: die so genannten **Abwehrmechanismen**. Sie sind ubiquitär und bei jedermann in Gebrauch, ihr übermäßiger Einsatz jedoch kennzeichnet ihre besondere Rolle im Rahmen der Neurosenpsychologie. Der zuerst beschriebene und am ausführlichsten bearbeitete Abwehrmechanismus war die Verdrängung.

Folgenden Abwehrmechanismen kommt in der Psychodynamik der Neurotischen Störungen eine besondere Bedeutung zu:

- **Verdrängung und Verleugnung:** Diese beiden Begriffe waren schon als das Unbewusstmachen von innen kommender Impulse und von außen kommender Reize bestimmt worden.
- **Projektion:** Der Unlust erregende Impuls wird in die Außenwelt verlagert, als im anderen, nicht im Selbst entstandener erlebt. In der einfachsten Form handelt es sich um (die so erlebte!) Zuschreibung eigener Triebregungen an den anderen. („Nicht ich bin zu dir aggressiv, sondern du bedrohst mich ständig mit deiner Wut.")

- **Reaktionsbildung:** Der Unlust erregende Impuls wird durch sein praktisches Gegenteil ersetzt. Am bekanntesten geworden ist die zur „Übergüte“ umgewandelte Aggressivität.
- **Intellektualisierung:** Die unlustvollen Impulse werden aus dem emotionalen Bereich in den intellektuell-theoretischen verlagert. („Ich habe keine Angst. Mich interessiert nur generell das Problem der Ängste des Menschen in unserer Zeit.“)
- **Rationalisierung:** Das von einem abgewehrten Motiv veranlasste Handeln oder Empfinden wird im Nachhinein durch eine andersartige Begründung ersetzt. Ein Beispiel hierfür ist z. B. die Rationalisierung des Fuchses (in der Fabel von Lafontaine), der nicht an die Trauben herankommt und dann sein Desinteresse an denselben mit ihrem sauren Geschmack begründet.
- **Isolierung** von Inhalten und vom Affekt:
  - Isolierung von Inhalten meint die intellektualisierende Trennung von zueinander gehörenden Inhalten. Das Auseinanderhalten verhindert hier das Bewusstwerden von unlustvollen Empfindungen („hat nichts damit zu tun“).
  - Die Isolierung vom Affekt ist die Trennung von Inhalt und begleitender affektiver bzw. emotionaler Tönung. Deswegen spricht man auch von Verdrängung des Affektes. Hier kann der Inhalt erinnert werden, die Emotion fehlt jedoch (schizoider Grundmechanismus).
- **Verschiebung:** Der den Konflikt bedingende Impuls, meist die Aggression, wird im sozialen Rahmen von der Person, der sie eigentlich gilt, auf eine als weniger bedrohlich erlebte andere verschoben (der Ärger auf die Kinder ist „bekömmlicher“ als der auf den Chef!).
- **Wendung gegen das Selbst:** Dies ist eine Sonderform der Verschiebung, bei welcher der aggressive Impuls nicht auf ein soziales Objekt, sondern gegen das Selbst gewandt wird.
- **Identifizierung mit dem Aggressor:** Um die unerträgliche Angst erträglicher zu gestalten, stellt sich der Bedrohte gleichsam emotional auf die Seite des Angreifers. Das sozialpsychologisch meist benannte und eindruckvollste Beispiel hierfür ist das Phänomen des Antisemitismus unter Juden.

- **Regression:** Vor dem unlustvollen Impuls wird auf eine Wiederbelebung früherer Erlebnisweisen (Entwicklungsstufen) ausgewichen. Dieser Abwehrmechanismus ist eine Grundbedingung zur Entstehung der neurotischen Dynamik.
- **Introjektion:** Neben dem generellen Phänomen der Introjektion, etwa im Vorgang der Identifizierung, gibt es einen pathologischen Vorgang der Introjektion, der insbesondere die Verinnerlichung von sehr ambivalent erlebten sozialen Objekten meint. Dieser Vorgang spielt bei Trauer und Depression eine Rolle.
- **Ungeschehenmachen:** Magisches Abwehrritual, das die konfliktauslösende Ursache für nicht existent erklärt. „Einmal ist keinmal."

Es gibt einen interessanten Vorschlag, die Abwehrform der Verdrängung auch zur Erklärung Somatoformer Störungen heranzuziehen. A. Mitscherlich sprach hier von einer „**2-phasigen Verdrängung**". Er war der Meinung, dass der Mensch zur Lösung einer gravierenden Konfliktsituation die Möglichkeit hat, auf eine körperliche Antwort im Sinne einer somatischen Erkrankung auszuweichen („Flucht in die Krankheit"). Dieses Ausweichen ins Körperliche kann prinzipiell einen erfolgreichen Lösungsversuch darstellen. Die erste Phase der Bewältigung einer chronischen Belastung besteht in der Mobilisierung psychischer Abwehrkräfte mit *neurotischer* Symptombildung um den Preis der Einengung des Ichs. Wird die weiter anhaltende Dauerbelastung zu hoch, erfolgt die zweite Phase der Verdrängung, die eine Verschiebung in körperliche Abwehrvorgänge zur Folge hat und zur Ausbildung eines *körperlichen* Symptoms führt. In jedem Fall geht der organischen Symptombildung der Konfliktlösungsversuch mit psychischen Mitteln voraus.
Die aktuelle Forschung zur Abwehr und den Abwehrmechanismen befasst sich vor allem mit **Reifeniveaus der Abwehr**. So enthält der Anhang des DSM-IV (→ Kap. 1.1) ein elaboriertes System von sieben Stufen, das auf der einen Seite vom „Niveau hoher Anpassung" bei psychischer Gesundheit (mit Einsatz von Humor, Sublimierung, Unterdrückung, Selbstbehauptung, „Einbeziehung", Antizipation u. a.) bis hin zum „Niveau der psychischen Dysregulation" bei drohenden oder manifesten Psychosen (mit Einsatz von wahnhafter Projektion,

psychotischer Verleugnung und psychotischer Verzerrung) reicht. Die Schwere einer Störung bzw. des Gestörtseins wird hier sehr elaboriert über die jeweils bevorzugt zur Anwendung kommenden Abwehrmechanismen beschreibbar.

Die qualitative Art der Abwehr garantiert die Besonderheit sowohl des einzelnen Menschen als auch der verschiedenen Störungstypen:

- Jede Person, jedes Individuum bevorzugt einige wenige aufeinander abgestimmte Abwehrmechanismen. Abwehr ist als ubiquitär und für die Ökonomie des täglichen Lebens auch als unvermeidlich anzusehen. Als pathologisch ist ausschließlich das **Übermaß** der Verwendung von Abwehr zu bezeichnen. Das Übermaß ist nach A. Freud (1977) beschreibbar über
  - die **Altersgemäßheit** (Abwehrmechanismen, die zu einem Alterszeitpunkt normal sind, stören zu einem anderen erheblich),
  - das **Gleichgewicht** (differenzierter Einsatz verschiedener Abwehrmechanismen gegenüber verschiedenen Gefahren),
  - die **Intensität** (Ausmaß der eingesetzten Abwehrmechanismen) und
  - die **Dauer** (Einsatz der Abwehrmechanismen in Bezug auf die Zeit der Bedrohung).
- Die zweite Form von Spezifität ist die für die Neurosenpsychologie eigentlich bedeutsame: Jede Neurotische Störung zeigt eine Bevorzugung bestimmter Abwehrmechanismen. Dies lässt sich nicht strikt und kategorisch handhaben, sondern man wird nur von einer **relativen Dominanz** bestimmter Abwehrtypen innerhalb bestimmter Neurosen sprechen können. Am deutlichsten ist diese Spezifität etwa bei der Dominanz des Abwehrmechanismus der Projektion für die gesamte Gruppe der Persönlichkeitsstörungen, Neurosen und Psychosen, die sich um die paranoide Dynamik gruppieren.

Die nachstehende Übersicht (→ Tab. 1-3) soll die Zuordnung von Neurosetyp und Abwehrformen schematisch verdeutlichen. Zur Erinnerung sei noch einmal betont, dass im Prinzip bei jeder Neuroseform jeder Abwehrmechanismus auftreten kann. Während die klassisch-deskriptive Betrachtungsweise die Spezifität von Krankheitsbil-

Tab. 1-3 Relative Dominanz von Abwehrmechanismen bei verschiedenen Neurosetypen („typische" Abwehr ist *hervorgehoben*).

Abwehr	Psychodynamik
Verdrängung Verleugnung	hysterisch/histrionisch
Verschiebung *Vermeidung*	phobisch
Wendung gegen das Selbst Identifizierung mit dem Aggressor	depressiv
Reaktionsbildung Intellektualisierung Rationalisierung Isolierung Ungeschehenmachen	zwangsneurotisch
Projektion	paranoid
soziale Isolierung Affektverdrängung	schizoid
Spaltung	Borderline-Syndrom

dern über eine phänomenologische Festlegung beschreibt, versucht der psychodynamische Ansatz der Psychoanalyse dies von einer inneren Dynamik her.

2 Pathogenetische Modelle von psychischen und psychosomatischen Störungen

Die Entwicklung von psychischen und psychosomatischen Symptomen wurde aus psychodynamischer Sicht lange Zeit ausschließlich unter dem Gesichtspunkt der Konfliktformel (das Symptom ist letztlich Folge eines reaktualisierten Entwicklungskonfliktes) gesehen. Diese Sicht hat sich als unzureichend erwiesen und muss heute um mindestens vier Aspekte ergänzt werden, sodass wir zur Zeit von fünf Modellen der Symptombildung ausgehen können. Dies sind:

- das **Konfliktmodell** (Modell des reaktualisierten Entwicklungskonfliktes)
- das **Defizitmodell** (Modell der erhaltenen Entwicklungsdefizite)
- das **Traumamodell** (Modell der fortwirkenden traumatischen Schädigung)
- das **Lernmodell** (Modell der verfehlten Lernvorgänge)
- das **Stressmodell** (psychophysiologisches und neuropsychoimmunologisches Modell)

Diese fünf Betrachtungsweisen können im typischen Fall jeweils als allein verantwortlich für eine bestimmte Symptomentstehung angesehen werden. In der großen Mehrzahl der Fälle wird man jedoch Überschneidungen und Wechselwirkungen annehmen können. Das heißt genau genommen, dass wir heute nicht mehr über ein einheitliches Modell zur Entstehung neurotischer Symptome verfügen, sondern neben- oder nacheinander mehrere Mechanismen am Werk sehen. Das wird unten (→ Kap. 2.6) anhand eines integrativen Modells noch einmal ausgeführt. Vielleicht kann man in diesem Sinne heute alle Formen von Krankheit als einen misslungenen psychobiologischen Anpassungsversuch (an jeweils veränderte psychische, soziale oder biologische Bedingungen) verstehen. Gesundheit wäre dann Ausdruck einer erfolgreichen psychobiologischen Anpassung (Weiner).

2.1 Das Konfliktmodell (reaktualisierte Entwicklungskonflikte)

Dieses Modell stellt die klassische der vorgestellten Sichtweisen dar. Es wurde als erstes entwickelt und stellt gleichsam das Herzstück des psychodynamischen Neurosenverständnisses dar. In seiner einfachsten Form sieht das Modell folgendermaßen aus:

> Entwicklungskonflikt → Reaktualisierung → Kompromiss → Symptom

Dieses vereinfachte und stark reduzierte Modell bedarf einer Erweiterung um eine Reihe von Komponenten:

> auslösende Situation → aktueller Konflikt → Angst → Regression → Reaktualisierung von infantilen Konflikten → Verstärkung der Konfliktspannung (Angst) → Abwehr → Misslingen der Verdrängung → Kompromissbildung zwischen den einzelnen Konfliktanteilen → Symptombildung

Dieses erweiterte Schema besagt, dass am Anfang der Neurose eine **auslösende Ursache** steht, bei der ein äußeres Missverhältnis von auslösendem Anlass und krankhafter Folge charakteristisch ist. Dabei lässt die objektive Konfliktsituation nur Schlüsse auf die Art des Problems zu, nicht jedoch auf die tatsächliche Relevanz, die es für den Patienten hat. Griffig ist die Formel der „Versuchungs- und Versagungs-Situationen". Durch den **aktuellen Konflikt** kommt es zu einer Reaktivierung des infantilen Konfliktes, das heißt infantile Versuchungen und Versagungen entstehen erneut.

Der Patient versucht, die gegenwärtige Belastungssituation mit eben den Mitteln zu lösen, die er in infantilen Belastungssituationen anwandte bzw. von denen er damals fantasierte, dass sie geeignete Mittel sein müssten. Er versucht, einen Konflikt, den er als Erwachsener erlebt, mit *kindlichen Mitteln* zu lösen. Dieses Zurückgreifen auf infantile Erlebnisformen bezeichnen wir als **Regression**. Die Regression, von der sich der Patient unbewusst eine Erleichterung erhoffte, führt zu einer Verschlimmerung und Verstärkung des Konfliktes. Aus dem

Konflikt heraus entsteht soviel Spannung und Angst, dass ein Modus der Spannungsabfuhr um praktisch jeden Preis gefunden werden muss. Dieser **unlösbare Konflikt** ist die Basis der Symptombildung. Die Konstituenten des Konflikts sind in der Regel die inneren Impulse, die Ich-Komponenten, die internalisierten Normen und die äußere Realität. Zwischen diesen Kräften versucht das Ich gleichsam als letztes Mittel einen **Kompromiss** zu schließen, der irgendwie noch den verschiedenen Aspekten Rechnung trägt.

Das **Symptom** wird zum Ausdruck eines für den Menschen schlechten Kompromisses zwischen verschiedenen Kräften. Es stellt eine in jeder Hinsicht *unzureichende Lösung* dar. Es ist ein missglückter Reparations- und Heilungsversuch. Andererseits muss man festhalten, dass das Symptom, die phänomenologische Neurose, die jeweils beste *Organisationsform* eines psychischen Konfliktes darstellt, die dem Kranken zu einem bestimmten Zeitpunkt unter seinen gegebenen inneren und äußeren Bedingungen möglich ist („suboptimale Konfliktbewältigung“, A.-E. Meyer).

Dieses Verständnis der Neurose als jeweils am besten erreichbare Organisationsform, die dem Kranken im Rahmen seiner Möglichkeiten zur Verfügung steht, leitet auch über zum Phänomen des **Wiederholungszwanges**. So wurde die eigentlich unerklärliche Tatsache erklärbar, dass der Patient immer wieder gerade das tut oder tun muss (Symptomatik, gestörtes Verhalten, „Herstellen“ von auslösenden Situationen), von dem er eigentlich längst begriffen haben müsste, dass es ihm schadet. Die Neurotische Störung perpetuiert sich gleichsam. Unterstellt man, dass der Patient im Symptom seine ihm subjektiv optimale Lösungsform realisiert – mag diese auch objektiv sehr unzureichend sein – so wird die Wiederholung einsichtiger. Und alle Lösungsversuche gleichen einander deswegen (sie müssen sich ja nicht wiederholen), weil bessere nicht zur Verfügung stehen.

Selbstheilungsversuch, Reparationsversuch, Restitutionsversuch sind Begriffe, die eine Betrachtung implizieren, bei der es zu einer – wenn auch schlechten – Lösung des Konfliktes durch die Symptombildung kommt. Die subjektive Entlastung, die auch solche „unteroptimalen“ Lösungen für den Kranken mit sich bringen, wird als **primärer Krankheitsgewinn** bezeichnet. Der primäre Krankheitsgewinn ist demnach der unbewusste Gewinn, den der Patient subjektiv aus dem Symptom zieht, mag es für ihn sonst noch so belastend und quälend sein. Psychodynamisch wird mit dieser Beschreibung ein Motiv erfasst, das den Kranken bewegt, trotz aller Nachteile das Symptom „beizubehalten". Der **sekundäre Krankheitsgewinn** ist demgegenüber der Gewinn, den der Kranke aus den Symptomen zieht, weil sie ihm *objektive* (nicht subjektive) Vorteile verschaffen. Hierbei kann es sich um eine Rente handeln oder das verstärkte Interesse und die Zuwendung der Umwelt u. a. m. Patienten, bei denen dieser „innere" und/oder der „äußere" Gewinn groß sind, sind in der Regel zur Psychotherapie nicht motiviert. Eine berentete Neurose ist inkurabel.

Zusammenfassend könnte eine andere Kurzfassung des Modells lauten:

unbewusster Konflikt → missglückter Lösungsversuch → Symptom

Eine direkte Umsetzung des Konfliktmodells mit besonderer Bedeutung für die Psychosomatische Medizin stellt das **Konversionsmodell** dar (→ Abb. 2-1). Das Modell der Konversion (lat. conversio: Umwandlung) ist das zuerst beschriebene und heute noch in weiten Bereichen gültige Modell für die Umsetzung seelischer Konflikte in körperliche Phänomene (Freud 1895). Der dynamische Grundgehalt liegt beim Konversionssymptom in der Darstellung von Konflikten, Wünschen, Befürchtungen oder Fantasien in einer für den Patienten nicht mehr verständlichen Körpersprache. Die Konfliktspannung wird im Symptom abgeführt, aber vom Betroffenen und seiner Abwehr nicht mehr verstanden. Dennoch drückt es verborgen noch etwas aus. Aus diesem Grunde scheint uns der Begriff der „Ausdruckskrankheit" durch von Uexküll glücklich gewählt, wenn auch niemals breiter verwandt.

Im Symptom wird also ein psychischer Konflikt sekundär ins Körperliche konvertiert.

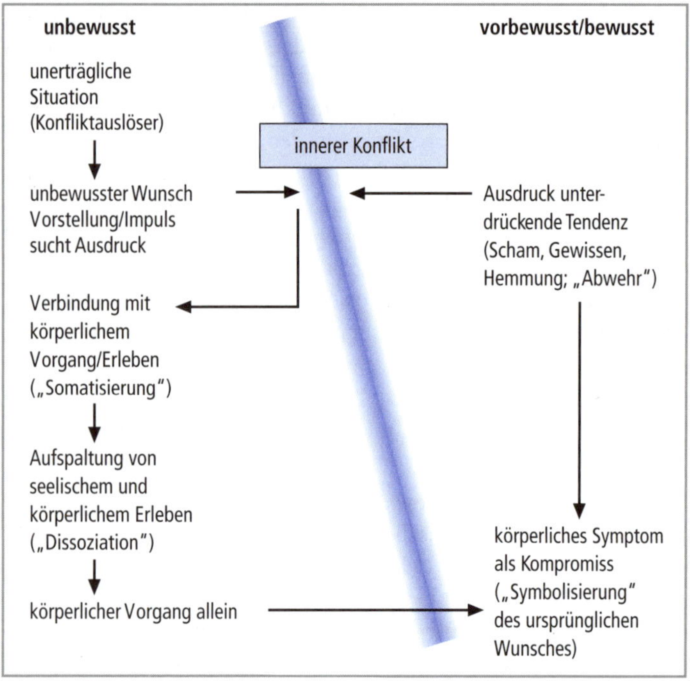

Abb. 2-1 Dieses Modell in Anlehnung an Adler und Hemmeler (1992) zur Symptombildung bei Konversionsvorgängen versucht die Dynamik von unbewussten und bewussten Tendenzen und die Symptombildung als Kompromiss zwischen beiden darzustellen.

2.2 Das Defizitmodell (erhaltene Entwicklungsdefizite)

> Diese Betrachtungsweise sieht als entscheidenden Punkt in bestimmten Neurotischen Störungen die anhaltende Wirkung einer defizitären und von schädigenden Einflüssen geprägten Entwicklung.

Für das oben dargestellte Konfliktverständnis ist die Formel geprägt worden: „Das Ich hat etwas getan" (nämlich versucht, einen Entwicklungskonflikt mit unzureichenden Mitteln und auch unzureichendem

Erfolg zu verarbeiten). Die Neurose ist also Folge eines aktiven Vorgangs. Demgegenüber lautet die andere Formel: „Dem Ich wurde etwas angetan" (es wurde ihm infolge seiner Hilflosigkeit passiv ein bleibender Schaden zugefügt). Die Störung wäre hier Folge eines passiven Geschehens, man könnte sie als **emotionales** (und natürlich meist auch kognitives) **Mangelsyndrom** beschreiben.
Diese pathogenetischen Überlegungen beziehen sich auf eine Gruppe von Störungen, die als **Strukturelle Ich-Störungen** (Fürstenau) bezeichnet werden. (Der im Klinikjargon beliebte Terminus der *„frühen Störungen"* ist keine etablierte diagnostische Einheit! Zudem basiert er auf dem Fehlschluss, dass eine schwere Störung immer eine frühe Genese haben müsse.) Zu diesen gehören Kriminalität, Dissozialität, Soziopathie, Süchte, schwere sexuelle Deviationen und schwere Persönlichkeitsstörungen. Auch das Borderline-Syndrom (→ Kap. 5.2.4), die narzisstische Neurose (→ Kap. 5.2.5), andere Neurotische Störungen mit Neigung zu „malignen Regressionen" und die Psychosen (soweit psychogen bedingt, was nur für wenige gilt) gehören pathogenetisch hierher. Wenn diese Begriffe auch sehr verschiedenen Kategorien entstammen, lässt sich für die **Haupterscheinungsform**, unter welcher sie klinisch auffällig werden, eine generelle Aussage machen:

> Die entstandene Pathologie hängt in entscheidender Weise mit chronischen Überforderungen, Mangelzuständen (emotionale Vernachlässigung, mangelnde Fürsorge, Frustration elementarer Basisbedürfnisse), emotionaler Ablehnung bis hin zu seelischen und körperlichen Misshandlungen und Traumatisierungen (→ Kap. 1.4.4; auch das folgende → Kap. 2.3) in der Entwicklung zusammen. Das unreife Ich war mit den gegebenen Bedingungen hoffnungslos überfordert.

Diese Zusammenhänge wurden, wie schon erwähnt, bereits 1951 von J. Bowlby, einem der erfahrensten Untersucher der frühen affektiven Entwicklung, betont. Oft entstammen die Patienten einem selbst schwer gestörten Milieu oder asozialen/dissozialen Verhältnissen. Dieses Milieu gab ihnen keine Chance, ein stabiles Ich aufzubauen, meist herrscht jener Zustand vor, den wir **Ich-Schwäche** nennen. Zwar haben alle Neurotischen Störungen infolge der Entwicklungsstörung eine mehr oder minder ausgeprägte („relative") Ich-Schwäche – bei den dissozialen und kriminellen Störungen, bei Süchten und anderen Störungen ist diese Ich-Schwäche jedoch so ausgeprägt, dass auch von einem **Ich-Defekt**, im angelsächsischen Schrifttum von „ego-distortion" gesprochen wird. Damit ist gemeint, dass das Ich kaum Möglichkeiten hat, die Triebimpulse zu steuern. Das Leben solcher Menschen wird mehr oder minder von ihrem Impulsverhalten (sog. **Impulskontrollstörung**) und von der Art der Außenwelteinflüsse bestimmt. Die daraus entstehenden Verhaltensstörungen werden nach einem Vorschlag von Fürstenau als Strukturelle Störungen bezeichnet. Von dem deutschen Psychotherapeuten Rudolf stammt eine eigens für die Kompensation dieser Schwächen entwickelte, auf der OPD-2 basierende Form der Psychotherapie (Strukturbezogene Psychotherapie, Rudolf 2006). Ein extrem versagendes Milieu, insbesondere ein solches, das keine affektive Zuwendung geben kann, bewirkt auch eine unzulängliche Gewissensbildung. Wir gehen davon aus, dass es aus den gleichen Gründen, die zur Ich-Schwäche führten, auch zu einer unzulänglichen Innenrepräsentanz von sozialen Gesetzen kommt. Man spricht von **Über-Ich-Schwäche** oder – unschön aber anschaulich – von **Über-Ich-Defekt**. Menschen mit solchen Störungen richten sich fast ausschließlich nach der Intensität der *äußeren* Gesetzeskontrolle. Fehlt eine äußere Kontrolle, dann existiert für das Ich auch kein Gesetz. In den USA besteht hierfür das Konzept der „moral insanity". Diese Art von pathologischer Gewissensbildung kontrastiert scharf zur häufig hypermoralischen und überstrengen Gewissensbildung bei den Neurotischen Störungen.

Schließlich muss bei der Entstehung von dissozialem und asozialem Verhalten auch beachtet werden, dass im entsprechenden Milieu für die heranwachsenden Kinder solches Verhalten gar nicht als abweichend erkannt werden kann, da die Erwachsenen, an denen sie sich orientieren, sich selbst entsprechend verhalten. Nicht selten wird das deviante Verhalten auch durch soziale Anerkennung (Gruppendruck!) belohnt und damit verstärkt. Damit ist die Rolle der Lernvorgänge (→ Kap. 2.4; auch noch einmal Risikofaktoren → Kap. 1.4.4) angesprochen.

Das gestörte Verhalten, die Sucht, das kriminelle Symptom tritt hier – metaphorisch ausgedrückt – an die Stelle des Strukturdefektes,

füllt gleichsam die entstandene „Lücke im Ich“ aus. Strukturelle Ich-Störungen werden um so eher auftreten, je mehr sich Ablehnung und emotionale Kälte im Erziehungsmilieu kombinieren. In diesem Sinne ist die Formulierung von A. Freud zu verstehen, dass prinzipiell zwei Ausgänge von Entwicklungsstörungen möglich sind: der Ausgang als Konflikt und der Ausgang als Defekt. Mit dem Ausgang als *Konflikt* ist der weitere Rahmen der Neurotischen Störungen gemeint. Mit dem Ausgang als *Defekt* ist die Gruppe der Strukturellen Ich-Störungen umrissen.
Eigentlich sind in dem geschilderten Modell zwei etwas unterschiedliche Annahmen enthalten: Im einen Fall wird das Symptom als direkte Folge des Entwicklungsschadens verstanden, im anderen Fall als „Ersatzbildung“ für den Schaden aufgefasst (man hat auch von einer „Plombenfunktion“ gesprochen). Die Kurzformel sähe demnach so aus:

Entwicklungsdefizit → Persistenz → Symptom
Entwicklungsdefizit → Ersatzbildung („Plombe“) → Symptom

In folgendem Beispiel wird der Zusammenhang anschaulich: Ängste können als Folge massiver Störungen direkt von der Kindheit bis ins Erwachsenenalter reichen, was regelhaft vorkommt. Sie persistieren, wären dann als direkter Ausdruck einer Abwehrschwäche (Ich-Schwäche) zu interpretieren. Man kann das Angstsymptom aber auch als „Lückenbüßer“ verstehen, der quasi *kompensatorisch* die Stelle von etwas noch Unangenehmerem einnimmt. Leeregefühle, wie sie bei den narzisstischen Neurosen auftreten, werden nach den Schilderungen mancher Patienten als quälender denn die Angstgefühle erlebt. Der Angst wäre in einem solchen Fall sowohl die symptomatische Folge eines Entwicklungsdefizits, sie hätte aber gleichzeitig eine gewisse „prothetische“ Funktion als ein Schutz vor etwas noch Schlimmerem. Besonders Süchten hat man eine solche kompensatorische Funktion zugeschrieben. Das Suchtmittel, die Droge, der Alkohol treten – metaphorisch – als „verlässliche Objekte“ („Plomben“) an die Stelle der defizitären Teile der Person.
In den Bereich der Defizitmodelle gehört auch das so genannte **Alexithymie-Konzept**. Der Begriff unterstellt, dass bestimmte Menschen

keinen Zugang zu ihrer Emotionalität haben. Französische Autoren (Marty u. de M'Uzan 1978) stellten die oft untersuchte Hypothese auf, dass Menschen mit psychosomatischen Krankheiten eine spezifische Persönlichkeitsstruktur besäßen. Das wesentlichste Merkmal dieser Struktur sei die Unfähigkeit dieser Patienten, ihre Gefühle wahrzunehmen und mit Worten zu beschreiben.

Dieses Konzept der **„psychosomatischen Struktur"** deckt sich weitgehend mit dem der Alexithymie amerikanischer Autoren (Sifneos, Nemiah). Auch wenn die Schwierigkeit, Gefühlsvorgänge zu „lesen" (= Alexithymie) bei vielen Patienten mit so genannten psychosomatischen Krankheiten vorzuliegen scheint, fehlen bis heute Belege für die Spezifität solcher Persönlichkeitszüge, die berechtigten, sie als „psychosomatisch" zu bezeichnen. Der fehlende Zugang zur Welt der Gefühle und Fantasien kennzeichnet viele Menschen, Gesunde wie Kranke. Ernstzunehmende Forschungsergebnisse machen jedoch wahrscheinlich, dass Menschen, die solchermaßen keinen Kontakt zu ihrer Emotionalität haben, für die Entwicklung psychosomatischer Störungen eher gefährdet sind, das heißt, sie sind bei solchen Störungen statistisch überrepräsentiert. Die Alexithymie genannten Phänomene scheinen demnach psychosomatische Symptome eher zu begünstigen als zu verursachen. Vielleicht erhöhen sie die entsprechende Vulnerabilität.

Wahrscheinlich ist auch das Modell der **De- und Resomatisierung** (Schur) auf defizitäre Vorgänge zurückzuführen. M. Schur beschreibt die Entwicklungs- und Reifungsvorgänge des gesunden Kindes als einen fortlaufenden Prozess der **Desomatisierung**. Dies besagt, dass die kognitiven und emotionalen Abläufe, die anfangs völlig untrennbar mit den körperlichen verbunden sind, sich von den körperlichen kontinuierlich lösen und eine gewisse Unabhängigkeit gewinnen. Unter bestimmten Bedingungen ist der Reifungsvorgang der Desomatisierung umkehrbar. Wenn zum Beispiel eine konkrete innere oder äußere Gefahr nicht mehr mit den frei verfügbaren Energien bewältigt werden kann, so kommt es unter dem Druck der dadurch entstehenden Angst zu einer Regression in somatische Reaktionen. Das ist der Vorgang, den Schur als **Resomatisierung** bezeichnet. Dieses Konzept ist nach unserem Erachten aktuell. Vielfach sieht es so aus, als ob die Menschen mehr zum resomatisierten Anteil ihrer Emotionen Zugang hätten als zu den eigentlichen Affekten.

2.3 Das Traumamodell (fortwirkende traumatische Schädigung)

Die Vorstellung, dass biographische Traumen zu bleibenden Schäden führen oder zu einem späteren Zeitpunkt die Entstehung Neurotischer oder anderer Störungen begünstigen, ist eine logische Fortführung des für das Defizitmodell entwickelten Ansatzes (→ Kap. 1.4.4).

Als **Entwicklungstrauma** bezeichnen wir eine schwere und massiv belastende, in der Regel soziale Einwirkung. Die häufigste infantile Traumatisierung ist die Missachtung der physischen, sozialen und emotionalen Bedürfnisse des Kindes (soziale und emotionale Vernachlässigung). Diese hoch belastenden Ereignisse werden heute – etwas sehr sachlich – als „adverse childhood experiences“ (ACE) oder chronische Stresserfahrungen in der Kindheit bezeichnet. Am besten untersucht hingegen sind Vorkommen und Folgen des infantilen Missbrauchs. Obwohl der emotionale Missbrauch (für die Bedürfnisse der Erwachsenen) wahrscheinlich viel häufiger ist, sind wir heute besser über den sexuellen Missbrauch informiert. In der Praxis handelt es sich meist um realen **sexuellen Missbrauch** (definiert als aufgezwungene sexuelle Manipulation oder vollzogener Verkehr in einem Alter unter 15 Jahren) oder um **aggressive Misshandlung** (das ist die regelmäßige Anwendung körperlicher Gewalt, meist mit Hilfe von Gegenständen). Vom Missbrauch werden Mädchen, von der Misshandlung Jungen häufiger betroffen. Oft sind beide Einwirkungen aber auch kombiniert. In der Mainzer Psychosomatischen Poliklinik konnten wir für eine Stichprobe (n = 407) aus der Gesamtpopulation in 10 % einen sexuellen Missbrauch und in 25 % eine aggressive Misshandlung sichern, was der Rate in Fachambulanzen auch anderenorts entspricht. Missbrauch und Misshandlung zusammen lagen bei über 30 %. Wichtig ist aber das Verständnis, dass beide traumatischen Einwirkungen vor einem Hintergrund weiterer Risikofaktoren gesehen werden müssen (→ Kap. 1.4.4). Unsere Patientinnen mit einem sexuellen Missbrauch wiesen im Schnitt fünf zusätzliche belastende Entwicklungsbedingungen (Risikofaktoren) auf – fast alle beschrieben am häufigsten eine gestörte emotionale Beziehung zu beiden Eltern.

Worin liegt die eigentlich **krankmachende (pathogene) Wirkung** solcher traumatischer Ereignisse?

- Zum einen ist es das Erlebnis eines sich wiederholenden Ausgeliefertseins an einen Zustand gewaltsam **erzwungener Ohnmacht**, in dem es keine Hoffnung auf Entrinnen oder nicht stattfindende Wiederholung gibt.
- Gesichert ist auch die traumatisierende Bedeutung der verführerischen Überstimulierung (overstimulation, L. Shengold). Diese führt durch die nicht kontrollierbare, überflutende Sexualisierung im Kinde zu einem massiven **Erlebnis von Überwältigung**, das nicht verstehbar und nicht integrierbar ist. Öfters wird dieser Zustand als körperlicher Schmerz (→ Kap. 3.4 „Dissoziation") wahrgenommen und beschrieben.
- Hinzu kommt, dass nach unseren eigenen Untersuchungen durch die regelhafte **Kombination mehrerer belastender Bedingungen** die Chancen für gleichzeitige kompensierende (protektive) Faktoren, welche die Erlebnisverarbeitung verbessern könnten, sinken. Die häufigsten Verursacher sexueller und physischer Gewalt gegenüber Kindern entstammen dem familiären oder familiennahen Umfeld! Das singuläre, einem Kind aus einem emotional intakten Milieu durch Fremde zugefügte Trauma, hat demgegenüber ganz andere Verarbeitungschancen.
- Schließlich ist an das **Zusammenwirken von kindlichen Fantasien und deren Realisierung** durch Grenzen verletzende Handlungen anderer zu denken. Wenn bereits einer nicht kind- und phasengerechten erotischen Stimulation des Kindes (Ödipuskonflikt → Kap. 1.4.3) eine pathogene Wirkung zugesprochen wird, um wieviel mehr muss dies für die Realisierung solcher Beziehung in einem aufgezwungenen Inzest gelten?!
- Anhaltende **Schuldgefühle**, die dem Opfer des Traumas im Erwachsenenalter Verursachung oder Mitverursachung seines Schicksals vorwerfen, sind regelhaft zu beobachten (→ Kap. 1.5 „Identifizierung mit dem Aggressor").
- Eine weitere Folge ist die **Verwirrung des Wirklichkeitssinnes** („Ist das passiert oder habe ich es mir nur eingebildet wie die anderen sagen?").

Hier werden teilweise schon psychopathologische Folgen von Traumen angesprochen, die sich auch bei Traumen im Erwachsenenalter finden. Im Gegensatz zu Erwachsenen und älteren Kindern, die traumatisierende Erlebnisse in der Erinnerung „abkapseln" und gegebenenfalls eine Posttraumatische Belastungsstörung (→ Kap. 4) entwickeln können, ist fraglich, ob das sehr junge und junge Kind hierzu in der Lage ist. Vieles spricht dafür, dass im frühen Alter Traumen mehr als schwere Entwicklungs- und Verhaltensstörungen bzw. als Vorformen späterer Struktureller Ich-Störungen (z.B. Dissoziative Störungen → Kap. 3.4) und Persönlichkeitsstörungen (→ Kap. 5) verarbeitet werden. Ein pathogenetisches Modell, das die Konfliktgenese und die Traumagenese psychischer Störungen vergleichend gegenüberstellt, findet sich im → Kap. 4 „Belastungs- und Anpassungsstörungen" (→ Abb. 4-1, S. 190). Um dennoch den gesicherten Aspekt der (wenn auch infantilen) Traumagenese vor allem schwerer Dissoziativer Störungen auch in der Diagnostik mit erfassen zu können, wurde der Begriff der **Komplexen Postraumatischen Belastungsstörung** (Hermann 1993) vorgeschlagen, der sich zunehmend durchzusetzen beginnt.

Was als Trauma erlebt wird und was nicht, ist im Extrem natürlich nur wenig variabel; unterhalb des Maximums aber gibt es hierfür eine breite Varianz und in der Praxis erstaunt immer wieder, welches Ausmaß an schweren kindlichen Belastungen, wenn schon nicht verarbeitet, so doch auf irgendeine Weise bewältigt werden kann. Hierzu kommt den **protektiven Faktoren** (→ Kap. 1.4.4) eine entscheidende Bedeutung zu. Von den frühen Verlusten eines Elternteils durch Tod ist beispielsweise gesichert, dass das Ausmaß der im Erwachsenenalter entstehenden Psychopathologie nicht von dem Ereignis selbst, sondern entscheidend von den *nach* dem Verlust vorgefundenen Bedingungen abhängt – also, etwas vereinfacht, von der Frage: Wie gut war die angetroffene Ersatzmutter (Breier et al. 1988)? Diese Hinweise sollen verdeutlichen, dass infantile Traumatisierungen immer sehr ernst zu nehmen sind, aber, wenn auch oft genug, so doch nicht unausweichlich in eine spätere Krankheit oder Persönlichkeitsstörung einmünden.

Für einige schwere Störungsbilder Erwachsener oder Jugendlicher ist durch sorgfältige Untersuchungen geklärt, dass bei ihnen der Erfahrung des sexuellen Missbrauchs eine **pathoplastische** (das heißt im Sinne bestimmter Störungen richtungweisende) **Bedeutung** zukommt (→ Tab. 1-2 in Kap. 1.4.4). Hierbei handelt es sich um die Pelipathie (chronische Schmerzzustände des weiblichen kleinen Beckens), die psychogenen Krampfanfälle (Dissoziative Krampfanfälle → Kap. 6.2), die psychogenen Bewusstseinsstörungen (Dissoziative Bewusstseinsstörungen → Kap 3.4) und die Artifiziellen Störungen (→ Kap. 3.2.3). Auch Suizidversuche von Kindern und Adoleszenten (bis zu jungen Erwachsenen) sind mit dem Vorliegen realer Traumatisierungen hoch korreliert. Bei diesen Krankheitsbildern sollte man nach heutiger Kenntnis von vornherein an die Möglichkeit einer entsprechenden Traumatisierung denken und sie pathogenetisch verifizieren oder ausschließen (was nicht heißen kann, wie schon geschehen, während der Visite danach zu fragen!).

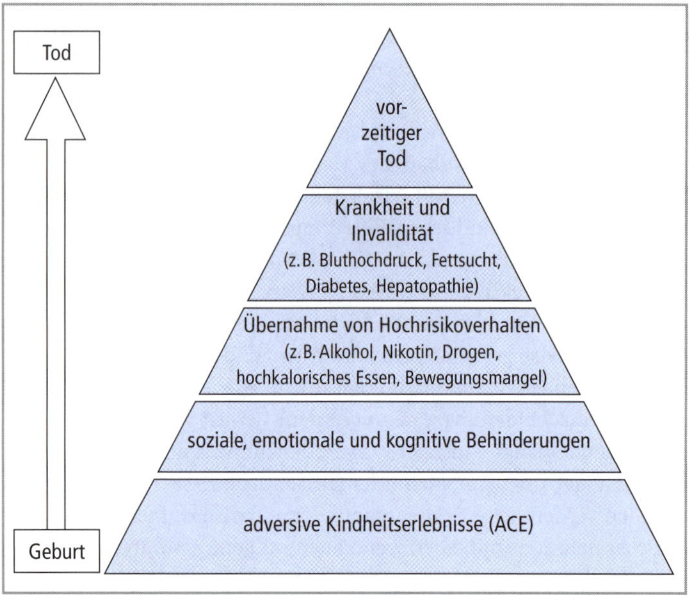

Abb. 2-2 Die Beeinflussung des Gesundheitsstatus Erwachsener durch adversive Kindheitserlebnissse (ACE) nach Felitti et al. (2007) auf der Basis von 19 000 Fällen einer großen amerikanischen Lebensversicherung.

Im Kapitel über die Risikofaktoren der Entwicklung (→ Kap. 1.4.4) wurde bereits das Modell von Felitti (2007) zu den Auswirkungen infantiler Traumatisierungen (adverse childhood experiences, ACE) vorgestellt. Pyramidenartig erwachsen aus einer Kindheit mit massiven biographischen Belastungen wie Vernachlässigung, Misshandlung und Missbrauch in der Folge emotionale, kognitive und soziale Defizite (→ Abb. 2-2). Diese führen zu einem Lebensstil mit schlechter Selbstfürsorge (Nikotin-, Alkohol- und Abusus anderer Substanzen, soziale Gefährdung, frühe Schwangerschaften) und in der Folge zu gestörtem Sozialverhalten, manifester Sucht, Übergewicht und weiteren Schäden im Erwachsenenalter. Die Konsequenz sind chronische Erkrankungen wie Adipositas, Diabetes, Hypertonie, Hepatopathie u. a. Schließlich folgen Invalidität und verfrühter Tod als letzte Auswirkungen der infantilen Stressüberlastungen. Die emotionalen Kosten für das Individuum und die materiellen Kosten für die Gesellschaft sind ausgesprochen hoch.

2.4 Das Lernmodell (verfehlte Lernvorgänge)

Von großer Bedeutung für die Entstehung und Erhaltung von Symptomen ist der Faktor des **Lernens**. Jeder Mensch hat seine individuelle, jede Gruppe ihre kollektive Lerngeschichte, und die persönlichen Lernerfahrungen schlagen sich auch in der Krankheit nieder. Aus dieser Sicht ist der Faktor des Lernens kein grundsätzlich anderer als die bisher geschilderten – die Akzente liegen jedoch deutlich anders. Dennoch lässt sich eine Konfliktgeschichte auch in der Form von Lernprozessen formulieren, wie das in der Praxis auch geschieht. Bei solcher Umformulierung müssen natürlich jeweils die Gesichtspunkte entfallen, die in der Lerntheorie keinen Ort haben, vor allem Aspekte der unbewussten Motive, der infantilen Traumatisierungen, der krankmachenden Emotionen, der Selbstwertregulation und andere mehr. Jede Theoriesprache betont naturgemäß die Gesichtspunkte, für deren Erfassung sie entworfen ist, und sie minimalisiert die anderen. Setzt man das Alter der Neurosenpsychologie und Psychotherapie mit gut 100 Jahren an, so ist in der ersten Hälfte dieser Geschichte die Bedeutung von Lernprozessen für Entstehung und Erhaltung der Neurotischen Störungen weitgehend übersehen oder gar bestritten worden – aus eben den genannten Gründen.

Drei Lernprinzipien sind als voneinander ausreichend unabhängig herausgearbeitet worden:

1. Das **klassische Konditionieren** geht auf die Arbeiten von I. P. Pawlow (1849–1936) zurück. Es basiert auf der Lehre von den *bedingten Reflexen*, bei deren Entstehung der angeborene, nicht bedingte Reiz (UCS = unconditioned stimulus) mit dem bedingten Reiz (CS = conditioned stimulus) durch zeitgleiche Exposition (Kontiguität; optimal 0,2 Sek. verschoben) fest assoziiert wird. Der Lernvorgang besteht im Ersatz des unbedingten Reizes durch den bedingten. Zur Erinnerung: Konditionierung der Magensaftsekretion von Hunden an einen Glockenton (CS).
2. Das **operante** (instrumentelle) **Konditionieren** basiert auf Arbeiten von E. Thorndike (1874–1949), der tierexperimentell beobachtet hatte, dass z. B. Katzen ohne äußere Anleitung eine weniger erfolgreiche durch eine erfolgreichere Handlung (operation) zu ersetzen lernen, wenn sie dadurch rascher an ihr Futter kommen. Sein „law of effect" besagt, dass Handlungen, die Befriedigung zur Folge haben, wiederholt und solche, die zu Unlust führen, unterdrückt werden. Diese Prinzipien übertrug vor allem B. F. Skinner durch weiterführende Untersuchungen auf menschliches Verhalten. Er gilt heute als der eigentliche Vertreter des Modells des operanten Konditionierens.
3. Das **soziale Lernen** wurde nach 1960 verstärkt erforscht und ist vor allem durch das Konzept des *Modelllernens* von A. Bandura vertreten. Bandura konnte zeigen, dass bereits die Beobachtung von fremdem Verhalten genügt, um dieses in das eigene Verhaltensrepertoire zu übernehmen: Kinder, denen man Filme von Erwachsenen, die Puppen treten, vorgeführt hatte, verhielten sich unmittelbar danach erhöht aggressiv gegenüber dem eigenen Spielzeug. Bandura entwickelte die so genannte „self-efficacy theory", mit der er einen Rahmen für das Konzept des sozialen Lernens schuf, der das Erleben eigener sozialer Effizienz in den Vordergrund stellt. Das Modelllernen wird auch als vicariierendes (stellvertretendes) *Konditionieren* bezeichnet, weil der Modellvorgang bereits Teile der Effizienzprüfung (z. B. Versuch und Irrtum) vorwegnimmt.

Das erste Lernmodell besagte, dass der Reiz (**S**timulus) zu einer Reaktion (**R**esponse) führt: S → R.
Um die Individualität des Organismus, welche die einfache S-R-Verbindung stört, einzubeziehen, wurde die Variable **O** (für **O**rganismus) dazwischengeschoben. So lautet das Modell dann: S → O → R.
Die heute aktuelle Form des Modells lautet (nach Kanfer u. Suslov):

S → O → R → K → C

Bei diesem Modell steht S (stimulus) für den Reiz, O für den Organismus, R für die Reaktion, K für die **K**onsequenz im Verhalten und C (**C**ontingency) für den Verknüpfungsgrad.
Für die **Entstehung neurotischer Symptome** hatte O. H. Mowrer (ein Pionier der Anwendung von Lernprinzipien auf die Neurosentheorie) drei grundsätzliche Störungsmöglichkeiten erörtert:

- Der Lernvorgang führt zu einer falschen Verknüpfung (**false learning**); (zwei) Dinge, die eigentlich nichts miteinander zu tun haben, werden durch einen dysfunktionalen Lernvorgang verbunden, z. B. der Reiz „Maus" mit der Reaktion „Panik".
- Der Lernvorgang – störend vor allem wenn er dysfunktionales Verhalten begründet – ist zu fest (**overlearning**), er ist fixiert und wird nicht mehr korrigiert. Dabei wird, am Beispiel der Phobien, die Möglichkeit der Korrektur wegen des hohen Affektdrucks (Angst) nachhaltig vermieden.
- Der – im Prinzip funktionale – Lernvorgang kann auch zu schwach verstärkt sein (**underlearning**), die notwendige Festigkeit der Verknüpfung von Reiz und Reaktion ist nicht gegeben. Im Feld der neurotischen Symptome gälte dies zum Beispiel für ein unzureichendes Sicherheitslernen.

Unsere Einschätzung geht dahin, dass die Gesetzmäßigkeiten des Lernens sich besonders zur Beschreibung der **Erhaltung von Symptomen** eignen. Das Prinzip der operanten Verstärkung von Krankheitsverhalten spielt gerade bei der Erhaltung von Neurotischen Störungen eine zentrale Rolle. Was oben als sekundärer Krankheitsgewinn beschrieben wurde, wird angemessen mit dem Prinzip der **sozialen Verstärkung** (social reinforcement) erfasst: Die Umwelt des

Kranken reagiert in einer bestimmten (z. B. schonenden, verwöhnenden) Weise und der Patient lernt eine Lektion, die ihm vermittelt, dass es nicht sinnvoll wäre, ein Symptom aufzugeben, welches ihm so viele „Vorteile" verschafft. Man wird Prozesse der Chronifizierung von Neurotischen Störungen zum Teil auf diese Weise angemessen beschreiben können.

Insgesamt hat sich die Verhaltenstheorie sehr viel weniger mit der Frage der Entstehung von Neurotischen Störungen als mit der **Behandlung neurotischer Symptome** befasst. Dennoch gibt es sicher Patienten, deren Krankheitsentstehung sich mit einer nur lerntheoretischen Beschreibung ausreichend erfassen lässt. Das berühmteste Beispiel ist ein Modellversuch aus dem Jahre 1920:

J. B. Watson, ein Pionier der Lerntheorie und Begründer des Behaviorismus, experimentierte (ethisch durchaus fragwürdig) mit dem elf Monate alten Knaben Albert. Während das Kind mit einem Kaninchen spielte, vor dem es keine Angst hatte, erschreckte Watson es mit einem Gong (= Konditionierung). Albert entwickelte eine regelrechte Phobie vor Kaninchen, die er auf alle Pelztiere und dann auf alles Fellartige, Bauschige generalisierte. Das therapeutische Vorgehen Watsons folgte der gleichen Logik: Er exponierte das Kind – gegen dessen Angst – mit Fellobjekten, jedoch jetzt ohne den Gong, der es erschreckt hatte. Durch diese „Extinktion" der konditionierten Angst lernte Albert wieder, dass man sich vor Kaninchen nicht zu fürchten braucht.

Derartig einfach strukturierte Neurosen treten in der Klinik sehr selten auf, wohl weil sie durch Erfahrungsprozesse des täglichen Lebens größtenteils rasch extingiert werden. Dennoch war die Modellableitung, manche Neurotische Störungen seien im Prinzip so strukturiert, dass einfache Lerngesetze (Konditionierung, Generalisierung) ihre Entstehung und ihr Verschwinden (Extinktion) erklären könnten, ein Durchbruch. Der Komplexität der klinischen Phänomene, welche die Lerntheoretiker natürlich auch sehen, versucht man heute durch umfangreiche funktionale Analysen und die Aufstellung von Symptomhierarchien gerecht zu werden.

Die Kurzformel, auf welche man dieses Modell bringen kann, sieht folgendermaßen aus:

Lerngeschichte → verfehlte Lernvorgänge → Symptom → symptomerhaltende Lernvorgänge → Symptomchronifizierung

2.5 Das Stressmodell: psychophysiologische und psychoneuroimmunologische Aspekte

Eine Beziehung sowohl zum Traumamodell (fortwirkende traumatische Schädigung) wie zum Lernmodell (fortwirkende verfehlte Lernvorgänge) zeigt das Stressmodell der Symptomentstehung. Es entspricht dem psychophysiologischen Modell zu großen Teilen.
Obwohl eher unspezifisch, hat sich das Stressmodell auch in der Psychosomatischen Medizin durchgesetzt. Schon die Definition von Stress zeigt in den zahlreichen Ansätzen eine große Breite. Durchgängig ist die Annahme des Missverhältnisses eines äußeren oder inneren Reizes zur „normalen" Verarbeitungsmöglichkeit. Eine verstärkte („übernormale") Reaktion zur Bewältigung dieser Anforderung ist die Folge. Dabei kann es sich um äußere (z. B. eine Bedrohung) wie um innere (z. B. chronische Angst) Belastungen handeln.
Zur Orientierung gehen wir von folgender breit akzeptierter **Definition** von Stress aus:

Stress ist der komplexe Versuch des Organismus, nach einer (auslösenden) Belastung das biologische Gleichgewicht (Homöostase) wieder herzustellen.

Am Anfang dieser Forschung stand W. B. Cannon mit der Beschreibung der Notfallreaktion zu Beginn des 20. Jahrhunderts. Er verstand sie als Ergebnis einer komplexen vegetativen Steuerung, welche bestrebt ist eine „Homöostase" im Organismus zu erhalten. H. Selye, der eigentliche Autor des Stresskonzeptes, entwickelte im Laufe mehrerer Jahrzehnte die Theorie des **Allgemeinen Anpassungs-Syndroms** (engl. general adaptation syndrome, GAS). Das GAS umfasst normalerweise drei nacheinander ablaufende Phasen:

- **Alarmreaktion** (der Körper zeigt Folgen der Stressoreinwirkung, die Leistung fällt ab)

- **Widerstand** (der Körper beginnt auf den Stressor zu reagieren, Anpassungen erhöhen die Leistungsfähigkeit)
- **Erschöpfung** (wenn der Stressor unverändert einwirkt, kommt es zum Zusammenbruch und Tod des Organismus)

Hinsichtlich der Wirkungen des Stress unterschied Selye auf der einen Seite eine stimulierende Wirkung, die den Organismus trainiert und Leistung fördert („Eustress") und den schädigenden Einfluss („Dysstress"). Welche Organe von der Schädigung betroffen sind, das heißt *welche Krankheiten* sich unter Stressbedingungen entwickeln, hielt Selye für das zufällige Ergebnis vorangegangener Konditionierungen. Es bricht jeweils das schwächste Glied der Kette. Es wird ersichtlich, dass es sich um eine einfache und unspezifische Theorie handelt, die vielleicht gerade daraus ihre Attraktivität zieht. Gleichzeitig besteht auch eine verborgene Konvergenz mit frühen psychoanalytischen Auffassungen, die H. Mayer (1983) in seiner klaren Übersicht zum Stressbegriff, der auch wir hier teilweise folgen, herausarbeitet.
Für eine fruchtbare Verwendung in der Psychosomatischen Medizin muss das biologische **Stresskonzept in psychosozialer Hinsicht** ergänzt werden:

- **am wichtigsten**: Nicht nur die physischen Stressoren (z.B. eine Verbrennung), sondern auch die psychosozialen machen krank – und das ziemlich nachhaltig.
- fast genau so wichtig: Stress und Stressstärke haben eine hoch **subjektive Dimension**. Relevant ist immer das, was das Individuum subjektiv als Stress erlebt.
- schließlich: Stress kann vom Individuum auch auf vielfältige Weise **abgewehrt, moduliert** und **bewältigt** („coping") werden. Stress wird nicht nur passiv erlitten.
- Stress kann von außen (Stressoren aus der sozialen Umwelt), aber **auch von innen** kommen (chronische negative Affekte, Ambivalenzen, Skrupel, Selbstvorwürfe, Konflikte u.a.).
- Berufliche Stressoren („viel Stress heute gehabt") sind in der Regel objektiv weniger stresshaft als **Spannungen in Partnerschaft und Familie**, die eher verschwiegen werden.
- Den ständigen, **alltäglichen Stressoren** („daily hassles"; z.B. chronischer hierarchischer oder partnerschaftlicher Ärger) kommt

eine mindestens so große Bedeutung zu wie den einmaligen traumatischen Erlebnissen.

- Die **schwersten biographischen Stresserlebnisse** in Kindheit und Jugend mit den nachhaltigsten Folgen für die spätere körperliche und seelische Gesundheit sind:
  - emotionale Vernachlässigung,
  - aggressive Misshandlung und
  - sexueller Missbrauch.

Levi und Mitarbeiter sprachen von **„psychosozialem Stress"**, womit sie soziale Spannungen in die Stressbelastung einbezogen. Holmes und Rahe entwickelten ein additives Modell der Belastung durch soziale Faktoren, welches sich in der **Life-event-Forschung** (Gewichtung belastender Lebensereignisse) niederschlägt, und Zander bezeichnete das Stresspotenzial aus inneren Konflikten als „strain" (Anspannung). Durch solche Anpassungen gewinnt das Stresskonzept an Breite und Anwendbarkeit. Eines der differenzierteren Modelle ist das Stressmodell von Rahe und Arthur (→ Abb. 2-3).

F. **Alexander** (1891–1964), einer der Begründer der modernen Psychosomatik, unterschied 1950 zwei psychodynamische Grundmuster, die die Ursache von körperlichen Symptomen darstellen können. Das zweite davon hat einen unmittelbaren Bezug zum Stressmodell:

- Die **Konversionssymptome**: körperliche Symptome, die unbewusst als symbolischer Ausdruck chronischer, unerträglicher, emotionaler Konflikte entstehen. Das Konversionsmodell basiert wie ausgeführt (→ Kap. 2.1) auf dem Konfliktmodell der Symptomentstehung.
- Die **Symptome der „vegetativen Neurose"** („Organneurose"): Unter dieser nicht mehr aktuellen Diagnose werden die körperlichen Symptome als funktionelle Begleiterscheinungen von chronisch unterdrückten emotionalen Spannungen verstanden. Offensichtlicher Bezugspunkt ist dabei das Stressmodell. Bei der Hauptaufgabe des Organismus im Sinne Cannons, der Aufrechterhaltung der Homöostase, wäre das vegetative Nervensystem hierbei für die „inneren Angelegenheiten" des Organismus zuständig. Bei Neurotischen Störungen mit Niederschlag im Bereich des vegetativen Nervensystems ist die Arbeitsteilung zwischen dem parasympa-

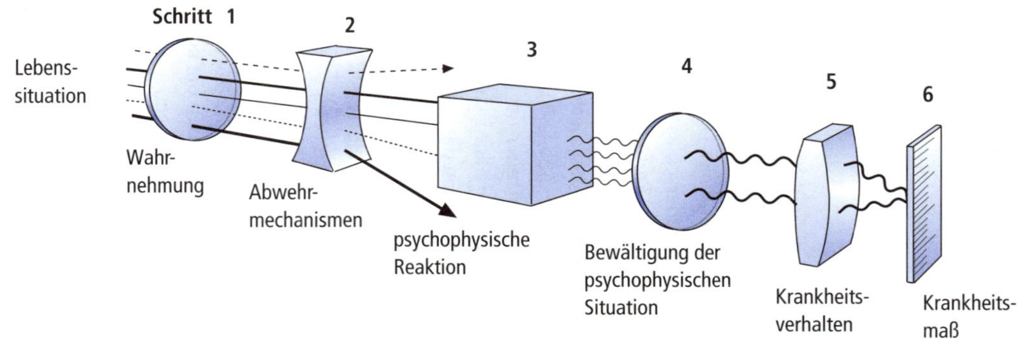

Abb. 2-3 Das Stressmodell nach Rahe und Arthur (1978). In diesem modernen, für die Entstehung psychosomatischer Krankheiten entworfenen Konzept verwenden Rahe und Arthur ein Modell des optischen Strahlengangs. Erfasst ist ein komplexer Anpassungsablauf, welcher von der Schutzfunktion der Wahrnehmung über die Abwehr und psychophysische Reaktion bis hin zur Krankheitsbewältigung reicht. Dieses Modell macht in gleicher Weise Anleihen bei der Psychoanalyse, der Verhaltenstheorie und der Stresstheorie (Darstellung nach Mayer 1983).

thischen Anteil und dem sympathischen Anteil des vegetativen Nervensystems gestört. Dabei unterscheidet Alexander zwei wesentliche Grundstörungen („fight and flight“):

1. Der Organismus verharrt im Zustand der **Bereitstellung** zu einer notwendigen Handlung. Hierbei überwiegen die **sympathischen** Anteile. Die für die jeweilige Situation notwendigen adaptiven vegetativen Reaktionen werden bei dieser Störung in Gang gesetzt. Die Störung liegt darin, dass es nie zur Ausführung der vorbereiteten Handlung kommt. Der Zustand der Vorbereitung auf das Handeln bleibt chronisch bestehen und wirkt als krankmachender Stressor.
2. Der Organismus reagiert auf die Notwendigkeit zum Handeln mit **Rückzug**. Hierbei überwiegen die **parasympathischen** Anteile. Alexander sieht in dieser Störung einen vollständigen Rückzug vor der Lösung äußerer Probleme. Das Individuum reagiert auf die sich ergebende Notwendigkeit von Selbsterhaltungstendenzen mit einem gefühlsmäßigen Sichzurückziehen vor der Handlung in einen Abhängigkeitszustand.

Heute wird das Verständnis einer Entstehung von Symptomen direkt aus der **chronischen vegetativen Spannung** heraus bevorzugt. Einen ähnlichen Gedanken hatte Freud bereits gehabt und von „Aktualneurosen“ gesprochen – ein inzwischen verlassener Begriff. Das Symptom stellt – in moderner Terminologie – eine Art von Überlauffunktion anlässlich zu großer Stressüberflutung dar. Es besteht keine spezifische, sondern eine eher zufällige vegetative Spannung, meist in der Folge chronischer emotionaler Spannung. Diese verschafft sich in einem Symptom dann „Abfluss“. Diese Erklärung scheint besonders für die Somatoformen Störungen (früher: funktionelle Symptome) einsetzbar. So sind viele derartige Symptome als vegetative Korrelate einer chronischen unbewussten Angstspannung verstehbar, z. B. Schlafstörungen, innere Unruhe, vermehrtes Schwitzen, Herzfrequenzanstiege, Durchfälle. Dabei ist auch gut nachvollziehbar, dass viele psychosomatische Funktionsstörungen letzlich auch Folge anhaltender sozialer Spannungen (in Partnerschaft, Beruf und Beziehungen der Generationen) sein können. Diese werden dann über die gestörten Emotionen und das dadurch gestörte Vegetativum gewissermaßen transmittiert.

Psychoimmunologie bezeichnet den Forschungsbereich, der sich mit den zahlreichen Wechselwirkungen zwischen seelischem Erleben und Verhalten einerseits und der Aktivität des Immunsystems andererseits auseinandersetzt.

Unter **Immunität** versteht man die Fähigkeit des Organismus, sich gegen körperfremde Substanzen, speziell gegen Krankheitserreger, erfolgreich zur Wehr zu setzen. Eine der grundlegenden Eigenschaften des Immunsystems besteht darin, dass es zwischen „Selbst" und „Nicht-Selbst", also zwischen körpereigenen und körperfremden Strukturen (= Antigenen), unterscheiden kann.
Man geht von **zwei Grundformen** der Immunität aus:
- Die **angeborene** oder natürliche Immunität. Sie ist von vorneherein vorhanden, unabhängig davon, ob das jeweilige Individuum mit den entsprechenden Krankheitserregern in Berührung gekommen ist oder nicht.
- Die **spezifische** Immunität. Sie wird im Laufe des Lebens durch Auseinandersetzung mit bestimmten Antigenen erworben.

Bei beiden Formen unterscheidet man zwischen humoraler und zellgebundener Abwehr.
Lange wurde das **Immunsystem** als ein autonomes System betrachtet, das mit Abwehraufgaben betraut ist. Neuere Beobachtungen belegen, dass dem **zentralen Nervensystem** bei der Regulation und Modulation der Abwehrmaßnahmen eine entscheidende Rolle zukommt. Als Schaltstation zwischen höheren zentralnervösen Zentren und der Peripherie hat der **Hypothalamus** über Neurotransmitter und Neurohormone Einfluss auf viele Körperfunktionen und somit auch auf das Immunsystem. Eine große Zahl von tierexperimentellen Arbeiten weist auf seine Mediatorfunktion bei der Immunantwort hin. Dabei fällt den Kortikoidspiegeln, aber auch den Hypophysenhormonen eine wichtige Rolle zu. Auch eine direkte Faserverbindung vom neuronalen zum lymphozytären System wurde in der Milz und in der Haut nachgewiesen.
Durch klinische Beobachtungen ist seit langem bekannt, dass psychische Verfassung und psychische Belastungsfaktoren (chronischer

Stress) einen entscheidenden Einfluss auf die Empfänglichkeit und den Verlauf verschiedener Krankheiten haben. Über das Immunsystem ist die Psyche an der Genese und dem Verlauf der meisten Krankheitsbilder direkt oder indirekt beteiligt. Offensichtlich können psychische Faktoren die Abwehrlage sowohl im Sinne einer Verstärkung wie einer Schwächung beeinflussen.

In akuten menschlichen Konfliktsituationen treten oft Infektionskrankheiten auf, zum Beispiel eine Grippe oder eine Angina tonsillaris, die je nach der Konfliktsituation als Männer-Kindbett, Hochzeits-, Prüfungs-, Verlobungs- oder Junggesellen-Angina beschrieben wurden. Auch bei der Tuberkulose wurden psychische Faktoren für den Verlauf der Krankheit als entscheidend mitbestimmend beschrieben, was wahrscheinlich auch für andere chronisch verlaufende Krankheiten gilt. Günstige psychische Entwicklungen bedingen hier offensichtlich eine Verbesserung der Abwehrlage und somit eine bessere Ausgangslage in der Auseinandersetzung mit der Krankheit.

Wiederholt wurde nachgewiesen, dass psychische Belastungen (als eine Form von Stress) wie soziale Verluste durch Tod, Trennung oder Scheidung oder besonders aufwendige pflegerische Tätigkeiten an schwerkranken Partnern zu einer Depression des Immunsystems führen (Reduktion der T-Lymphozyten [Helferlymphozyten] und höhere Antikörper-Werte bezüglich Epstein-Barr-Virus-Antigen). Stress bewirkt eine schlechtere Reparaturfähigkeit geschädigter DNS, außerdem wird die Aktivität von Killerzellen herabgesetzt und dadurch eine schlechtere Zerstörung und Elimination mutanter Zellen bewirkt. So könnte man sich auch eine Mitwirkung belastungsbedingter Faktoren auf eine Krebsentstehung vorstellen; dieser Zusammenhang wurde tatsächlich oft vermutet, bis heute aber nie eindeutig belegt.

2.6 Genetische Faktoren und ein integratives Modell von Krankheit

Weltweit viele Arbeitsgruppen befassen sich mit den **genetischen Kofaktoren** der psychischen Störungen, auf die in diesem Band eingegangen wird. Allgemein gilt, dass kein spezifisches Gen gefunden wurde, sondern multilokuläre Gene beteiligt scheinen. Eine weitere Variable liegt in den äußeren (psychosozialen) Bedingungen, unter denen es jeweils zur Expression bestimmter Gene kommt. Diese Bedingungen erfahren zunehmende Aufmerksamkeit. Es gilt also nicht mehr der einfache Gegensatz „ererbt – erworben", sondern eine eher komplexe Beziehung von Veranlagungen und diesen aktivierenden Umweltfaktoren. K. Ernst, der sich Jahrzehnte für die Naturgeschichte der Neurotischen Störungen interessiert hat, war seiner Zeit ganz offensichtlich voraus als er feststellte: „*Woran* wir erkranken, ist uns stärker genetisch mitgegeben als, *wie schwer* wir erkranken, und vor allem: *ob* wir überhaupt erkranken" (Ernst 1980). So ist die Zwangsstörung am längsten als die Neurotische Störung bekannt, bei der die genetisch-konstitutionelle Mitverursachung eine wichtige Rolle spielt. Auch bei den Ängsten scheint ein nennenswerter genetischer Faktor mitzuspielen (Hettema et al. [2001] geben 43 % für die Panikstörung, 32 % für die generalisierten Ängste und 20–40 % für die Phobien an), der ausgeprägter ist als zum Beispiel bei der Neurotischen Depression, die es als Diagnose heute nicht mehr gibt. Am wenigsten ist dieser genetische Faktor wahrscheinlich bei den Dissoziativen Störungen und Konversionsstörungen ausgeprägt. Neurotische Krankheitsbilder insgesamt sind erwartungsgemäß stärker genetisch bestimmt als neurotische Reaktionen, für die sich keine nachweisbare genetische Komponente nachweisen lässt. Auch der Verlauf und die Schwere neurotischer Erkrankungen ist mit sehr viel größerer Wahrscheinlichkeit psychoreaktiv („erworben") verursacht als genetisch bestimmt.

Der vor zehn Jahren verstorbene Amerikaner H. Weiner gilt als einer der angesehensten und aufgrund seines Gesamtüberblicks zu einer integrativen Sicht besonders befähigten Psychosomatiker. Wir folgen hier der Darstellung von Bräutigam et al. (1992): Nach dem integrativen Modell wird *Gesundheit* nicht als die Abwesenheit von Krankheit, sondern eher als erfolgreiche **psychobiologische Anpassung an die Umwelt** definiert. *Krankheit* wird verstanden als Beeinträchtigung oder Störung bestimmter Anteile der Struktur oder der Funktion eines Menschen. Krankheit ist nicht der einzige Grund für Krankheitsgefühl oder Leiden. Dieses entspringt auch der Unfähigkeit eines Menschen, sich an verschiedene Umweltsituationen oder an eine

Krankheit anzupassen. Leiden resultiert aus der Diskrepanz zwischen den adaptiven Möglichkeiten von Menschen und den Anforderungen, denen sie ausgesetzt sind. In diesem Modell hat *Behandlung* die Aufgabe, das adaptive Versagen zu verbessern oder zu korrigieren und nicht dem schwer definierbaren Modell einer „Heilung" zu folgen.

Die Faktoren, die mit der *Auslösung* von Krankheiten oder Beschwerden verbunden sind, unterscheiden sich oft, wenn nicht immer, von solchen, die den Krankheitsprozess *aufrechterhalten.* So versucht die integrative Sichtweise, die zahlreichen Faktoren zu berücksichtigen, die verantwortlich sind für die Prädisposition, die Auslösung, die Aufrechterhaltung, die Chronifizierung und den unterschiedlichen Spontanverlauf von Krankheit und Leiden – dies mit den Konsequenzen für den Kranken, seine Familie und die Gesellschaft, in der er lebt. Die vielfältigen interagierenden Faktoren sind genetisch, bakteriell, immunologisch, nutritiv, entwicklungsbestimmt, psychologisch, verhaltensbedingt und sozial. Vertreten wird also eine **multifaktorielle Genese aller Erkrankungen**. Der integrative Standpunkt ist prozess- und nicht strukturorientiert. Er versucht, dem Paradoxon Rechnung zu tragen, dass ein Mensch Symptome ohne anatomische Läsion oder physiologische Funktionsstörung haben kann.

Weiner sieht Leiden und Krankheit als einen Zusammenbruch der biologischen Anpassung, der zu anatomischen Läsionen führen kann, aber nicht muss. Der Zusammenbruch kann sich auf verschiedenen Ebenen der biologischen Organisation – von der psychologischen bis zur immunologischen – abspielen; er kann zahlreiche Formen annehmen und auf unterschiedlichen Wegen zur gleichen Erkrankung führen. Diese Sicht vertritt also eine nichtlineare Natur der Ätiologie, der Aufrechterhaltung und der Behandlung von Leiden und Krankheit und versucht unser Wissen über die Rolle psychischer und sozialer Faktoren in jedem Stadium einzubeziehen. Trotz seiner Breite ist auch dieser Ansatz auf andere Modelle, wie zum Beispiel das sehr viel spezifischere Konversionsmodell (→ Kap. 2.1) angewiesen.

2.7 Der Mechanismus der Symptombildung, dargestellt anhand eines Falles von Depersonalisationserleben

Klinisches Beispiel Eine 27-jährige Frau wird über einen Nervenarzt zur Behandlung überwiesen. Im Begleitschreiben sind als Diagnose „Depersonalisation, Derealisation, Panikzustände" angegeben. Psychotherapie wird von dem Kollegen für indiziert gehalten.

Die Patientin, die sich dann meldet, ist eine eher jünger aussehende Frau – vom Gesamteindruck her ausgesprochen „lieb" und mädchenhaft wirkend. Sie spricht sehr leise, fast flüsternd, sodass der untersuchende Psychotherapeut Mühe hat, sie zu verstehen. Sie fängt ihren Bericht mit ihrer Symptomatik an: Seit zwei Jahren leide sie an sehr quälenden Zuständen. Sie habe das Gefühl, nicht mehr sie selbst zu sein. Sie fühle sich auch körperlich verändert. Wenn sie in den Spiegel schaue, dann vermeine sie, eine andere Person wahrzunehmen. Sie könne das Bild im Spiegel mit dem Gefühl, dass sie das selbst sei, nicht zur Deckung bringen. Sie erlebe auch ihre ganze Umwelt als verändert, als seltsam unwirklich. Manchmal glaube sie, dass sie nicht lebe, sondern träume. Auch habe sie so seltsame Angstzustände. Früher sei sie begeistert stundenlang im Wald gewandert, heute sei ihr das eher unangenehm, weil sie Beklemmungsgefühle bekomme. Aber nicht nur draußen, sondern auch drinnen sei es so – insbesondere in Kirchen befalle sie ein Druck- und Angstgefühl. Zusammen mit ihrem Mann sei sie in einem Chor. Jetzt hätten sie einige Male nicht hingehen können, weil das so ein enger Raum sei, in dem geprobt würde … (Therapeut: Und das alles begann vor zwei Jahren?) „Ja", sagt die Patientin „und da gibt es noch ein Ereignis, das mein Leben verändert hat. Ich habe noch nie zu jemandem darüber gesprochen. Ich stamme aus einem sehr behüteten Elternhaus. Meine Eltern haben uns streng und religiös erzogen. Ich war auch in einem kirchlichen Internat, wo die Erziehung eingreifend und rigide war. Meine Eltern waren dagegen, dass ich zu Hause auszog. So habe ich bis zu meiner Heirat bei ihnen gewohnt. Als ich erstmals auszog und eine eigene Wohnung nahm, bekam mein Vater einen Schlaganfall, und ich bin nie das Schuldgefühl losgeworden, dass es wegen meines Auszugs war. Er starb dann kurz danach und so zog ich nach einigen Monaten zu meiner Mutter zurück. In diese Zeit mit der eigenen Wohnung fällt nun dieses Erlebnis. In meiner Firma war ich mit einem älteren, verheirateten Kollegen befreundet. Er half mir in der Wohnung mit Lichtanschlüssen, Anbringen von Borden usw. Ich weiß nicht, was dann in uns fuhr ..." Patientin kann an dieser Stelle nicht weitersprechen und quält sich erheblich. (Therapeut: Hatten Sie mit dem Mann ein sexuelles Erlebnis?) Patientin nickt und stöhnt. „Ich kann es einfach nicht aussprechen, es war fürchterlich. Auch für ihn. Ich bin dann krank geworden, hatte hohes Fieber. Danach fing das Ganze mit den Schwindelanfällen an. Ich konnte kaum noch gerade gehen. Das schlimmste war, ich kannte damals schon meinen Mann." (Therapeut: Haben Sie jemals mit ihm darüber gesprochen?) „Nein, er würde es nicht ertragen. Ich kann es nicht. Ich habe damals die Sache einem Priester gebeichtet, und der hat gesagt, ich solle meinem Verlobten nichts davon sagen. Danach ging es mir besser. Aber jetzt, seit wir verheiratet sind, geht es mir wieder schlechter."

Was ist das für eine merkwürdige Krankheit, welche die Patientin schildert? Die phänomenologische Diagnose eines **Depersonalisationssyndroms** (→ Kap. 3.4) wurde schon genannt. Neurosenpsychologisch könnte man den größten Teil der Symptomatik einer **Dissoziativen Störung** zuordnen. **Agoraphobe Ängste** (→ Kap. 3.1.4.1) kommen hinzu.

Wie sah nun der Konflikt bei dieser Patientin aus? Er spielt sich offensichtlich zwischen ihrem Ich und dem Über-Ich ab. Es war ein schwerer Gewissenskonflikt mit ausgesprochen malignen Schuldgefühlen. Das Gewissen dieser jungen Frau war hypermoralisch, streng und rigide, „das Fleisch aber war schwach". Ihr Ich ließ einmal einen Triebimpuls zur Handlung werden, den es sonst offenbar immer unterdrücken konnte. Hier setzt der Konflikt massiv ein (auslösende Ereignisse von dieser Prägnanz sind eine Seltenheit!). In der Genese der Erkrankung lässt sich die emotionale Bindung an den Vater, die ödipale Fixierung, deutlich ausmachen. Über die Wahl des älteren, verheirateten Freundes kommt es zu einer Wiederbelebung der infantilen Problematik. Mann heißt für diese Frau Vater – und den Vater darf man nicht begehren, sonst verliert man die Liebe der Mutter. Man kann es nicht anders beschreiben, als dass das Gewissen dieser armen Frau gegenüber ihrem Selbstgefühl wütet, sie unglaublich quält. Unbewusst versucht sie sich erst in eine körperliche Lösung zu retten: Sie wird krank, ist nicht zurechnungsfähig, nicht zur Rechenschaft zu ziehen. Aber sie kann nicht ewig krank bleiben. Also versucht sie, sich durch einen hartnäckigen psychogenen Schwindel weiterzuhelfen. Die Patientin kann keinen ruhigen Gedanken fassen: Immer schwindelt ihr. Sie droht ständig umzufallen. (Hier ist die symbolische Wiederholung des „Fallens" und die Abwehr des „Fallens" sehr deutlich.) Schließlich reichen auch diese „Maßnahmen" nicht mehr aus, und sie ist jetzt gezwungen, einen erheblich autodestruktiven Kompromiss zu schließen. Es kommt zu einer Art von Persönlichkeitsspaltung. Und zwar spaltet sich das Ich in einen Teil, der die volle Zustimmung der inneren Norm findet: die saubere, anständige, moralische, sittenstrenge junge Frau. Der andere Teil – das „gefallene Mädchen", die Sittenlose – wird abgespalten, gehört im Erleben der Patientin nicht mehr zu ihr. Sie kann den quälenden Spannungsgefühlen nur mehr dadurch entgehen, dass sie ihr integriertes Identitätserleben aufgibt. Sie hat das Gefühl, nicht mehr sie selbst zu sein: Das Bild im Spiegel ist nicht mehr das ihre. Gleichzeitig schwinden die quälenden Gewissensvorwürfe, das Über-Ich gibt gleichsam Ruhe. Das heißt: Um hier noch eine für sie akzeptable Lösung zu finden, muss die Patientin den sehr hohen Preis der Gefährdung von basalen Ich-Funktionen zahlen. Sie spaltet ihr Identitätsgefühl in einen guten und einen bösen Teil. Die gesamte Symptomatik ist jetzt Folge dieses verfehlten Lösungsversuches: das Gefühl der doppelten Person, das veränderte Umwelterleben, die Ängste.

Eine Störung von dieser Schwere ist meist ein Indikator dafür, dass eine Ich-Schwäche bereits vorlag. Die Therapie (s. u.) kann nicht einfach eine aufdeckende sein, sondern man wird versuchen, das, was als „Stärkung des Ich" und „Lockerung des Über-Ich" bezeichnet wird, vorsichtig anzugehen. Man kann sich vorstellen, dass ein Gewissen, welches 27 Jahre diese Härte hatte, sich kaum schnell wird umstrukturieren lassen. Das ist ein Grund dafür, warum Psychotherapie generell Zeit erfordert. Wahrscheinlich ist mit anhaltenden Struktur- und Einstellungsänderungen bei einer Therapie unter einem Jahr kaum zu rechnen, unabhängig davon, mit welcher Stundenfrequenz die Therapie durchgeführt wird. Symptomveränderungen stellen sich oft sehr viel rascher ein.

Im Falle dieser Neurosenentstehung trägt das Modell des unbewussten Konfliktes am weitesten. Ein Anhalt, dass das Symptom Ausdruck einer weitergehenden Strukturellen Störung sein könnte, fand sich nicht. Der Gesichtspunkt des Lernens war auch nicht sehr vordergründig, obwohl bereits so etwas wie ein deutliches Arrangement der Ehe der Patientin um ihr Symptom herum stattgefunden hatte: Der Ehemann stellte seine Bedürfnisse zurück und behandelte sie sehr „pfleglich". Auch der Lösungsversuch, den das Ehepaar fand, war neurotisch. Als eine Therapie verabredet worden war, wurde die Patientin schwanger. Die Therapie fiel aus, weil beide Ehepartner sich nun erhofften, dass das Kind die Patientin „auf andere Gedanken bringen" würde. Auch wenn man die Möglichkeiten solcher Selbstheilungen nicht unterschätzen sollte – in diesem Falle muss man den Spontanverlauf eher ungünstig sehen.

3 Neurotische Störungen

3.1 Neurotische Störungen mit ausgeprägter Angstentwicklung

Angst ist ein ubiquitär menschliches Phänomen. Für die Evolution und die Anpassungsleistungen des Menschen kommt ihm wahrscheinlich eine besondere Bedeutung zu. J. Bowlby, der sich in besonderer Weise mit der Entstehung der menschlichen Ängste befasst hat, stellt fest, dass auffällig nur sei, wenn ein Mensch zuviel oder wenn er zuwenig Angst habe. Angst ist in seinen Worten erst einmal eine „natürliche Disposition des Menschen" (Bowlby 1976).
Bei **gesunden Ängsten**

- ist der Auslöser real bedrohlich,
- sistiert die Angst mit Beendigung der auslösenden Situation und
- das Ausmaß der Angst ist der Situation angemessen.

Pathologische Ängste werden dagegen durch

- objektiv nicht bedrohliche Situationen ausgelöst,
- bestehen über die auslösende Situation hinaus und
- sind im Ausmaß gegenüber dem Anlass unangemessen.

Bei einer Reihe von Neurotischen Störungen wird die Angst jedoch zum Leitsymptom und nimmt in der Symptomatik einen wichtigen Rang ein. Die Abwehr der Angst (→ Kap. 1.5) ist hier offensichtlich misslungen. Die gesamte Gruppe der Angststörungen hat eine **Lebenszeitprävalenz** von knapp 15 %, was sehr hoch ist.
Aus psychodynamischer Sicht sollte man sich eine Konzeption darüber machen, ob die Angstsymptomatik eher Folge innerer Konflikte oder eher Folge von Defiziten ist. Auch Faktoren der Chronifizierung, der sozialen Verstärkung oder der Belohnung von Vermeidung sind einzuschätzen. *Angst ist niemals gleich Angst.* → Abb. 3-1 ermöglicht eine Vorstellung von verschiedenen Stufen der Organisiertheit von

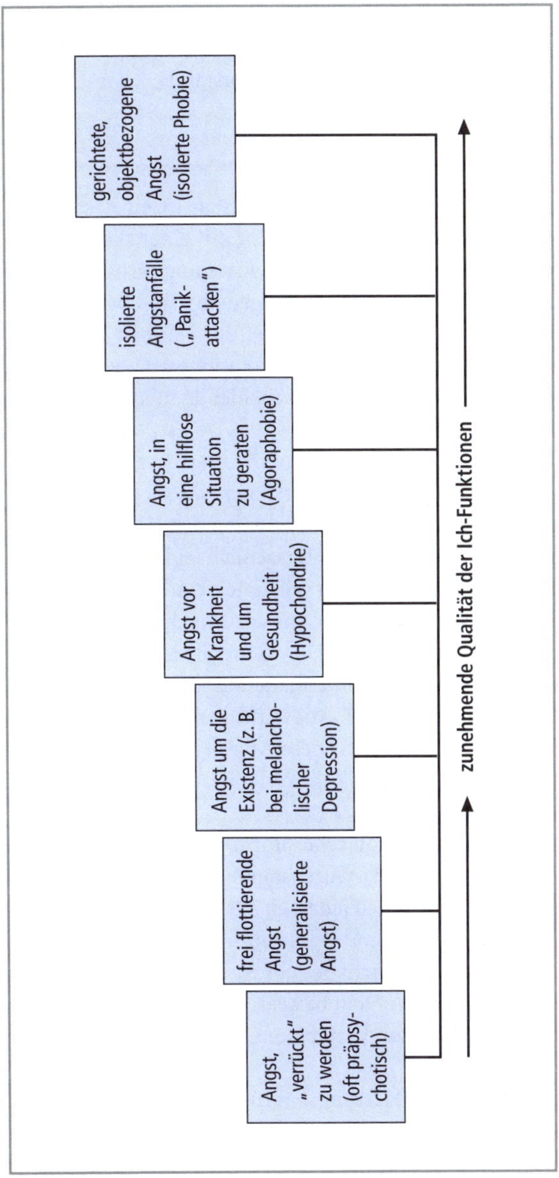

Abb. 3-1 Auf die Ich-Struktur bezogenes Modell der Organisiertheit von Ängsten. Die unterstellte Qualität der Ich-Struktur steigt nach rechts an.

Ängsten, was zugleich eine Aussage über die **Prognose** einschließt: Für jede Form von Psychotherapie ist eine isolierte Phobie einfacher zu behandeln als ein präpsychotischer Angstzustand.

Angststörungen

- **Angstanfall (Panikattacke)**: Der Angstanfall ist ein fast allen Menschen bekanntes Phänomen. Er geht mit einer starken, individuell variablen, psychovegetativen Erregung (arousal) und einer charakteristischen, als sehr unangenehm und bedrohlich erlebten Emotion – eben dem Angstgefühl – einher. Dem Erlebnis ausweglos gefangen zu sein (Evolutionserbe: versperrte Fluchtwege), kommt offenbar entscheidende Bedeutung für den Panikdurchbruch zu.
- **Panikstörung**: Als Panikstörung wird eine Angstkrankheit bezeichnet, bei welcher der Patient unter paroxysmalen (anfallsartigen) Angstattacken leidet. Zwischen den Panikattacken besteht im Prinzip Angstfreiheit. Tatsächlich leiden die meisten Menschen jedoch auch im Intervall unter einer anhaltenden Erwartungsangst vor der Wiederkehr der Attacken.
- **Generalisierte Angststörung**: Die Generalisierte Angststörung ist als ein durchgängiger, anhaltender Angstzustand gekennzeichnet, der aber weder Angstattacken noch phobische Befürchtungen (s. u.) aufweist. Diese Ängste sind als „frei flottierend" beschrieben worden. Zahlreiche Besorgnisse begleiten diese Patienten regelmäßig.
- **Phobische Störungen**: Phobische Störungen (Phobien) sind gerichtete, auf Situationen, Gegenstände oder Erwartungen zentrierte Ängste. Sie können jederzeit das Ausmaß von Panikattacken erreichen – diese sind jedoch immer vom spezifischen Auslöser abhängig. Im Prinzip besteht Angstfreiheit, wenn die angstauslösende Situation nicht besteht. Deshalb tendieren alle Patienten mit Phobien zur Vermeidung der angstauslösenden Signale.
- **Herzangststörung**: Die Herzangststörung stellt einen besonders in Deutschland erarbeiteten Untertyp von Panikattacken

mit einer ausgeprägten Zentrierung der Beschwerden auf das Herz dar. Die Angst vor einem Herzinfarkt ist oft begleitend.

- **Hypochondrische Störung**: Das bestimmende Element der Hypochondrien sind körper- und krankheitsbezogene Befürchtungen, die nicht zu eigentlichen Angstüberflutungen (Panikattacken) neigen, aber eine ausgesprochen chronifizierende Tendenz aufweisen.
- **Neurasthenie**: Das Störungsbild zeichnet sich durch einen anhaltenden psychophysischen Schwächezustand aus. Manchmal wird es als Untertyp der Hypochondrischen Störung angesehen.
- **Umweltbezogene Angststörungen**: Dieser Störungstyp zeichnet sich durch eine meist chronische ängstliche Beeinträchtigung aus, deren Ursachen zahlreichen Umwelteinwirkungen und -veränderungen zugeschrieben werden. Teilweise geht die Angst von tatsächlich bestehenden Bedrohungen aus, die Reaktion ist aber im Ausmaß unangemessen und hinsichtlich der befürchteten Kausalität unrealistisch.

Diese neue Klassifikation geht in wesentlichen Zügen auf das Erscheinen der 3. Auflage des DSM (DSM-III) im Jahre 1980 zurück und wurde von der ICD-10 (1992) weitgehend übernommen. Obwohl das DSM vorgibt, vom Konzept her neutral zu sein, begünstigt es eindeutig das biologische Krankheitsverständnis. Der **anthropologische Gesichtspunkt** der Angst kann kaum noch Relevanz beanspruchen. Die Depressionsforschung beispielsweise hat durch ihre Reduktion auf behavioristisch-lerntheoretische Gesichtspunkte einerseits und neurobiologische andererseits sicher zu eindrucksvollen Forschungsergebnissen geführt, aber sie hat auch das psychodynamische und anthropologische Depressionsverständnis aus dem Bewusstsein des Arztes weitgehend verdrängt. Die sich für die klinische Betrachtung der Ängste in gleicher Weise abzeichnende Entwicklung erscheint uns auch aus diesem Grunde nicht unproblematisch. Die → Abbildung 3-2, die noch sehr phänomennah konzipiert ist, verdeutlicht bereits etwas von der Dynamik, mit der die verschiedenen Angststörungen miteinander in Beziehung stehen.

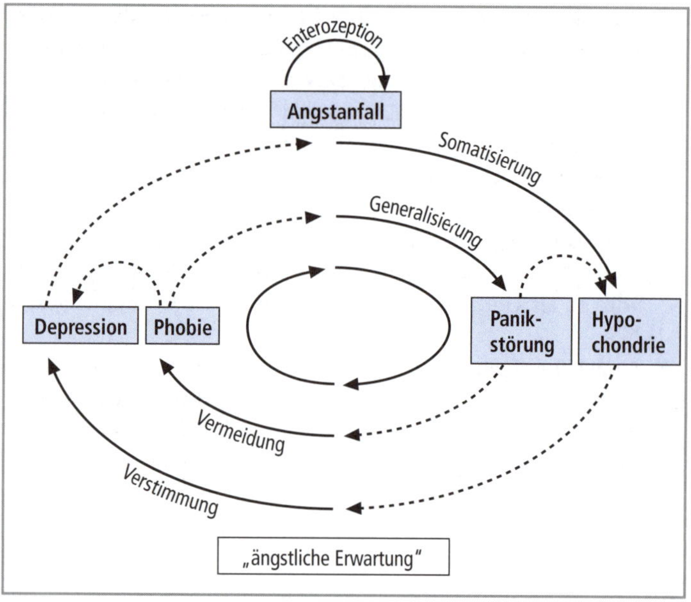

Abb. 3-2 Die Psychodynamik des Angstanfalls (Panikattacke) in ihrer Bedeutung für die Entstehung differenzieller Angstkrankheiten (modifiziert nach Humble 1987).

3.1.1 Angstanfall (Panikattacke)

Der Angstanfall ist durch ein plötzliches und massives Gefühl auswegloser Bedrohung bis hin zur Befürchtung der Vernichtung gekennzeichnet. Er wird durch zahlreiche vegetative Phänomene wie „Zusammenschnüren der Kehle", Atemnot, Herzrasen, Schwindel, Schweißausbrüche, Zittern, „weiche Knie" u. a. begleitet, deren Wahrnehmung oft ganz im Vordergrund steht.

Symptomatik

Die Symptomatik wurde bereits genannt und ist eigentlich allen Menschen bekannt. Wie der einzelne jedoch eine Angstattacke erlebt, variiert erheblich. Bei einer Reihe von Menschen steht das eigentliche

Angstgefühl im Vordergrund, aber die Mehrzahl klagt vorrangig über die vegetativen Phänomene. Dabei bestehen individuelle Muster, die in einem Fall die Kreislaufphänomene, im anderen die subjektive Behinderung der Atmung oder noch andere Erscheinungen an die Spitze des Beeinträchtigungserlebnisses stellen. Eine ausführliche Darstellung der Symptomatik bei gehäuften Angstanfällen findet sich im → Kapitel 3.1.2 (Panikstörung).

Epidemiologie und Verlauf

Die Prävalenz für vereinzelte Panikattacken liegt bei 10 % der Bevölkerung.

Psychodynamik und Pathogenese

Eine vereinzelte Angstattacke hat keinen eigentlichen Krankheitswert. Sie steht, auch wenn unangenehm wie der Schmerz, wie dieser am Rande der psychischen Normalphänomene (s. o.). Allgemein sind Angstanfälle nosologisch unspezifisch. Sie kommen bei zahlreichen psychogenen und somatisch begründeten Krankheitsbildern vor und bilden ein wesentliches Element vieler Angststörungen sowie der Mehrzahl der Agoraphobien (→ Kap. 3.1.4.1). Auch bei den Krankheiten mit gerichteten Ängsten, insbesondere den körperbezogenen Phobien, treten ausgeprägte (gegenstandsbezogene) Angstüberflutungen auf.

Vergleicht man Panikattacken mit phobischen Ängsten, dann sind die anfallsartigen Angstüberflutungen fraglos das „archaischere", weniger psychologische Phänomen. Das hat eine amerikanische Arbeitsgruppe (Gorman et al. 1989) dazu gebracht, den hirntopischen Ort der Angstattacken im **Stammhirn** zu postulieren. Die Generalisierte Angststörung (Freud: „ängstliche Erwartung") liegt nach diesen Autoren im limbischen System, das generell die Affekte steuert. Die phobische Vermeidungsangst schließlich wäre im präfrontalen Kortex lokalisiert, der kognitiv wirksam wird. Ein solches – ohne Frage sehr vereinfachtes – Modell kann etwa erklären, warum Phobien besser auf Psychotherapie ansprechen als Angstattacken. Unvoreingenommen wird man sich die Mehrzahl der Angstphänomene als **komplexe**

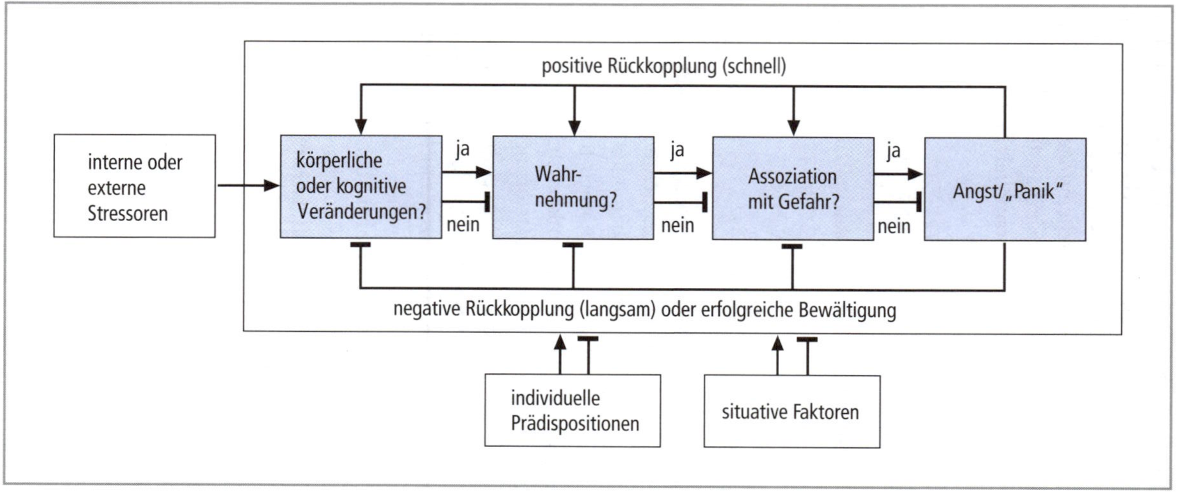

Abb. 3-3 Das psychophysiologische Modell der Angstentstehung von Ehlers und Margraf basiert auf den positiven und negativen Rückkopplungen, die sich mit den einzelnen Schritten im Aufschaukelungsprozess der Angstentstehung verbinden (nach Margraf 2008a).

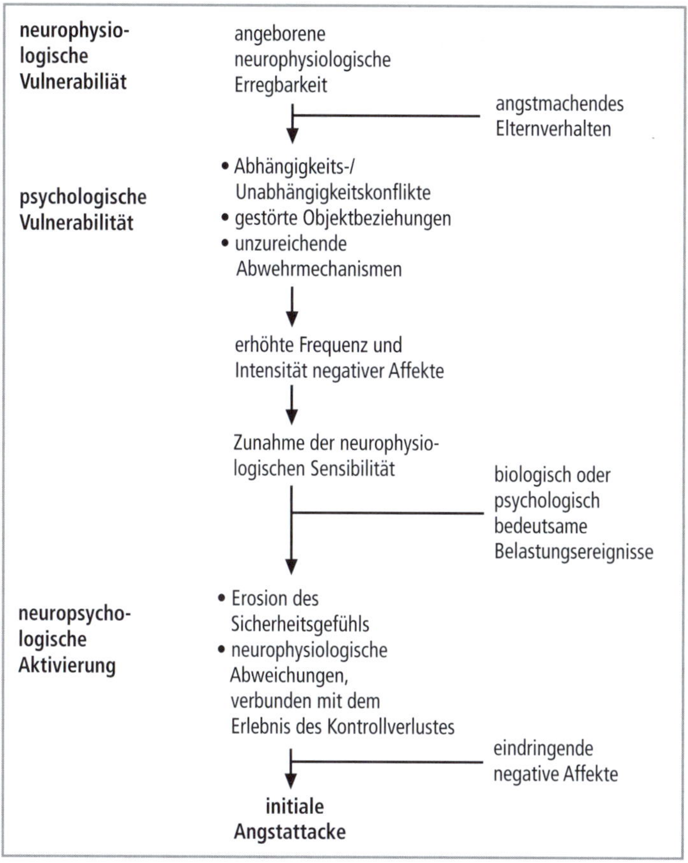

Abb. 3-4 Ein psychodynamisches Modell der Panikstörung (nach Shear et al. 1993).

psychobiologische Abläufe vorstellen können, wie sie sich im Modell von Margraf und Ehlers in → Abbildung 3-3 oder in dem von Shear et al. in → Abbildung 3-4 abzeichnen.

Ein **aktueller Erklärungsansatz** für die Panikattacken muss deshalb in gleicher Weise die physiologischen, die kognitiven, die verhaltensbezogenen und die psychodynamischen Abläufe erklären. Er muss

darüber hinaus auch genetische Komponenten (für Panikstörung gut belegt, für Agoraphobie und Generalisierte Angst wahrscheinlich gemacht) einbeziehen, die keineswegs eine nur biologische Genese stützen, denn psychische Faktoren werden ebenfalls vererbt! Vor allem muss ein solcher Ansatz die biographischen Entwicklungsbedingungen und die psychosozialen Fakten der Gegenwart (z. B. Traumen, Belastungen, Lebensereignisse) als moderierende und auslösende Variablen einbeziehen. Das → in Abbildung 3-4 gezeigte Schema der Arbeitsgruppe von Shear et al. (1993) versucht den Entwurf eines solchen multifaktoriellen Modells der Entstehung von Panikattacken unter Herausarbeitung der sonst vernachlässigten psychodynamischen Anteile.
Die **Therapie** des vereinzelten Angstanfalls kann in der Regel entfallen. (Zur Therapie gehäufter Angstattacken → Kap. 3.1.2)

3.1.2 Panikstörung

Die Panikstörung (ICD-10: F41.0) ist definiert durch ein rekurrierendes und gehäuftes Auftreten von Angstanfällen, wobei der Erwartungsangst vor der nächsten Angstattacke („Angst vor der Angst“) pathognostische Bedeutung zukommt. Der Patient ist durch die anfallsartigen Angsteinbrüche, die oft aus dem Schlaf heraus auftreten, und die antizipierende Befürchtung erheblich beeinträchtigt.

Zusammen mit der Generalisierten Angststörung (→ Kap. 3.1.3) stellt die Panikstörung das Nachfolgekonzept der Angstneurose dar, womit bis zur Einführung des DSM-III im Jahre 1980 das Auftreten von Phänomenen dieser beiden Störungsbilder bezeichnet wurde.

Symptomatik

Gehäufte Angstanfälle sind das Leitsymptom der Panikstörung. Ein unmittelbarer Anlass der Panikattacke ist für den Betroffenen erst einmal nicht erkennbar. Todesangst und schwere Bedrohungsgefühle erfassen fast alle Patienten. Das Ausmaß der vegetativen Beteiligung variiert individuell stark, fehlt aber selten. Freud stellte in seiner klassischen Erstbeschreibung (noch unter dem Titel Angstneurose) von 1895 folgende **Symptome** zusammen, denen spätere Autoren kaum noch etwas hinzufügen konnten:

- allgemeine Reizbarkeit wie gesteigerte Erregung, Überempfindlichkeit gegen Geräusche und Schlaflosigkeit
- ängstliche Erwartung: „Die ängstliche Erwartung ist das Kernsymptom der Neurose … man kann sagen, dass hier ein *Quantum Angst frei flottierend* vorhanden ist, welches bei der Erwartung die Auswahl der Vorstellungen beherrscht und jederzeit bereit ist, sich mit irgend einem passenden Vorstellungsinhalt zu verbinden."
- Angstanfälle: Diese brechen entweder plötzlich ein (Gefühl des „Schlagtreffens") oder sind an Körperfunktionen (Atmung, Herztätigkeit, Vasomotorik usw.) gebunden.
- vegetative Äquivalente des Angstanfalls wie Störungen der Herztätigkeit, der Atmung, Schweißausbrüche, Zittern und Schütteln, Anfälle von Heißhunger, anfallsartige Durchfälle und weitere
- nächtliches Aufschrecken, das einen Angstanfall vertritt
- Schwindelphänomene, die man ebenfalls als Angstkorrelate auffassen muss und die bis zu Ohnmachten gehen können
- phobische Phänomene, die Freud bereits in zwei Gruppen aufteilte, grob in die isolierten Phobien und die Agoraphobie (→ Kap. 3.1.4)
- Eingeweidebeschwerden (Brechreiz, Übelkeit, Durchfall, Harndrang)
- Parästhesien, die den Schwindel oder Angstanfall begleiten

Ein wichtiges und mit einigem Recht als gesondert zu erfassendes Ereignis im Rahmen der Angstanfälle ist ihre Kombination mit Hyperventilationsabläufen. Dieses Krankheitsbild wird traditionell als **Hyperventilationstetanie** bezeichnet. Es geht im Sinne der Definition des DSM ganz in der Panikstörung auf. Eine Kombination von Angstanfällen mit einer Hyperventilation ist zum Beispiel für mehr als die Hälfte der Agoraphobien gesichert. Das klinische Bild entsteht durch die massiv verstärkte Atmung, welche dann über die sekundäre Alkalose des Blutes tetaniforme Krämpfe, insbesondere der Hände („Pfötchenstellung") bewirkt. Das Krankheitsbild der Hyperventilationste-

tanie ist eher häufig. Früher oder später sieht es jeder, der in einer Notfallambulanz tätig ist. Oft haben die Patienten auch keine bewusste Angst, genauso wenig wie sie ihre Hyperventilation selbst wahrnehmen. Von hier aus gibt es einen fließenden Übergang bis hin zu einer dramatisierenden Ausgestaltung und Darstellung des Anfalls, was mit einiger Berechtigung dann auch seine Betrachtung als ein *hysterisches/histrionisches Phänomen* (→ Kap. 6.2) gestattet. Nicht selten werden Anfälle dieser Art im sozialen Feld erpresserisch eingesetzt.
Die **Differenzialdiagnose** muss deswegen vor allem von Angstzuständen beim Borderline-Syndrom und bei Psychosen abgrenzen. Panikartige Angstzustände finden sich auch nach Rauschgiftintoxikation („Horrortrip"); die Ursache dieser Zustände wird von den Patienten jedoch meist angegeben.

Epidemiologie und Verlauf

Die Prävalenz für die Panikstörung liegt bei 1 bis 3 % der Bevölkerung. Die dramatischen Erscheinungen der Panikstörung zeigen eine gewisse spontane Remissionsrate im natürlichen Verlauf. Die genauere Untersuchung verdeutlicht, dass die Patienten gelernt haben, mit den Erscheinungen zu leben – je besser ihnen dieses gelingt, desto geringer wird auch die Anzahl der tatsächlich auftretenden Attacken. Je stärker die *„Angst vor der Angst"* das Leben der Patienten beherrscht, desto eher neigen sie zu Chronifizierungen und zum Übergang in phobische, vor allem agoraphobische Krankheitsbilder.

Psychodynamik und Pathogenese

Der für die Panikstörung in der DSM-Definition angenommene fehlende Zusammenhang mit angstmachenden Reizen oder Situationen ist problematisch. Jeder Angstkranke hat schon aus Gründen der Abwehr und Erhaltung der Selbstachtung ein Interesse daran, den Angstanfall als ohne jeden Zusammenhang mit seiner Person und seinen Problemen ablaufend zu erleben. Die Angst wird erst einmal als „grundlos" erlebt. Bei kooperativen Patienten, etwa im Rahmen einer analytischen Therapie, ist jedoch ausnahmslos ein Auslöser der

Angstattacke objektivierbar. Meist handelt es sich um flüchtige Impulse, Affekte (Ärger!), Ideen, die wegen der subjektiven Bedrohlichkeit rasch unterdrückt/verdrängt werden. Dieser von der Psychoanalyse seit langem beobachtete Zusammenhang unterdrückter aggressiver Impulse mit dem Entstehen einer Angstsymptomatik scheint heute im Rahmen der Betonung der Rolle aversiver (negativer) Emotionen bestätigt zu werden.

Ein Großteil der Angsterscheinungen, vor allem die paroxysmalen Attacken, lässt sich über das oben geschilderte **Konfliktmodell** (→ Kap. 2.1) gut entwickeln. Die Abwehr nicht akzeptabler Emotionen, vor allem unterdrückter aggressiver, kritischer, „egoistischer" oder auch nur autonomer Impulse, kann bei entsprechend disponierten Menschen zu einem massiven inneren Konflikt führen, der im ursprünglichen Sinne „Angst macht". Die, natürlich irrationale, neurotische Logik sähe dann so aus, dass der Patient lieber Angst als zum Beispiel einen Konflikt mit dem Gewissen, mit einem anderen Bild von sich selbst, mit einer äußeren Autorität hätte. Auch das **kognitionspsychologische** Angstverständnis bezieht sich auf intrusive (= sich aufdrängende) Kognitionen oder Emotionen, womit der gleiche Zusammenhang unterdrückter und abgewehrter Gedankeninhalte gemeint ist.

Beim bereits erwähnten J. Bowlby kommt noch ein **ethologisches Modell** der Angstentstehung hinzu: Dieser Autor entwickelte ein heute breit rezipiertes Konzept der primären Bindung (attachment) des Kindes an die Mutter, das bei allen Primaten zu bestehen scheint. Angst entsteht im Sinne dieses Konzeptes immer dann, wenn das Motivationssystem Bindung (→ Kap. 1.4.2) durch äußere Ereignisse bedroht wird (die dann im Verlauf einer gestörten Entwicklung zu bedrohlichen inneren Ereignissen werden können). Damit spielen Trennungserlebnisse oder allein die Befürchtung solcher Erlebnisse für die Entstehung menschlicher Ängste eine entscheidende Rolle. Diese Bedingung kann die schon geschilderten problemlos ergänzen.

Therapie

Die **symptomatische Therapie** des eigentlichen Angstanfalls ist einfach: Wichtig ist ein bestimmtes und ruhiges Auftreten gegenüber dem Patienten. Besteht eine Hyperventilation, so kann man ihn teil-

weise rein verbal dazu bringen, die Hechelatmung einzustellen. Durch die vor den Mund gehaltene Hohlhand wird die Rückatmung von CO_2 verstärkt, was wiederum die Azidose des Blutes und somit den Rückgang der Erscheinungen fördert. (Der oft empfohlene Plastikbeutel ist wirksam, erhöht aber bei manchen Patienten die Erstickungsangst!) Bei schwersten Angstanfällen sollten Anxiolytika, vor allem Diazepam-Derivate verabreicht werden (besser i.v. und dem Patienten keine Packung mitgeben!).
Therapie der Wahl für die eigentliche Panikstörung ist die Psychotherapie, wobei die **kognitiv-behaviorale Therapie** (cognitive behavioral therapy, CBT) sich als besonders wirksam erwiesen hat. Psychodynamische Kurztherapie ist in jüngerer Zeit ebenfalls als wirksam evaluiert worden (Milrod et al. 2007). Neuere analytische Therapieformen sind besonders bei der Komorbidität mit Persönlichkeitsstörungen zu erwägen. Eine Einleitung der Behandlung mit Psychopharmaka, in erster Linie SSRI-Präparate (selektive Serotonin-Wiederaufnahmehemmer), kann in Betracht gezogen werden. Das Anhalten des Therapieerfolgs über die Behandlung hinaus liegt ganz eindeutig auf Seiten der Psychotherapie, weswegen ihr immer der Vorzug zu geben ist. Eine Kombination beider Optionen ist möglich.

3.1.3 Generalisierte Angststörung

Bei der Generalisierten Angststörung (ICD-10: F41.1) handelt es sich um einen durchgängigen Angstzustand unterschiedlicher Intensität, der von einem Gefühl dauernder innerer Unruhe über die Wahrnehmung von ständiger Anspannung bis zu anhaltenden Besorgnissen über die verschiedensten Dinge reichen kann („Sorgenkrankheit").

Symptomatik

Die Leitsymptomatik ist eine generalisierte und anhaltende Angst, die typischerweise weder in Attacken verläuft, noch durch Eigenheiten der Umgebung oder konkrete Ereignisse begründet ist. Die Patienten haben gewissermaßen „Angst vor allem und jedem". Es wird deutlich, dass es sich hier um jenen Teil von Freuds Beschreibung des Bildes der Angstneurose handelt, den er als „frei flottierende" Angst bezeichnete. Dieser Terminus ist wegen seiner Anschaulichkeit in das DSM-III und die ICD-10 eingegangen.

- Das vegetative Bild ist durch alle Phänomene **chronischer Anspannung** (z. B. ständige Unruhe, Schwitzen, Zittern, Herzklopfen, Nervosität, Schreckhaftigkeit, Schwindel, Oberbauchbeschwerden, Durchfälle und vieles andere, individuell wieder sehr unterschiedlich betonte) gekennzeichnet. Ein **schlechter Schlaf** ist fast die Regel.
- Fast alle Patienten zeigen eine gesteigerte motorische Aktivität, die sie oft weniger als die **innere Unruhe** wahrnehmen. Sie müssen ständig etwas tun (was oft der Umgebung mehr als ihnen selbst auffällt) und leiden an einer charakteristischen **Unfähigkeit zur Entspannung** („immer auf Achse"). In manchen Aspekten erinnert dieses Störungsbild an den sog. Typ A, wie er im Rahmen der koronaren Herzkrankheit beschrieben wurde (→ Kap. 8.1).
- **Ständige Befürchtungen und Sorgen** dominieren das inhaltliche Denken und sind ein regelhaft anzutreffender, bei einer Reihe von Patienten sogar der eigentlich im Vordergrund stehende pathologische Befund.

Epidemiologie und Verlauf

Die **Prävalenz** der Generalisierten Angststörung liegt bei 2,5 % bis 5 % der Bevölkerung. Eine Kombinationen mit Erscheinungen der Panikstörung im Sinne der früher so genannten Angstneurose ist nicht selten.

Im **Verlauf** der Generalisierten Angststörung ist die spontane Erholungsrate geringer als bei der Panikstörung. Es besteht heute Einigkeit darüber, dass es sich zwar um ein weniger dramatisches, dafür aber schweres und überwiegend chronisch verlaufendes Krankheitsbild handelt. Auch ist sein Beginn eher schleichend („immer schon ängstlich gewesen"). Frauen überwiegen deutlich, während dies bei der Panikstörung weniger der Fall zu sein scheint. Im Alter tritt, wie bei vielen neurotischen Symptomen, eine spontane Milderung auf. Offensichtlich ist insgesamt die Behinderung durch die Erkrankung nicht so schwer wie bei vergleichbaren Störungen. Mit gut 40 % stellen depressive Verstimmungen die häufigste Komplikation dar.

Psychodynamik und Pathogenese

Wahrscheinlich gilt das oben für die Panikstörung betonte Konfliktmodell auch in Teilen für die Generalisierte Angststörung. Die gewichtigere Rolle zur Erklärung chronischer Ängste kommt für die Generalisierte Angststörung jedoch dem **Defizitmodell** (→ Kap. 2.2) zu. Dieses Verständnis geht von einer Symptomentstehung infolge einer psychischen Schädigung des Menschen in seiner Entwicklung aus. Dabei erlebt der Patient immer wieder (meist ohne umschriebene auslösende Situation) seine innere „Brüchigkeit", seine Ich-Schwäche. Dieses Erlebnis führt zum Bedrohungsgefühl, dieses löst Angst aus. Da die Angst nur unzureichend abgewehrt werden kann – eben wegen der Ich-Schwäche – kommt es zum mehr oder weniger starken Durchbruch der Angst als Symptom. Angstfreiheit ist nur schlecht für den Patienten herstellbar. Der mehrfach zitierte J. Bowlby hat eine große Anzahl von Untersuchungen anderer Autoren über Angstpatienten neu interpretiert. Die traumatisch erheblich belastete Entwicklung, welche die Verfasser zwar berichten, aber pathogenetisch nicht beachtet hatten, war in vielen Fällen nachweisbar. Ein Modell der Angstentstehung bei der Angstneurose – speziell: Generalisierten Angststörung – ist in → Abb. 3-5 wiedergegeben.
Folgendes **psychobiologisches Verständnis** bietet sich an: Die Ängste des Angstkranken persistieren größtenteils, weil seine Entwicklungsbedingungen es ihm nicht erlaubten, eine stabile Persönlichkeit mit stabilen Angstbewältigungsmechanismen zu etablieren. Im oben angeführten Modell der Panikstörung nach Shear et al. (s. S. 97) hieße dies, dass zur angeborenen erhöhten neurophysiologischen Erregbarkeit eine **psychologische Vulnerabilität** hinzukäme, die in eine **neurophysiologische Vulnerabilität** führte. Der konflikthafte Umgang mit den Ängsten, das oft hysteriforme Agieren und Dramatisieren könnten in diesem Sinne als sekundäre Versuche der „Neurotisierung" von erhaltenen Entwicklungsschäden interpretiert werden. Die Ich-Schwäche besteht also nicht nur darin, dass Angst so gut wie gar nicht toleriert wird („Angst vor der Angst"), sondern auch darin, dass

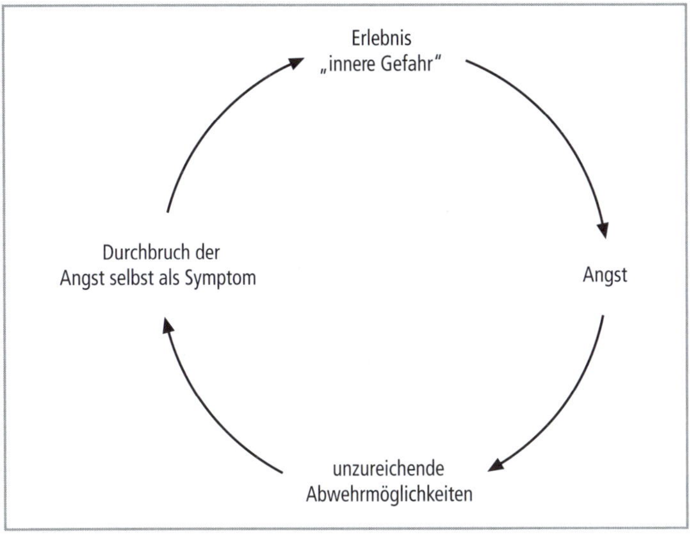

Abb. 3-5 Modell der Angstentstehung, vor allem bei der Generalisierten Angststörung.

die Abwehr der Angst in der Neurose praktisch misslungen ist. Im Kern besteht bei der Pathogenese der Angstkrankheiten eine *Wechselwirkung* von sich differenziell verstärkenden psychischen, sozialen und biologischen Bedingungen.

Klinisches Beispiel Es handelt sich um eine 21-jährige Frau, die in einer Psychosomatischen Klinik aufgenommen wird. Bei der Aufnahme schildert sie, dass sie diffuse Angstgefühle, Ängste vor allem und jedem habe, die sie nicht begründen könne. Diese Ängste überfielen sie schlagartig, sie könne nichts dagegen unternehmen, am schlimmsten seien die Ängste nachts. Sie berichtet dann, dass die Beschwerden ziemlich genau ein Jahr vor der stationären Aufnahme auftraten. Ihr wurde damals abends immer schlecht, anfangs noch ohne Angstzustände, jedoch habe sie immer gleich an die schlimmsten Krankheiten gedacht und deswegen große Befürchtungen gehabt. Als eine Internistin ihr sagte, dass ihre Übelkeit etwas mit seelischen Ursachen zu tun habe, schwanden die körperlichen Symptome fast schlagartig und der Patien-

tin wurden jetzt Ängste bewusst, die sie vorher als solche nicht wahrgenommen hatte.
Kurze Angaben zur Biographie der Patientin: Sie ist das älteste von vier Kindern einer Frau, die sich als halbprofessionelle Prostituierte im Umkreis von Kasernen bewegte. Alle vier Kinder stammen von einem anderen Vater. Die ersten drei bis vier Lebensjahre verbrachte die Patientin in verschiedenen Pflegestellen, wo sie z. T. misshandelt wurde. Zwischendurch bestanden auch Heimaufenthalte. Ab dem vierten Lebensjahr lebte sie bei der Großmutter. Jetzt stabilisierte sich das Leben deutlich. Die Patientin schloss die Schule mit der mittleren Reife ab und machte eine Lehre als Industriekauffrau. Sie kümmerte sich mit auffallendem Interesse um die jüngeren Geschwister, machte die nötigen Gänge zu den Sozialämtern und setzte auch die Mutter unter Druck, damit diese sich nicht ständig ihren Verpflichtungen entzog. Nach allem, was wir in Erfahrung bringen konnten, ist sie die Stabilste in dieser so geschädigten Familie. Der Zusammenbruch der Patientin, der mit der Übelkeit begann, die während der ersten Wochen noch für die Angst stand, steht in einem unmittelbaren zeitlichen Zusammenhang mit dem Verlust des Arbeitsplatzes.

Obwohl es einige Hinweise auf Bereiche gibt, in denen man das psychoanalytische Konfliktmodell einsetzen könnte, scheint es uns insgesamt sinnvoller, hier mit dem Defizitmodell zu arbeiten. Fraglos ist die Patientin jemand, der am Beginn seines Lebens massiv geschädigt wurde: wechselnde und wahrscheinlich schlechte Pflegestellen, Heimaufenthalte. Erst mit dem vierten Lebensjahr kehrt eine gewisse Ruhe ein, und offensichtlich ist es den Großeltern überhaupt zu verdanken, dass die Patientin sich weiterhin so gut entwickelte. Aber die „innere Brüchigkeit" bleibt. Solange die äußeren Umstände gut sind, solange die Patientin eine erfolgreiche Schülerin und eine angesehene Mitarbeiterin in ihrer Firma ist, kann sie die strukturellen Ausfälle ausreichend kompensieren. Als die Firma in Konkurs geht und sie ihren Arbeitsplatz verliert, kommt es in der Patientin zu so etwas wie einem inneren Konkurs. Die Krankheit kann einige Zeit noch als „quasi organische" organisiert werden, das Krankheitsverständnis einer kompetenten Ärztin ermöglicht der Patientin schließlich den Zugang zu einem verbesserten Selbstverständnis und damit den Schritt in eine erfolgreiche Therapie.

Therapie

Therapeutisch gilt in großen Zügen das bei der Panikstörung (→ Kap. 3.1.2) Ausgeführte, jedoch liegt beim größeren Teil der Menschen mit generalisierten Ängsten eine Ich-Schwäche vor, die auch stützende Maßnahmen erfordert. Die Wirksamkeit psychodynamischer Kurztherapie ist belegt (Crits-Christoph et al. 2005). Auf die Differenzierung der psychodynamischen Therapie in Richtung der unterschiedlichen Angsttypen geht Hoffmann (2008) ein.

3.1.4 Phobische Störungen (Phobien)

Phobische Störungen (ICD-10: F40) sind Angstkrankheiten mit gerichteten, an einen Gegenstand oder eine Situation gebundenen Ängsten. Diese können das Ausmaß von Panikattacken erreichen. Eine Phobie ist durch die folgenden Charakteristika gekennzeichnet:

- Entstehung von Angst, gebunden an eine reale Situation oder ein Objekt;
- diese Angst ist in jeder Hinsicht in Bezug auf den Angstauslöser unrealistisch und
- sie kann nicht durch die Vernunft erklärt oder durch den Willen beseitigt werden;
- die Angst führt durch Vermeidungen zu einer nennenswerten Einschränkung (Leiden) des täglichen Lebens.

Der Begriff stammt vom griechischen Wort Phobos (= der Schrecken, der Scheucher). Die Begrenztheit auf einen oder mehrere umschriebene Angstauslöser unterscheidet Phobische Störungen von den allgemeinen Angstkrankheiten, das sind die Panikstörung und die Generalisierte Angststörung. Erwartungsängste vor der furchterregenden Situation spielen bei den Phobien eine entscheidende Rolle. Durch Vermeidung der Situation können die Patienten in der Regel Angstfreiheit erreichen. Diese Beschreibung zeigt gleichzeitig, dass die Abwehr und die Ich-Stärke bei den Phobien deutlich besser sind als bei den ungerichteten Angststörungen. Es erscheint uns von Wichtigkeit, als Phobien nur Ängste von klinischer Relevanz (bis zur

Angstüberflutung) zu bezeichnen. So lassen sich die häufigen, aber banalen Alltagsphobien, die immer subklinisch bleiben, ausgliedern und auch die Befürchtungen der Hypochonder (ohne Panikzustände) von den krankheitsbezogenen Phobien abgrenzen.

Untertypen der Phobischen Störungen

- **Agoraphobie**: Die Agoraphobie ist eine irrationale Furcht vor oder ein intensiver Wunsch nach Vermeidung von Situationen, bei welchen das Haus/die Wohnung verlassen und öffentliche Orte aufgesucht werden. Die Furcht vor einer Situation der Hilflosigkeit in der Öffentlichkeit wird besonders im Zusammenhang mit Angstanfällen empfunden.
- **Soziale Phobien**: Soziale Phobien sind durch eine chronische und beeinträchtigende Angst vor sozialen Interaktionen, in denen die Patienten eine negative Bewertung durch andere befürchten, gekennzeichnet. Die Angst vor Beschämung spielt eine entscheidende Rolle.
- **Spezifische (isolierte) Phobien**: Diese Kategorie fasst alle klar strukturierten Phobien wie Tierphobien (Zoophobien), Höhenängste (Akrophobien), Ängste vor Gewittern, vor Feuer usw. zusammen. Krankheitswert haben diese Störungen nur, wenn sie mit einer nennenswerten Beeinträchtigung verbunden sind.

Die an ein **Objekt** oder eine **Situation gebundene Furcht** ist das Leitsymptom aller Phobien. Insgesamt variiert die Symptomatik deutlich. Dies gilt einerseits für die Intensität der Symptome, die zum Beispiel von der subklinischen Angst vor Spinnen, welche viele Frauen verspüren, und der man Symptomrang kaum zubilligen kann, bis hin zu Zuständen schwerster Behinderung reicht. Andererseits ist auch die Varianz der Symptomqualitäten groß. Sie geht von den isolierten, stabilen Phobien, mit denen ihre Träger oft einen erträglichen Modus vivendi finden, bis hin zu den schweren, progredienten und chronifizierenden Formen, die sich immer mehr ausbreiten. Die klinisch bedeutsamsten Phobien sind solche vor offenen Plätzen, Menschenansammlungen oder geschlossenen Räumen (Kabinen, Kino, Theater u.a.), Verkehrsmitteln (Bahnen, besonders Flugzeuge). Diese Störungen können sich untereinander vielfältig kombinieren. Bei den Ängsten in geschlossenen Räumen (Klaustrophobien) spielt die Furcht, die Situation nicht jederzeit verlassen zu können, eine wichtige Rolle.

Alle Phobien, insbesondere die Agoraphobie und die letztgenannten, können mit panikartigen **Angstanfällen** verbunden sein. Dann richtet sich die Angst oft auf den Punkt, in der Öffentlichkeit einen Angstanfall zu bekommen, in eine hilflose Position zu geraten. Es entsteht das klinisch so bekannte Phänomen der „Angst vor der Angst", gewissermaßen eine Phobophobie. Diese Ängste sind in Gegenwart von „schützenden Objekten" deutlich gemildert. Entweder sind dies Personen oder sicherheitsgebende Symbole (ein Hund oder auch nur eine Handtasche oder ein Regenschirm). Durch **Vermeidung** der gefürchteten Gegenstände oder Situationen kann sich der Phobiker im Prinzip Angstfreiheit verschaffen.

Patienten, deren aktive Überkompensation der Angst das Leben zunehmend beherrscht, bezeichnet man aus psychodynamischer Sicht als **Kontraphobiker**. Diese Menschen sind im gleichen Maße immer gezwungen, das zu tun, was ihnen eigentlich Angst macht, wie der ursprüngliche Phobiker gezwungen ist, eben dies zu vermeiden. Ein typisch kontraphobisches Verhalten wäre zum Beispiel, wenn ein Patient mit Höhenängsten die Bergsteigerei zu seinem Freizeitinhalt macht, dessen Überwertigkeit ihn in einem anderen Sinne dann ähnlich einengt wie die abgewehrte Höhenangst. Cave: Da das aktive Umgehen mit Ängsten fraglos die günstigste Richtung der (Selbst-) Heilung aufweist, sollte man von Kontraphobie nur da sprechen, wo eine erneute Einschränkung der psychischen Möglichkeiten durch die Methode der Angstvermeidung erfolgt.

Eine Reihe von Ängsten kann durch Vermeidung nur unvollständig begrenzt werden. Es sind dies besonders die Phobien, welche sich auf den eigenen Körper, Organe oder Krankheiten beziehen. Die quälende Befürchtung, in der eigenen Erscheinung (Nase, Haut, Kopfform u.a.) missgebildet zu sein, wird **Dysmorphophobie** genannt. Sie zeigt fließende Übergänge zur monosymptomatischen Wahnbildung. Die **Krankheitsängste**, vor allem die Karzinophobie, sind gerade we-

gen der mangelnden Vermeidungsmöglichkeiten oft kaum erträglich und für Patienten und Ärzte gleichermaßen belastend. Sie zeigen zahlreiche Ähnlichkeiten mit hypochondrischen Entwicklungen. Ängste, sich zu beschmutzen oder andere zu verletzen, bilden nicht selten den Übergang zur Zwangsdynamik. In der ICD-10 werden diese Zustände aber nicht unter den Phobien, sondern als Hypochondrien klassifiziert (→ Kap. 3.1.6).
Phobien sind regelmäßig vorkommende Erscheinungen. Nach verschiedenen Untersuchungen treten sie in der Gesamtbevölkerung mit 5 bis 10 % auf, erreichen jedoch nur in einem Bruchteil davon ein schweres Ausmaß. Frauen sind allgemein häufiger betroffen als Männer.

3.1.4.1 Agoraphobie

In der Neudefinition der ICD-10 ist die Agoraphobie (ICD-10: F40.0) ein eher uneinheitliches Störungsbild, das sich um Befürchtungen zentriert, den Sicherheit gebenden Ort der eigenen Wohnung/des eigenen Hauses zu verlassen und sich an „öffentliche Orte", in Geschäfte, in Verkehrmittel, in abgeschlossene Räume o. Ä. zu begeben. Befürchtet wird ein Zusammenbruch, eine Ohnmacht, kurz, ein imaginierter Skandal.

Symptomatik

Die Agoraphobie ist die häufigste, oft schwerste und deswegen klinisch wichtigste Form der gebundenen Ängste. Während früher die „Platzangst" (griech.: agora = Marktplatz) im Sinne der Angst vor weiten Flächen und Räumen verwandt wurde, meint der Begriff heute eher klaustrophobe Ängste (Ängste vor Beengung), zum Beispiel:

- Ängste in Menschenmassen, beim Schlangestehen, in Kaufhäusern, bevölkerten Straßen, Läden und Verkehrsmitteln
- Die Furcht beginnt oft damit, das Haus oder die Wohnung ohne Begleitung zu verlassen. Es werden immer wieder Fälle beschrieben, in denen die Betroffenen bereits seit Jahren an das Haus „gefesselt" sind und von Partnern oder Nachbarn versorgt werden.

- Oft besteht eine Angst vor einem Ohnmachtsanfall oder einer Herzattacke in der Öffentlichkeit.
- Zahlreiche vegetative Angstkorrelate wie Schwindel, Benommenheit, Kreislauferscheinungen, Herzsensationen, Schweißausbrüche u. a. sind die Regel. Manchmal nehmen die Patienten längere Zeit nur diese körperlichen Veränderungen und noch gar nicht ihre Angst in den entsprechenden Situationen wahr. Fast pathognomonisch ist die Klage über die Klimaanlagen in Kaufhäusern und die durch sie verursachte schlechte Luft, derentwegen man meint, dort nicht einkaufen zu können.
- Oft kristallisieren sich die agoraphoben Ängste später im Bilde der Herzangststörung (→ Kap. 3.1.5).
- Auch ist bei mehr als der Hälfte der Agoraphobiker die Phobie mit Angstattacken und Hyperventilationsanfällen kombiniert.

Wegen dieser auffallenden **Ähnlichkeit** mit dem Bild der **Panikstörung** ist dafür plädiert worden, das Krankheitsbild als Sonderform der Panikstörung (früher Angstneurose) und nicht der Phobie zu verstehen. Dieses phänomenologische Argument findet auch von der Psychodynamik her eine deutliche Stütze (s. u.). Die **ICD-10** unterscheidet eine Agoraphobie mit Panikstörung (F40.01) und ohne Panikstörung (F40.00).

Epidemiologie und Verlauf

Die **Prävalenz** von Agoraphobien liegt bei 1,5 bis 3 % der Bevölkerung. Dabei kommt fast nur der mit einer Panikstörung assoziierte Untertyp in klinische Behandlung. Der Anteil der Frauen bei der Agoraphobie macht 80 bis 90 % aus. Er liegt damit noch über dem allgemein hohen Anteil des weiblichen Geschlechts bei den anderen Angststörungen. Der Beginn der Agoraphobie liegt im dritten Dezennium, kann aber noch deutlich später eintreten.

Der Verlauf ist variabel. Spontane Rückbildungen werden nach einem Jahr seltener, chronische Verläufe scheinen zu überwiegen.

Psychodynamik und Pathogenese

Wir beginnen mit Überlegungen, die für alle Phobien gelten: Zur Grunddynamik der Angstpathogenese meint K. König, dass allen diesen Patienten eine **Unfähigkeit zur Selbststeuerung** in vielen Bereichen, insbesondere aber in der Impulskontrolle, gemeinsam sei. Daher neigten sehr viele Phobiker dazu, die Bestimmung über sich selbst an Dritte („schützende Objekte") weiterzugeben. Bei einem Teil der phobischen Patienten liegen **Ängstliche** (früher: selbstunsichere) oder so genannte **Abhängige Persönlichkeitsstörungen** (→ Kap. 5.2.3) vor; das ist aber keineswegs immer der Fall. Eine größere Gruppe von Phobikern zeigt auch zwanghafte Persönlichkeitsstrukturen. Hier überwiegen die Ängste, andere zu verletzen und zu gefährden und es gibt **fließende Übergänge zur Zwangsstörung** (→ Kap. 3.3).

- Nur bei einer Minderzahl der Phobien handelt es sich um konkrete negative Erfahrungen mit dem **angstauslösenden Objekt**, z. B. mit Schlangen, Fahrstühlen usw., die dann einfach persistieren.
- Ursache der meisten Phobien ist – in psychodynamischer Betrachtung – eine **unbewusste Vorstellung**, deren Inhalt verdrängt ist. Für diese intrapsychisch erlebten Gefahren treten die in der Außenwelt erlebten Gefahren dann stellvertretend ein. Die äußere Situation, die gefürchtet wird, steht symbolisch für eine innere Bedrohung. Genaugenommen heißt das: Gefürchtet wird eigentlich die nicht verbalisierbare Vorstellung, die der Patient mit dem Gegenstand bzw. der Situation Spinne, Maus, Marktplatz, Kaufhaus usw. verbindet, und nicht der Gegenstand selbst.
- Es findet somit als zentraler Abwehrvorgang eine Verschiebung des Angstobjektes **von innen nach außen**, bzw. eine Verschiebung seines Bedeutungsgehaltes, statt. Kognitionspsychologisch werden dem phobischen Objekt unrealistische Eigenschaften attribuiert.
- Das nach außen verschobene Angstobjekt kann nun **vermieden** werden, was zur situativen Angstentlastung führt.
- Dieser Vermeidungsvorgang wird durch Lernprozesse eingeübt, kann so chronifizieren und sich auf assoziativ „benachbarte" Situationen ausweiten. Aus **lerntheoretischer Sicht** ist der Phobiker der Kranke, der sich aus Angst weigert, neue und korrigierende Lernerfahrungen zu machen. Wir vermuten, dass gerade bei chro-

nischen Phobien die auslösende Konfliktdynamik nicht selten längst irrelevant geworden ist und die Symptompersistenz durch Lernprinzipien (Vermeidung von Neulernen, Generalisierung, soziale Verstärkung) gut erklärbar ist.

Das **dynamische Grundmuster** vieler Phobien baut sich wie in → Abb. 3-6 dargestellt auf.
Manchmal sind es sexuelle Konflikte, die auf diese Art und Weise in die Außenwelt verlagert werden. Aus einer inneren Versuchungssituation wird so eine vermeintliche Gefährdung durch die Außenwelt. Beim zwanghaften Typ der Phobie dominieren die Ängste, andere zu bedrohen, das heißt aggressive Konflikte. Aus dem ursprünglichen Impuls, etwas subjektiv Verbotenes zu tun, wird so eine Angst vor etwas Äußerem. Der aktive Vorgang („ich will etwas") ist zu einem passiven Geschehen geworden („mir geschieht etwas"). Um den Preis der entstandenen Angst ist der innere Konflikt entlastet. Die **Vermeidung** der angstmachenden Situation gestattet dem Phobiker die Her-

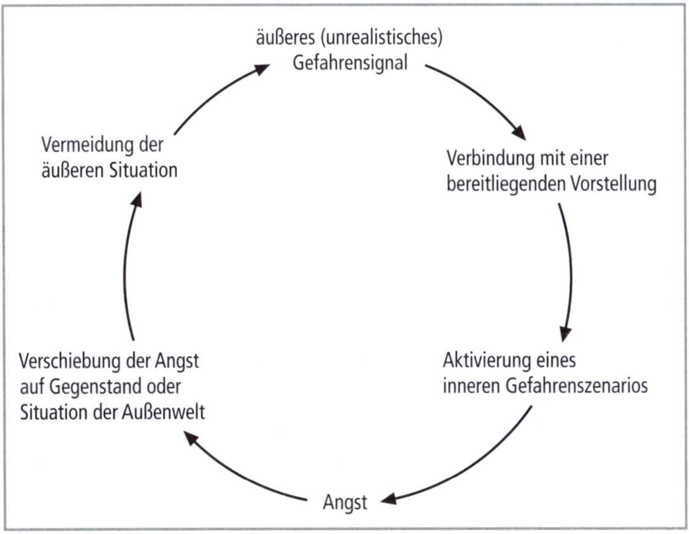

Abb. 3-6 Aufbau des dynamischen Grundmusters vieler Phobien.

stellung von Angstfreiheit – zumindest solange seine Ängste sich nicht allzu sehr ausgebreitet (generalisiert) haben.
Konflikte dieser Art bedingen nur eine phobische Untergruppe; pathogenetisch andere Probleme sind zum Beispiel Ängste vor starker Exposition, Ängste vor Beschämung, Bloßstellung, aber auch existenzielle Ängste wie Befürchtungen, sich zu verlieren, Trennungs- und Verlustängste sowie antizipierte Bedrohungserlebnisse. Die **physiologische Verunsicherung**, der „grausliche Kitzel", den man auf hohen Türmen und dergleichen empfindet, kann für den Ich-strukturell Gestörten eine solche Bedrohung darstellen, dass er die aufkommenden natürlichen (!) Ängste nicht bewältigt, weil sie ihn an weitergehende innere Bedrohungen erinnern (Akrophobie, Höhenangst). Diese Bedrohungen können gleichsam zu Recht empfundene Erlebnisse der Brüchigkeit des eigenen Ich darstellen. Auch die Beklemmung, die man in abgeschlossenen Räumen empfindet, das Erlebnis der abgeschnittenen Fluchtwege, ist primär erst einmal evolutionär sinnvoll. Da das Menschengeschlecht aus der Steppe stammt, sind wir, atavistisch verstanden, „Fluchttiere". Erst die Verkoppelung mit **unbewussten Fantasien** schafft die pathogene Ausgangssituation in der Phobie. Durch die Beachtung des Signalcharakters konnte die Verhaltenstheorie Signalqualitäten beschreiben, die offenbar über das Vehikel der „natürlichen Verunsicherung" in besonderer Weise geeignet sind, phobisch „ausgebaut" zu werden. Psychodynamisch könnte man sagen: Signalqualitäten, die besonders zur pathogenen Fantasietätigkeit (Symbolisierung) einladen.
J. Bowlby meint, dass die Gruppe der eigentlichen Phobien eher klein sei (was auch epidemiologisch zu belegen ist), dass hingegen eine relativ große Zahl von Erkrankungen bestehe, die man besser als **Pseudophobien** bezeichne. Zu diesen rechnet er auch die Agoraphobie. Bei der eigentlichen Phobie fürchtet der Patient – nach Bowlby – die Anwesenheit, Präsenz einer Situation oder eines Gegenstandes, die/den er dann zu vermeiden sucht. Bei der Pseudophobie hingegen leidet der Patient unter der Abwesenheit oder dem Verlust einer Bindungsfigur oder einer anderen sicheren Basis, auf die er sich normalerweise zubewegen würde. Nach Bowlbys Verständnis hat der Agoraphobiker nicht eigentlich Angst vor den Plätzen, den Straßen oder den Menschenmengen, sondern er vermisst in ihnen eine Bezie-

hungsperson, die ihm Sicherheit vermittelt (s. dazu die einleitende Überlegung von König!). Es geht also um die Drohung von **Trennung und Verlust**. Das eigentlich sei der Zustand, der dem Agoraphobiker panische Ängste mache. Deswegen argumentiert Bowlby auch dafür, die Agoraphobie den allgemeinen Angstzuständen, die hier als Panikstörung beschrieben wurden, unterzuordnen.
Auch **lerntheoretisch** lässt sich eine direkte Linie von Angstneurosen mit Panikattacken hin zu den Agoraphobien aufzeigen und begründen. Man kann davon ausgehen, dass eine *Untergruppe* von Agoraphobien dadurch entsteht, dass die anfangs isolierten Angstanfälle im Rahmen der Panikstörung phobisch organisiert wurden: Der Patient beginnt – oft unbewusst – generalisierend die Orte und Situationen zu meiden, an denen er Angsterlebnissen ausgesetzt war. Im Laufe der Zeit kann so die Panikerkrankung ganz in die Agoraphobie übergehen. Die Angstanfälle können schwinden, sind gewissermaßen „erfolgreich" verarbeitet worden. Auch diese Interpretation spricht dafür, dass die Agoraphobie in ihrer Pathogenese mehr mit der Angstneurose als mit den Phobien zu tun haben könnte.

Therapie

Die Ausführungen zur Therapie sind in → Kap. 3.1.4.3 zusammengefasst.

3.1.4.2 Soziale Phobien

Soziale Phobien (ICD-10: F40.1) stellen eine Gruppe von gerichteten Ängsten dar, bei denen Handlungen oder Kontakte, die eine reale oder befürchtete Interaktion mit anderen Menschen beinhalten, nachhaltig vermieden werden. Gegenstand der Befürchtungen ist eine abwertende Einschätzung durch die anderen in der sozialen Situation.

Die Soziale Phobie war 1980 bei ihrer Einführung im DSM-III die unbekannteste und „innovativste" Angststörung. Heute muss diese Neukonzeption als in besonderer Weise verdienstvoll angesehen werden, denn Soziale Phobien haben tatsächlich auch weiterhin etwas von einer „verborgenen Krankheit" an sich, sie sind ausgesprochen häufig und führen zu schweren und chronischen Leidenszuständen. Andererseits überschneiden sie sich auch in besonderer Weise mit zahlreichen nichtpathologischen Phänomenen wie Scheuheit, Wünschen nach sozialer Abgrenzung, Auftrittsangst, Lampenfieber u.a. Es ist deshalb gut, sich zu vergegenwärtigen, dass die Definitionen der modernen Diagnoseglossare operationale sind, die gezielt Setzungen (cut-off points) vornehmen, um Störungsbilder kategorial bestimmen zu können.

Symptomatik

Je nachdem, ob es sich um einen begrenzten Vermeidungsbereich oder um eine Reihe von Befürchtungen handelt, wird heute ein **umschriebener** und ein **generalisierter Untertyp** der Sozialen Phobie unterschieden.
Die Symptomatik wird nach den auslösenden Situationen in zwei Bereiche aufgeteilt:

- **Leistungssituationen**: Ängste, in der Öffentlichkeit zu reden (häufigstes Symptom überhaupt!), zu essen, zu trinken, Unterschriften zu leisten, eine Toilette aufzusuchen und weitere.
- **Soziale Interaktionen** in kleinen Gruppen (nicht Menschenmengen!): Ängste vor dem Kontakt mit Autoritäten, vor der Aufnahme eines Kontakts zum anderen Geschlecht oder zu Fremden überhaupt.

Das allgemeine Verhalten ist durch einen ausgeprägten **sozialen Rückzug**, entweder auf wenige vertraute Personen wie die Familie oder Freunde oder in die vollständige Isolierung gekennzeichnet. Buchstäblich alles im Leben, wie persönliche und berufliche Ziele, Freizeitgestaltung und Interessen orientieren sich am Ausmaß, in dem sie die Vermeidung sozialer Kontakte und Situationen zulassen. Die Einschränkung und das Leid dieser Menschen kann kaum überschätzt werden, zumal ihre Unsicherheit sie in der Öffentlichkeit nicht selten entweder als „linkisch" erscheinen oder als „arrogant" verkannt werden lässt.

Epidemiologie und Verlauf

Die Lebenszeitprävalenz liegt nach verschiedenen Studien für Frauen bei 9 bis 13 % und für Männer bei 5 bis 10 %. Damit ist die Soziale Phobie die wahrscheinlich häufigste Angststörung und die dritthäufigste psychische Störung überhaupt (nach Major Depression – mit dieser Störung besteht auch die höchste Komorbidität – und Alkoholabhängigkeit; auch mit der Alkoholabhängigkeit ist die Störung häufig sekundär vergesellschaftet).
Der Beginn liegt oft bereits in der Kindheit, spätestens aber in der Jugend. Nach dem 25. Lebensjahr gibt es kaum Neuerkrankungen. Entgegen früherer Annahmen werden aus „scheuen“ Kindern nicht zwingend sozialphobische Erwachsene. Der Verlauf ist ausgesprochen chronifizierend. Die gravierendste Form der Sozialen Phobie ist fraglos die vermeidende Angst vor dem anderen Geschlecht. Eine schwer abzuschätzende Anzahl von Menschen schafft es ein Leben lang aus Angst nicht, intimere Kontakte zum Gegengeschlecht auzunehmen. Das damit verbundene Leid ist leicht einfühlbar, auch wenn der Grund der sozialen Isolierung aus Scham meist verschwiegen wird.

Psychodynamik und Pathogenese

Übereinstimmung besteht heute dahingehend, dass einem konstitutionellem Faktor, den der Entwicklungspsychologe J. Kagan als „soziale Gehemmtheit“ (social inhibition) bezeichnete, wichtige Bedeutung zukommt. Gleichzeitig kommen gerade den frühen sozialen Interaktionen, besonders in der Schule (Hänseleien, Ausgrenzung als „Streber“, Abwertung durch Lehrer u. a.) und anderen sozialen Feldern, eine bisher noch unzureichend gewürdigte Bedeutung für Verstärkung oder Bewältigung sozialer Ängste zu.
Die Pathogenese ist gut nachvollziehbar von **kognitionstheoretisch**en Autoren (Clark u. Wells 1995) bearbeitet worden. Dabei zentriert sich das Verständnis um die folgenden Punkte:

- Das **Sicherheitsverhalten** mit dem Ziel, vermeintliche Blamagen zu vermeiden und Angstsymptome zu reduzieren.
- Die **Verschiebung** der Aufmerksamkeit weg von den externalen hin zu den internalen Vorgängen (z. B. vorbestehende Gewissheit

unangenehm aufzufallen, statt realitätsbezogener Überprüfung dieser Befürchtung in der Situation).

- **Verzerrte Konstruktionen des sozialen Selbst** aus der Betrachterperspektive, die immer als kritisch und abwertend vorausgesetzt wird. Das heißt, dass der Patient sich immer von außen wahrnimmt, sich mit fremden Augen betrachtet, und dies zusätzlich nicht auf realistische, sondern – in der Art seiner negativen Kognitionen – auf verzerrte Weise.
- **Antizipatorische** (lange vor den Ereignissen die Qual vorwegnehmende) **und nachträgliche** (das Erlebnis der Erniedrigung bestätigende) gedankliche **Verarbeitung**. Sowohl bei der antizipierenden als auch bei der nachträglichen Bearbeitung ist eine durchgängige Fehlwahrnehmung und -einschätzung der sozialen Situationen die Regel.

Das Modell der Sozialen Phobie nach Clark und Wells ist in → Abb. 3-7 zusammengefasst.

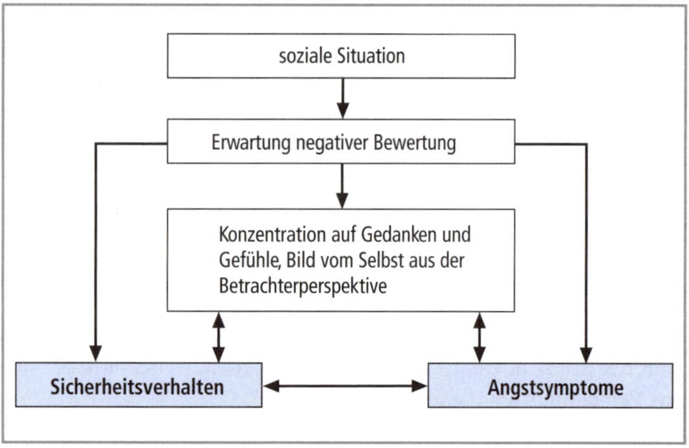

Abb. 3-7 Das Modell der Sozialen Phobie von Clark und Wells (1995) zentriert auf die verzerrte Wahrnehmung des eigenen Selbst und der sozialen Realität durch die antizipierte Erwartung negativer Bewertung.

Gegenüber dem Ausarbeitungsstand dieses Modells sind die **psychodynamischen** Perspektiven wenig betont worden. Nach Hoffmann (2003a) handelt es sich vor allem um die folgenden:

- Die **defizitäre Konzeption des eigenen Selbst** führt unmittelbar zu einer extremen Selbstunsicherheit, mittelbar stößt sie aber ungeeignete Kompensationsversuche an.
- Der nachteiligste Kompensationsversuch besteht in einer – als Kompensation für das schlechte Selbstgefühl entwickelten – **unbewussten Überhöhung der Selbstsicht**, die nicht wahrgenommen, sondern nach außen projiziert wird: Der Patient erlebt nun eine soziale Umwelt, die vermeintlich höchste Ansprüche an ihn stellt, denen er nie gerecht werden kann.
- Entscheidende Bedeutung kommt dem Affekt der **Scham** zu. Dieser komplexe Affekt ist ein eminent sozialer: Fast alle Emotionen von der Angst bis zur Schuld kann man für sich allein haben – die Scham bedarf (zumindest in der Fantasie) immer einer sozialen Situation. Von der Scham motiviert sind letztlich alle sozialphobischen Vermeidungen.
- Auch die Befriedigung des infantilen **Bindungsbedürfnisses** (attachment behavior, Bowlby; → Kap. 1.4.2) ist entscheidend für die spätere Fähigkeit, Sicherheit in sozialen Situationen zu generieren. Wurde wenig Bindungssicherheit gewonnen, so muss notwendig auch die soziale Sicherheit beeinträchtigt sein.

Therapie

Die Ausführungen zur Therapie sind in → Kap. 3.1.4.3 zusammengefasst.

3.1.4.3 Spezifische (isolierte) Phobien

Als Spezifische Phobien (ICD-10: F40.2) werden alle auf eine konkrete Auslösesituation oder ein umschriebenes Auslöseobjekt gerichteten Ängste bezeichnet. Es kann sich dabei um sehr schwere und beeinträchtigende wie auch vergleichsweise banale Furchtobjekte handeln.

Symptomatik

In den älteren Klassifikationen war es gerade die Vielfalt der möglichen Angstobjekte, die zu immer neuen und wenig erhellenden Bezeichnungen führte. Bestenfalls gaben diese überwiegend griechischstämmigen Listen Kenntnis von der humanistischen Bildung der Autoren. In den Faktorenanalysen von I. Marks fanden sich keine Hinweise, welche die nosologische Einzelbewertung stützten. So kam es zu der jetzt aktuellen Sammelkategorie. Die **häufigsten phobischen Angstauslöser** sind die folgenden:

- Ängste vor Tieren, gehäuft vor Spinnen, Schlangen, kleinen Nagern, aber auch Hunden u. a.
- Ängste vor Naturerscheinungen wie Höhensituationen, Dunkelheit, Gewitter, Feuer
- Ängste vor der Schule
- Ängste vor Arztbesuchen, vor Spritzen, vor Blut, vor Ansteckung
- Ängste vor Krankheiten, vor allem Krebs, Hirntumoren, AIDS, BSE, Multipler Sklerose

Daneben gibt es eine Unzahl sehr individueller, bestenfalls einmaliger Phobieobjekte. Die Ängste vor Beengung (Klaustrophobien) sind Teil der Agoraphobie (→ Kap. 3.1.4.1) geworden. Die Krankheitsphobien zeigen eine Nähe zur Hypochondrischen Störung (→ Kap. 3.1.6), neigen aber, wie alle Phobien, im Gegensatz zu dieser auch zu anfallsartigen Angstüberflutungen (Panikattacken).

Epidemiologie und Verlauf

Die Lebenszeitprävalenz in der Bevölkerung liegt bei über 10 %, wobei die Frauen traditionell überwiegen. Dabei wird gerade bei den Spezifischen Phobien deutlich, wie sehr die Prävalenzrate von der klassifikatorischen Definition abhängt. Mit Sicherheit ist die Rate „harmloser“ und oft peinlich verschwiegener oder rationalisierend begründeter Phobien erheblich höher als die der fachliche Hilfe in Anspruch nehmenden Patienten.

Das Ersterkrankungsalter variiert: Tierphobien haben einen Gipfel im Vorschulalter, können aber durchaus später, dann aber seltener,

auftreten. Auch Ängste vor der Dunkelheit sind typisch kindliche Phobien. Ängste vor dem „ärztlichen Umfeld" beginnen ebenfalls oft in der Kindheit und haben eine Tendenz später zu chronifizieren. Schulphobien treten naturgemäß im Schulalter auf.
Alle Spezifischen Phobien haben, wenn sie das Erwachsenenalter erreichen, eine ausgeprägte Tendenz zur Persistenz.

Psychodynamik und Pathogenese

Besonders bei der Agoraphobie (→ Kap. 3.1.4.1) wurde bereits einiges für alle Phobien Gültige ausgeführt. Für dic Entstehung verschiedenster Angststörungen ist gesichert, dass **ängstliche Eltern** (die dem Kind keine Strategien zur Angstbewältigung, eben keine Sicherheit, vermitteln können) die Wahrscheinlichkeit des Auftretens von Ängsten bei ihrem Nachwuchs erhöhen.
Auch bei den Spezifischen Phobien sind eine Reihe von Angstauslösern natürlich bzw. evolutionär begründbar. Dazu gehören die **Ängste vor Dunkelheit** oder vor Exposition in der **Höhe** (Kontrollverluste) oder Ängste vor unbekannten, möglicherweise gefährlichen Tieren. Keine Spinne in Deutschland ist für den Menschen bedrohlich (auch nicht die europäische Tarantel!), trotzdem haftet ihnen allen die verbreitete Angst vor der „Giftspinne" an. Ähnliches gilt für die Schlangen, zu deren Ehrenrettung jedwede biologische Aufklärung nichts beitragen kann. Elektrische Geräte hingegen, mit deren potenzieller Gefährlichkeit wohl jeder schon Bekanntschaft gemacht hat, lösen so gut wie keine phobischen Ängste aus. Sie kamen ja auch ziemlich spät in der Evolution zu den Menschen. Das spricht z. B. auch gegen die Annahme des einfachen Persistierens von einmal angstmachenden Trigger-Abläufen, wovon die frühen behavioralen Modelle ausgingen. Offensichtlich sind bestimmte Reize sehr viel geeigneter als andere, die oben ausgeführte phobische Dynamik in Gang zu setzen.
Auch bei den **Arzt-, Blut- oder Ansteckungsphobien** ist nicht einfach zu unterstellen, dass sie auf entsprechenden aversiven Erlebnissen in der Kindheit aufbauen. Das kann sich zwar so verhalten, es muss aber nicht so sein. Wir unterstellen, dass es bei der Mehrzahl so gearteter Ängste letztlich um die Angst, sterben zu müssen, geht. Irgendwann erfährt das Kind seine Vergänglichkeit und die seiner Schutzper-

sonen. Obwohl die Gewissheit des eigenen Todes für niemanden erfreulich ist, gelingt es der Mehrzahl der Menschen mit ihr ohne anhaltende Ängste zu leben. Bei den Krankheitsphobikern wird diese Angst vor dem Tod unablässig phobisch antizipiert. Dies macht dynamisch Sinn, weil der Tod denjenigen, der immer an ihn denkt, nicht mehr überraschen kann. Der Krankheitsphobiker ist nicht mehr den Zufällen des Lebens ausgeliefert – er „weiß" bereits um seine unerkannte Krankheit, weil er sie ständig fürchtet. Der Preis dieses verfehlten Sicherungsverhaltens ist hoch (→ Kap. 3.1.6).
Die „Schulphobie" löst sich bei genauerer Analyse in zwei sehr unterschiedliche Dynamiken auf: **Schulphobiker** im alltäglichen Sinne fürchten nicht die Schule, sondern haben Angst das Elternhaus, die Mutter zu verlassen. Sie haben, genau genommen, eine Trennungsphobie, worauf schon Bowlby hinwies. Hingegen haben die **Schulverweigerer** sehr wohl Ängste vor der Schule, meist gelingt es ihnen aber, diese hinter mangelnder Motivation zu verbergen, was weniger beschämend ist.
Die folgende Fallgeschichte zeigt in ihrer Ausgestaltung auch manche agoraphoben Elemente, wiewohl sie aufgrund der situativen Begrenztheit der Angst und der guten Ich-Strukturen der Patientin die überwiegenden Kennzeichen einer Spezifischen Phobie bietet:

Klinisches Beispiel Die Patientin ist eine 33-jährige Hausfrau, die wegen folgender Beschwerden in einer Psychosomatischen Klinik aufgenommen wird: Sie leide unter starken Angstzuständen. Inhalt der Angst sei, dass sie fürchte, einen tetanischen Anfall zu bekommen. Diese Angst trete auf, sobald sie das Haus verlasse. Wenn sie selbst Auto fahre, sei die Angst unerträglich, weswegen sie das Fahren ganz aufgegeben habe. Wisse sie Ärzte in der Nähe, gehe es ihr besser. Auch die Brechampulle mit Kalzium „Frubiase", die sie in ihrer Handtasche mit sich herumträgt, sowie ein Plastikbeutel, in den sie bei Bedarf atmen kann, geben ihr eine gewisse Sicherheit. Die Tasche muss sie immer bei sich haben. Orte, an denen Ärzte nicht erreichbar sind, vermeidet sie.
Man könnte nun nach der bisherigen Schilderung annehmen, dass die Patientin häufiger solche Anfälle hatte und es überrascht zu hören, dass nur einmal, vier Jahre vor der stationären Aufnahme, eine Tetanie auftrat, die Angst aber vor dem „Anfall" hat sie seither nie verlassen. Die auslösende Situation für

diesen ersten Anfall wird sehr genau geschildert: Sie habe damals den Wagen gesteuert und ihr Mann habe neben ihr gesessen. Man war auf dem Weg zur Schwiegermutter. Der Tag war drückend und heiß. Beim Überholen eines Lasters auf der Bundesstraße gerät sie plötzlich in einen Zustand von Panik und muss den Überholvorgang abbrechen. Sie kann den Wagen noch am Straßenrand zum Halten bringen, gerät in eine Hyperventilationstetanie, wird im örtlichen Kreiskrankenhaus aufgenommen und dort sechs Wochen lang behandelt. Auch nach der Entlassung ist die Patientin weiterhin zu Hause krank und muss von ihrer Mutter gepflegt werden.

Nachdem sich diese Ängste einige Jahre hingeschleppt haben, schickt die Familie sie drei Jahre nach dem Erstereignis in eine Psychosomatische Klinik. Dort stellen sich in den Gesprächen sehr rasch massive unterdrückte aggressive Empfindungen gegenüber dem Ehemann heraus. Am ausgeprägtesten ist ihr Vorwurf, dass er seine Mutter ihr vorziehe. Das Wahrnehmen und Aussprechen solcher abgelehnter Empfindungen macht ihr erhebliche Schuldgefühle. Als die Patientin entlassen wird, kann sie sehr viel mehr von ihrem Unmut gegenüber dem Mann zulassen und auch ihm gegenüber zum Ausdruck bringen. Die phobischen Zustände sind fast ganz abgeklungen.

Zu Hause ändert sich das Bild wieder. Die Ängste vor dem Anfall treten nach einiger Zeit wieder auf. Als die Patientin ein Jahr später in der gleichen Klinik erneut aufgenommen wird, besteht der Status quo ante. Aber die Patientin berichtet jetzt etwas Interessantes. Ihr Mann habe nicht akzeptieren können, dass sie sich geändert habe. Er habe sie bei Kritik „angefahren" und es sei ihr gar nichts übrig geblieben, als allen Unmut dem Mann gegenüber wieder zu unterdrücken. Er wolle wieder die sanfte Frau, die er geheiratet habe, hätte er geäußert, und auf das, was die Psychotherapeuten aus ihr gemacht hätten, könne er verzichten. Wenn sie das nicht begreife, lasse er sich scheiden und die Kinder bekomme er wegen ihrer Nervenkrankheit ohnehin zugesprochen. Die Patientin wurde also wieder sanft und im gleichen Maße, wie diese Anpassung gelang, stiegen die Ängste wieder an.

Zur Anamnese: Die Patientin ist Einzelkind. Die Eltern werden als sehr lieb und sehr protektiv geschildert. Der Vater organisierte immer alles für die Patientin, bis hin zur Berufswahl und Ausbildung. Die Mutter wirkte wie eine graue Maus. Als jedoch der Vater einige Jahre vor dem in Frage stehenden Ereignis starb, „blühte" die Mutter richtig auf. Sie fing an, sich schön zu kleiden, Freundschaften zu pflegen und Reisen zu machen – alles Dinge, die sie sich früher nie geleistet hatte.

Wie könnte man diese Phobie verstehen? Die Patientin hat offensichtlich große Probleme mit ihren aggressiven Äußerungen und das Ausmaß ihrer aggressiven Bedürfnisse ist ihr vollends unbewusst. Die auslösende Situation, die hier so eindrucksvoll ist, hat eine deutlich wahrnehmbare Beziehung zu den abgewehrten Vorstellungen. Beim Überholen des Lastwagens hatte die Patientin eine ganz konkrete Fantasie. Diese lässt sich etwa folgendermaßen rekonstruieren: „Wenn ich jetzt, wo mir mein Mann ausgeliefert ist, ihn gegen den anderen Wagen fahre, ist er weg." Es gibt keinen Hinweis, dass die Angst der Patientin irgend etwas mit einer Angst um sich selbst zu tun gehabt hätte, wo sie doch in gleicher Weise bedroht war (im Sinne objektiver Realität hatte allerdings gar keine Gefahr bestanden). Angst macht ihr nach allem, was wir später erfuhren, nur, wenn sie Aggressives in Bezug auf ihren Mann denkt. Dieses „explosive" Feld, auf das die Patientin bei der Autofahrt emotional gerät, war bereits vorher bestellt worden. Die Mutter der Patientin lebte unerwarteterweise ganz prächtig ohne ihren verstorbenen Aufpasser. Unbewusste Fantasien der Patientin, die bereits früher stimuliert wurden, könnte man in folgender Weise annehmen: „Wo meine Mutter doch so prima ohne den Vater lebt … vielleicht stünde ich mich auch nicht so schlecht, wenn mein Mann nicht da wäre …". Was diese Patientin geradezu in Panik versetzt und was natürlich kein Mensch leicht abtut, ist die Tatsache, dass es sich schlicht um Mordfantasien handelt, die für sie bewusst undenkbar sind – im wahrsten Sinne des Wortes. Die therapeutische Entlastung in der Klinik beruhte darauf, dass gezielt die aggressive Hemmung als Fokus der analytischen Psychotherapie gewählt wurde. Dadurch kam es zu einer Entlastung des inneren Konfliktes und zur völligen Rückbildung der Symptomatik. Um Missverständnisse zu vermeiden: Weder beim ersten noch beim zweiten Aufenthalt in der Klinik wurden der Patientin etwa ihre aggressiven Bedürfnisse als Mordimpulse interpretiert. Zur Erarbeitung so tief abgewehrter Motive ist stationäre Psychotherapie kaum einmal in der Lage. Die Kunst besteht eher darin, das nicht zu sagen, was man hiervon versteht. Aber die gezielte Bearbeitung der überstrengen Gewissensregung gegenüber jeglicher Aggression führte auch so zu einem begrenzten Erfolg.

Therapie

Das Mittel der Wahl bei allen Formen einer Phobie ist die Psychotherapie (→ Kap. 12). Als besonders effizient hat sich gerade bei Phobien die **kognitiv-behaviorale Therapie** (CBT) erwiesen. Sie ist hinsichtlich der stabilen Symptomreduktion anderen Formen eindeutig überlegen. Wir sehen allerdings da, wo die phobische Dynamik in eine Persönlichkeitsstörung oder in eine problematische Interaktion (wie im Fallbeispiel) eingebettet ist, ein Feld auch für **psychodynamische** Therapieformen. Eine knappe Darstellung Psychodynamischer Kurztherapie (PDKT) bei unterschiedlichen Angststörungen gibt Hoffmann (2008). Eine Einbeziehung von symptomexponierenden Techniken, die übrigens keine verhaltenstherapeutische Einführung sind, sondern für diesen Bereich bereits 1919 von Freud empfohlen wurden, erscheint unumgänglich. Insgesamt bestehen für Phobische Störungen ausgesprochen gute und erprobte Behandlungsmöglichkeiten.
Als wirksam haben sich auch selektive Serotonin-Wiederaufnahmehemmer und trizyklische Antidepressiva erwiesen, wobei diese allerdings sehr viel häufiger eingesetzt werden, als erforderlich wäre. Denn hinsichtlich der Stabilität nach Beendigung der Therapie sind die Ergebnisse der Psychotherapie allemal besser. Wir sehen den Wert der Pharmakotherapie insbesondere in einer initialen Symptomentlastung, bei der es nicht bleiben sollte.

3.1.5 Herzangststörung („Herzangstneurose")

Dieses Krankheitsbild ist die umschriebenste Phobie, die sich auf den eigenen Körper bezieht. Objekt der Ängste ist jetzt nicht mehr ein Teil der Außenwelt, sondern ein Teil der körperlichen Innenwelt. Im Zentrum der herzneurotischen Ängste steht die Angst vor dem Herzinfarkt oder einer unerkannten Herzkrankheit. Letztlich geht es um die Befürchtung, am Herztod zu sterben („das Herz könnte stehen bleiben").

Die **ICD-10** kennt diese häufige Störung nicht. Vielmehr ordnet sie die Herzangststörung wenig schlüssig als „Somatoforme autonome Funktionsstörung des kardiovaskulären Systems" ein, akzentuiert also klassifikatorisch ganz die kardiale Dysfunktion und nicht die im Vordergrund stehende Angst. Im **DSM-IV** ist das Störungsbild zwar als Angstphänomen rezipiert, geht dort aber in der Panikattacke auf. Klassifikatorisch stehen die Phänomene letztlich zwischen der Logik der Phobien und der Panikstörung. Auf die in vielen Bereichen überlappenden Somatoformen autonomen Störungen des kardiovaskulären Systems (→ Kap. 6.4.2) sei hingewiesen.

Symptomatik

Die Symptomatik zeigt alle vegetativen und subjektiv überbewerteten Begleiterscheinungen der Angst:

- anfallsartige „Herzattacken", „Herzangstgefühl"
- Extrasystolen, paroxysmale Tachykardien, Druck- und Schmerzgefühl über dem Herzen (manchmal auch im linken Arm!), Beklemmungsgefühl in der Brust
- Schweißausbrüche, Schwindel, Benommenheit
- anhaltende Zentrierung der Aufmerksamkeit auf das Herz und sein Befinden

Natürlich muss die **Differenzialdiagnose** zuerst die koronare Herzkrankheit und den Herzinfarkt (→ Kap. 8.1) ausschließen. Das dramatisierende Verhalten des Patienten, seine nicht realitätsbezogenen Befürchtungen können, besonders im Falle der Wiederholung, den Erfahrenen diagnostisch schon früh in die entscheidende Richtung weisen. *Ängstliche Überbewertung* aller herzbezogenen Körpererscheinungen (Rhythmus, besonders Extrasystolen! Stärke des Herzschlags! Körperpuls!) und anhaltende Sorge um das Herz sind noch der konstanteste Befund, der diagnostisch auf die Herzangststörung verweist.

Die Intensität der Ängste ist unterschiedlich. **Herzphobiker** im eigentlichen Sinn sind diejenigen mit starken, panikartigen Angstanfällen. Patienten mit Sorgen und Befürchtungen wären **Herzhypochonder** im eigentlichen Sinn.

Epidemiologie und Verlauf

Da in der internationalen Forschung dieses Krankheitsbild nicht abgegrenzt wird, stehen keine verlässlichen Prävalenzdaten zur Verfügung. Besonders in der Kardiologie sind diese Patienten sehr regelmäßig zu beobachten. Während die Häufigkeit der allgemeinen Phobien ein Überwiegen der Frauen zeigt, sind bei der Herzangststörung eher Männer überrepräsentiert. Am stärksten betroffen sind das dritte und vierte Lebensjahrzehnt.

Psychodynamik und Pathogenese

Psychogenetisch sind vor allem unbewusste ambivalente Trennungskonflikte wahrscheinlich geworden. Es besteht eine Nähe zur depressiven Anlehnungsthematik und zur Gefühlsambivalenz (gleichzeitige Hassgefühle und Liebeswünsche gegenüber dem Partner), die auch für die Depression bezeichnend ist. Herzphobiker sind vermehrt Einzel- und jüngste Kinder, denen die Trennung von der Mutter ohnehin schwer fällt. Dieser Kontrast aus Verwöhnung und Aggressivität verhindert offensichtlich eine innere Selbständigkeit, mit der später drohende Verlusterlebnisse der verwöhnenden Mutter (und ihrer Nachfolgerinnen) verarbeitet werden könnten (Studt et al. 1982). **Krankheitsauslösend** sind nach allen Beobachtungen Situationen des realen oder fantasierten Verlassen- und Alleingelassenwerdens, von Trennungen und Verlusten und häufig Fälle von Herztod im Bekanntenkreis oder im öffentlichen Leben (Leitfiguren!). Der Herzanfall, mit dem diese Situation zu beherrschen versucht wird, schafft aufgrund seiner Dramatik rasch neue Ersatzpersonen, an die sich der Patient klammern kann.

Wichtig ist der Anteil der **Fehlverarbeitung enterozeptiver Reizwahrnehmungen** (→ Abb. 3-8). Ein ängstlicher Patient, der einen plötzlichen Angstanfall erleidet, kann seine ganze Aufmerksamkeit auf die kardialen Dysfunktionen (Herzrasen, Herzstolpern usw.) fixieren. Die Organisation der allgemeinen Angst (s. o.) erfolgt nun um körperliche Wahrnehmungen, um enterozeptive Reize. So wird dann auch das Herzklopfen beim Treppensteigen zum angstauslösenden Signal mit der Folge, dass körperliche Belastungen vermieden werden. Dieser Mechanismus spielt generell bei der Entstehung hypo-

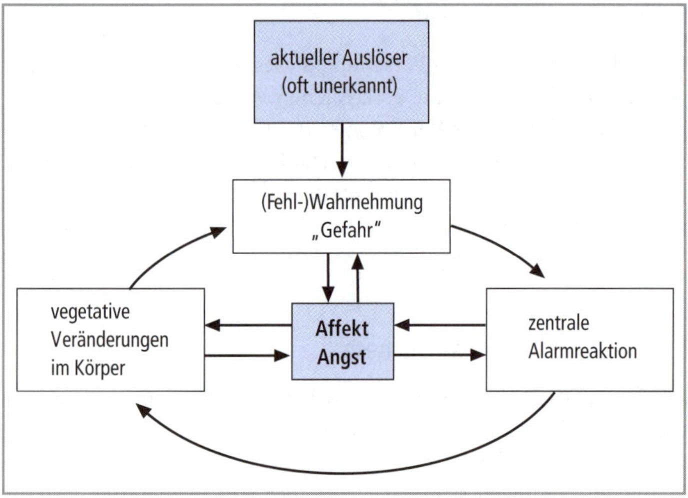

Abb. 3-8 Die enterozeptive Selbstverstärkung im Angstanfall.

chondrischer Phänomene (→ Kap. 3.1.6.) eine bedeutsame Rolle („kognitiv-emotionale Fehlinterpretation" körpereigener Signale). Er ergänzt sich mit der Bedeutung psychodynamischer Faktoren bei der Entstehung von Herzangstphänomenen.

Arzt-Patient-Interaktion

Die Patienten neigen zu häufigem Arztbesuch und Arztwechsel, um sich immer wieder beruhigen zu lassen. Der organische Befund ist unauffällig, das EKG in der Regel ohne jeden Befund oder vegetativ überlagert, was angesichts der Ängste nicht verwundert. Trotz der Stressbelastung durch die Angst ist die statistische Wahrscheinlichkeit, einen Herzinfarkt zu bekommen, für den Herzangstneurotiker gegenüber anderen nicht erhöht. Der Mitralklappenprolaps verursacht keine Herzangststörung! Diese voreilig verkündete „Erklärung" ist inzwischen eindeutig widerlegt.

Groß ist allerdings die **Gefahr der iatrogenen Fixierung** der psychischen Symptomatik. Viele Ärzte können der Erwartung des Patienten, der sich an sie klammert und eine starke Herausforderung an ihre ärztliche Kompetenz darstellt, nicht widerstehen. Sie neigen dazu, „Minibefunde" mitzuteilen oder organische Scheinerklärungen abzugeben. Am sinnvollsten ist eine *klare* und *eindeutige* Stellungnahme gegenüber dem Patienten, dass sein Herz organisch gesund sei. Gleichzeitig ist es wichtig, ihm zu vermitteln, dass man ihn für krank halte, dass man die Genese seiner Beschwerden aber eher im Bereich der Ängste und nicht am Herzen selbst sehe. Die organische Abklärung sollte so gründlich wie erforderlich sein, dann aber nicht bei jedem neuen Angstanfall wiederholt werden.

> Die Aussage des Arztes, dass das Herz gesund sei, wirkt unglaubwürdig, wenn ständig neue Untersuchungen erfolgen!

Richter und Beckmann (1994) haben anhand testpsychologischer Untersuchungen zwei Typen der Herzneurose unterschieden: den A-Typ und den B-Typ. Der **A-Typ** (nicht zu verwechseln mit dem Typ A bei der koronaren Herzerkrankung! → Kap. 8.1) zeigt eher ein depressiv-anklammerndes Verhalten und eine Konzentration auf seine Symptomatik. Der **B-Typ** neigt zu verleugnender Aktivität und „Flucht in die Gesundheit". Diese zweite Gruppe von Patienten versucht, im Sport und in Leistungen aller Art die Krankheit zu überspielen, was auch ein Schritt in Richtung Selbstheilung sein könnte. Wahrscheinlich entspricht der A-Typ mehr der phobischen, der B-Typ mehr der hypochondrischen Form.

Therapie

Herzbezogene Ängste stellen eine Indikation für **Psychotherapie** dar. Bei längerem vorausgehenden Verlauf ist die Prognose weniger gut. Dies vor allem deswegen, weil der Patient in der somatischen Medizin und in seiner Umgebung so viel (instrumentelle) Zuwendung erfährt, dass er unbewusst gar nicht einsehen kann, warum er seine eindrucksvolle Krankheit zugunsten einer „frustrierenden Gesundheit" aufgeben sollte. Das ist das Problem aller psychosomatischen Erkrankungen im weiteren Sinne.

Weil sie die Befürchtungen des Patienten operant verstärken, sind herzspezifische Medikamente kontraindiziert. Eine gewisse Berechtigung haben Betablocker, welche die vegetative Übererregung dämpfen. Die oft verordneten Anxiolytika oder Tranquilizer haben ihre eigenen Probleme (Abhängigkeit! Pharmakologischer Gewöhnungseffekt!), können aber jene Patienten, die sie nicht missbrauchen, sondern als „eiserne Reserve für den schlimmsten Fall“ in der Tasche tragen, sehr entlasten. Sie sind nur während eines schweren Angstanfalles direkt indiziert.

3.1.6 Hypochondrische Störung

Die Hypochondrie (ICD-10: F45.2) ist eine Neurotische Störung mit ausgeprägter Selbstbeobachtung des eigenen Körpers und starker Krankheitsfurcht.

Die Mehrzahl der zeitgenössischen Autoren hält die Hypochondrie nicht für ausreichend abgrenzbar, um sie als eigenständiges Krankheitsbildes zu verstehen. So spricht eigentlich viel für den älteren Vorschlag von Kenyon „hypochondrisch“ nur noch als beschreibendes Adjektiv zu benutzen. In der ICD-10 wird jedoch wieder die separate „Hypochondrische Störung“ eingeführt. Unsinnigerweise wird sie jedoch nicht als Angststörung, sondern als Somatoforme Störung (→ Kap. 6) klassifiziert. Unter diesem Oberbegriff werden jetzt alle krankheitsbezogenen Ängste gleich welchen Typs abgehandelt.

Symptomatik

Das Störungsbild ist durch folgende Erscheinungen gekennzeichnet:

- die rezidivierende oder chronische Befürchtung, an einer oder mehreren Krankheiten zu leiden oder daran noch zu erkranken (Dieser Zustand ist durchaus mit bewussten Ängsten verbunden, zeigt gewöhnlich aber keine Panikanfälle.)
- anhaltende Beschäftigung mit diesen Inhalten
- Fehlinterpretation von körperlichen Empfindungen oder von Normalbefunden

- ein übersteigertes Interesse an Fragen der Gesundheit
- damit zusammenhängend ein bestimmtes Krankheitsverhalten („Kult“) bzw. ein bestimmter Stil der Arzt-Patient-Beziehung
- eine eher unbewusste Neigung, aus Krankheit inneren oder äußeren Gewinn zu ziehen

Differenzialdiagnose: Hypochondrische Beschwerden können sich praktisch auf jedes denkbare Phänomen beziehen. Ängste begleiten das Bild häufig. Gegenüber den massiven Angstanfällen des Phobikers zeigt der Hypochonder jedoch seltener Angstüberflutungen, sondern wird von ständigen Befürchtungen und Besorgnissen um seine Gesundheit beeinträchtigt.

Von Bedeutung ist insbesondere die Angst vor Krebs, die so genannte **Karzinophobie**. In der Logik der ICD-10 muss sie heute bei den Spezifischen Phobien (→ Kap. 3.1.4.3) eingeordnet werden. Allerdings zeigen gerade diese Patienten häufig Panikattacken.

Epidemiologie und Verlauf

Hypochondrische Störungen sind nicht selten. Verlässliche Daten über die Prävalenz in der Bevölkerung liegen nicht vor. In den ärztlichen Praxen ist mit Raten von 5 bis 10 % zu rechnen. Die Fähigkeit zur Distanzierung von den eigenen Befürchtungen ist ein gewisser Indikator für die Prognose: Die Hypochondrie kann leichtes und vorübergehendes Ausmaß haben (transiente Hypochondrie), sie kann aber auch Zeichen einer schweren psychopathologischen Veränderung sein. Wie bei den Somatoformen Störungen scheint ein entscheidender Faktor für die Chronifizierung die Ausweitung der Sensitivität für körperliche Empfindungen, die sog. somatosensorische Amplifikation (Barsky et al. 1993). Eine chronische Hypochondrie hat immer eine schlechte Prognose.

Psychodynamik und Pathogenese

1. Die **Fehlsteuerung der Selbstbeobachtung**: „An die Stelle der Empfindung ist eine Wahrnehmung getreten“ (P. Schilder 1925!). Es kommt zu einer emotional-kognitiven Fehlinterpretation der

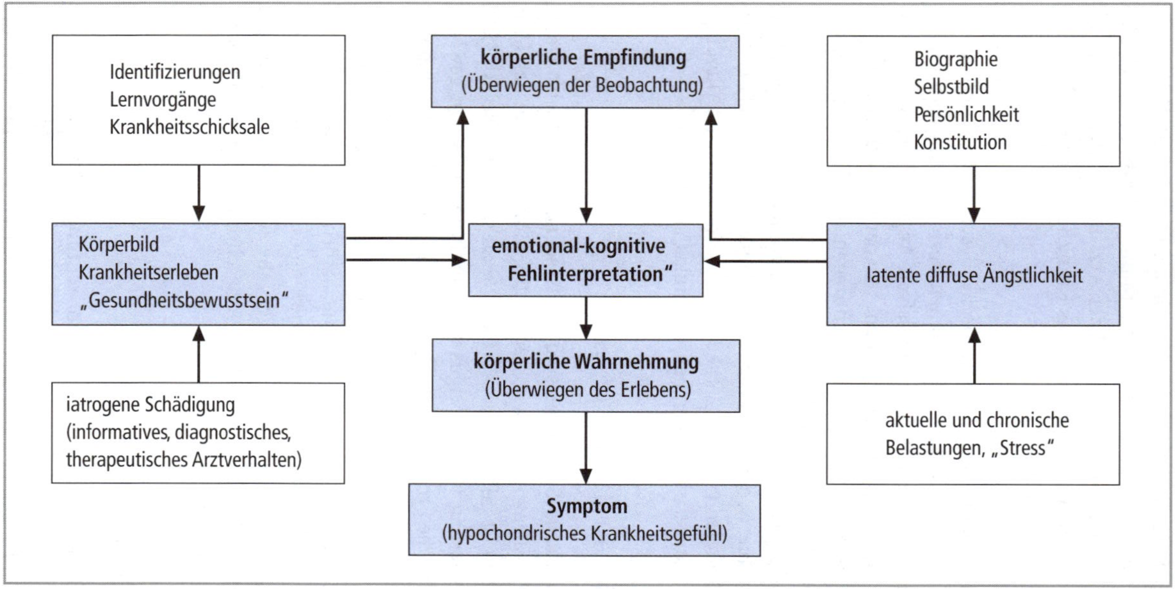

Abb. 3-9 Pathogenese der hypochondrischen Krankheitsbefürchtungen (in Anlehnung an Überlegungen von P. Schilder 1925 und R. Mayou 1989).

Körperphänomene. Aus Missempfindungen werden Krankheitszeichen. Dieser Weg wird oft durch ein im Hintergrund stehendes magisches Körperbild begünstigt, auch wenn es sich bewusst als rational darstellt. Wie bei den Phobien kann es auch bei den Hypochondrien zu einem ausgeprägten Realitätsverlust kommen (→ Abb. 3-9).

2. Der **Ersatz sozialer Beziehungen durch Hinwendung zum eigenen Körper**: Im Sinne der Narzissmustheorie entspricht dem die Besetzung des Selbst mit ausschließlichem Interesse und der Abzug von Interesse an den sozialen Bezugspersonen. Klinisch korreliert die soziale Verarmung schwer hypochondrischer – aber auch somatisierender – Menschen. Der Kranke zieht sich von der Umwelt zurück, wie diese sich von ihm. Hypochondrische Menschen sind oft schwer erträglich und nicht selten Gegenstand des Spottes der Umwelt. Der Zirkel der entgleisten Selbstbeobachtung verstärkt sich.
3. Die **Bindung diffuser unerträglicher Angst** durch ihre Abhandlung als Angst vor Krankheit ist nach unserer Auffassung von entscheidender Bedeutung.
   Die Gewissheit irgendwann vom Unglück getroffen zu werden, d.h. letztlich sterben zu müssen, ist Teil der condition humaine. Dieser Gewissheit entspricht die Unsicherheit von Ort und Zeitpunkt (Bibel: „Niemand kennt den Ort und die Stunde.“). Auch andere Schicksalsschläge können die Rolle der unbewussten Bedrohung übernehmen. Manche Menschen ertragen das nicht und schaffen sich – in der Form einer gerichteten Angst – die Sicherheit der Krankheit anstelle der Unsicherheit der Bedrohung. Die „sichere Befürchtung“ (dass man bereits krank ist) stellt den fatalen Preis für die Ausschaltung der nicht aushaltbaren Ungewissheit dar. Die nächste Diagnostik ohne Befund schafft eine begrenzte, letztlich nur kurz dauernde Gewissheit, dass es mit dem Sterben noch etwas Zeit hat. Diese Befürchtungen nehmen naheliegend im Alter oft zu: „Letzten Endes sind körperlicher und geistiger Verfall, schließlich das Sterben, die unkalkulierbaren Bedrohungen, die unser Lebensglück im Alter zunehmend auf Abruf stellen. (…) Wer hypochondrisch ist, kann unter Zuhilfenahme von Gastroenterologen, Kardiologen, Gynäkologen und Urologen jeweils eine

mehr oder weniger weitreichende Gefahrenfreiheitszone in den Zukunftshorizont projizieren" (H. Speidel 2006).
Mit schwerem Sarkasmus kommt ein tatsächlich an einem Lymphom erkrankter und jung gestorbener Autor mit dem Pseudonym Fritz Zorn zum gleichen Ergebnis: „Ich habe natürlich auch Angst, wenn auch nicht mehr so wie früher. Zu Beginn meiner Krankheit sagte ich mir bei jeder neuen Beule: Wenn das nur nicht wieder Krebs ist! Heute kann ich mühelos ein halbes Dutzend Stellen an meinem Körper aufzählen (...); ich brauche in solchen Fällen nicht mehr zu fürchten, dass es Krebs sein könnte; ich weiß, dass es Krebs ist." (Fritz Zorn, „Mars", 1977, S. 163 f). Paradoxerweise entlastet auch hier die fatale Gewissheit von der bedrohlichen Befürchtung; mit dem Unterschied, dass in diesem Falle die Gewissheit der Realität entspricht. Nicht selten scheinen infaust Erkrankte auf diesem Wege einen Teil der Todesangst kontrollieren zu können.

4. Das **innere Schlechte, der „morsche Kern"**, die Unfähigkeit, sich auf sich und seine Gesundheit zu verlassen: Denkbar als Ursache sind auch Symbolisierungen für eine innere Bedrohung im Rahmen unterschiedlicher Dynamik z.B. aus konstanten Schuldgefühlen heraus. Den unbewusst gezogenen Schluss kann man sich etwa so vorstellen: „Es sitzt etwas Schlimmes in mir, das mich langsam zerstört. Das ist die Strafe für ..." (Diese destruktive Gewissheit wird auch als „malignes Introjekt" bezeichnet). Häufiger und klinisch wohl relevanter sind Schwächen der Persönlichkeitsstruktur, die mit einer unzureichend oder erst gar nicht erworbenen Fähigkeit, sich selbst Sicherheit zu vermitteln, zu tun haben (z.B. über die Identifizierung mit ängstlichen Eltern, die dem Kind nicht vermitteln konnten, wie man Ängste kontrolliert). Solche Menschen sind gegenüber der Entwicklung von Ängsten aller Art vermehrt gefährdet. (Mit dem Diagnoseinstrument OPD-2 können solche „strukturellen Schwächen" erfasst und zugeordnet werden; → Kap. 10.)

Arzt-Patient-Beziehung

Patienten mit der Befürchtung, an einem bestimmten Organleiden erkrankt zu sein oder mit der Angst vor einer bestimmten Krankheit stellen für ihre Angehörigen und die behandelnden Ärzte oft massive Belastungen dar. Überwiegend gilt auch hier, was bei der Herzangststörung (→ Kap. 3.1.5) ausgeführt wurde: Durchgehendes Anliegen muss sein, den Patienten in seinen Befürchtungen ernst zu nehmen und zugleich die Befürchtungen nicht durch Beruhigungsverhalten („Mikrodiagnosen", Medikamente, Scheinbehandlungen, Vertröstungen) zu bestärken.
Allen Angststörungen, besonders aber den körperbezogenen ist gemeinsam, dass die Patienten eine Neigung haben, sich an Ärzte als „Schutzfiguren" emotional anzuklammern. Für den Arzt ist zu bedenken, dass alle Entlastung, die er dem Patienten im Moment aufgrund seiner Autorität verschafft, letztlich die Abhängigkeit des Kranken von seinen „Beschützern" verewigt.

Therapie

Obwohl indiziert, wenn auch mit speziellen Problemen behaftet, begeben sich Patienten mit ausgeprägten Hypochondrischen Störungen selten in Psychotherapie. Deshalb ist der Rückverweis auf die eigenen Möglichkeiten zur Angstbewältigung, die Information über Psychotherapieformen und die Stärkung der Verantwortlichkeit des Patienten für sich selbst wichtig. Gerade hier ist die Zusammenarbeit des Körperarztes und des Psychotherapeuten besonders wichtig. Besonders in der Anfangsphase der Erkrankung können dadurch schlechte Verläufe verhindert werden.

3.1.7 Neurasthenie

Die Neurasthenie (ICD-10: F48.0) wird vielfach als der Hypochondrischen Störung nahestehend angesehen. Leitsymptomatik ist ein persistierender psycho-physischer Schwäche- oder Erschöpfungszustand.

Der Terminus Neurasthenie wurde 1868 von dem amerikanischen Arzt G. M. Beard eingeführt und verbreitete sich rasch um die Welt. Ebenso rasch wurde er wieder vergessen. Aus seiner Vergessenheit holte ihn die ICD-10 wieder hervor und schuf ein Konzept, das besser als ein rein deskriptiver Begriff („neurasthenisch") überlebt hätte.

Symptomatik

Leitsymptome sind:

- eine „nervöse Erschöpfbarkeit"
- Gefühle von Unfähigkeit, geringer Leistungsfähigkeit
- Müdigkeit („fatigue")
- allgemeines Schwächeempfinden
- Schlafstörungen

Im Laufe der Zeit wurden aber auch viele Beschwerden, die zum weiteren Begriff der funktionellen Syndrome (psychovegetative Syndrome) gehören, der Neurasthenie zugeordnet: Kopfschmerzen, Muskelbeschwerden, Schwindel, Schlafstörungen, Reizbarkeit u. a.
Die ICD-10 geht von einem stärker durch die **körperliche Erschöpfbarkeit** und einem stärker durch die **psychische Erschöpfbarkeit** („Psychasthenie") akzentuierten Untertyp aus.
Kaum von der Neurasthenie abgrenzbar ist das so genannte **„Chronic Fatigue-Syndrom"** (**CFS**, von franz. fatigue = Müdigkeit), ein Bild chronischer Müdigkeit und Erschöpfung, das Ende der 1980er-Jahre „entdeckt" wurde. Die rasch unterstellte Verursachung durch ein Virus wurde niemals belegt. Möglicherweise handelt es sich um eine neurasthenische Reaktion in der Folge einer durchgemachten schweren Viruserkrankung oder andersartiger körperlicher Erschöpfung. Unsere eigenen Untersuchungen solcher Patienten in Mainz konnten diese mehrheitlich problemlos anderen Diagnosen, vor allem depressiven und Angstkrankheiten sowie Somatoformen Störungen und Somatisierungsstörungen, zuordnen, was den meisten Patienten in charakteristischer Weise nicht recht war (→ Kap. 3.1.8, sowie 6.3 und 6.4). Es bleibt allerdings eine kleine Restgruppe, für die die neue diagnostische Zuordnung sinnvoll erscheint.

Epidemiologie und Verlauf

Vor allem aufgrund seiner Überschneidung mit depressiven Zustandsbildern (depressive Antriebslosigkeit!) und der Nichtakzeptanz der Diagnose sind verlässliche Daten derzeit nicht verfügbar.

Pathodynamik und Pathogenese

Die Pathogenese wird entweder als reaktiv bedingt oder als psychogen verursacht aufgefasst. Eine reaktive Neurasthenie kann etwa Folge einer chronischen Überarbeitung oder starker körperlich-seelischer Belastungen sein. CFS tritt auch gehäuft nach Chemotherapie und schweren Infektionskrankheiten auf. Der genauere Pathomechanismus ist dabei noch unklar. Er scheint gleichermaßen etwas mit körperlichen und seelischen Faktoren zu tun zu haben. Schwäche und Fatigue sind häufig auch symbolische Abwehrkonfigurationen, die in gleicher Weise Schuldentlastung (z. B. gegenüber Gewissensvorwürfen) wie Appell nach Hilfe anderer darstellen. Eine Psychogenese dieser Art erinnert bereits an konversionsneurotische Vorgänge, von denen die Neurasthenie natürlich auch nur schlecht abgrenzbar ist.

Therapie

Wie auch bei der Hypochondrie kann ein Behandlungsversuch mit Antidepressiva (selektive Serotonin-Wiederaufnahmehemmer) indiziert sein. Psychotherapie scheint kaum indiziert.

3.1.8 Umweltbezogene Ängste

Umweltbezogene Ängste weisen eine meist chronische ängstliche Beeinträchtigung aus, deren Ursachen zahlreichen Umwelteinwirkungen und -veränderungen zugeschrieben werden. Teilweise geht die Angst von tatsächlich bestehenden Bedrohungen aus, die Reaktion ist aber im Ausmaß unangemessen und hinsichtlich der befürchteten Kausalität unrealistisch.

Umweltbezogene Befürchtungen von Krankheitswert werden in der ICD-10 unter verschiedenen Kategorien, meist jedoch als Hypochondrie (→ Kap. 3.1.6) klassifiziert.
Die Ängste des Menschen vor den Gefahren seiner Umwelt sind vermutlich so alt wie unsere Art. Waren es früher mehr die Naturphänomene wie Blitz und Donner, die bedrohlich wirkten, so verschob sich im Rahmen der Industrialisierung die menschliche Besorgnis in Richtung des nicht mehr kontrollierbaren technischen Fortschritts. So befürchteten die Anlieger der ersten Bahnstrecken im 19. Jahrhundert zahlreiche Schäden für Mensch und Vieh und angesehene Ärzte warnten vor dem „Delirium furiosum“ als Folgen der für das Hirn intolerablen Geschwindigkeit.

Symptomatik

Die heute aktuellen auf die Umwelt bezogenen Befürchtungen gelten vor allem Folgendem:

- elektromagnetischen Wellen („Elektrosmog“), bzw. der „Elektrosensibilität“
- radioaktiven Strahlen
- zahlreichen Möglichkeiten chronischer Vergiftungen (z. B. Amalgam, Holzschutzmittel)
- zahlreichen chemischen Substanzen, denen eine allergische Sensibilisierung unterstellt wird („multiple chemical sensitivity“, MCS) und weiteren Bedrohungen
- Die Angst vor der schädlichen Rolle des Erdmagnetismus („Erdstrahlung“) und der „Wasseradern“ ist derzeit eindeutig rückläufig.

Das gemeinsame Merkmal aller befürchteten Einflüsse ist deren **Unsichtbarkeit**, die bis zur fehlenden Nachweisbarkeit reicht. Dies steht in einem merkwürdigen Gegensatz zur verbreiteten Vernachlässigung der schädlichen Wirkung sichtbarer Noxen wie die des Sonnenlichts, des Nikotin und Alkohols, des Straßenverkehrs und anderer Einflüsse. Offensichtlich ist das Bedrohungsgefühl durch unsichtbare (d. h. **nicht kontrollierbare**) Schädigungsträger besonders ausgeprägt, da diese Eigenschaften dazu einladen, alle subjektiven Beschwerden den einmal der Umwelt zugeschriebenen Ursachen anzulasten. Es handelt

sich wieder um das Phänomen kognitiver **Attributionen**, dem wir bei den Angststörungen schon wiederholt begegnet sind.
Um Missverständnisse auszuschließen: Hier wird nicht einem leichtfertigen Umgang mit Umweltgefahren das Wort geredet! Manches ist weiterhin in der Diskussion und Klärungen müssen abgewartet werden. Auch gibt es fraglos Interessengruppen, welche die Gefahren der neuen Technologien gezielt verharmlosen (z. B. die diesbezüglich sehr aktive Lobby der Nuklearwirtschaft und Gentechnik). Andererseits besteht keine Frage, dass es auch Interessengruppen sind, die zum Erhalt der „neuen Krankheiten" beitragen und teilweise geradezu aggressiv auf Anerkennung und Kompensation drängen. Forscher, deren Ergebnisse nicht in den „Zeitgeist" passen, werden gezielt eingeschüchtert (Deyo et al. 1997). Besonders aktiv sind in den USA derzeit die Selbsthilfeverbände der vermeintlich von MCS Betroffenen. Gerade bei diesem „Störungsbild" ist der Beweis geführt, dass es deskriptiv kaum eingrenzbar ist und eine biologisch zu sichernde Entstehung von Allergien durch multiple (!) chemische Substanzen wissenschaftlich nicht vorstellbar ist. Das ist auch von der Gutachterkommission der Deutschen Gesellschaft für Neurologie (Huhn 1997) so festgehalten worden – wie zuvor schon von einer Reihe angesehener amerikanischer Fachgesellschaften. Auch ein Expertentreffen der WHO 1996 in Berlin hatte sich mehr als zurückhaltend geäußert. Dennoch bleiben natürlich die Medien, bestimmte Rechtsanwälte und Ärzte, einschlägige Firmen, die alle an der Publizität oder den materiellen Ressourcen interessiert sind, am Thema.

Psychodynamik und Pathogenese

Aus wissenschaftlicher Sicht spricht sehr viel dafür, dass es die Betroffenen in der Mehrzahl an **Angsterkrankungen**, vor allem Generalisierten Angststörungen und Hypochondrien (→ Kap. 3.1.3 und 3.1.6), leiden. Wir beobachteten auch eine Reihe von Ängstlichen und anderen **Persönlichkeitsstörungen** (→ Kap. 5.2.3). Bei der Analyse des so genannten Inanspruchnahme-Klientels von medizinischen Umweltambulanzen waren die Patienten verschiedenen Störungsbildern gut zuzuordnen, wobei die Somatisierungsstörungen (Joraschky et al. 1998) neben Angstkrankheiten die größte Gruppe stellten. Für

Patienten, die meinten, wegen ihrer Amalgam-Füllungen gesundheitliche Probleme zu haben, kamen Malt et al. (1997) zu vergleichbaren Befunden. Eine der besten Untersuchungen zum Hintergrund von als „Umweltschädigung" erlebten Beschwerden stammt von Bornschein et al. (2002; n = 246). Umwelttoxisch erklärbar waren nur 2 % der Störungen, durch eine bereits bekannte somatische Erkrankung hingegen 23 %, durch eine psychische Störung 39 % (mehrheitlich Angst- und Somatoforme Störungen) und durch die Kombination beider Störungsfelder 19 %. 14 % der Fälle blieben hinsichtlich der Genese unklar, waren aber in keinem Falle toxisch bedingt.
Wahrscheinlich wird man den Betroffenen am besten gerecht, wenn man unterstellt, dass der jeweilige Inhalt der Umweltängste als Organisationsprinzip *sekundär* zur primären Angststörung hinzutritt. Das bedeutet im Kern, dass es sich auch bei dieser Form der Symptombildung um einen Prozess individueller Sinngebung innerhalb eines vorgefundenen kulturellen Rahmens handelt (Kirmayer et al. 1994). Dieser Zusammenhang lässt sich gut am Beispiel der BSE-Ängste zeigen, die vor wenigen Jahren ihren Höhepunkt erreichten. Der Erreger des Rinderwahnsinns ist sehr wahrscheinlich zugleich Verursacher der Kreutzfeld-Jacob-Krankheit. Zutreffend ist aber auch, dass heute die Wahrscheinlichkeit, in Deutschland infiziertes Fleisch zu essen, extrem niedrig ist. Dennoch reagierte eine Reihe von Menschen ausgesprochen phobisch, fürchtete eine Infektion über jede Form von Fleisch und vermied es konsequent (McEvedy u. Basquille 1997). Nun wäre gegen eine Reduktion des Fleischkonsums sowohl aus ökologischen wie aus medizinischen Gründen nichts einzuwenden – dieses Verhalten hatte aber oft wenig mit Vernunft zu tun und war im Wesentlichen angstmotiviert. Gleichzeitig benutzen diese Menschen täglich das objektiv gefährlichere Auto. Ähnlich verhielt es sich auch bei den bereits wieder abnehmenden AIDS-Phobien. Sie betreffen häufig Menschen, die nicht den geringsten Kontakt zu den bekannten Infektionsquellen haben und dennoch panisch die Erkrankung fürchten. Es sei auch auf die Kasuistik bei den Konversionsstörungen (→ Kap. 6.2; Pseudoorganische Krankheitsbilder und Körperzustände) hingewiesen.

Therapie

Wegen der oft ideologischen Fixierung ist die Therapie vermeintlich umweltbedingter Angststörungen schwierig. Zudem finden sich Ärzte, welche die Patienten in ihren Befürchtungen bestätigen und oft pressewirksame Angriffe gegen die „Schulmedizin" richten. Die durch Angstpatienten im Gesundheitssystem verursachten Kosten sind auch bei zurückhaltender Schätzung immens (DuPont et al. 1996). Sie dürften bei dem hier geschilderten Untertyp noch einmal höher liegen.

3.2 Neurotische Störungen mit ausgeprägter Autoaggression

3.2.1 Depressiv-neurotische Störungen: Dysthymia, Depressive Episode und Rezidivierende Depressive Störung

Eine Untergruppe der Affektiven Störungen machen die Depressiven Störungen aus. Damit sind in der Erscheinung unterschiedliche Krankheitsbilder gemeint, deren Leitsymptomatik in einer Störung der Stimmung, des Antriebs und des Selbstgefühls besteht. Einige Depressive Störungen sind dabei stärker neurotisch determiniert als andere.

Bis zur 9. Auflage der ICD gab es die Diagnose der Neurotischen Depression. Für diesen Verstimmungstyp wurde definitorisch dem psychoreaktiven Moment besondere Bedeutung in der Entstehung beigemessen. Die ICD-10 kennt die Diagnose einer Neurotischen Depression nicht mehr. Stattdessen finden sich mehrere Diagnosen, auf die sich Neurotische Depression jetzt verteilt (s. Hoffmann 2003b).

Nachfolgediagnosen der Neurotischen Depression (ND)

- **Depressive Episode** (nur leichte: F32.0 und mittelgradige: F32.1): abgrenzbarer Zeitraum depressiver Verstimmung, Minderung des Antriebs, Erschöpfbarkeit, Freudlosigkeit mit Störungen des Selbstwertgefühls, des Schlafes, des Appetits sowie weiterer Funktionen. Auslösende Anlässe sind bei genauerer Analyse oft auszumachen. Ängste aller Formen sind die häufigste Begleitsymptomatik (= Komorbidität). Die Diagnose entspricht zu gut 20 % früher als ND diagnostizierten Fällen.

- **Rezidivierende Depressive Störung** (nur leichte: F33.0 und mittelgradige: F33.1): Hierbei handelt es sich um eine depressive Verstimmung mit abgrenzbaren depressiven Episoden von Wochen oder Monaten Dauer, die aber regelmäßig oder unregelmäßig rezidivieren. Zu knapp 30 % wird diese Diagnose für früher als ND diagnostizierte Fälle gestellt.
- **Dysthymia** (F34.1): Leitsymptom ist ein sich über Jahre erstreckender chronischer, depressiver Verstimmungszustand, oft von wechselnder Intensität und in der Regel ohne umschriebenen Beginn oder Anlass. Etwa 50 % der früher als ND diagnostizierten Fälle erhalten heute diese Diagnose.

Epidemiologie und Verlauf

Depressive Störungen sind häufige Störungen. Nach verschiedenen Studien liegt die Morbidität der Dysthymia bei etwa 5 bis 10 % der Bevölkerung. Der neurotischen Konfliktproblematik kommt **eine aufsteigende Reihenfolge** zu: Depressive Episode → Rezidivierende Depressive Störung → Dysthymia. Wir behandeln deshalb nachstehend prototypisch die Dysthymia.

Zusammen mit den Angstpatienten, mit welchen sie sich oft unabgrenzbar überschneiden, machen neurotisch Depressive mehr als die Hälfte aller Patienten mit Neurotischen Störungen aus. Die Erkrankung kommt eindeutig bevorzugt bei Frauen vor. Es wurden für die USA und auch Europa Verhältnisse von 1 : 2–3 angegeben. Englische Untersuchungen zeigten auch eine eindeutige Altersverteilung, bei der die „Neurotische Depression“ Patienten im dritten und vierten Lebensdezennium, die „Psychotische Depression“ (Melancholie) im fünften und sechsten Lebensdezennium bevorzugt betrifft. Diese zweigipfelige Verteilung ist auch für deutsche Patienten gesichert worden. Der Gesamtverlauf tendiert zu einer schwankenden, wellenförmigen Chronifizierung mit Rezidiven und störungsfreien Intervallen. Bezeichnend sind auch ein schleichender Beginn und ein langsames Abklingen der Verstimmung.

Symptomatik

- **Leitsymptom** der Dysthymia: chronischer, depressiver Verstimmungszustand, oft von wechselnder Intensität
- daneben typische Hemmung von Aktivität, Interesse, Antrieb, Willenskraft
- ausgeprägte Neigung zu Selbstunsicherheit, Selbstzweifel, schwachen Selbstwert- und Insuffizienzgefühlen
- allgemeine Zurücknahme der eigenen Person, teilweise aber auch ausgeprägte ambivalente Tendenzen mit versteckten oder offenen Vorwürfen, Forderungen und unerfüllbaren Erwartungen
- häufig zugleich manifeste oder somatisierte Ängste und Gefühle von quälender Unruhe
- Motivation meist insgesamt „regressiv" und passiv
- Manche Patienten erschöpfen sich allerdings geradezu in altruistischen Aktivitäten.
- Müdigkeit, Abgeschlagenheit, Kopfdruck
- **Vegetative Erscheinungen**: Schlafstörungen (überwiegend Einschlafstörungen), Essstörungen (Inappetenz, Heißhunger) mit den Folgen des Gewichtsverlustes oder der Zunahme („Kummerspeck")
- Die Fähigkeit zu allgemeiner Traurigkeit, Äußerungen von Aggression und Reagibilität auf die psychosoziale Umwelt bleibt bei neurotisch Depressiven erhalten.
- suizidale Ideationen regelhaft, aber weniger vollendete Suizide als bei anderen Formen der Depression
- **häufige Komorbidität**: Missbrauch psychotroper Substanzen (Alkohol, Benzodiazepine, verschiedene Schlafmittel)

In der Praxis der **Differenzialdiagnose** geht es im Wesentlichen um die Abgrenzung von neurotischen zu anderen, vor allem psychotischen Depressiven Störungen. Aus dem Querschnittsbild, d. h. ohne Kenntnis der Anamnese, ist der Typ der Depression häufig nicht sicher bestimmbar. Die **Suizidalität** ist häufig, aber insgesamt chronischer und weniger akut als bei Depressiv-psychotischen Störungen (z. B. Melancholie). Während man bei der depressiven Psychose nach Abklingen der Phase sagen kann, dass auch die Suizidalität geschwunden ist, verhält es sich bei den Neurotischen Depressionen so, dass eigentlich ständig mit Suizidgedanken gespielt wird, manchmal ernsthafter, manchmal weniger konkret. Je stärker die histrionische (hysterische) und narzisstische Komponente in der Neurotischen Depression ausgeprägt ist, desto appellativer werden die Suizidversuche, desto stärker nimmt das „Agieren" zu und desto größer wird die Belastung für die Umwelt, die oft mit den Suiziddrohungen geradezu erpresst wird. Diese nicht seltenen „histrionisch getönten" depressiven Verstimmungen wurden von dem amerikanischen Psychiater R. Spitzer als „hysteroid dysphoria" bezeichnet.

Psychodynamik und Pathogenese

Die Bereitschaft zu Depressiven Störungen (Vulnerabilität) beruht auf einer Reihe **biologischer Faktoren**, einschließlich genetischer und solcher der Neurotransmission (Serotonin-, Noradrenalin-Stoffwechsel und weitere). Von der biologischen Psychiatrie sind diese nachhaltig betont worden. Dass wir hier aversive Kindheitserlebnisse und ihre psychodynamische Verarbeitung herausstellen, sollte dezidiert als komplementäre und nicht als konkurrierende Sichtweise verstanden werden.
Gesichert ist die Häufung von **biographischen und sozialen Belastungen** wie Verluste von Bezugspersonen, Vernachlässigung, Misshandlung und Missbrauch in der Pathogenese Depressiver Störungen. Nach der WHO-Studie zu Prävalenz und Folgen von sexuellem Missbrauch (Andrews et al. 2001) steigt die Rate der Suizidversuche in der Folge solcher Erfahrungen auf ein Vielfaches an. G. W. Brown beschrieb schon in den 1970er-Jahren die hohe depressive Gefährdung junger überforderter Mütter mit mehreren Kindern in ärmlichen Verhältnissen und ohne ausreichende soziale Unterstützung. Eine andere Studie (Spence et al. 2002) belegt, dass mütterliche Ängste und Depressionen, ehelicher Streit, Trennung der Eltern und Armut während der ersten fünf Lebensjahre eine depressive Symptomatik im Jugendalter voraussagen.

Als Generalnenner der depressiven Phänomene kann man die **Anhedonie** (von griech. hedoné = Glück) bezeichnen, das ist die Unfähigkeit, Glück, Zufriedenheit, Ausgeglichenheit, Ruhe usw. zu finden. Anhedonie hat auch etwas zu tun mit dem, was gelegentlich als Anästhesie des Gefühlslebens bezeichnet wurde: Etwas Bestimmtes in einem Menschen kann nicht erlebt, nicht wahrgenommen werden. Es ist ein Zugang nach innen versperrt, die Kommunikation mit dem Innen ist gestört. Der Depressive hat die Beziehung zu einem Teil von sich selbst verloren. Er hat überhaupt etwas verloren – auf der phänomenalen Ebene erst einmal sein Glück, seine Zufriedenheit. Freuds 90 Jahre alte bemerkenswerte Analyse „Trauer und Melancholie" geht von diesem Verlust aus. Er spricht von einer Ich-Verarmung und beschreibt sehr genau das, was wir heute als narzisstisches Defizit, als Verlust im Bereich des Selbstwertgefühls bezeichnen würden. Als charakteristischer Unterschied erscheint ihm jedoch, dass das **Selbstwertgefühl** bei der Depression massiv gestört (Ich-Verarmung), bei der Trauer dagegen kaum beeinträchtigt ist. Der Trauernde stellt sich selbst nicht in Frage, der Depressive tut dies sehr ausgeprägt. Freud ging von der Annahme aus, dass der Verlust, den der Trauernde real erlitten hat, beim Depressiven als unbewusste Fantasie abläuft.

> In der Folge entwickeln wir **sieben Aspekte,** die uns für Dynamik und Pathogenese vor allem neurotisch Depressiver Störungen wesentlich erscheinen:

- **Die unbewusste Fantasie vom Verlust:** Ein 9-jähriger Junge mit einer gewissen Bereitschaft zur depressiven Erlebnisverarbeitung erzählte einmal, wenn er so im Winter auf seinem Bett liege, dann denke er oft an „früher", als er in der warmen Sonne so gemütlich in die Schule gegangen sei, und dann werde er traurig. – Hier gibt es in dem Kind offenbar Erinnerungen, Fantasien von einem „früher", das verloren gegangen ist, das es heute nicht mehr gibt. Nicht zufällig schließt sich das Erleben dieses Kindes an die Jahreszeiten an, an den wärmenden Sommer und an den kalten Winter, in dem die Sonne verloren gegangen ist. (In den Mythen vieler Völker spielt die verlorengegangene Sonne, die auf so tröstliche Weise am nächsten Morgen, im nächsten Frühling wiederkehrt, eine wichtige Rolle.) Der Depressive trägt in sich Vorstellungen von etwas, was früher gut war und jetzt schlecht ist. Er hat einen Verlust erlitten. Oft meint er, diesen Verlust durch eigene Schuld verursacht zu haben, als Strafe dafür, dass er so schlecht ist. Bei einem Untertyp Depressiver Störungen muss man von **realen Verlusten** in der Biographie ausgehen. Aus der Deprivationsforschung wissen wir, dass in der Anamnese bestimmter depressiver Erkrankungen reale Entbehrungen an mütterlicher Zuwendung in der frühen Entwicklung stattfanden (→ Kap. 1.4.4). In diesen Fällen ist die Fantasie vom Verlust eine **Erinnerung** an etwas, was man nicht oder zu wenig gehabt hat, das schmerzliche Wahrnehmen, dass einem etwas Grundlegendes fehlt. Ein Großteil der psychischen Aktivität des Depressiven richtet sich daher auf die **Sicherung** gegenüber möglichen Verlusten – realen und imaginären. Die eingesetzten Mechanismen und Schutzversuche differieren. Zwei Möglichkeiten sind besonders zu erwähnen: Abhängigkeitsbeziehungen und Größenvorstellungen.

- **Herstellung von ausgeprägten Abhängigkeitsbeziehungen:** Irgendwo gibt es in den meisten depressiven Menschen die Vorstellung, dass einem andere das geben können, dessen man selbst entbehrt. Natürlich ist diese Vorstellung in jedem Menschen vorhanden, aber bei der Depression ist sie offensichtlich stark ausgeprägt. Dieser Versuch, das Problem der Verlustangst durch „Anklammern" in den sozialen Beziehungen zu lösen, trägt den Keim des Scheiterns bereits in sich. Der soziale Partner hält den Druck nur begrenzt aus und die Trennung, die der Depressive fürchtet, das ängstigende Verlassenwerden, ist die sichere Folge. Begreift der Mensch diesen Zirkel, dann sinkt das Selbstwertgefühl noch rascher: „So wie ich bin, kann mich ja keiner akzeptieren", lautet dann die innere Schlussfolgerung. Das kann zum **sozialen Rückzug** und zur Isolierung führen. Da eine andere Verhaltensmöglichkeit als das Anklammern im gelebten sozialen Bezug nicht zur Verfügung zu stehen scheint, stellt sich als Alternative die selbstgesuchte Vereinsamung. Diesen Zusammenhang meinen auch Begriffe wie „symbiotische Objektbeziehung" oder „Verschmelzungswünsche". Im anderen aufzugehen, mit dem anderen zu verschmelzen, erscheint als die probateste Sicherung gegenüber der Befürchtung, von anderen verlassen zu werden. Diese oft unbewussten Wünsche sind therapeutisch umso schwerer zugänglich, je mehr sie **reale Entbehrungen** kompensieren. Aber auch da, wo sie etwa Folge **exzessiver Verwöhnung** sind, wo der Mensch nie die emotionale Lektion lernte, dass er unabhängig sein darf, ist die therapeutische Korrektur oft nicht einfach.

- **Ausbildung unbewusster Größenfantasien:** Gegenüber dem Verletztwerden durch den Verlust wird ein Wall von bewusstseinsfernen Größenvorstellungen aufgerichtet. Die unbewusste Quintessenz könnte man so formulieren: „Wenn ich groß und mächtig bin, dann sind die anderen auf mich angewiesen und nicht ich auf die anderen." Wenn ein Patient sozusagen erfolgreich diese innere Welt gegen die äußere durchsetzt, dann sagen wir, dass er an einem Größenwahn leidet, eine Psychose hat. Beim Depressiven liegt die Sache anders. Sein Kontakt zur Außenwelt ist nicht so gestört, als dass er nicht täglich und stündlich erführe, dass die Welt sich ohne ihn sehr gut zu behelfen weiß. Er macht die realistische Erfahrung, die keinem einsichtigen Menschen erspart bleibt, dass er entbehrlich ist, dass er in fast jeder Funktion ersetzbar ist. (Das ist die Problematik, die oft hinter Depressionen in der Zeit von Rente und Pensionierung steht.) Wie geht der Depressive damit um? Oft lernt er nicht aus der Vergeblichkeit seiner Fantasien, sondern verstärkt sie geradezu, versucht das „zu wenig" zu einem „noch mehr" zu gestalten. Größenfantasien sind für jeden Menschen eine alltägliche Möglichkeit der Tröstung gegenüber Kränkungen. Manche Menschen leben ihre Größenfantasien auch in erstaunlicher Weise aus. Für den Depressiven ergibt sich hier aber wieder ein unheilvoller Zirkel: Wer sich groß fantasiert, will auch als groß behandelt werden. Die Verletzbarkeit, die herabgesetzt werden sollte, steigt tatsächlich an.
- **Aggressive/feindselige Affekte:** Herstellung ausgeprägter Abhängigkeitsbeziehungen, sozialer Rückzug sowie die Entwicklung von Größenfantasien lassen sich also als Ursache und Folge von Kränkungserlebnissen beschreiben. Auf den Konflikt bezogen sind es jedoch unzureichende Problemlösungs- und Restitutionsversuche. Die ständigen Versagungserlebnisse des Patienten, die Frustrationen, führen zum Affekt der **Aggression**. Dieser als Gereiztheit,

Ärger, Wut auftretende Affekt wird jedoch nicht nach außen gerichtet und meist nicht einmal wahrgenommen – obwohl es in der Psychotherapie manchmal überrascht, wie bewusstseinsnah bei einigen Depressiven das Ausmaß ihrer Enttäuschung und ihrer Wut ist. Oft sind es einschießende **negative Gedanken** (kognitionspsychologisch sog. „intrusive Gedanken"), die bei unterdrücktem Affekt eine dem Kranken unverständliche aggressive Haltung bedingen. Konsequent erlebt er solche Gedanken als nicht zu sich gehörig, d. h. als **Ich-fremd**. Ursache für diese Unterdrückung der aggressiven Affekte ist das strenge Gewissen des Depressiven.

- **Rigide Gewissensbildung:** Ein strenges Gewissen, das in seiner Ausprägung eigentlich nur noch dem des Zwangsgestörten vergleichbar ist, unterhält die eigentliche depressive Dynamik. Aufgrund der hohen Ansprüche von Gewissen und Idealvorstellungen des depressiv Kranken kann – als wichtigstes Ergebnis – keinerlei aggressive Empfindung toleriert werden, die dem sozial Anderen gilt. (Es scheint hier einen gewissen Unterschied zwischen psychotisch und neurotisch Depressiven zu geben, die zweite Gruppe kann eher aggressive Äußerungen zulassen.) Da einerseits durch die ständige Frustration des passiven Liebes- und Abhängigkeitsverlangens – eben den „Verlusten" – mannigfaltige Aggression aufsteigt, da diese andererseits aber unter keinen Umständen geäußert werden darf, gerät der Depressive in eine emotionale Zwickmühle.
- **Wendung der Aggression gegen die eigene Person:** Die pathologische Lösung des ausgeführten Konflikts besteht in einer Wendung der Aggression gegen das Selbst, wie es heute meist formuliert wird. Das Selbstgefühl erleidet so seine charakteristischen Einbrüche, welche wiederum die spezifische depressive Verstimmung zur Folge haben. Wie das Kleinkind in seiner Abhängigkeit, ist der Depressive gezwungen, eine Umgangsform mit seinen aggressiven Impulsen zu finden, die
  - keine Konflikte mit denen hervorruft, von welchen er sich abhängig fühlt und
  - die Schuldgefühle beschwichtigt, welche sekundär wegen dieser Wut in ihm entstehen.

Die Lösung besteht in der Wendung der Aggression gegen die eigene Person. Die entscheidenden Punkte dieses Depressionsverständnisses heißen demnach: Frustration → reaktive Wut → Wendung der Aggression gegen das Selbst. Das depressive Symptom ist dann Folge der anhaltenden Autoaggression.

- **Erhöhung der Verletzbarkeit des Selbstwertgefühls:** Auf die Kränkbarkeit, die Verletzung des Selbstwertgefühls, die narzisstische Beeinträchtigung war bereits hingewiesen worden. Tatsächlich sieht es so aus, dass bei der Depression eine erhöhte Verletzbarkeit des Selbstwertgefühls zugrunde liegt. Dieser Gesichtspunkt ist besonders von E. Bibring betont worden. Das Erlebnis „Depression" umreißt Bibring als durch drei Bedingungen beherrscht: Ich-Hemmung, Absinken der Selbstachtung und Hilflosigkeit. Dabei kommt dem Erlebnis der Hilflosigkeit, also der Ohnmacht, seines Erachtens eine besondere Bedeutung zu. Das Erlebnis der sog. **erlernten Hilflosigkeit** steht auch im Mittelpunkt eines verhaltenstheoretischen Depressionsverständnisses (M. Seligman), das in diesem Aspekt mit dem dynamischen konvergiert. Die Verhaltenstheorie betont dabei in besonderer Weise die systematische Verzerrung der alltäglichen Erfahrungen durch den Depressiven. Er erlebt nur das Negative und unterdrückt die Wahrnehmung positiver Erlebnisse. Nach Bibring entsteht das Erlebnis von Hilflosigkeit insbesondere beim Versagen gegenüber Ansprüchen, die eigentlich jeder Mensch in irgendeiner Form in sich trägt. Dabei handelt es sich um die Folgenden:
  - der Wunsch, geliebt, geachtet und vollwertig zu sein; d. h., nicht minderwertig zu sein
  - der Wunsch, stark zu sein; d. h., nicht schwach zu sein
  - der Wunsch, gut und liebevoll zu sein; d. h., nicht aggressiv und destruktiv zu sein

  Die Hypothese geht davon aus, dass es im Menschen so etwas wie „Urwünsche" gibt, nämlich das Bedürfnis geliebt zu sein (das ist die emotionale Annahme), stark zu sein (das ist die narzisstische Annahme) und gut zu sein (das ist die moralische Annahme). Es liegt nahe, dass die Erfüllung dieser Bedürfnisse eigentlich zu jedermanns Wohlbefinden beiträgt. Immer dann, so lautete die Beobachtung Bibrings, wenn es zu einem Klaffen zwischen diesem

Anspruch und der Selbsteinschätzung kommt, erfolgt beim zur Depression Neigenden eine depressive Verstimmung. Damit ist bereits das Entscheidende über die auslösende Situation gesagt. Kränkungen der geschilderten Art bezeichnen wir als narzisstische Kränkungen. Depressive sind gegenüber narzisstischen Kränkungen besonders sensibel. Häufig steht auch am Beginn einer Depression eine Enttäuschung des passiven Liebesbedürfnisses, oft infolge des drohenden oder realisierten Verlustes in einer Partnerbeziehung. Kuiper (2004) betont für die Auslösung der Depression ein frustriertes, passives Liebesverlangen, Aggressionshemmung oder frustrierte Größenfantasien. Damit werden in anderen Worten ähnliche Kränkungen angesprochen, wie sie Bibring aus-

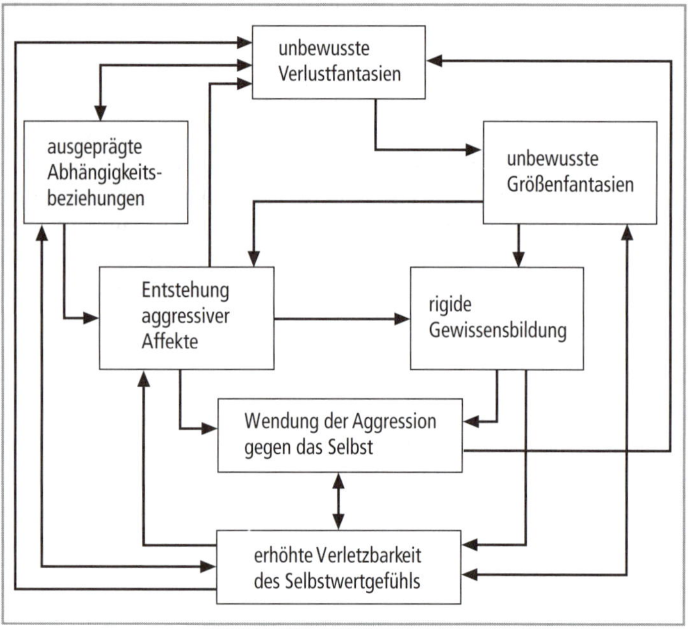

Abb. 3-10 Die Interaktion der im Text beschriebenen depressiven Motivelemente. Das Modell soll verdeutlichen, dass es sich nicht um einfach lineare, sondern um komplexe Wechselbeziehungen handelt.

geführt hat. Die Interaktion der dargestellten psychodynamischen Elemente bei der Depression lässt sich im Modell wie in → Abb. 3-10 gezeigt zusammenfassen.

Der nachstehende Ausschnitt aus der Krankengeschichte einer depressiven Patientin versucht besonders die abhängige und fordernde Grundhaltung zu zeigen, die bei vielen Menschen mit dieser Erkrankung nachzuweisen ist.

Klinisches Beispiel Die 55-jährige Lehrerin, die 1980 in einer Psychosomatischen Klinik aufgenommen wurde, lebte allein und sehr zurückgezogen. Sobald sie mit Menschen zusammen sei, verkrampfe sie sich und rege sich auf, also stehe sie sich besser allein – sagte sie. Bei den Konferenzen im Kollegium schweige sie meist. Bei jüngeren Schülern habe sie keine Probleme im Unterricht, jedoch viele bei älteren, die schon wie Erwachsene wirkten.

Der Tagesablauf der Patientin ist von einem ausgeprägten Gefühl der Erschöpfbarkeit bestimmt. Nach der Schule fühlt sie sich derart ausgelaugt, dass sie sich bis weit in den Nachmittag hinein davon im Bett ausruhen muss. Von 16 bis 20 Uhr arbeitet sie, korrigiert Hefte und bereitet den Unterricht vor, dann beginnt sie „sich auf den Schlaf vorzubereiten". Ein Telefonat oder eine Fernsehsendung danach seien nicht mehr möglich, weil sonst der Schlaf ernsthaft gefährdet werde. So verwundert nicht, dass die Patientin schon seit 15 Jahren auch erhebliche Schlafbeschwerden hat. Hinzu kommen offensichtlich psychogene Herzbeschwerden, die erstmals während des Referendariats auftraten.

Obwohl es bei Aufnahme im Leben der Patientin kaum noch andere Menschen gab, schilderte sie sehr starke Bedürfnisse nach Nähe und intensiver, enger Beziehung zu anderen. Aber, so fügte sie resigniert an, die Sache sei für sie ja gelaufen; was solle sie noch hoffen. Seit dem Tode ihrer Schäferhündin drei Jahre zuvor sei sie vollends enttäuscht. „Damals habe ich Liebe gefunden." Demgegenüber fühle sie sich in der Klinik von den Mitpatienten ausgebeutet. Nicht „Menschenliebe" lasse die ihre Nähe aufsuchen, sondern das Bedürfnis sich auszuquatschen bei jemand, der selbst nicht viel rede. Wolle sie etwas über sich erzählen, hörten die anderen ihr kaum zu. – Hier wurde ein ausgeprägtes Gefühl deutlich, dass sie offenbar nur Menschen trifft, die ihrer Liebe nicht wert sind. Hinter dieser resignierten Haltung wurden plötzlich erhebliche Ansprüche sichtbar, die sie selbst jedoch nicht wahrnahm. Wenn der

Therapeut sie daraufhin ansprach, antwortete sie sofort mit Selbstanklagen: Bei ihr sei nichts dahinter, hinter ihrer „Fassade" sei Leere; sie konnte immerhin akzeptieren, dass sie „einen ungeheuren Liebeshunger" habe. Wir können ergänzen, dass dieser wegen seines Ausmaßes wohl immer enttäuscht werden muss. Also steckte die Patientin lieber gleich zurück. Der Gesamteindruck war der einer schwer verletzten und leicht verletzbaren Frau.
Aus ihrer Biographie erfuhr man, dass sie sich gegenüber den drei Geschwistern von der Mutter immer zurückgesetzt gefühlt hat. Sie hatte das Empfinden, alles sei „auf ihre Kosten" gegangen. Dafür ist ein Ereignis paradigmatisch, das sie überscharf in Erinnerung behalten hat: 14-jährig wurde sie am Ende des Zweiten Weltkrieges von russischen Soldaten vergewaltigt. Sie fühlte sich in dieser Situation sehr dezidiert von der Mutter „vorgeschoben", damit diese selbst davonkomme. Dabei ist für die Patientin gar nicht so sehr dieses Ereignis das Problem, sondern die Tatsache, dass die Mutter diese Szene später in kränkender Weise genussvoll weitertratschte. Die Patientin erlebte in dieser Erzählung der Mutter moralische Entrüstung und unausgesprochene Befriedigung nebeneinander. Diese Ambivalenz der Mutter ihr gegenüber beherrschte dann auch ihre Einstellung der Mutter gegenüber und – wichtiger – ihre Einstellung zu sich selbst. Einerseits fühlte sie sich in ihrem tristen Leben als Opfer, andererseits war ihre Autoaggression, ihre Selbstbestrafungstendenz so ausgeprägt, dass sie während der Therapie konsequent alle Versuche, ihr zu helfen, für unmöglich erklärte. Ihr ausgeprägter Hass auf die Mutter, den sie sich unbewusst sehr vorwirft, war verdrängt und im Gespräch völlig unzugänglich.

Eindrucksvoll ist, wie diese Patientin zwischen ihrer eigenen Ambivalenz der Mutter gegenüber und ihrer Autoaggression keinen Zusammenhang erlebt. Genauer: Sie nimmt ihre eigene Wut gar nicht wahr, so ausgeprägt sie für das Gegenüber auch spürbar ist. So tendiert sie wie viele Depressive dazu, die Verstimmung als etwas von ihren intrapsychischen Vorgängen Unabhängiges zu sehen. Hier wird die depressive Verstimmung als „über Nacht" entstanden, völlig grundlos, unerklärlich erlebt. Gleichzeitig liegen bei dieser Patientin auch objektive Traumen in der Biographie vor (→ Kap. 1.4.4 und 2.3), es zeigt sich aber deutlich, dass es weniger die schlimme Erinnerung ist, unter der sie anhaltend leidet, als vielmehr die mangelnde Möglichkeit zu einer Bewältigung in einem schützenden sozialen Milieu.

Arzt-Patient-Interaktion

Diese birgt bei allen Störungen mit einer starken autoaggressiven Komponente ein problematisches Risiko der Verführung: Die passive, abhängige, unterwürfige Haltung des Patienten induziert in der Gegenübertragung bisweilen unbewusste Aggressivität. Die Frustration des Arztes verleitet diesen zu gereiztem Verhalten, dieses – unbewusst vom Patienten wegen seiner Schuldgefühle gesucht – verstärkt wiederum den autoaggressiven Zirkel des Kranken. Einsicht des Arztes oder Psychologen in diese Dynamik ist hier sehr viel effektiver als ein „Sich-zusammen-Nehmen", denn unbewusst nimmt der Patient auch die averbale Gereiztheit des Gegenübers wahr. Trennungserlebnisse (Arztwechsel!) sind von besonderer Schwierigkeit für diese Patienten. Auch die Wünsche des Patienten nach Verwöhnung stellen für viele Therapeuten eine Verführung dar, ihn zu „schonen" – also ihn etwa länger krank zu schreiben –, der sie unreflektiert nachgeben, ohne zu bemerken, dass so die Abhängigkeit des Patienten vom Arzt verstärkt wird.
Auf die in diesem Zusammenhang wichtige „erlernte Hilflosigkeit" (Seligman), wurde bereits hingewiesen. Es ist keine Frage, dass depressives Krankheitsverhalten, wie alles Verhalten, ständigen sozialen Verstärkungs- und Löschungsprozessen unterliegt.

Therapie

Neurotisch Depressive Störungen stellen ein breites Feld von Indikationen für viele Formen der **Psychotherapie** dar. Sie ist als Mittel der Wahl anzusehen. Die Kognitive Therapie nach Beck und die kognitiv-behaviorale Therapie (CBT) haben eine Reihe von Therapietechniken entwickelt, die vor allem auf die Einstellungsveränderung abzielen. Auch für die Interpersonale Therapie (IPT) ist ein Behandlungserfolg gesichert. Bei leichten neurotisch Depressiven Störungen kann auch die Gesprächstherapie angezeigt sein. Für motivierte Patienten vor allem mit inneren Konflikten kommt die psychodynamische (tiefenpsychologisch fundierte) Psychotherapie in Frage. Es zeichnet sich ab, dass bei ausreichender Behandlungsintensität diese zur Symptomreduktion der klassischen Psychoanalyse gleichwertig ist.

Die (eventuell gleichzeitige) Behandlung mit antidepressiven Psychopharmaka ist weniger regelhaft erforderlich, als sie in der Praxis eingesetzt wird. Ist eine Psychopharmakotherapie wegen der Schwere der Symptomatik jedoch indiziert, sollte sie gezielt und mit ausreichender Dosis angewandt werden. Für die Untergruppe chronisch Depressiver (Dysthymer), die früher oft jahrelang erfolglos psychotherapiert wurde, stellen die modernen Antidepressiva (selektive Serotonin-Wiederaufnahmehemmer u. a.) so etwas wie einen therapeutischen Durchbruch dar. Sertralin zum Beispiel erwies sich allein als wirksamer als Interpersonale Psychotherapie allein (Browne et al. 2002). Die Kombination von antidepressiver Pharmakotherapie und Psychotherapie ist unproblematischer als noch gelegentlich behauptet.

3.2.2 Der psychische Masochismus

Der psychische Masochismus ist eine Neurotische Störung, die einerseits viel mit der Depression zu tun hat, andererseits gut von ihr abgrenzbar ist. Der Begriff beschreibt eine Grundhaltung, die das ganze Leben durchzieht, den Betroffenen kaum Befriedigung gönnt und widrige Umstände geradezu anzuziehen scheint. Das Konzept der „Passiv-aggressiven Persönlichkeitsstörung" (ebenfalls nicht in die ICD-10 aufgenommen) zeigt manche Überschneidungen.

Es wäre deshalb auch berechtigt, von einer masochistischen Persönlichkeitsstörung zu sprechen (→ Kap. 5). Da die ICD-10 weder eine derartige Persönlichkeitsstörung noch ein entsprechendes, der Depression verwandtes Störungsbild kennt, scheint uns seine kurze Erwähnung hier am sinnvollsten.

Symptomatik

- Ein durchgängiges Lebensarrangement, das dem Menschen ständig Belastungen, Verpflichtungen, Leiden, Unglück und Schicksalsschläge „beschert". Die Betroffenen verstehen sich selbst nicht selten als „Pechvögel", denen einfach das nötige Glück im Leben fehlt.

- Unfähigkeit zu genussvoller Entspannung, inneres Getriebensein, ruhelose Aktivität („An meiner Wiege hat man mir das Arbeitslied gesungen.")
- Eine altruistische Grundhaltung, die befriedigende oder lustvolle Lebensumstände praktisch ausschließt und sich in der Fürsorge für andere geradezu aufopfert, meist ohne hierfür auch angemessen anerkannt zu werden. „Helfer-Syndrom", „Opferhaltung" und weitere sind hier als „Bilder" einzuordnen.
- Mag es auf den ersten Blick noch so scheinen, als ob die Häufung besonders unglücklicher Zufälle oder objektiver Zwänge („ich wollte ja gerne anders, aber es geht leider nicht ...") hier eine Rolle spielten, so wird bei näherer Betrachtung deutlich, dass eine unbewusste Einstellung vorliegt, die diese Situation immer wieder aktiv konstelliert.

Psychodynamik und Pathogenese

Das **psychodynamische** Verständnis des Bildes geht ebenfalls auf Freud zurück, der vom „moralischen Masochismus" sprach. Dabei ging es um die Abgrenzung von der masochistischen sexuellen Deviation, bei der Leiden und Bestraftwerden in sexuelle Lust umgesetzt werden, und er begriff, dass beide Formen offenbar etwas mit einem bestimmten Umgang des Ich mit dem Gewissen (Über-Ich) zu tun haben. Das Ich dieser Menschen hat im Umgang mit dem strengen Gewissen eine Formel entwickelt, die man vielleicht so umschreiben könnte: „Solange ich mich ständig selbst antreibe/bestrafe, habe ich vor meinem Gewissen Ruhe." Tatsächlich haben diese Menschen häufig keine bewussten Schuldgefühle. Ihr Schuldgefühl ist vielmehr unbewusst, verdrängt, was sie von den Depressiven unterscheidet, die meist bewusst unter ihren Schuldgefühlen leiden. Beim psychischen Masochismus wird die Rechnung mit dem Gewissen durch autoaggressive Handlungen beglichen. Hat der Mensch darin „Erfolg", dann brauchen seine Schuldgefühle nicht bewusst zu werden. Die Beziehung zwischen Depression und psychischem Masochismus lässt sich so formulieren: Jeder Depressive hat masochistische Züge, aber nicht jeder psychisch Masochistische ist stärker depressiv, auch wenn

beide Störungsbilder eine Anhedonie, also die eingeschränkte Fähigkeit Glück zu erleben, gemeinsam haben.
Von der **lerntheoretischen** Betrachtung her ist das Verständnis abzuleiten, dass diese Menschen offenbar mit den vertrauten Bedingungen am besten leben können, auch wenn sie subjektiv und objektiv wenig befriedigen. Das Bekannte wird ständig wieder hergestellt, mag es auch noch so enttäuschend sein.

Therapie

Die Psychotherapie von masochistischen Persönlichkeiten stellt insofern ein Problem dar, als die Patienten sich auch die Besserung ihres Befindens durch die Behandlung nicht „leisten" können. Bei einer solchen Dynamik verschlechtert sich das Befinden regelmäßig, wenn es dem Patienten eigentlich besser gehen müsste. Man spricht von einer **negativen therapeutischen Reaktion**.

3.2.3 Artifizielle Störungen

Bei den Artifiziellen Störungen handelt es sich um eine heterogene Krankheitsgruppe, deren Leitsymptom darin besteht, dass die Betroffenen körperliche und/oder (viel seltener) psychische Krankheitssymptome aktiv erzeugen, aggravieren und manchmal vortäuschen um auf diese Weise Aufnahme in Krankenhäusern und meist invasive diagnostische und operative Maßnahmen zu erreichen. Die Motivation besteht – oberflächlich gesehen – scheinbar darin, die Patientenrolle anzunehmen und ist nicht von äußeren Anreizen, z. B. finanziellem Gewinn, geprägt. Die tieferen Gründe sind zunächst schwer zu verstehen. Es handelt sich um ein zwanghaftes Verhalten, denn die Patienten können in 80 % der Fälle das Verhalten nicht beenden. Die selbstbeschädigenden Handlungen werden verheimlicht.

In der ICD-10 gibt es die Kategorie Artifizielle Störung (F68.1). Andere selbstverletzende Handlungen werden im Kapitel X als vorsätzliche Selbstverletzung erfasst (X60 – X84, penibel genau nach der Art der jeweiligen Schädigung!). Als Symptom wird auch im Kapitel F die selbstschädigende Handlung bei der emotional instabilen Persönlichkeitsstörung (F60.31) erwähnt (vgl. Armando u. Favazza 1987; Turner 2006).

Das Münchhausen-Syndrom (Asher 1951) – eine Unterform der Artifiziellen Störungen

Bei dieser Unterform (Eckhardt-Henn 1999) liegen neben der aktiven Erzeugung, häufiger aber Vortäuschung von Krankheitssymptomen, immer folgende Merkmale vor:

- Eine Pseudologia phantastica, die dieser Störung letztlich die Bezeichnung „Münchhausen-Syndrom" einbrachte. Die Pseudologia phantastica bezieht sich nicht nur auf die Krankeitsanamnese, sondern auf alle Lebensbereiche der Betroffenen.
- Eine ausgeprägte Störung der zwischenmenschlichen Beziehungen, welche sich in ständigen Beziehungsabbrüchen, Krankenhauswandern, permanentem Umherreisen und schließlich völliger sozialer Entwurzelung äußert (peregrinating problem patients, wandernde Patienten).
- Häufig zeigen diese Patienten auch dissoziales Verhalten (Delinquenz) und Medikamentenmissbrauch. Sie schaffen es auf beeindruckende Weise, sich immer wieder in Krankenhäusern aufnehmen zu lassen. Wir sahen eine Patientin, die es auf geschätzte über 200 Hospitalisierungen in weniger als 10 Jahren brachte.
- Die Krankheit nimmt einen fulminanten Verlauf und bestimmt den gesamten Lebensinhalt der Patienten, die keinerlei Leidensdruck und keinerlei Behandlungsmotivation zeigen. Bisher sind so gut wie keine erfolgreichen Behandlungsverläufe bei klassischen Münchhausen-Patienten beschrieben worden.

Klinische Symptomatik

Patienten mit Artifiziellen Störungen können Symptome aus allen medizinischen Fachgebieten präsentieren. Etwa 80 % der Betroffenen erzeugen körperliche Symptome, die dann behandelt werden müssen. Die häufigsten sind in → Tabelle 3-1 dargestellt. Auch seltene Erkran-

Tab. 3-1 Häufige artifiziell erzeugte Symptome.

Artifizielle Hauterkrankungen	• Aufbringen von Säuren, Laugen und anderen toxischen Substanzen • mechanische Manipulationen der Haut • chronische Lymphödeme durch wiederholtes Strangulieren von Gliedmaßen • subkutanes Einspritzen von infizierten Lösungen, Speichel, Milch etc.
Artifizielle chirurgische Symptome	• Wundheilungsstörungen und rezidivierende Abszesse • Vortäuschen von abdominellen Schmerzen, Stuhl- und Harnverhalt • Manipulation an zentralvenösen Zugängen
Artifizielle internistische Symptome	• rezidivierende Fieberzustände • rezidivierende, teilweise lebensbedrohliche Anämien • Blutgerinnungsstörungen und Blutungen durch Einnahme von Cumarinen • hypoglykämische Zustände (Insulininjektionen), Hypokaliämien • hyperthyreote Zustände durch Einnahme von Schilddrüsenhormon • Hyperkälzämien • Cushing-Syndrome durch Einnahme von Cortisonpräparaten • rezidivierende septische Zustände durch Selbstinjektion von infizierten Lösungen • kardiologische Symptome durch Einnahme von Betablockern etc. • Vortäuschung von Haemoptysis durch Schlucken und anschließendes Erbrechen von Blut
Artifizielle gynäkologische Symptome	• Vortäuschung von Blutungen • intravaginale Verletzungen • Verletzungen an der Portio u. a. durch Einbringen toxischer Substanzen • Vortäuschen von Schmerzzuständen etc.
Artifizielle urologische Symptome	• Hämaturien und Bakteriurien durch Einbringen von Blut und infizierten Lösungen in die Blase • vorgetäuschter Harnverhalt
Vortäuschung psychischer Erkrankungen (seltener)	• angebliche Verwirrtheitszustände • akute Suizidalität • Vortäuschung schizophrener Psychosen

kungen wie zystische Fibrosen (Croft et al. 2005; Kansagara et al. 2006), Lupus erythematodes (Tlacuilo-Parra et al. 2000), Gerinnungsstörungen oder HIV-Infektionen (Pao et al. 2005) werden erzeugt bzw. vorgetäuscht. Die Patienten haben also in den meisten Fällen messbare körperliche Symptome und präsentieren ihre Erkrankung durch häufig vorhandenes medizinisches Wissen sehr glaubhaft. Sie geben falsche Daten bei der Anamneseerhebung an. Selbstverständlich können jederzeit komorbide körperliche Erkrankungen auftreten, was die Situation dann noch komplexer macht.
Der Schweregrad der verschiedenen Artifiziellen Störungen ist sehr unterschiedlich. Dermatologische Artefakte (Gieler u. Eckhardt-Henn 2004) sind als leichter zu bewerten als eine rezidivierende artifiziell erzeugte Anämie oder septische Zustandsbilder. Neben der Art und dem Ausmaß der heimlichen aktiven Erzeugung von Krankheitssymptomen ist auch das Ausmaß der darauf folgenden medizinischen und therapeutischen Eingriffe wesentlich für die Einschätzung der Gefährlichkeit der Erkrankung. Die Betroffenen nehmen bereitwillig alle Eingriffe hin. Nicht selten kommt es zu zahllosen Operationen mit daraus resultierenden körperlichen Schäden bis hin zur Amputation von Gliedmaßen (Eckhardt-Henn 1999).

Epidemiologie und Verlauf

Die absoluten Prävalenzzahlen sind wegen nach wie vor fehlender epidemiologischer Studien unsicher. Für die Artifiziellen Störungen werden 0,6 bis 2 % bei allgemeinmedizinischen und bis zu 5 % bei dermatologischen Patienten angegeben. Die spektakulären Münchhausen-Syndrome sind sehr viel seltener und betreffen vorwiegend Männer (etwa 10 % der Gesamtgruppe). Artifizielle Krankheiten finden sich ganz bevorzugt bei Frauen (über 80 %) und hier noch einmal in auffälliger Weise gehäuft bei Angehörigen des medizinischen Personals (Krankenschwestern, Arzthelferinnen, technischen Assistentinnen, auch Ärztinnen). Dadurch wird zum Teil die Expertenschaft verstehbar, mit der die Manipulationen vorgenommen werden.
Bei 80 % der Artifiziellen Störungen kommt es zu einem chronischen Krankheitsverlauf mit körperlichen Schädigungen (teilweise iatrogen

induziert) bis hin zu Gliedmaßenamputationen. Die Letalität liegt bei den schwereren Formen bei ca. 30 %!

Pathogenese und Psychodynamik

Den artifiziellen Krankheiten fehlt scheinbar ein plausibles Motiv. Gesichert wurde eine auffallende Häufung traumatischer Ereignisse, vor allem von sexuellem Missbrauch in der Kindheit (→ Kap. 1.4.4), körperlichen Misshandlungen und emotionaler Deprivation. Solche Traumatisierungen führen zu vielfältigen neurobiologischen Störungen, die an dieser Stelle nicht ausgeführt werden können. Nur so viel: Eine große Gruppe der Patienten zeigt eine Störung der Schmerzwahrnehmung zumindest während der selbstverletzenden Handlungen sowie der Affektregulation. Letztere besteht in einer affektiven Hyperreaktivität, die sich als Tendenz zu kurzzeitigen, heftigen, rasch wechselnden Affektantworten einerseits und einer hohen Sensibilität gegenüber emotional relevanten Reizen andererserseits manifestiert (Herpertz et al. 1997).
Die selbstbeschädigenden Handlungen werden häufig im Sinne der Affekt- und Spannungsregulation eingesetzt; dies kann man vor allem bei artifiziellen Hypoglykämien, Anämien und Fieberzuständen beobachten. Eine interessante Hypothese, die sich auf traumatisierte Patienten mit offenen Selbstverletzungen bezieht, ist diejenige, dass es durch die chronische Einwirkung von traumatischen Situationen frühzeitig zu einem ständig erhöhten Endorphinspiegel gekommen sein könnte, der dann wiederum zu einer Habituation an hohe Opiatlevel führte. Die spätere wiederholte schmerzhafte Stimulation des Körpers könnte eine vermehrte Ausschüttung von Endorphinen bewirken, welche dann auch die Störung der Schmerzwahrnehmung erklären könnte.
Hier könnten neurobiologische Ursachen zu finden sein, die als Begründung für das suchtartige oder auch zwanghafte Verhalten dieser Patienten herangezogen werden könnten.
Aus psychodynamischer Sicht entspräche die ständige Wiederholung der aktiven oder induzierten Verletzungen durch andere einer unbewussten Reinszenierung der biographischen Traumatisierung. Solches aktives Aufsuchen einer Opferrolle wird auch als Viktimisierung

bezeichnet. Die Täuschung ist in fast allen Fällen bewusst, die Einsicht in das eigene Tun aber nicht selten durch dissoziative Zustände, in denen die Selbstschädigung vorgenommen wird, erschwert. Manche Patientinnen können später eine Art Bewusstseinsspaltung (Dissoziation) beschreiben, in der sie zugleich wussten, dass sie die Symptome verursachten und zugleich die Verdachte und Vorwürfe der Ärzte als zutiefst ungerecht empfanden. Hier gibt es eine Nähe zu Histrionischen (hysterischen) Bewusstseinsstörungen (→ Kap. 3.4). Beide Befunde müssen deshalb für diese Gruppe von Störungen vorrangig an die pathologische Verarbeitung von psychischer Traumatisierung denken lassen (→ Kap. 2.3). Komplexe Konfliktkonstellationen, die mit den Traumatisierungen verbunden sind, liegen zugrunde. Neben der Viktimisierung werden Verständniskonzepte wie Identifikation mit dem Aggressor, traumatische Introjektion etc. eingesetzt (vgl. Eckhardt-Henn 1999; Eckhardt u. Hoffmann 1993).

Arzt-Patient-Interaktion

Die Interaktion von Arzt und Patient ist von einer spezifischen Dynamik geprägt, ohne die sich die Erkrankung nicht zu ihrem Vollbild entwickeln könnte. Die Ärzte machen die Verleugnung und die dissoziative Abwehr der Patienten scheinbar mit. Sie sind in eigenartiger Weise in dieses „Spiel" eingebunden („tangled in the web", Feldman u. Ford 1994); das Ausmaß an Fehldiagnosen und die Dauer der Erkrankung bis zur Diagnosestellung sind immer wieder beeindruckend.

Mangelnde fachliche Information, mangelnde Reflexionswilligkeit, Unlust, sich auf die psychischen Probleme der Patienten einzulassen, und nicht selten kommerzielle Interessen des Arztes gehen hierbei in der Arzt-Patient-Interaktion eine unbewusste Allianz mit der Autoaggression des Patienten ein. Auffallend ist die enorme Aktivität der Ärzte: so werden Indikationen für operative oder anderweitige invasive Eingriffe sehr viel schneller gestellt als bei anderen Patienten; teilweise werden „heroische" Maßnahmen ergriffen. Die Vorgeschichte wird meist völlig ignoriert, selbst wenn bereits eine Artifizielle Störung diagnostiziert wurde, werden wiederholt invasive Maßnahmen durchgeführt (Eckhardt-Henn 1999; Feldman u. Eisendrath 1996).

Klinisches Beispiel Eine jugendliche Patientin brachte es vom 13. bis zum 17. Lebensjahr auf 16 jeweils mehrmonatige Krankenhausaufenthalte (darunter acht Universitätskliniken); sie injizierte mit feiner Nadel heimlich eine Seifenlösung unter die Haut der Unterschenkel, die zu nicht abheilenden, abakteriellen Hautulzera führte. Auf ihre Weise hielt sie die ganze High-Tech-Medizin zum Narren. Die intelligente Jugendliche, die wir am Ende des aktiven Selbstbeschädigungsprozesses sahen, den sie einer Stationsärztin endlich hatte gestehen können, beschrieb ihre Faszination mit folgenden Worten: „Wenn ich wieder die blöden Gesichter der Ärzte sah, dann war das für mich ein ungeheurer Triumph, der allen Aufwand lohnte." Die Patientin war nach vier Jahren Krankenhausaufenthalten völlig aus der Schule und dem Kontakt zu Gleichaltrigen herausgerissen. Sie kannte eigentlich nur noch den Mechanismus des modernen Krankenhauses, diesen allerdings perfekt. Selbst nach einer einjährigen Behandlung in einer kompetenten Jugendpsychiatrischen Klinik blieb die Prognose hinsichtlich der Selbstschädigung offen, auch wenn sie während dieses Therapiezeitraumes „abstinent" geblieben war.

Differenzialdiagnose

Die Differenzialdiagnose gilt naturgemäß in erster Linie den Krankheiten, die durch die Symptomatik naheliegen bzw. vorgetäuscht werden. Von großer Bedeutung ist bei Verdacht auf eine Artifizielle Störung auch die Abklärung der *Komorbiditäten*, was oft diagnostisch weiterhilft.

Die meisten Patienten leiden an einer **Persönlichkeitsstörung**, gehäuft Borderline-Persönlichkeitsstörungen (→ Kap. 5.2.4). Depressive Störungen sind ebenfalls oft vorhanden. In vielen Fällen lassen sich gleichzeitig bestehende Dissoziative Bewusstseinsstörungen (→ Kap. 3.4; vgl. auch → Kap. 6.2) belegen, die häufig mit den selbstbeschädigenden Handlungen im Zusammenhang stehen. Einige Patienten leiden auch an komorbiden Essstörungen.

Nach der ICD-10 muss die **bewusste Simulation** von den Artifiziellen Störungen abgegrenzt werden. Die ICD-10 nennt für die Simulation als entscheidendes Merkmal den bewusst angestrebten Vorteil (Straferlass, Rente, Wehrdienstunfähigkeit), der so unmittelbar bei den artifiziellen Krankheiten nicht besteht; vielmehr haben diese Patienten auch zahlreiche manifeste Nachteile durch ihre Störung. (Im DSM-IV ist die Simulation als „Malingering" ebenfalls von den „Factitious Disorders" abgegrenzt.)

Therapie

Die Therapie gilt nach wie vor als schwierig. Zunächst muss man in einem interdisziplinären Ansatz eine Therapiemotivation bei den Patienten schaffen, was zu den schwierigsten Aufgaben gehört. Wichtig ist die Feststellung, dass die *Konfrontation des Kranken mit seiner heimlichen Manipulation*, wenn sie erst entdeckt ist, allein *nicht* therapeutisch wirksam ist. In der Regel kommt es zu einer oft erregten Auseinandersetzung zwischen den Patienten, die sich falsch beschuldigt, und den Ärzten, die sich hintergangen fühlen. Wenn es nicht gelingt, die Konfrontation mit einem Therapieangebot zu verbinden und in einer Form zu halten, welche die Kranken *nicht beschämt*, wiederholt sich der Zirkel im nächsten Krankenhaus und beim nächsten Arzt. Beim Verdacht auf eine artifizielle Krankheit sollte ein psychosomatischer Konsiliarius hinzugezogen werden. Wegen der Behandlungsschwierigkeiten ist in der Regel psychotherapeutischen Institutionen der Vorzug zu geben, in denen Erfahrung mit diesen Patienten besteht. Nicht selten stellt sich bei gesicherter Diagnose und schweren Komplikationen die Frage, ob eine Betreuung eingerichtet werden sollte. Die Behandlung erfolgt in 80 % der Fälle zunächst stationär in spezialisierten Fachkliniken. Multimodale Behandlungsprogramme kommen zum Einsatz. Andere Fachabteilungen sind einzubinden, z. B. werden bei den artifiziellen Anämien regelhaft Bluttransfusionen erforderlich, die nach einem vorher zu vereinbarenden Behandlungsvertrag komplikationslos erfolgen sollten. Wir haben gute Erfahrungen mit einem längerfristig angelegten Intervallsetting (wiederholte stationäre Behandlung in definierten Zeitabschnitten) gemacht. Neben verhaltenstherapeutischen Elementen (Symptomtagebuch, Verhaltensanalyse, Behandlungsvertrag) kommen modifizierte analytische Techniken – vorzugsweise zumindest am Anfang – im Einzelsetting zum Einsatz. Bei Patienten mit Traumatisierungen und schweren Dissoziativen Bewusstseinsstörungen geht es um Stabilisierung („Dissoziationsstopp" etc.). Symptomatische psychopharmako-

logische Behandlungen sind sinnvoll. Auch Serotonin-Wiederaufnahmehemmer kommen in Frage.
In jedem Fall sind es zeitaufwändige Behandlungen, die in hohem Maße Kompetenz und Geduld der Behandlerteams erfordern. Beim *Münchhausen-Syndrom* kommt zur Pseudologie eine ausgeprägte Beziehungsstörung hinzu, welche die Therapiemöglichkeit zusätzlich erschwert (Fischer 2006; Huffmann u. Stern 2003).

3.3 Die Zwangsstörung

Als Zwangsstörung (ICD-10: F42) wird ein Krankheitsbild bezeichnet, bei welchem das zentrale Symptom in einem Gefühl subjektiven Zwangs besteht, bestimmte Vorstellungen haben, bestimmte Gedanken denken und bestimmte Handlungen tun zu müssen. Das Zwangsgefühl und aus ihm resultierende Zwangshandlungen sind trotz voller Einsicht in ihre Unsinnigkeit nicht unterdrückbar.

Zwangsphänomene sind prinzipiell ubiquitär. Evolutionär stellen sie einen Versuch der Strukturgebung und Ordnung dar. Sie treten auch innerhalb der normalen psychischen Funktionen und innerhalb der normalen Entwicklung auf. Zwangsphänomene können sich quantitativ zu einer besonderen Neurotischen Störung, eben der Zwangsstörung organisieren. Zwangssymptome sind auch bei bestimmten Psychosen (insbesondere der depressiven Psychose und der Schizophrenie) zu finden, und sie finden sich schließlich bei hirnorganischen Erkrankungen. Bei einer psychotischen Erkrankung haben Zwangssymptome die psychodynamische Funktion dem Patienten bei seiner Strukturierung zu helfen.
Hier soll nur auf die Zwangsstörung als eigenständiges Krankheitsbild eingegangen werden.

Symptomatik

Man unterscheidet zwischen Zwangsgedanken, -einfällen, -antrieben, -impulsen und Zwangshandlungen.

- **Zwangsgedanken:**
  - Im Mittelpunkt des Bildes stehen **Denkstörungen**. Dabei ist das Denken sowohl formal gestört (unablässiges Grübeln, ständiges Wiederholen der gleichen Abläufe, Weitschweifigkeit, Verlust des Blickes für das Wesentliche) als auch inhaltlich.
  - Das zwangsneurotische Denken läßt sich am ehesten als durch einen alles dominierenden **Zweifel** beherrscht beschreiben.
  - **Zählzwänge** (alles muss geordnet, gezählt, sortiert werden): Zahlen stehen für die Buchstaben des Alphabetes, Worte werden in Zahlen aufgelöst und verrechnet; Zahlen stehen für Menschen und Dinge der Umwelt.
  - Es dominiert eine **magische Grundeinstellung**: Gedanken, Zahlenkombinationen, Farben, Dinge müssen vermieden werden, weil sie Unglück bringen. „Gegengedanken" müssen gedacht werden, damit die negative Wirkung neutralisiert wird. Dem Gedanken wird eine *magische Allmacht* zugesprochen: Ein falscher Gedanke kann töten, hat vielleicht schon getötet. Aber ist er überhaupt schon gedacht worden, oder sollte er erst gedacht werden? Nichts ist sicher, alles muss bezweifelt werden.
- **Zwangsantriebe, Zwangsimpulse, Zwangseinfälle** sollte man von den inhaltlichen Denkstörungen abgrenzen. In der ICD-10 werden Zwangsgedanken und Zwangsimpulse einfach zusammengefasst.
  - Es handelt sich um einschießende Vorstellungen meist aggressiven Charakters. Es sind dies als dranghaft erlebte Gedanken und Gefühle, einen anderen angreifen, verletzen, ermorden, anspucken, anurinieren, ansprechen, anstarren, unsittlich anfassen, vergewaltigen usw. zu müssen. Zu den quälendsten unter diesen Erscheinungen gehören wohl die Impulse, (die eigenen) Kinder umbringen zu müssen. Die *Realisierung* all dieser Impulse kommt jedoch bei den Zwangsstörungen so gut wie nie vor.
- **Zwangshandlungen** sind in der Regel Folge der inhaltlichen Zwangsgedanken.
  - **Magische Rituale** sollen das Böse bannen, welches das eigene Denken und Wünschen heraufbeschwört: sie erstrecken sich auf Denkvorgänge, Sprache und Handlungen.

- **Kontrollzwänge** (ob das Licht aus-, das Wasser abgestellt ist usw.) sichern vor den Folgen der Gedanken, müssen aber wiederholt werden, weil sich Zweifel rasch durchsetzen.
- **Ordnungszwänge**: Stundenlang wird das Bett glattgestrichen, der Schrank überprüft, ein Gegenstand von einem Ort zum anderen bewegt. Der Waschzwang bedingt end- und zahllose Handwaschungen und oft auch Anwendung von Desinfektionslösungen; das Gefühl, dass die Hände schmutzig sind, ist jeweils nur für kurze Zeit zu beseitigen. Im Gegensatz dazu steht oft eine auffallende Verschmutzung des übrigen Körpers, der Bettwäsche, der Umgebung.
- Eine **zwanghafte Langsamkeit** kann dazu führen, dass die Verrichtung täglicher Handlungen (Ankleiden, Essen) Stunden in Anspruch nimmt.

Eine **ängstlich getönte Gefühlslage** der Patienten wird immer wieder beschrieben. Diese ist um so ausgeprägter, je stärker das phobische Element (s. u.) in der Zwangsstörung hervortritt. Die Unterdrückung des Rituals von außen führt regelmäßig zu panischer Angst.
Für das **Phänomen des Zwangs**, das sich für diese Symptome als gemeinsamer Nenner erweist, ist charakteristisch, dass sich das Ich des Patienten intensiv aber vergeblich gegen sich bahnbrechende Impulse oder als aufgezwungen empfundene Leistungen wehrt. Die Zwangsinhalte werden jedoch als im Menschen selbst entstanden erlebt und nicht wie beim Wahn projektiv in die Außenwelt verlagert. Gleichzeitig besteht ein ausgeprägtes Fremdheitsgefühl (Ich-Fremdheit, Ich-Dystonie) der Symptomatik gegenüber mit der Einsicht in das Unsinnige des Verhaltens. Diese hilft den Betroffenen aber nicht, das Verhalten zu unterbrechen.
Die **Zwangspersönlichkeit** (Anankastische Persönlichkeitsstörung, ICD-10: F60.5; → Kap. 5.2.2) ist von der Zwangsneurose abzugrenzen.

Diagnostik

Die Diagnostik ist komplex weil es eine große Heterogenität von Symptominhalten gibt und die Komorbidität mit anderen psychischen Störungen, insbesondere den Angst- und Depressiven Stö-

rungen hoch ist und damit auch die Differenzialdiagnose schwierig ist.
International gilt die Y-BOCS (Yale-Brown Obsessive-Compulsive Scale), ein semistrukturiertes Interview, das aber nur von geschulten Interviewern eingesetzt werden darf, als „Goldstandard". Die Durchführung erfordert einen hohen Zeitaufwand und ist daher oft im Klinikalltag nicht praktikabel. Als Screeningverfahren wird oft die deutschsprachige Selbstratingversion der Y-BOCS eingesetzt, die eine ökonomische Alternative bietet. Weitere Instrumente sind das Zwangsinventar (OCI-R), die deutsche Version des Obsessive-Compulsive-Inventory-Revised, das Vancouver Obsessional Compulsive Inventory und als Weiterentwicklung das Maudsley Obsessional Compulsive Inventory (Gönner et al. 2007).

Differenzialdiagnose

Es gibt viele Störungen, die zum **Spektrum der Zwangsstörungen** (obsessive-compulsive spectrum disorders) zu rechnen sind: z. B. bestimmte Störungen, die mit selbstverletzendem Verhalten verbunden sind, wie die Trichotillomanie (zwanghaftes Ausreißen der Haare), die Perionychomanie und -phagie (zwanghaftes Manipulieren an Fingernägeln und Nagelhaut), die Acne excoriée (zwanghaftes Manipulieren an der Haut), die Körperdysmorphe Störung (→ Kap. 3.1.4), die oft mit Zwangsgedanken und Handlungen (Manipulationen an der Haut usw.) einhergeht, ebenso wie monosymptomatische Hypochondrische Störungen (→ Kap. 3.1.6), das Tourette-Syndrom und bestimmte isolierte Wahnzustände.
Bei den Essstörungen, autistischen Störungen und anderen Impulskontrollstörungen wie der Kleptomanie, dem pathologischen Wandern oder pathologic gambling (→ Kap. 3.2.3) wird ebenfalls diskutiert, ob sie diesem Spektrum zuzuordnen sind.
Besondere Bedeutung kommt der Abgrenzung von den **Phobischen Störungen** (→ Kap. 3.1.4) zu: Sowohl Patienten mit Zwangsstörungen als auch phobische Patienten zeigen eine intensive *Angst* und ein *Vermeidungsverhalten* in Bezug auf spezifische Situationen (z. B. die Vermeidung von Schmutz oder imaginierten Kontaminationsquellen wie Türgriffen etc.); man kann aus der Praxis sagen, dass kaum eine

Zwangsstörung ohne phobische Züge ist. Die spezifischen Gedanken und Rituale, die von den Patienten *nicht* vermieden werden können, machen jedoch die Abgrenzung in der Regel leicht. Aus klinischer Sicht sollte man nur von einer Phobie sprechen, wenn das bewusst erlebte Angstmoment ausgeprägt ist. Eine erhöhte Komorbidität von Zwangsstörungen und spezifischen, vor allem Sozialen Phobien und Panikstörungen ist vorhanden.
Viele Patienten mit schweren **Depressiven Störungen** (→ Kap. 3.2.1) leiden an *Grübelzwängen* (z. B. nihilistische Gedanken), die Zwangsgedanken sehr ähnlich sind. Häufig haben diese Gedanken aber einen realen Kern (z. B. die Stelle zu verlieren, in finanzielle Nöte zu geraten etc.). Bei genauer Anamnese läßt sich herausarbeiten, dass hier die Depressive Störung vorausging. Patienten mit Zwangsstörungen entwickeln häufig eine sekundäre (reaktive) Depression.

Epidemiologie und Verlauf

Neuere Studien (ECA-Studies) haben eine *Lebenszeitprävalenz* von 2 bis 3 % ergeben; Zwangsstörungen stellen damit die vierthäufigste psychische Erkrankungsgruppe dar. Das bedeutet, dass alleine in den USA 5 bis 6 Millionen Menschen an einer Zwangsstörung leiden.
Der **Beginn der Symptomatik** zeigt einen Altersgipfel zwischen dem 20. (bei Männern) und 25. (bei Frauen) Lebensjahr. 35 bis 50 % aller Zwangskranken haben bereits vor dem 18. Lebensjahr ausgeprägte Zwangssymptome. Nur bei etwa 15 % der Betroffenen treten erste Zwangssymptome jenseits des 35. Lebensjahres auf. Kontrollzwänge treten durchschnittlich fast 10 Jahre früher auf als Waschzwänge. Männer und Frauen erkranken etwa gleich häufig. Interessanterweise sind die Frauen von Waschzwängen und die Männer von Kontrollzwängen jeweils deutlich häufiger betroffen. Etwa 50 % der Patienten mit Zwangsstörungen leben ohne festen Partner. Zwangspatienten weisen häufig ausgeprägte *interpersonale und soziale Defizite* auf (Hollander u. Stein 1998).
Die **Symptomentwicklung** ist unterschiedlich. Waschzwänge beginnen in 75 % plötzlich und in 25 % schleichend; bei den Kontrollzwängen ist dieses Verhältnis umgekehrt: sie beginnen in etwa zwei Drittel der Fälle allmählich und in einem Drittel akut. Bei einigen Patienten

beginnen die Symptome nach einem belastenden Lebensereignis (Schwangerschaft, Geburt eines Kindes, Verlust eines Angehörigen etc.). Bei 30–50 % lassen sich vor Beginn der Symptomatik keine relevanten psychosozialen Auslöser erkennen.

Depressive Störungen und Angststörungen haben mit Zwangstörungen die höchste **Komorbidität**.

Nach neueren Verlaufsuntersuchungen muss man die Zwangsneurose als eine ernste, aber keineswegs hoffnungslose Erkrankung ansehen. Der Verlauf ist insgesamt chronisch, aber variabel. Bei einer Follow-up-Dauer von bis zu 40 Jahren wurde der *natürliche Verlauf* (ohne Therapie) von Zwangsstörungen beobachtet. Insgesamt erwiesen sich 83 % als gebessert. Eine Remission wurde bei 48 % festgestellt (komplett: 20 %, mit persistierender subklinischer Symptomatik: 28 %). 48 % litten mehr als 30 Jahre lang unter der Zwangsstörung, 44 % mehr als 40 Jahre und 37 % mehr als 50 Jahre. Etwa 90 % der Patienten können *bei optimaler Therapie* (s. u.) mit einer mäßigen bis deutlichen Besserung rechnen. Bei 5–10 % nimmt die Erkrankung trotz Therapie einen chronisch-progredienten Verlauf.

Vier Verlaufsformen lassen sich etwa unterscheiden:

- die nicht eigentlich zur Zwangsstörung gehörende **anankastische Reaktion** von kurzer Dauer und guter Prognose,
- der episodische, phasische Verlauf,
- die chronische Verlaufsform, die für die Zwangsstörung am charakteristischsten ist und
- die progredient maligne Verlaufsform.

Als **positive prognostische Faktoren** gelten ein episodischer Verlauf, eine fehlende psychische Komorbidität in der Anamnese, eine kurze Dauer der Störung und eine klar erkennbare Eigenmotivation des Patienten. Als **negative prognostische Faktoren** gelten ein früher Erkrankungsbeginn, ein primär chronischer Verlauf und eine lange Krankheitsdauer, eine gleichzeitig vorhandene vorherrschende Depressive Störung, das kombinierte Auftreten von Zwangsvorstellungen und Zwangshandlungen, das Vorhandensein magischer Zwangsvorstellungen, „überwertiger Ideen" (der Patient ist im Kern von der Sinnhaftigkeit seiner Gedanken und Handlungen überzeugt) und ausgeprägter Zwangsrituale sowie eine schlechte soziale Anpassung.

Als *irrelevant* für die Prognose gelten das Alter des Patienten, seine intellektuellen Fähigkeiten und das Vorliegen von Zwangsritualen in der Kindheit. Frauen und Mädchen zeigen einen etwas günstigeren Verlauf als Männer und Jungen. Insgesamt kann die Erkrankung die Lebensqualiät des Patienten maximal beeinträchtigen.

Pathogenese und Psychodynamik

Familiäre Häufungen und Zwillingsstudien sprechen dafür, dass **genetische Faktoren** eine Rolle spielen. Erstangehörige haben im Vergleich zur Normalbevölkerung ein 3- bis 12-faches Risiko zu erkranken, was den Risikoerhöhungen bei Schizophrenien und Bipolaren Störungen entspricht. Für **somatische Faktoren** sprechen höhere Raten von Zwangsstörungen bei einer Subgruppe von Patienten, die an einem rheumatischen Fieber und an einer Sydenham'schen Chorea erkrankten. Bei dieser Subgruppe der Zwangsstörung wird im Kindesalter eine *immunologische Genese* angenommen. Für einen neurobiologischen Kofaktor im Erwachsenenalter spricht die Tatsache, dass insbesondere Schwangerschaft und Geburt häufige Auslösefaktoren von Zwangsstörungen sind. Es gibt Hinweise, dass auch neuroanatomische Veränderungen vorhanden sind. Regionen des kortiko-striato-thalamo-kortikalen Regelkreises sind nach Ergebnissen funktioneller Bildgebung für die Zwangsstörung von besonderer Bedeutung. Darüber hinaus sind weitere Hirnregionen, wie parietale Regionen, der zinguläre und orbitofrontale Kortex, die Inselregion und das Zerebellum involviert. In einzelnen Studien konnte ein Einfluss psychopharmakologischer und verhaltenstherapeutischer Behandlungen nachgewiesen werden; allerdings sind die Ergebnisse sehr uneinheitlich (Schiepek et al. 2007). Schließlich müssen auch *Störungen im Bereich verschiedener Neurotransmittersysteme* (insbesondere des Serotoninstoffwechsels) angenommen werden, wofür auch die Wirksamkeit der selektiven Serotonin-Wiederaufnahmehemmer (SSRI) spricht.

Die **Psychogenese** und Psychodynamik geht von *pathogenen Impulsen* aus, das sind archaische Triebanteile, die keinen Anschluss an differenzierte Ich-Bedingungen gefunden haben. Der Akzent liegt auf den *antisozialen Bedürfnissen*. Speziell handelt es sich vor allem um

abgewehrte antisoziale und aggressive Wünsche, aber auch unterdrückte Wünsche, sich lustvoll zu beschmutzen und weitere (→ Kap. 1.4.2). Daneben bestehen deutliche genitale Impulse (Onanieproblematik, homo-, heterosexuelle Wünsche).
Diese eigentlich pathogenen Impulse sind kaum einmal echt unbewusst, auch wenn sie nicht verbalisiert werden. Eher ist für die Zwangsstörung charakteristisch, dass die Impulse ins Bewusstsein durchgebrochen sind, sodass die Abwehr weniger auf einer Verdrängung (im engeren Sinne) basiert, sondern vielmehr auf einer Isolierung (inhaltlich und affektiv) dieser Bedürfnisse. Fenichel sagt: „Der Zwangsneurotiker isoliert, wo der Hysteriker verdrängt." Kern des zwangsneurotischen Symptoms ist die auf einen Triebimpuls zurückgehende *bewusste Zwangsvorstellung* ebenfalls im charakteristischen Gegensatz zur Konversionsstörung (→ Kap. 6.2), bei der das Symptom auf einer unbewussten Fantasie aufbaut.
Das zwangsneurotische Syndrom kann als ein Abwehrsystem gegen unerlaubte aggressive und sexuelle Triebimpulse verstanden werden. Die *moralische und idealbildende psychische Struktur* des Zwangsneurotikers – sein Gewissen – ist immer als in besonderem Maße streng und rigide beschrieben worden. Tatsächlich ist die Zwangsneurose die Neurotische Störung, die sich (neben der masochistischen und depressiven Dynamik) durch ihre Über-Ich-Strenge auszeichnet. Den als antisozial erlebten Triebwünschen steht die Hypermoralität des Gewissens gegenüber.
Die **Abwehr**, von der die Symptombildung abhängt, basiert bei der Zwangsneurose auf 4 oder 5 Mechanismen, die als klassisch angesehen werden: *Reaktionsbildung, Regression, Isolierung, Ungeschehenmachen, Intellektualisierung*. Hinter dem Zweifel, der das Denken des Zwangsneurotikers so sehr charakterisiert, steht auf der affektiven Seite die Ambivalenz. Diese Ambivalenz bewirkt eine **Handlungsstörung.** Die Unfähigkeit des Ich zur freien eigenwilligen Handlungsführung macht es subjektiv höchst gefährlich, Triebimpulse zuzulassen. Dem Über-Ich steht kein funktionsfähiges Ich zur Verfügung, das durch probierende Handlungen gelernt hätte, Denken und Tun zu unterscheiden. Wünschen ist gleich Tun, der aggressive Affekt allein kann in der Fantasie des Patienten schon töten. Der Magie von Handlung und Worten sind Tür und Tor geöffnet. Die Zwangsdynamik

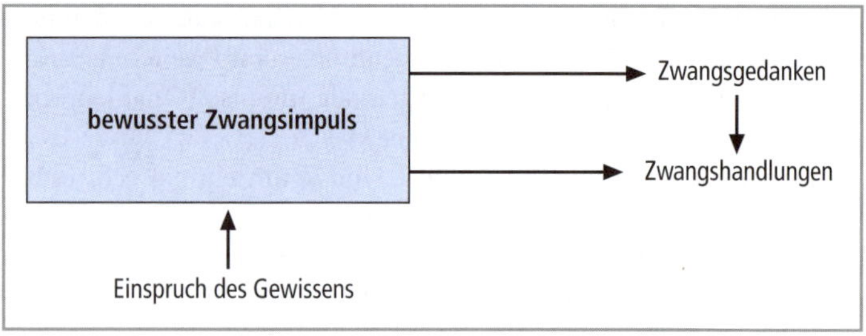

Abb. 3-11 Symptomentstehung bei bewusstem Zwangsimpuls.

kann sich so über alle Ich-Funktionen ausbreiten und die Anzahl der möglichen Abwehrkonstellationen ist praktisch unbegrenzt.

Es sind offenbar *zwei Wege, auf denen die Symptomatik entsteht*. Die eine Form geht von einem ins Bewusstsein eingebrochenen, verpönten, meist antisozialen Impuls aus. Er führt – als Versuch der abwehrenden Verarbeitung – zu Zwangsgedanken und -handlungen. Schematisch ist dieser Modus in → Abbildung 3-11 dargestellt.

Der zweite Weg muss von unbewusst gebliebenen verpönten Wünschen und Bedürfnissen ausgehen. Bewusst werden dann erst die der sekundären Bearbeitung entsprechenden Zwangsbefürchtungen, die den Charakter phobischer Ängste tragen. Diese Zwangsbefürchtungen führen dann ihrerseits zum Reparationsversuch der Zwangsgedanken und -handlungen (→ Abb. 3-12).

Die **Entwicklungsbedingungen** der eher *psychogenen Untergruppe* späterer Zwangsneurotiker sind gut untersucht. Insgesamt überwiegen strenge, rigide, legalistische, sachbezogene, teilweise aggressive oder auch willkürliche Entwicklungsbedingungen. Spontaneität, Eigenwille, lebhafte Motorik und Aggressivität müssen früh unterdrückt werden und mit Angst- und Schuldgefühlen abgewehrt werden. Diese Sozialisationsbedingungen begünstigen die Internalisierung der entsprechenden rigiden Wertvorstellungen und die Entwicklung eines überstrengen (rigiden) Über-Ich. Der äußere Zwang wird so zu einem inneren. Statt eines Autonomiegefühls entstehen im Kind Scham und Zweifel (Erikson). Der normale Protest gegen die elterlichen Verordnungen, der sich in Widerspruch, Ungehorsam und trotziger Selbstbe-

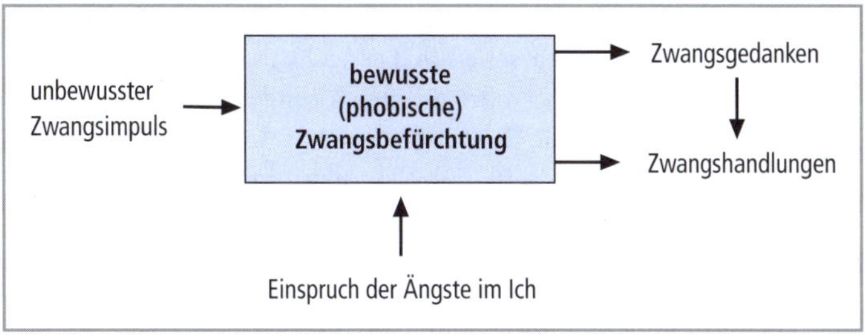

Abb. 3-12 Symptomentstehung bei unbewusstem Zwangsimpuls.

stimmung ausdrücken kann, muss abgewehrt und unterdrückt werden. Das Bedürfnis des Kindes nach Autonomie interferiert mit seiner Einsicht in die existenzielle Abhängigkeit von seinen Eltern. Das Kind behilft sich, indem es die formale Übererfüllung an die Stelle der inhaltlichen setzt. Lang bezeichnete den Zwangskranken als einen „gehemmten Rebellen"; hinter der äußeren Fassade von Überangepasstheit, Fügsamkeit und Ordentlichkeit stecken Aggression, Angst und Schuldgefühle. Klinisch zeigt sich das z. B. daran, dass ein Patient mit einem ausgeprägten Waschzwang nicht selten seine Wäsche verwahrlosen lässt und dann durch einen starken Körpergeruch auffällt.

Therapie

Die Therapie beginnt mit der Diagnose. Im Durchschnitt kommt es erst etwa sieben Jahre nach Beginn einer Zwangsstörung zu ambulanten und erst nach etwa zehn Jahren zu stationären Behandlungsmaßnahmen. Ursache dafür ist die oft unzureichende Fachkenntnis und Erfahrung vieler Ärzte und Psychotherapeuten, sodass viele Patienten eine lange Odyssee durch verschiedene Einrichtungen hinter sich haben, bis sie in den Genuss einer spezifischen Behandlung kommen. Die **Kombination von Psychopharmaka** (s. u.) **und Verhaltenstherapie** (ERP) (s. u.) gilt gegenwärtig als die Therapie der Wahl.

Medikamentöse Therapie: Am längsten und besten bekannt ist die Wirkung von Clomipramin (bis zu 250 mg/Tag); sie wird von einigen

Serotonin-Wiederaufnahmehemmern (Fluvoxamin, Sertralin, Paroxetin und Fluoxetin) wahrscheinlich erreicht aber nicht übertroffen, wobei diese in der Regel weniger Nebenwirkungen haben. Die Dosierung muss ausreichend hoch – und das heißt deutlich höher als bei Depressiven Störungen – sein. Für Clomipramin kann z. B. die wirksame Dosis pro Tag bei ca. 200 mg liegen. Die Behandlungsdauer sollte mindestens 6 bis 12 Monate betragen, der Behandlungsversuch frühestens nach 10 bis 12 Wochen abgebrochen werden. Das Absetzen der medikamentösen Behandlung sollte schrittweise über einen ausreichend langen Zeitraum (über ca. 1–2 Jahre) erfolgen. Das Absetzen der Medikation führt nicht selten zu einem Rezidiv.

Psychotherapie: Die *psychoanalytische und tiefenpsychologische Therapie* ist einheitlich als schwierig und mit spezifischen Problemen verbunden angesehen worden. Einer der Gründe könnte in einer mangelhaften Diagnostik und Psychotherapie-Indikation für Zwangsstörungen bzw. zwanghafte Persönlichkeitsstörungen liegen (Skoog u. Skoog 1999). Nach der gegenwärtigen Studienlage gilt bei der Zwangsstörung – nicht jedoch bei der Zwanghaften Persönlichkeitsstörung – die *Verhaltenstherapie* (Exposure Response Prevention/ERP) als Mittel der Wahl (Ambühl 2005). Sie zeigt nach einigen Studien sogar langfristigere Erfolge als die medikamentöse Therapie und ist insgesamt wahrscheinlich kosteneffektiver. Zwangshandlungen sprechen besser auf die Therapie an als Zwangsgedanken. Die Strategien sind häufig selbst (vom Patienten) geleitet. Der Therapeut hat eine Coaching- und Überwachungs- bzw. Monitorfunktion. Begleitende Depressionen sollten medikamentös behandelt werden. Nach neueren Ergebnissen sind integrative Verfahren, die neben verhaltenstherapeutischen und kognitiven Techniken auch interpersonelle, systemische und psychodynamische Ansätze verbinden am erfolgversprechendsten (vgl. Koran et al. 2007).

3.4 Dissoziative Störungen des Bewusstseins (einschließlich Depersonalisation)

Als Dissoziation wird ein komplexer psychischer Prozess bezeichnet, der durch eine teilweise oder völlige **Desintegration psychischer Funktionen** (d. i. Auflösung des geordneten Zusammenhangs), wie der Erinnerung an die Vergangenheit, des Identitätsbewusstseins, der Wahrnehmung von Selbst und Umgebung und der unmittelbaren Empfindungen gekennzeichnet ist.
Es handelt sich um eine **Störung des Bewusstseins**, die vielfältige Formen aufweisen kann. Das Phänomen Dissoziation umfasst ein Spektrum, das von normalpsychologischen dissoziativen Zuständen, wie sie in Übermüdungs- und Stresssituationen vorkommen, über Trancezustände, die bewusst intendiert werden (Schamanismus, rituelle Tänze, Hypnose), bis hin zu den eigentlichen psychopathologischen Phänomenen, den Dissoziativen Bewusstseinsstörungen reicht (Eckhardt-Henn u. Hoffmann 2004).

Wörtlich übersetzt bedeutet Dissoziation „Bewusstseinsspaltung". Die Dissoziation kann als eine *fundamentale und universale Komponente* der menschlichen Psyche angesehen werden. Die Geschichte der Dissoziation hat ihre Anfänge in frühen Kulturen und Religionen (Schamanismus) mit ekstatischen Erfahrungen, Besessenheitszuständen, religiösen Erlebnissen. In der Psychologie des 19. Jahrhunderts wurde die Dissoziation vorwiegend als ein psychopathologisches Modell, welches mit traumatischen Erlebnissen verbunden war, verstanden (P. Janet 1859–1947). Erst während der 1980er-Jahre kam es im Zusammenhang mit Studien zum Vorkommen sexueller Traumatisierungen und damit verbundener Folgen zu einem erneuten Interesse an der Dissoziation. Weitere Gründe waren die Beobachtungen von psychischen Folgeschäden bei Vietnam-Veteranen und Folteropfern, die zu neuen Erkenntnissen der Traumaforschung führten; u. a. zur Beschreibung der Posttraumatischen Belastungsstörung (→ Kap. 4; Flatten et al. 2001). Zur Abgrenzung von Dissoziativen Bewusstseinsstörungen und Konversionsstörungen → Kap. 6.2 (Isaac u. Chand 2006).

Die Gruppe der Dissoziativen Störungen des Bewusstseins

- **Dissoziative Amnesie** (ICD-10: F44.0): psychogene Gedächtnisausfälle
- **Dissoziative Fugue** (ICD-10: F44.1): Kombination von Amnesie und Lokomotion
- **Dissoziativer Stupor** (ICD-10: F44.2): psychogene Reduzierung von Bewegung und Aktivität
- **Trance- und Dämmerzustände** (ICD-10: F44.3): teilweise induzierte Zustände von Wahrnehmungsrücknahme und Identitätsverlust
- **Dissoziative Krampfanfälle** (ICD-10: F44.5): psychogene Paroxysmen des Bewusstseins und der Motorik
- **Ganser-Syndrom** (ICD-10: F44.80): fluktuierende Bewusstseinsveränderungen und Pseudodemenz
- **Depersonalisations-Syndrom** (ICD-10: F48.1): Veränderungserleben von Identität, Selbst oder Körper, das als Ausfall wahrgenommen wird
- **Derealisation** (ICD-10: F48.1): Veränderungserleben der Umwelt, das als Ausfall wahrgenommen wird
- **Dissoziative Identitätsstörung** (ICD-10: F44.81): „Multiple Persönlichkeit“

Symptomatik

- **Dissoziative Amnesie:** Informationen zur eigenen Person und Vergangenheit werden nicht erinnert; meist bezieht sich die Amnesie auf belastende oder traumatische Ereignisse (s. S. 180). Bei der *selektiven Amnesie* werden Ereignisse und Begleitumstände nicht erinnert; bei der *generalisierten Amnesie* können ganze Zeitabschnitte im Gedächtnis ausfallen.
- **Dissoziative Fugue:** Die Betroffenen verlassen plötzlich ihre Umgebung und halten sich eine Zeit lang woanders auf; manchmal nehmen sie eine neue Identität an. Während dieser Zeit sind sie bezüglich ihrer persönlichen Identität und Vergangenheit amnestisch, was ihnen aber nicht bewusst ist.

- **Dissoziativer Stupor:** ein Zustand mit plötzlicher Verringerung bis hin zum Fehlen willkürlicher Bewegungen und Aktivitäten, kombiniert mit einer Verarmung der Sprache bis zum Mutismus. Trotz dieser Anzeichen zeigen Muskeltonus, Haltung, Atmung und koordinierte Augenbewegungen, dass der Betroffene weder schläft noch bewusstlos ist. Die Reaktion auf Umgebungsreize ist stark vermindert bis aufgehoben.
- **Trance- und Dämmerzustände:** zeitweiliger Verlust der Wahrnehmung von Umwelt und persönlicher Identität; jemand verhält sich, als ob er von einer anderen Persönlichkeit, einer Kraft besessen sei; die ganze Aufmerksamkeit kann sich nur auf vereinzelte Aspekte der Umgebung beziehen.
- **Dissoziative Krampfanfälle** werden wegen der starken ausgeprägten körperlichen (somatoformen) Beteiligung im → Kapitel 6.2 unter den Konversionsstörungen abgehandelt.
- **Ganser-Syndrom:** Es handelt sich um einen Zustand, der bei Inhaftierten auftritt und durch Vorbeiantworten und Vorbeireden, fluktuierende Bewusstseinstrübungen, pseudoneurologische Symptome, Gedächtnislücken, psychomotorische Unruhe und visuelle und akustische Pseudohalluzinationen gekennzeichnet ist. Die Symptomatik hält in der Regel nur kurz an, anschließend besteht eine Amnesie für die Symptomatik.
- **Depersonalisation und Depersonalisations-Syndrom**: Depersonalisationserscheinungen sollten nach gegenwärtigem Stand der Forschung den Dissoziativen Bewusstseinsstörungen zugeordnet werden. (Wir folgen daher *nicht* der traditionellen Annahme einer Selbstständigkeit des Syndroms, wie dies auch in der ICD-10 noch geschieht.) Der Unterschied zu den anderen Formen der Dissoziativen Bewusstseinsstörungen liegt vor allem darin, dass mit diesen Störungen eine Amnesie in Bezug auf das frühere Erleben einhergeht, während der Depersonalisierte die Störung bewusst als einen, zum vorhergehenden Erleben diskrepanten und veränderten Zustand wahrnimmt.

  Das Erleben in der **Depersonalisation** bezieht sich auf eine massive Störung der *eigenen Identität* mit weitergehenden Gefühlen der Entfremdung und Unwirklichkeit. Im Zentrum steht ein ständiges oder wiederkehrendes Gefühl, von den eigenen psychischen

Prozessen oder vom eigenen Körper getrennt zu sein. Die Realitätsprüfung ist dabei völlig erhalten, d. h. es handelt sich nicht um einen wahnhaften Zustand. Im Zustand der Depersonalisation wird das eigene Selbst als „verändert, entfremdet, unwirklich" wahrgenommen. Der Patient erlebt sich als nicht er selbst, als gedoppelt, als neben sich stehend, als in sich gespalten. Das eigene Tun erscheint entfremdet, mechanisch, automatenhaft. Der ganze Körper oder einzelne Körperteile werden als unwirklich, nicht mehr zum Selbst zugehörig erlebt. Die Sinneswahrnehmungen, wie das Hören, das Sehen, das Tast- und Berührungsempfinden können ebenso gestört sein wie das Zeitgefühl und allgemeine Körpergefühle (Appetit, Hunger, Durst). Bei den meisten Patienten ist das Schmerzempfinden herabgesetzt. Nach außen erscheinen die Betroffenen meist in ihrem Verhalten unauffällig.
Depersonalisations- und Derealisationszustände treten etwa in der Hälfte der Fälle zusammen auf. Sie sind oft von starker Angst („Angst verrückt zu werden") begleitet. Angststörungen/-anfälle können umgekehrt Depersonalisations- und Derealisationszustände auslösen (→ auch Kap. 3.1.1). In einigen Fällen, insbesondere wenn eine schwere psychopathologische Störung, z. B. eine Borderline-Störung zugrunde liegt, kann es im Zusammenhang mit Depersonalisationszuständen zu selbstverletzenden Handlungen kommen. Die Betroffenen können den Depersonalisationszustand durch eine Selbstverletzung häufig – zumindest vorübergehend – beenden.

- Bei der **Derealisation** wird die *Außenwelt* als fremd, verändert, unwirklich („wie hinter einer Glasscheibe") wahrgenommen. Auch diese Änderung wird als Störung wahrgenommen.
- **Dissoziative Identitätsstörung** („Multiple Persönlichkeit"): Das Bewusstsein des Betroffenen wird von zwei oder mehreren, völlig unterschiedlichen Persönlichkeitszuständen (ego states) bestimmt; diese können mit unterschiedlichen Eigenschaften, Handschriften, Strukturen, einer unterschiedlich erinnerten persönlichen Geschichte und unterschiedlichen Namen ausgestattet sein. Häufig gibt es eine „Host"- oder „Core"-Persönlichkeit, welche die anderen kennt, während diese füreinander amnestisch sind. Es kommt – durch bestimmte inner- oder außerpsychische Auslö-

sereize – zu plötzlichen Wechseln der jeweiligen Persönlichkeitszustände („shift" oder „switch"). Nach wie vor ist diese Erkrankung aber umstritten. Man sollte sie als eine komplexe posttraumatische Störung verstehen, die als Modell dienen kann, um bestimmte klinische Phänomene besser zu verstehen. Man sollte aber nicht von „konkreten" unterschiedlichen Persönlichkeiten ausgehen. Unseres Erachtens sind bestimmte therapeutische Ansätze, die z. B. hiervon ausgehen und einen bestimmten Jargon gebrauchen (z. B. „Wer von euch ist denn jetzt draußen?"), kritisch zu bewerten, weil sie zur Fixierung einer pathologischen Selbstkonzeption bei den Betroffenen führen können. Dies sollte in der Therapie immer bedacht werden.

- **Nicht-pathologische Dissoziationsphänomene:** Dissoziative Alltagsphänomene sind eine (reaktive) Rücknahme der psychischen Aktivität (numbing) in bestimmten belastenden Lebenssituationen, aber auch das Abschalten beim Autobahnfahren oder ähnlichen Aktivitäten, Entfremdungszustände in der Pubertät, in meditativen Zuständen, beim Tanzen etc., die nicht den pathologischen Dissoziativen Bewusstseinsstörungen im engeren Sinne zugeordnet werden sollten. In einigen epidemiologischen Studien, die an Studentenkollektiven in den USA durchgeführt wurden, ergeben sich daher sicher zu hohe Zahlen für die Lebenszeitprävalenz Dissoziativer Störungen.

Differenzialdiagnose

Die wichtigste **organische Differenzialdiagnose** ist die eines hirnorganischen Anfallsleidens (v. a. Temporallappenepilepsie, Petit-mal-Epilepsie und postiktale Zustände). Danach folgen Störungen durch psychotrope Substanzen (Intoxikationen) und toxisch-metabolische Entgleisungen (Urämie, Hypoglykämie u. a.). Entzündliche Erkrankungen (Enzephalitiden, Abszesse) sowie vaskuläre Erkrankungen (TIA, Schlaganfall), Tumoren des ZNS und demenzielle Prozesse müssen ausgeschlossen werden.

Die wichtigsten **psychischen Störungen**, die differenzialdiagnostisch erwogen werden müssen, sind psychotische Zustände, schwere Depressive Störungen, Artifizielle Störungen (v. a. das „Münchhausen-

Syndrom") und die Simulation (Rentenbegehren). Bei der Depersonalisation ist immer an die Möglichkeit einer zugrunde liegenden Angststörung zu denken.

Epidemiologie und Verlauf

Bei allen genannten Störungsbildern gibt es *episodische* und *chronische* Verläufe.

- Die **Dissoziative Amnesie** tritt bei ca. 10 % der amerikanischen Allgemeinbevölkerung nach traumatischen Ereignissen auf. Bei Patienten, die schweren Traumatisierungen ausgesetzt waren (Folter, Vergewaltigung), schwanken die Angaben zwischen 30 und 50 %. Die Mehrzahl der Betroffenen begibt sich nicht in Behandlung. In vielen Fällen bildet sich die Amnesie – auch die chronische Form – spontan wieder zurück; in einigen Fällen können residuale Erinnerungsstörungen erhalten bleiben.
- Die **Dissoziative Fugue** ist sehr selten. Schätzungen der Lebenszeitprävalenz liegen bei maximal 0,3 % der amerikanischen Allgemeinbevölkerung. Die Fuguezustände dauern in der Regel wenige Stunden bis Tage und klingen dann meist spontan über Tage bis Wochen ab; die Amnesie bildet sich dabei schrittweise zurück. Rezidivierende Verläufe werden beschrieben.
- Der **Dissoziative Stupor** ist ebenfalls eine eher seltene Störung; genauere Angaben liegen bisher nicht vor. Der Stupor sistiert spontan; bei etwa 30 % der Betroffenen wurden rezidivierende Verläufe beschrieben.
- Die Prävalenz der **Dissoziativen Trance- und Besessenheitszustände** liegt je nach Kulturkreis etwa zwischen 0,06 und 3,5 %. Die Prognose ist günstig.
- Das **Ganser-Syndrom** kommt extrem selten vor. Es wurden etwa 70 Fälle in der Weltliteratur beschrieben. Die Störung zeigt einen plötzlichen Beginn und eine spontane Rückbildung. Es ist unklar, ob die Störung rezidiviert.
- Die **Depersonalisation** gehört nach klinischer Erfahrung neben Angstsymptomen und depressiven Symptomen zu den häufigsten Symptomen psychisch Kranker. Genaue Angaben zur Prävalenz fehlen. Die Jahresprävalenz für vorübergehende „physiologische"

Depersonalisationssymptome (Studien an Studentenkollektiven) liegt nach neueren Studien bei circa 23 %. Die Prävalenz pathologischer Depersonalisationssyndrome ist nach wie vor nicht genau zu benennen, sie liegt nach vereinzelten Studien deutlich niedriger, bei etwa 2,4 % (Simeon 2004). Die Prognose hängt von der komorbiden psychischen Störung ab. In 50 % der Fälle werden chronische Verläufe beschrieben.

- Die **Dissoziative Identitätsstörung** tritt nach verschiedenen Studien bei etwa 1 % der Allgemeinbevölkerung, bei psychiatrischen Patientenkollektiven bei etwa 1 bis 5 % auf (Gast et al. 2001). Die Erkrankung verläuft chronisch (Spitzer et al. 2006).

Psychodynamik und Pathogenese

Gegenwärtig werden die schweren Dissoziativen Störungen aufgrund empirisch gesicherter Ergebnisse als eine **spezifische Folge schwerer chronischer Traumata**, bei Frauen besonders sexueller Misshandlung angesehen (Eckhardt-Henn u. Hoffmann 2004; Van der Hart et al. 2005). Beim Vorgang der Dissoziation handelt es sich um eine Abspaltung von mit traumatischen Erlebnissen verbundenem, psychisch unverarbeitetem Material, welches nicht in Sprachbilder umgesetzt und enkodiert werden konnte. Aufgrund bleibender psychischer Schäden, die sich in einer mangelnden psychischen Integrations- und Kohäsionsfähigkeit ausdrücken, kann es später schon in weniger bedrohlichen Situationen zu dissoziativen Symptomen kommen. Diese dissoziativen Zustände führen immer wieder zu einem Bruch des Identitätsgefühls und schließlich zu einer fortschreitenden Schwächung der Persönlichkeit. Die Dissoziation ist daher letztlich ein misslungener Abwehr- und Bewältigungsversuch (Eckhardt-Henn 2004).
Aufgrund neuerer Ergebnisse der Traumaforschung geht man davon aus, dass es unterschiedliche **Formen der Erinnerung** gibt; verkürzt werden zwei Formen unterschieden:

- die explizite (erklärende) Erinnerung, die sich auf das Bewusstsein von Fakten und Ereignissen bezieht und
- die implizite (nicht-erklärende) Erinnerung, die sich auf Gewohnheiten, emotionale Antworten, reflexive Handlungen und klassisch konditionierte Reaktionen bezieht.

Gewöhnliche Ereignisse werden anders im Gedächtnis gespeichert als traumatische Ereignisse. Das hängt eventuell damit zusammen, dass ein **extremes emotionales Arousal** (mit Überaktivierung der Amygdala) mit Erinnerungsfunktionen des Hippocampus interferiert. Man nimmt an, dass in solchen Situationen die explizite Erinnerungsfunktion versagt, sodass die Betroffenen keine Sprachbilder (Narrative) des Ereignisses entwickeln können. Aufgrund der erhaltenen Funktion der impliziten Erinnerung können sie aber körperliche Sensationen, Angstzustände, ängstigende diffuse Wahrnehmungen haben, die durch bestimmte, mit dem traumatischen Ereignis verbundene Triggersituationen ausgelöst werden können (Van der Kolk et al. 1996).

Neurobiologische Veränderungen in den Regionen des Mittelhirns (Amygdala, Hippocampus etc.) wurden mittlerweile mehrfach empirisch belegt. Man findet bei Menschen mit chronischen schweren Traumatisierungen in der Vorgeschichte eine Reduktion des Amygdala- und Hippocampusvolumens (Vermetten et al. 2006; Weniger et al. 2008). Das untermauert die Hypothese, dass die psychisch-kognitiven Störungen bei Patienten mit chronischen Dissoziativen Bewusstseinsstörungen auch neurobiologisch mitverursacht sind. Bei Patienten mit chronischen Depersonalisations-Syndromen wurden ebenfalls neurobiologische Veränderungen nachgewiesen, die hier nicht im Einzelnen dargestellt werden können (Übersicht bei Simeon 2004). **Kognitionspsychologisch** wird die Dissoziation als ein erlernter Mechanismus verstanden, der sich in der Entwicklung neuronaler Strukturen niederschlägt. Dabei geht man von organisierenden, koordinierenden Schaltstellen im Gedächtnissystem aus, die angeregt oder gehemmt werden. Affekt-Erinnerung, Erinnerung-Erinnerung-Verbindungsstellen werden nach Art eines „Turn-on-turn-off-Mechanismus" entkoppelt (Yates u. Nasby 1993).

Lernpsychologisch wird das verwandte Konzept des „state dependent learning" (situationsabhängiges Lernen) zur Erklärung herangezogen. Es gibt Hinweise, dass bei schweren und chronischen Depersonalisationszuständen Störungen im Bereich des Neurotransmitterstoffwechsels vorhanden sind, wofür auch Veränderungen der Schmerzempfindung, die oft mit Depersonalisationszuständen einhergehen, sprechen.

Therapie

Bei den leichteren Formen der Dissoziativen Amnesie, der Dissoziativen Fugue, des Dissoziativen Stupors oder der Dissoziativen Trance kommt es zu einem spontanen Abklingen der Symptomatik ohne klinische Konsequenz. Bei schwereren rezidivierenden Formen kann wegen der häufigen Verunsicherung und starken Beeinträchtigung der Patienten zunächst eine stationäre Behandlung erforderlich sein. Beim Dissoziativen Stupor und Trancezuständen kann der Einsatz von Anxiolytika (Diazepam und Derivate) versucht werden, um den akuten Zustand zu beenden. Bei schweren anhaltenden stuporösen Zuständen muss eine medizinische und pflegerische Versorgung (z. B. parenterale Ernährung) erfolgen, um körperliche Folgekomplikationen (Thrombose, Pneumonie, Dekubitusulzera) zu vermeiden. Nach Abklingen der Dissoziativen Bewusstseinsstörung muss unbedingt eine weiterführende psychiatrisch-psychodynamische Diagnostik erfolgen, um spezifische Auslösebedingungen, Konfliktkonstellationen und komorbide psychische Störungen herauszuarbeiten. Eine organische Ursache muss immer ausgeschlossen werden (s. o.).
Am Anfang geht es um die *Stabilisierung* und damit die *Verbesserung der Funktionsfähigkeit im Alltag*. Viele Patienten sind aufgrund der schweren Dissoziativen Bewusstseinsstörungen gar nicht mehr fähig, ihren Alltag zu bewältigen, weil sich die Abwehrfunktion der Dissoziation ähnlich wie bei der phobischen Vermeidung immer mehr ausweitet. Bereits bei geringeren Konflikt- und Belastungssituationen, die nicht immer trauma-assoziiert sein müssen, kann es im Verlauf zu dissoziativen Symptomen kommen. Schließlich treten die dissoziativen Symptome nahezu automatisiert auf, aber nach unserer Erfahrung ziehen sich die Betroffenen auch oft darauf zurück („Ich kann das nicht ändern, das kommt eben einfach so!"). Das Identifizieren von Auslösereizen und das Erkennen bestimmter trauma-assoziierter Emotionsabläufe steht zunächst im Vordergrund. Diese müssen besser verstanden werden, und damit kann es auch zu einer besseren Selbstregulation kommen. Das Erkennen unterschiedlicher Persönlichkeitszustände und deren Integration hingegen ist das längerfristige Ziel. Es geht gewissermaßen um eine „Re-Assoziation" und -Integration.

Neben der **psychodynamischen Bearbeitung** der Traumatisierung (Gast 2004) und der damit verbundenen, oft sehr komplexen internen Konfliktkonstellationen, die neben den biologisch bedingten Traumafolgestörungen hier berücksichtigt werden müssen, geht es um die Ressourcenaktivierung. Zur fokussierten Therapie auslösender traumatischer Erlebnisse werden auch das EMDR (→ Kap. 12.6.2) und vorsichtig eingesetzte imaginative Verfahren (→ Kap. 12.7) in Kombination mit psychodynamischen Verfahren verwendet (Van der Kolk et al. 1996; Flatten et al. 2001). Steele et al. (2004) haben in ihrem Therapiekonzept den besonderen Akzent auf die Reduktion der pathologischen Vermeidung gesetzt.
Die Therapie der Depersonalisationsstörungen richtet sich nach den damit einhergehenden psychopathologischen Störungen. Durch Medikamente lassen sich Depersonalisationszustände in der Regel nicht gut beeinflussen, ausgenommen sie sind Folge von Angststörungen oder Depressiven Störungen. Vereinzelt wurden Erfolge bei Patienten mit Borderline-Persönlichkeitsstörungen, die an Depersonalisationszuständen und Selbstverletzungen litten mit Naltrexon (Opiatantagonist) in einer Dosierung von 25–100 mg pro Tag beschrieben. Die Ergebnisse sind aber als vorläufig zu bewerten. Ansonsten verfährt man dann wie bei der medikamentösen Therapie der Grundstörung. Wegen der meist auch als Folge der Depersonalisation hohen Angst kommen Anxiolytika zur akuten Entlastung in Frage. Die Kombination psychotherapeutischer Verfahren mit körpertherapeutischen Verfahren (bestimmte Techniken der Konzentrativen Bewegungstherapie, → Kap. 12.5) kann sinnvoll sein. Entspannungsverfahren (→ Kap. 12.8) sind in akuten Depersonalisationszuständen kontraindiziert.
Die Behandlung der Dissoziativen Identitätsstörung erfolgt in der Regel als eine Langzeitbehandlung. Spezifisch modifizierte psychodynamische Techniken (Gast 2004) und Techniken, die psychodynamische und kognitiv-behaviorale Verfahren in Kombination einsetzen (Steele et al. 2004) stehen im Vordergrund. Für diese Störung ist eine spezifische klinische Erfahrung des behandelnden Therapeuten unerlässlich.

4 Belastungs- und Anpassungsstörungen (Posttraumatische Belastungsstörung)

Das psychische Trauma wird definiert als Folge eines kurzzeitigen oder länger dauernden belastenden Ereignisses, das außerhalb der üblichen menschlichen Erfahrung liegt (z. B. Erleben von körperlicher oder sexualisierter Gewalt, auch in der Kindheit [sog. sexueller Missbrauch], Lebensbedrohung durch Katastrophen etc.), das für fast jeden belastend wäre und das üblicherweise mit Gefühlen von intensiver Angst, Schrecken und Hilflosigkeit erlebt wird. Dabei gilt es, zwischen allgemeinen Lebensbelastungen und schwersten Belastungssituationen zu unterscheiden. Ob sich nach einer schwersten Belastung eine Akute Belastungsreaktion, eine Anpassungsstörung oder gar eine Posttraumatische Belastungsstörung (PTBS; engl. Posttraumatic Stress Disorder PTSD) entwickelt, hängt neben der Schwere der Belastung auch von anderen Faktoren wie den biographischen Vorerfahrungen und vermutlich auch der Persönlichkeit des Betroffenen ab. Eine Ehekrise oder das Erleben des plötzlichen (natürlichen) Todes eines Elternteils im Erwachsenenalter erfüllen per definitionem nicht die Kriterien einer psychotraumatischen Situation.

Bei rund 82 Millionen Einwohnern wurden im Jahre 2005 in Deutschland 30 355 Delikte sexualisierter Gewalt im Erwachsenenalter und 24 849 Delikte sexualisierter Gewalt im Kindes- und Jugendalter sowie 496 725 weitere Gewaltdelikte angezeigt. Im gleichen Jahr kam es zu 54 841 schweren Raubüberfällen und zu 336 619 Verkehrsunfällen mit Personenschäden sowie zu 1,1 Millionen Arbeitsunfällen.
Die psychoanalytische Psychotherapie setzt sich seit ihren Anfängen mit den Auswirkungen traumatischer Lebensereignisse auseinander. Dies galt insbesondere für Behandlungsversuche bei so genannten „Kriegszitterern“ (traumatisierte Soldaten, vor allem im Ersten Weltkrieg) und für den „sexuellen Missbrauch“, ein von Freud vorgeschla-

gener Begriff. Später gab Freud seine „Verführungstheorie“ (1895) wieder auf und betonte die Bedeutung pathogener Fantasien für die Entstehung psychischer Symptome (→ Kap. 2.1 bis 2.3). Diese historische Debatte hat bis heute nichts von ihrer Aktualität verloren, da die Einschätzung der Bedeutung traumatischer Erfahrungen zwischen den Einschätzungen „hohe Relevanz“ und „Überbewertung dieser Ursache“ schwankt.

Von der Arbeitsgemeinschaft der Wissenschaftlich-Medizinischen Fachgesellschaften (AWMF) akkreditiert, wurde eine Leitlinie (mit Quellentext) zu den Posttraumatischen Belastungsstörungen erarbeitet, die zur vertiefenden Information sehr empfohlen werden kann (Flatten et al. 2001).

Psychische Störungen als Folgen schwerer Belastungen und Traumen

- **Akute Belastungsreaktion** (ICD-10: F43.0): als vorübergehende Störung bei einem psychisch sonst stabilen Menschen nach einer außergewöhnlichen körperlichen oder/und seelischen Belastung, die nach Stunden oder Tagen wieder abklingt. Symptomatik: Schreckreaktion, „Abwesenheit“ bis zum Dissoziativen Stupor (→ Kap. 3.4), Betäubung, Desorientiertheit, Überaktivität, vegetative Erregtheit. Zeitlimit für eine Akute Belastungsreaktion sind zwei Wochen, in denen die Betroffenen vor allem über ihre oft normalen (!) psychischen und physischen Reaktionsweisen nach schweren Belastungen aufgeklärt werden sollten, um ein Katastrophisieren vermeiden zu helfen. Die Therapie in einer solchen Situation wird weiter unten in diesem Kapitel behandelt (→ Erstbehandlung nach Traumatisierungen).
- **Anpassungsstörung** (ICD-10: F43.2): nach einer schweren Belastung bzw. einer entscheidenden Lebensveränderung oder auch einer schweren körperlichen Krankheit (→ Kap. 9). Die Anpassungsstörungen können mit depressiven oder ängstlichen Symptomen einhergehen. Wenn die depressiven oder ängstlichen Symptome so ausgeprägt sind, dass sie jeweils die Kriterien einer Depressiven Störung (→ Kap. 3.2.1) oder einer

Angststörung (→ Kap. 3.1) erfüllen, sind diese Störungen als weitere Diagnosen neben der Anpassungsstörung aufzuführen (und ggf. schon konsiliarisch auf der somatischen Krankenhausstation adäquat mitzubehandeln!).

- **Posttraumatische Belastungsstörung** (PTBS; ICD-10: F43.1): Diese wird nachfolgend ausführlicher dargestellt.

Die kollektiven Phänomene von (fehlender) Trauma- und Schuldbewältigung nach dem Zweiten Weltkrieg haben Alexander und Margarete Mitscherlich (1967) beispielhaft in ihrer Monographie „Die Unfähigkeit zu trauern" bearbeitet. Die kaum auflösbare Doppelbödigkeit zwischen einer Auseinandersetzung mit dem individuellen Trauma einerseits und angesichts des täglichen weltweiten Todes von 30 000 bis 60 000 Kindern an Unterernährung und medizinischer Unterversorgung andererseits, welche nach Berechnungen der Vereinten Nationen mit 120 Euro pro Jahr leben, lesen und schreiben lernen könnten, ist, einmal zu Bewusstsein gebracht, kaum aushaltbar.

Im Folgenden beschreiben wir nur die Posttraumatische Belastungsstörung (PTBS), da die Akute Belastungsreaktion und die Anpassungsstörung unter dem Blickwinkel der Krankheitsverarbeitung in → Kapitel 9 erläutert werden.

Die wichtigsten Risikofaktoren für die Persistenz der Symptomatik einer Akuten Belastungsstörung hin zu einer PTBS sind (Watson u. Shalev 2005):

- **Prätraumatische Risikofaktoren**: z. B. frühere Traumatisierungen, vorbestehende psychische Probleme, weibliches Geschlecht, Persönlichkeitsfaktoren, Aspekte sozialer Unterstützung wie auch psychische Erkrankungen in der Familie
- **Peritraumatische Risiokofaktoren**: z. B. Traumaschwere, plötzliches Auftreten des Traumas, unmittelbare Reaktion nach dem Trauma: z. B. peritraumatische Dissoziation, Copingverhalten
- **Posttraumatische Risikofaktoren**: z. B. Mangel an sozialer Unterstützung, Aufrechterhaltung der Vermeidung, anhaltende Beschuldigungen, Nicht-Anerkennung des persönlichen Schadens und ein Attributionsstil mit katastrophisierender Bewertung

Als **protektive Faktoren (Ressourcen)** werden insbesondere ein hoher Kohärenzsinn und eine tragende Sicht sinnvoller Zusammenhänge im eigenen Leben angesprochen (Antonovsky 1998; Frommberger 1999; Schneider et al. 2006).

Symptomatik der PTBS

Möglich ist auch ein **verzögerter Beginn (Latenz)** der Beschwerden nach einem traumatischen Ereignis, der Tage bis Monate umfassen kann. Resultierende Beeinträchtigungen dauern in der Regel mehr als einen Monat und manifestieren sich bei Erwachsenen oft über Hauptmerkmale der Posttraumatischen Belastungsstörung (ICD-10: F43.1), bei Kindern und Jugendlichen oft über anhaltende strukturelle Störungen (→ Kap. 2.2).
Die Symptomatik besteht aus drei großen Bereichen:

- **Intrusionen:** eindringende Erinnerungen von Traumaanteilen in verschiedenster Form, vor allem als sich aufdrängende Nachhallerinnerungen (Flashbacks) des Traumas und Albträume
- **Vermeidungen:** der Versuch, z. B. Personen, Situationen, Orte, die an das Trauma erinnern könnten, konsequent zu umgehen, was oft zu einer erheblichen Einschränkung des Lebens führt
- **vegetatives Arousal:** eine massive Anhebung des vegetativen Erregungsniveaus mit allen Konsequenzen: Schlafstörungen, Schreckhaftigkeit, Konzentrationsstörungen, Leistungsabfall, Unruhe, Zittern, intermittierende inadäquate Aggressionsanfälle mit Ängsten oder inadäquatem Lachen/Weinen und vegetativer Übererregbarkeit sind am häufigsten. Depressive Reaktionen und plötzliche Suizidhandlungen entstehen oft in der Folge.

Weitere Merkmale der PTBS sind das andauernde Gefühl des Betäubtseins und der emotionalen Stumpfheit, Gleichgültigkeit gegenüber anderen Menschen. Alkohol- und Drogenabusus können (als „Selbstmedikation") den Verlauf komplizieren.
Das Ausmaß der Beeinträchtigung steht in Bezug zur erlebten Schwere des Traumas: durch Menschen verursachte Ereignisse (z. B. Folter, KZ-Haft, Vergewaltigung als sog. „man-made-desaster") und beglei-

tende Verletzungen der körperlichen Integrität stellen fast immer komplizierende Faktoren dar. Zentral für die Pathogenese ist die **intrapsychische, interpersonelle** oder/und **transaktionale Desintegration** (das meint ein grundlegendes Zerreißen vertrauensvoller sozialer Beziehungen; vgl. → Kap. 2.3), die ein Erleben von Hilflosigkeit und Ausgeliefertsein hervorruft mit dauerhafter Erschütterung des Selbst- und Weltverständnisses bis zum Zusammenbruch wichtiger psychischer, kognitiver oder behavioraler Funktionen. Eine entscheidende Variable für die pathogene Vulnerabilität des Traumas ist die individuelle Vulnerabilität der Person.

Epidemiologie und Verlauf

Für schwer Unfallverletzte verdichten sich die vorliegenden Studienergebnisse dahin, dass lediglich 5 % oder weniger der Betroffenen in der Folge eine PTBS entwickelt. Über die Langzeitfolgen wissen wir in diesem Bereich wenig. Die Gefahr einer Chronifizierung mit anhaltenden sozialen Folgesymptomen macht jedenfalls einen baldigen Behandlungsbeginn notwendig. Von den sicher aufgrund der hohen Rentenzahlungsforderungen sorgfältig untersuchten Vietnam-Veteranen litten – bei der kämpfenden Truppe – rund 30 %, unabhängig von der Geschlechtszugehörigkeit, unter einer PTBS.

Psychodynamik und Pathogenese

In → Abb. 4-1 sind die Unterschiede psychischer Symptome nach einer Konflikt- bzw. einer Traumagenese einander gegenübergestellt. Es geht in allen Fällen um die **Verarbeitung biographischer Stresserfahrungen**. Während bei der Konfliktgenese (→ Kap. 2.1) Neurotischer Störungen das Ich eine Kompromissbildung mit Verdrängung des belastenden Konfliktthemas ins Unbewusste erreicht, gelingt diese intrapsychische Verarbeitung beim Trauma nicht. Durch das Trauma kommt es zu einer Überforderung vor allem der Ich-Funktionen. Auch bei unvermeidlichen, von einer betreuenden Person jedoch einfühlend *begleiteten Mangelerfahrungen* („geschützte Mangelerfahrungen") in der kindlichen Entwicklung ist eine Bewältigung, z. B. durch die Vorstellung der nach der Trennung wiederkehrenden Mut-

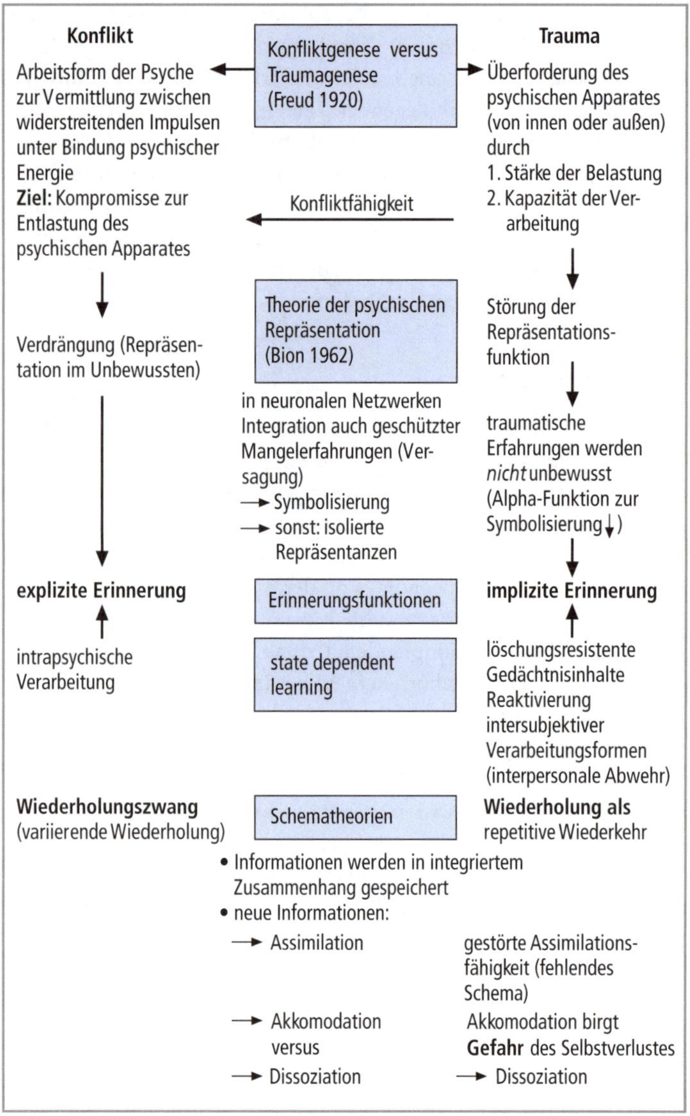

Abb. 4-1 Unterschiede der psychischen Symptome nach einer Konflikt- bzw. einer Traumagenese.

ter, möglich. (Dies entspricht der Bildung sicherheitsgebender intrapsychischer Symbolisierungen, als „psychische Repräsentanzen" bezeichnet.) Dagegen können traumatische Erfahrungen (→ Kap. 2.3) nicht in gleicher Weise bewältigt (symbolisiert) werden. Sie bleiben im Kern isolierte („abgekapselte") Erfahrungen, die nicht zu einer intrapsychischen Verarbeitung, sondern eher zu einer **interpersonalen Abwehr** (→ Kap. 1.5) führen. Das heißt in der Konsequenz, dass die destruktive Potenz biographischer traumatischer Erfahrungen („adversive childhood experiences", ACE) ein Leben lang aktiv bleiben kann. Ein aktuelles neuropsychologisches Modell unterscheidet in diesem Sinne zwischen impliziten und expliziten Erinnerungsfunktionen. Die impliziten Erinnerungsfunktionen umfassen assoziative Inhalte, Emotionen und Körperbefindlichkeiten, die expliziten Erinnerungsfunktionen das Wortgedächtnis mit seinen umschriebenen, verbalisierbaren (symbolisierten) Gedächtnisinhalten (Narrative). Die intrapsychische Verarbeitung der Neurose zeigt sich unter anderem im **Wiederholungszwang** konflikthafter Beziehungen, das unbewältigte Trauma droht über eine repetitive Wiederkehr kaum verstellt wiederholt zu werden. Schwer Traumatisierte haben eine Neigung, sich immer wieder in die gleichen unglücklich machenden Beziehungen einzulassen, sich in die gleichen Umstände zu begeben, die sie schon zur Genüge geschädigt haben (**„Viktimisierung"**).

In der **Kognitionspsychologie** wird die Existenz *intrapsychischer Schemata* angenommen, die der Informationsverarbeitung dienen. Unter dem Gesichtspunkt der Schematheorien wird rasch deutlich, dass ein solches Trauma intrapsychisch nicht integriert werden kann, weil für eine Assimilation entsprechende Schemata fehlen. Und eine Akkomodation ist intrapsychisch nicht zu ertragen, da damit die Selbstkohärenz bedroht wird (→ Kap. 1.2). Die Dissoziation („Ich steige aus der Situation aus und betrachte alles von außen") ist die oft einzig mögliche intrapsychische Abwehr und damit auch eine im Prinzip sinnvolle Überlebensstrategie (→ Kap. 3.4). Dissoziative Bewusstseinsstörungen sind in ihrer Mehrzahl durch traumatisierende Ereignisse hervorgerufen.

Warum vergisst man traumatische Erinnerungen so schwer? Die *Löschungsresistenz* der Verhaltensmuster wird aus **behavioraler Sicht** erklärt durch die Verschränkung des klassischen (respondenten) und des operanten Konditionierens (→ Kap. 2.4) in sehr schmerzhaften Situationen sowie die negative Verstärkung von Vermeidungsreaktionen. Hierher gehört auch der Begriff des „state dependent learning" (→ Kap. 2.4), des situationsabhängigen Lernens. Wie die psychoanalytische, strebt auch die kognitiv-behaviorale Therapie die Rekonstruktion von verletzten Grenzen der Persönlichkeit und die kognitive Veränderung von Angststrukturen und „beliefs" (z. B. die traumatisch bedingte Vorstellung einer grundsätzlich schlechten Natur des Menschen) an (Foa et al. 1989).

Arzt-Patient-Interaktion

Es ist auf jeden Fall beunruhigend, dass durch massive psychische Einwirkungen (z. B. Folter) auch ein zuvor psychisch stabiler Mensch in seiner Persönlichkeit zerstört werden kann. Daher neigen selbst Fachpsychotherapeuten dazu, sich selbst angesichts massiver psychischer oder psychosomatischer Symptome traumatisierter Patienten damit zu „beruhigen", dass solche schweren Auswirkungen ohne eine prämorbide Persönlichkeitsstörung oder eine spezifische Schwäche der frühen sozialen Beziehungen nicht aufgetreten wären. Diese künstliche Polarität ließ Eissler (1963) in Hinblick auf den Holocaust den polemischen Satz formulieren: „Die Ermordung von wie vielen seiner Kinder muss ein Mensch symptomfrei ertragen können, um eine normale Konstitution zu haben?" Damit wird auch die hohe Belastung des Behandlers in den Therapien traumatisierter Patienten angesprochen, die sich mit der oft weniger umfangreichen Ausbildung so genannter „Traumatherapeuten" noch potenziert. Wechselseitig abhängige Beziehungen von Therapeuten und Patienten sind eine der möglichen problematischen Folgen (s. u.).

Therapie

Die Übersicht zur Genese traumabedingter Störungen in Abb. 4-1 legt schon nahe, dass es differenter Behandlungsansätze bedarf. Die nachfolgend beschriebenen therapeutischen Konzepte spiegeln eher notwendige Entwicklungen als gesichertes Wissen wider. In der Erprobung von Behandlungskonzepten in den USA seit etwa 15 Jahren lässt sich eine erstaunliche Konvergenz psychodynamischer und verhaltenstheoretischer Ansätze beobachten. Das psychoanalytische Konzept der Gegenübertragung beschreibt die oft heftige gefühlsmäßige Beteiligung der Behandler, die aus verhaltenstherapeutischer Sicht als „reziprokes Therapeutenverhalten" bezeichnet wird.

Beiden psychotherapeutischen Grundverfahren gemeinsam ist auch, zu Therapiebeginn zunächst die Fähigkeit des Patienten zur **Selbstberuhigung** und Selbstdesensitivierung zu **stärken**. Beinahe durchgängig werden **Entspannungsverfahren** (→ Kap. 12.8) verwendet. Behandlungstechniken wie EMDR (Eye Movement Desensitization and Reprocessing → Kap. 12.6.2) haben sich mittlerweile etabliert, wobei der Wirkfaktor weiterhin ungeklärt ist. Vermutlich kommt es weniger auf die rhythmischen Augenbewegungen oder Berührungsreize z. B. auf den Handrücken bei blinden Patienten („tapping") an, als auf die angeleitete Konfrontation mit den Traumaschemata. In jedem Fall gilt, dass Traumatherapie-„Techniken" nicht isoliert, sondern nur im Rahmen eines Gesamtbehandlungsplans (→ Kap. 12) eingesetzt werden sollten.

In den ersten Stunden und Tagen nach einer psychischen Traumatisierung leiden die Betroffenen gegebenenfalls unter einer Akuten Belastungsreaktion, die Diagnose einer PTBS kann noch nicht gestellt werden (Zeitfenster: nach zwei Wochen bis Symptomeintritt innerhalb von sechs Monaten). Die **psychotherapeutische** Erstversorgung nach einem erlittenen Trauma wird heute zunehmend differenzierter gesehen. Insbesondere der generelle Einsatz der Technik des „Debriefing" (frühes „Herausbringen" der belastenden Erlebnisse) nach den ersten polizeilichen und somatischen Notfallinterventionen wird derzeit eher zurückhaltend und nur in speziellen Situationen als indiziert gesehen. Es gehört in die Hand des Erfahrenen und sollte ein freies Angebot beispielsweise an Einsatzkräfte nach einer schwerwiegenden Belastung ohne Zwang zur Teilnahme sein. Auch für diese Interventionstechnik gilt, dass sie nicht ohne „Nebenwirkungen" ist und somit auch schaden kann. Die Behandlung einer Akuten Belastungsreaktion hat bei Gewaltopfern zuvorderst das Ziel, **Schutz vor weiterem Täterkontakt** sicherzustellen. Im Übrigen wird angestrebt, das Erleben der Abgegrenztheit und Selbstwirksamkeit zu festigen sowie Distanzierungstechniken gegen mögliche intrusive Erinnerungsbilder,

die beispielsweise auch nach großen operativen Eingriffen auftreten können, zur Verfügung zu stellen. In vielen Fällen hilft auch die Aufklärung über die normalen (intensiven) psychischen Reaktionen nach schweren Belastungen sowie notwendige Trauerprozesse.
Die **Frühtherapie**: Hat sich eine PTBS mit Intrusionen, Schlafstörungen, Angsterleben, vegetativen Symptomen und Desintegrationsgefühl entwickelt, können unterstützend Antidepressiva zur partiellen Reduktion des REM-Schlafes indiziert sein, um zu einer Abschwächung quälender, flashbackartiger Albträume beizutragen. Ziel einer fokaltherapeutischen, gegebenenfalls auch stationären Behandlung ist die **Wiedergewinnung der Selbstkontrolle**, die Wiedererrichtung der Abwehr, eine eventuelle Bearbeitung von „Überlebensschuld" und eine Reintegration der Persönlichkeit.
Behandlungsansätze nach einer Latenzperiode und die **Spätbehandlung** traumatischer Situationen erfordern oft versorgungsrechtliche oder auch historisch-politische Kenntnisse. Über bestimmte Signale „testen" die Patienten nicht selten die Therapeuten, ob ihnen wirklich geglaubt wird, bevor sie sich vertieft einlassen. Oft sind es erst einzelne Erinnerungsfragmente, „Filme", die an einer bestimmten Stelle plötzlich abbrechen, die die Patienten berichten. Über eine empathische Bestätigung, dass sie selbst die Erinnerungsarbeit regulieren, können dann schrittweise weitere Bilder mit heftigen Scham-, Hass- oder Schuldgefühlen in der therapeutischen Beziehung deutlich werden.
Im Hinblick auf die therapeutischen Möglichkeiten ist weder ein Nihilismus, der die Betroffenen alleine lassen würde, noch ein unkritischer Optimismus angebracht: Unsere therapeutischen Bemühungen sollten nicht verschleiern, dass Psychotherapie oftmals nicht „heilen" kann, was Menschen in den seelischen Strukturen anderer Menschen zerstört haben. Die Überlebenden tiefgehender Verletzungen sollten dann zumindest nicht um unsere Solidarität und eine angemessene finanzielle Kompensation, entsprechend der Sozialgesetzgebung (z. B. nach dem Opfer-Entschädigungsgesetz OEG oder dem Häftlingshilfegesetz HHG), kämpfen müssen, wie es etwa den Opfern des Nazi-Terrors teilweise über Jahrzehnte zugemutet wurde.

5 Persönlichkeitsstörungen

5.1 Eine Übersicht

Im Gegensatz zu den Symptomstörungen fehlt bei einer **Persönlichkeitsstörung** (ICD-10: F60ff) ein charakteristisches Bild von umschriebenen Beschwerden; vielmehr handelt es sich um eine Gesamtbeeinträchtigung des Menschen und seiner Funktionen, vor allem aber der sozialen Beziehungen. Meist entwickeln sich typische Profile. Symptome können hinzutreten. Eine entsprechende Entwicklung ist oft schon in der Kindheit oder Jugendzeit wahrnehmbar und führt spätestens im Erwachsenenalter zu persönlichem Leiden oder/und gestörter sozialer „Funktionsfähigkeit", ohne dass eine andere psychische Störung oder hirnorganische Erkrankung dies erklären könnte. Dagegen können in der zweiten Hälfte des Erwachsenenalters hirnorganische Erkrankungen bzw. Verletzungen, Folgen extremer psychischer Belastungen oder auch langanhaltende psychiatrische Störungen zu einer **erworbenen Persönlichkeitsänderung** (ICD-10: F62ff) führen. Intelligenzminderung seit der Kindheit, ggf. mit Verhaltensstörungen (F70), wird dezidiert von Persönlichkeitsstörungen unterschieden.

Die für einen Menschen charakteristischen (stabilen) psychischen Eigenheiten, mit denen er sich mit der Welt seiner Triebe und Emotionen, den zwischenmenschlichen Beziehungen und den gesellschaftlich-kulturellen Anforderungen sinnstiftend auseinandersetzt, werden als seine **Persönlichkeit** bezeichnet. Das die Persönlichkeit Typisierende hat immer zugleich auch etwas vom Durchschnitt tendenziell „Abweichendes", daher ermöglicht erst die Benennung *sozialer Besonderheiten* (als Nonkonformität wie auch als auffällige Konformität) den Prozess der Persönlichkeitstypisierung (Fiedler 2007). Die Psychoanalyse spricht – zunächst unabhängig von jeder Pathologie –

von **Persönlichkeitsstrukturen**. Diese sind somit im eigentlichen Sinne keine Diagnosen.

Das Devianzmuster erlaubt aus der Außenperspektive die Charakterisierung der Persönlichkeit mit fließenden Übergängen bis hin zu einer gestörten Persönlichkeit, also der Persönlichkeitsstörung. Aus der Eigenperspektive des Betroffenen wird das charakteristisch abweichende, eventuell normverletzende Verhalten oft nicht als solches wahrgenommen: Das Verhalten ist überwiegend **Ich-synton**. Ich-Syntonie meint, dass der Betroffene seine Eigenschaften, für die er oft durchaus eine Wahrnehmung – auch hinsichtlich des damit verbundenen Leides – haben kann, nicht als krankheitswertige Störung erlebt. Psychodynamisch gesehen reinszeniert der Patient aufgrund unzureichender Ich-struktureller Fähigkeiten sein zentrales Beziehungskonfliktthema (Luborsky u. Kächele 1988). Aus kognitiver Perspektive handelt es sich um eine schemakonforme Beziehungsgestaltung (Beck et al. 2004). – Im Gegensatz dazu würde ein Patient mit einer zwangsneurotischen Symptomatik wie z. B. einem Kontrollzwang (→ Kap. 3.3) bei der Diagnostik *Ich-dyston* über seine Symptome klagen und auf Symptombesserung dringen.

Begriffsgeschichtlich sind die Konzepte „Persönlichkeit" und „Charakter" weitgehend austauschbar, wobei sich mit dem Charakterbegriff allerdings stärker (psycho-)dynamische Aspekte verbinden. In der psychiatrischen Nomenklatur besteht seit Beginn des 19. Jahrhunderts bis in die jüngste Zeit hinein ein Interesse an der Kennzeichnung von Persönlichkeitsstörungen („abnorme Persönlichkeiten"; „Psychopathien"), verbunden mit der Klärung der Frage von **Schuldfähigkeit** bei abweichendem Verhalten („unreife Persönlichkeit"; „gemeingefährlicher Psychopath" etc.). Seit Einführung des DSM-III (1980) bemühen sich die aktuellen Klassifikationssysteme psychischer Störungen, diese diskriminierende Konnotation von Persönlichkeitsstruktur durch die wissenschaftliche Fundierung einer professionellen Diagnose zu überwinden, die auch Überlegungen zu Behandlungsansätzen einschließt. Das Problem der **Stigmatisierung** muss jedoch auch weiter vom Diagnostiker reflektiert werden. Im **DSM-IV** bilden die Symptomstörungen die Achse I und die Persönlichkeitsstörungen die Achse II (Achse-II-Störungen). In der **ICD-10** bilden sich Symptome und Persönlichkeitsstörungen auf der gleichen Ebene ab.

Das **dialektische Dilemma** der personalen Beziehung zweier Persönlichkeiten in der Diagnostik einerseits und andererseits der Diagnose einer Persönlichkeit bzw. Persönlichkeitsstörung durch den Diagnostiker von einem quasi-objektiven Standpunkt aus macht die Mahnung von K. Jaspers (1913) deutlich: „Menschlich aber bedeutet die Feststellung des Wesens eines Menschen eine Erledigung, die bei näherer Besinnung beleidigend ist und die Kommunikation abbricht."

Symptomatik

Jenseits der speziellen Symptomatik der definierten Persönlichkeitsstörungen (→ Kap. 5.2) gilt, dass generell **mindestens drei von** den folgenden **sechs Kriterien** erfüllt sein müssen, um von einer Persönlichkeitsstörung sprechen zu können:

- Affektivität, Antrieb, Impulskontrolle, Wahrnehmung und Denken sowie die Beziehungsgestaltung zu anderen zeigen eine deutliche Unausgeglichenheit.
- Diese Verhaltensmuster sind überdauernd.
- Die Störungsqualität durch diese Verhaltensmuster ist tiefgreifend und in vielen persönlichen und sozialen Situationen unübersehbar.
- Nach Beginn in Kindheit und Jugend manifestiert sich die Erkrankung im Erwachsenenalter, sodass die Diagnose einer Persönlichkeitsstörung erst im Erwachsenenalter gestellt wird.
- Es besteht – manchmal erst im Verlauf – ein deutliches subjektives, sozial vermitteltes Leiden.
- Der Betroffene bleibt deutlich hinter seinen beruflichen und sozialen Möglichkeiten zurück.

Epidemiologie und Verlauf

Die Prävalenz aller Persönlichkeitsstörungen wird auch international relativ stabil mit etwa 9 % (für die USA, Samuels et al. 2002) bis 10 % angegeben und scheint mit steigendem Alter in der zweiten Hälfte des Erwachsenenlebens abzufallen. Längsschnittliche Untersuchungen legen darüber hinaus nahe, dass sich die Ausprägung/Symptomschwere einer im Erwachsenenalter diagnostizierten Persönlichkeitsstörung in der zweiten Hälfte des Erwachsenenlebens abmildert. Diskutiert wird jedoch auch eine zunehmende „Maskierung“ von Symptomen einer Persönlichkeitsstörung durch „bereit liegende Somatisierungsmuster“ aufgrund des körperlichen Alterungsprozesses. So lassen sich die Symptome einer Persönlichkeitsstörung – zumal bei besseren finanziellen Ressourcen – im höheren Leben nicht selten „ungestraft“ ausleben und damit könnte die Prävalenz im Alter auch „unterdiagnostiziert“ sein. Sowohl Umweltfaktoren als auch der persönlichen Widerstandsfähigkeit (Resilienz) des Älteren kommt eine moderierende Funktion zu; diese gilt sowohl bei abnehmender als auch bei zunehmender Symptomschwere.

Psychodynamik und Pathogenese

Die **Einteilung** der Persönlichkeitsstörungen leitet sich historisch von den korrespondierenden schweren Symptomstörungen ab. Es wird somit ein Kontinuum von konflikthaften Lebensthemen über repetetiv-dysfunktionale Konflikte bis hin zu den die Persönlichkeit „durch und durch“ bestimmenden Themen bzw. Motiven angenommen. Auch wenn mit einer zwanghaften Persönlichkeitsstruktur zunächst lediglich ein betont strebsamer, genauer, sparsamer Mensch beschrieben wird, lässt sich die „Patho-Charakterologie“, wie K. Schneider kritisch bemerkte, nicht verleugnen. So leidet die ganze klinische Persönlichkeitslehre an einer gewissen „Pathophilie“, wie diese Tendenz auch bezeichnet worden ist. Es ist bis heute nicht gelungen, *Grundpersönlichkeiten* zu definieren, in die nicht direkt oder indirekt die Krankheitsbilder, von denen sie abgeleitet werden, eingegangen sind. **Belastende Bedingungen der Biographie** fördern zumindest die Entwicklung der schweren Persönlichkeitsstörungen. So ist für die Borderline-Persönlichkeitsstörung eine Häufung von emotionaler Vernachlässigung, Misshandlung und sexuellem Missbrauch gesichert (→ Kap. 1.4.4 und 5.2.4). Auch werden Typen von emotionalen oder kognitiven „Familienmilieus“ übernommen und weiter tradiert. Eine misstrauische Familienkultur etwa, in der alles außerhalb der Innengruppe bedrohlich und gefährdend erlebt wird, fördert nachvollziehbar eine Paranoide Persönlichkeitsstörung, die sehr wahrscheinlich ihrerseits bei der älteren Generation bereits vorhanden war. Die Psychodynamik der Persönlichkeitsstörung wird ergänzt durch die Hypothese einer **genetischen Mitbedingtheit** (z. B. bei der Ängstlichen Persönlichkeitsstörung), die in jedem Fall durch multiple Genloci bzw. Exprimierungsmuster definiert wären.

Therapie

Für einzelne der nachfolgend besprochenen Persönlichkeitsstörungen sind spezielle stationäre und ambulante Behandlungsverfahren entwickelt worden. Diese lassen sich von ihrer Grundstruktur her in drei Schritte unterteilen (Herpertz u. Doering 2007):

1. **Organisation der Behandlungsplanung (Foki)**
   - externe Bedingungen
   - Wahrnehmung und Interpretation (Selbst- und Objektwahrnehmung, Mentalisierung etc.)
   - Denk-, Erlebens- und Beziehungsmuster (Schemata, Pläne, Repräsentanzen etc.)
   - Handlungstendenzen und Verhaltensrepertoire
   - manifestes Verhalten und Interaktion
   - Reaktion des sozialen Umfelds
2. **Kommunikation der Diagnose**
   - Therapievereinbarung (Setting)
   - therapeutische Beziehung
   - Beziehungsaufbau
   - Balance zwischen Annahme und Veränderung (Beziehungsarbeit, Dialektik)
   - Psychoedukation
3. **Veränderungsstrategien entsprechend der Problemanalyse** (siehe 1.)
   - psychodynamische Veränderungsstrategien
   - kognitiv-behaviorale Veränderungsstrategien

Durch eine komplementäre, motivorientierte Beziehungsgestaltung (Grawe 1992; Caspar et al. 2005) werden zu Behandlungsbeginn bedürfnisbefriedigende Erfahrungen des Patienten vor dem Hintergrund seiner Biographie angestrebt, um Vermeidungsverhalten bis zum Therapieabbruch zu verhindern. Im weiteren Verlauf ist dann der Übergang in eine therapeutische **Haltung der Balance** möglich, die auch eine Konfrontation mit pathologischen Erlebens- und Beziehungsmustern ermöglicht. Bei der Dialektisch-behavioralen Therapie (DBT) als einer störungsspezifischen Psychotherapie der Borderline-Persönlichkeitsstörung ist dieses dialektische Vorgehen zur therapeutischen Kernstrategie geworden.

> Generell erfordert sowohl die Diagnostik als auch die Therapie der Persönlichkeitsstörungen eine fundierte fachärztliche Weiterbildung bzw. fachpsychotherapeutische Ausbildung.

Oft hilft auch dem Erfahrenen in diesen schwierigen Behandlungen eine Intervisionsgruppe mit Kollegen, da die Arzt-Patient-Interaktion über den in der Regel längeren Therapieverlauf schwierig zu handhaben sein kann (z. B. Gegenübertragungskonflikte → Kap. 12.1).

5.2 Ausgewählte Störungsbilder

Im Folgenden werden einige der klinisch bedeutsamen Persönlichkeitsstörungen kurz ausgeführt. Die Bezeichnungen folgen der auch in der ICD-10 eingeführten typologischen Systematik, die in der kognitiven Psychologie als so genanntes „Prototypenmodell der Kategorisierung“ (L. Wittgenstein 1958) entwickelt wurde. Das bedeutet insbesondere, dass die **Diagnosekriterien** einer Persönlichkeitsstörung

- polythetisch angelegt sein sollen (nur ein Teil der Gesamtkriterien muss zutreffen),
- qualitativ gewichtet sein sollen (hierzu fehlen oft noch empirische Studien),
- prototypische Merkmale benennen sowie
- durch begrenzte Merkmalslisten eine vertretbare Reliabilität aufweisen müssen.

Die Möglichkeit zur Mehrfachdiagnose erlaubt darüber hinaus, bei einer Person mehrere Diagnosen auch für Persönlichkeitsstörungen zu vergeben (Prinzip der **Komorbidität**). Dabei sollte sich jeder, der sich heute mit den definierten Persönlichkeitsdiagnosen vertraut macht, darüber klar sein, dass er in seinem weiteren Berufsleben das sich aufgrund laufender empirischer Studien verändernde Wissen um einzelne Persönlichkeitsausprägungen und ihre gegenseitige Abgrenzung ständig weiterverfolgen muss. Diese Haltung schützt uns alle davor, den jeweiligen Patienten auf eine („seine") Persönlichkeitsstörung allzu sehr deskriptiv festzulegen (und so diagnostische Klischees zu bilden) und regt dazu an, sich für eine dynamische und interpersonelle Perspektive offenzuhalten.

5.2.1 Histrionische Persönlichkeitsstörung

Symptomatik

Hauptmerkmale der Histrionischen Persönlichkeitsstörung (ICD-10: F60.4) sind ein in den Mittelpunkt drängendes Verhalten mit übertriebener Neigung zur Emotionalisierung zwischenmenschlicher Beziehungen, abrupten Affektwechseln sowie übermäßiger Beschäftigung mit der äußeren Erscheinung. Kuiper sah die Trias von Egozentrik, Inauthentizität und Infantilität als bedeutsam an.

Die **Differenzialdiagnose** gilt vor allem gegenüber der Narzisstischen Persönlichkeitsstörung und der Borderline-Persönlichkeitsstörung als schwierig, obwohl die Histrionische Persönlichkeitsstörung sowohl Identitätsstörungen als auch psychotisch anmutende Episoden eher selten aufweist. Die Komorbidität einer Histrionischen Persönlichkeitsstörung mit Dissoziativen (→ Kap. 3.4) oder Somatoformen (Konversions-)Störungen (→ Kap. 6.2) ist mit maximal 25 % aller Persönlichkeitsstörungen eher geringer als der deutlich höhere Zusammenhang mit Affektiven Störungen (→ Kap. 3.1 bis 3.2.1).

Vor dem Hintergrund des Diskriminierungs- oder Labeling-Problems (engl.: label = Etikett) durch die Diagnose einer Persönlichkeitsstörung wurde das alte Konzept einer *hysterischen Persönlichkeitsstruktur* bzw. Persönlichkeitsstörung verlassen. Aus psychoanalytischer Sicht hatte sich zudem geklärt, dass hysterische Symptome nicht nur bei ödipalen Konflikten auftreten, wie angenommen worden war. Der Begriff „histrionisch" leitet sich aus der lateinischen Bezeichnung für einen Schauspieler in Burlesken (histrio) ab und betont damit den beobachtbaren interaktionellen Aspekt eines theatralischen und emotional aufdringlichen Verhaltens. Mit der Neueinführung des Begriffes „histrionisch“ wurde auch angestrebt, der geschlechtsspezifischen Einseitigkeit der Diagnose „Hysterie“ entgegenzuwirken.

Epidemiologie und Verlauf

Die Prävalenz der Diagnose einer Histrionischen Persönlichkeitsstörung wird mit 2 bis 3 % in der Allgemeinbevölkerung angegeben, wobei die Diagnose bei Frauen weit häufiger gestellt wird als bei Männern (Geschlechtsbias).

Psychodynamik und Pathogenese

Auf der Ebene der Erklärungsansätze ließen sich bei Patienten mit Histrionischen Persönlichkeitsstörungen überzufällig häufig **frühkindliche familiäre Gewalterfahrungen** und sexuelle Missbrauchserfahrungen finden. Ungeklärt ist weiterhin, ob die Histrionische Persönlichkeitsstörung die durch fortgesetzte (traumatische) Erfahrungen resultierenden Konflikte aktiv negiert und damit aus dem Bewusstsein fernzuhalten sucht, oder ob die fehlende Reflexion der eigenen Handlungsprämissen letztlich durch eine rational-situative Überprüfung verändert werden kann. Damit verbunden ist die wichtige Frage nach dem günstigsten therapeutischen Zugang. Sicher gibt es auch – wie bei allen Persönlichkeitsstörungen – eine konstitutionelle Komponente. Die Unterscheidung von „introvertierten“ und „extravertierten“ Grundtypen gehört zu den bestvalidierten Kategorien der Persönlichkeitspsychologie.

5.2.2 Anankastische Persönlichkeitsstörung (Zwangspersönlichkeit)

Symptomatik

Ordnungsliebe, Ausdauer, Pünktlichkeit und Sparsamkeit genießen ein hohes gesellschaftliches Ansehen. Demgegenüber sind die **Hauptmerkmale** der Anankastischen Persönlichkeitsstörung (ICD-10:

F60.5) gekennzeichnet durch Pedanterie, Rigidität und Enge in den Denkfunktionen. Einem starken Sauberkeitsbedürfnis entsprechen ausgeprägte Moralvorstellungen im seelischen Bereich. Skrupelhaftigkeit, Entschlussunfähigkeit, peinliche Genauigkeit und Gewissenhaftigkeit sowie die Unfähigkeit, Wesentliches von Unwesentlichem zu unterscheiden, sind weitere Charakteristika. Therapeutische Hilfe wird oft erst dann aufgesucht, wenn Arbeitsverzögerungen oder Entscheidungsprobleme z.B. im Beruf auffällig werden. Außerdem besteht eine übermäßige (zweifelnde) Vorsicht als Ausdruck einer tiefgehenden persönlichen Unsicherheit. Es liegt auf der Hand, dass (reaktiv) depressive Verstimmungen in der Folge häufig sind.

Epidemiologie und Verlauf

Im Gegensatz zur ursprünglichen Auffassung, die einen Zusammenhang zwischen der Zwangspersönlichkeit und der damit als charakterlich präformiert erscheinenden Zwangsstörung postulierte, wird in jüngerer Zeit vor allem die Nähe der Zwangsstörungen (→ Kap. 3.3) zu den Angststörungen diskutiert. Zwischen der Anankastischen Persönlichkeitsstörung und der Zwangsneurose im Sinne einer symptomatischen Zwangsstörung besteht eine eher geringe Korrelation – nur 17 bis 25 % der Patienten mit Zwangsstörungen haben eine Zwanghafte Persönlichkeit.

Psychodynamik und Pathogenese

Die **Psychodynamik** der Zwanghaften Persönlichkeitsstörung zeigt drei ausgeprägte Eigenheiten (in Anlehnung an Shapiro 1981):

- **Emotionale Autarkie:** „Ich brauche niemanden." Der Mensch mit einer Zwanghaften Persönlichkeit ist ein „affektiver Selbstversorger" – in charakteristischem Gegensatz zur Histrionischen Persönlichkeitsstörung.
- **Vermeidung echt autonomer Handlungen**, um jede Fehlermöglichkeit zu vermeiden.
- **Gefühl des Getriebenseins:** Dem Zwanghaften sitzt immer ein imaginärer Aufpasser im Nacken. Die Befriedigung über das Geleistete ist begrenzt.

Neuere psychodynamische Hypothesen gehen weniger von einer Triebproblematik (Aggression), als vielmehr von einem **interpersonellen Konflikt** in der Genese der Zwangspersönlichkeiten aus. In diesem Konflikt zwischen Gehorsam (Fremdbestimmung) und Autonomie (Selbstbestimmung) wird die zwanghafte Genauigkeit als eine **adaptive Überlebensstrategie** des Kindes verstanden. Man könnte das zwanghafte Beharren auf einer Strategie oder einem Thema auch als „selektive Unaufmerksamkeit" (Shapiro 1981) gegenüber neuen Anforderungen und Unwägbarkeiten, die das Selbstkonzept zu verunsichern drohen, begreifen. Gesicherte empirische Studien über diese Hypothesen fehlen bisher. Innerhalb dieser Problematik könnte naturgemäß das Thema der Sauberkeitserziehung eine dieser Konfliktkonstellationen in den kindlichen Entwicklungsjahren sein. Ein abgrenzbarer Einfluss dieses Faktors wurde jedoch nie gesichert.

5.2.3 Ängstliche und Abhängige Persönlichkeitsstörung

In der ICD-10 werden die Ängstliche (Vermeidende) Persönlichkeitsstörung (ICD-10: F60.6) und die Abhängige (Asthenische) Persönlichkeitsstörung (ICD-10: F60.7) unterschieden.

Die **Ängstliche (Vermeidende) Persönlichkeitsstörung** wird im DSM-IV über ihre durchgängige Selbstunsicherheit beschrieben, ohne dass der ältere deutsche Begriff einer **Selbstunsicheren Persönlichkeit** wieder eingeführt wurde. Im Unterschied zum bewussten Vermeiden eher umschriebener sozialer Beziehungen in der Sozialen Phobie (→ Kap. 3.1.4.2) dominiert ein generelles **aktiv-distanzierendes Vermeidungsmuster**, da die Betroffenen fortwährend bemüht sind, die Wiederholung schmerzhafter interpersonaler Erfahrungen zu vermeiden (Millon 1981). Gleichzeitig sehnen sie sich häufig nach zwischenmenschlicher Nähe (Konflikte zwischen Bindungsangst und Bindungssehnsucht und daraus resultierende interpersonelle Angst). Die Nähe der Ängstlichen (Vermeidenden) Persönlichkeitsstörung zur Schizoiden Persönlichkeitsstörung wird aktuell diskutiert.

Die **Abhängige Persönlichkeitsstörung** wird im DSM-IV als **dependente Persönlichkeit** bezeichnet. Sie ist gekennzeichnet durch eine übergroße **Abhängigkeit von relevanten Bezugspersonen**, wobei Eigeninitiative völlig zurücktritt. Bei Entscheidungsnotwendigkeiten entsteht ein Gefühl von Hilflosigkeit, das sich bei sozialen Verlusten bis zu Suizidhandlungen steigern kann. Das erlernte Empathievermögen dieser Menschen wirkt angenehm, es verdeckt, dass sie unter Umständen nur eine „Rolle" übernehmen, weil zur Autonomie führende Selbst-Konzepte fehlen. D.W. Winnicott sprach in diesem Zusammenhang von der Entwicklung eines „falschen Selbst". Besonders interessant dürften weitere Untersuchungen hinsichtlich einer Unterscheidung *motiviert-aktiver* Handlungsstrategien (z.B. Kompromissfähigkeit) bei abhängigen Persönlichkeiten sein, die mit einer günstigeren Entwicklung korrelieren, wogegen *motiviert-passive* Handlungsstrategien (z.B. Schutzsuche, Anforderungsvermeidung) mit negativeren Entwicklungen im Lebenslauf verbunden sind. Diese Befunde sind allerdings noch nicht empirisch gesichert.

5.2.4 Borderline-Persönlichkeitsstörung

Symptomatik

Die Symptomatik ist durch die so genannten **Gunderson-Kriterien** (die auch im DSM-IV berücksichtigt werden) am einfachsten zu umreißen:

DSM-IV-Kriterien (nach Gunderson) für Borderline-Persönlichkeitsstörungen

Durchgängiges Persönlichkeitsmuster von Instabilität der interpersonalen Beziehungen, des Selbstbildes und der Affekte sowie ausgeprägter Impulsivität.
Charakterische Elemente (mindestens fünf Kriterien müssen erfüllt sein):

- massive Anstrengungen, wirkliches oder befürchtetes Verlassenwerden zu verhindern
- ein Muster instabiler und zugleich intensiver Beziehungen, das zwischen den Extremen der Idealisierung und Abwertung schwankt
- Identitätsstörung, vor allem durchgängig instabiles Selbstbild oder Selbstgefühl

- potenziell selbstgefährdende Impulsivität (z. B. Geldausgaben, Sexualität, Substanzmissbrauch, riskanter Fahrstil, Fressattacken)
- Suizidversuche, Suizidhandlungen, Suiziddrohungen oder selbstverletzendes Verhalten
- affektive Instabilität im Zusammenhang mit einer hohen Reagibilität der Stimmung (massive episodische Dysphorie, Reizbarkeit, Ängste über Stunden)
- chronische Leeregefühle
- unangemessene starke Wut oder Schwierigkeiten, aggressive Gefühle zu kontrollieren (z. B. Wutausbrüche, ständige Gereiztheit, handgreifliche Entgleisungen)
- paranoide Vorstellungen in Belastungssituationen oder massive Bewusstseinsstörungen (dissoziative Symptome)

Die **ICD-10** bezeichnet die **Borderline-Persönlichkeitsstörung** (ICD-10: F60.3) als **Emotional instabile Persönlichkeitsstörung** und unterscheidet einen **Impulsiven Typus** (F60.30) und einen **Borderline-Typus** (F60.31). Es ging ursprünglich um die Erfassung von Krankheiten, die auf der Grenze zwischen Neurotischen Störungen und Psychosen liegen. Wahrscheinlich gibt es zwei Gründe für das starke Anwachsen der Verwendung des Borderline-Begriffs: Zum einen wurde man zunehmend auf klinische Bilder aufmerksam, die tatsächlich nur schwer entweder den „Neurosen" oder den Psychosen zuzuordnen waren. Zum anderen hat wohl auch das schlechte Ansprechen bestimmter Krankheitsbilder auf die Therapie zur Ausbreitung des Begriffes beigetragen. Man behandelte diese wie Neurotische Störungen aussehenden Erkrankungen in der gleichen Weise, wie man sonst Neurotische Störungen behandelt, aber der vergleichbare Erfolg blieb aus.

Eine der ersten Bearbeitungen stammt von M. Schmiedeberg Mitte des 20. Jahrhunderts. Von dieser Autorin stammt auch der Versuch, die äußeren Erscheinungen als **„Stabilität in der Instabilität"** zu beschreiben. Diese Formel von Schmiedeberg hat sich wohl deswegen durchgesetzt, weil sie etwas Wesentliches an diesen Patienten bezeichnet: Eigentlich müssten sie, gestört wie sie sind, laufend psychotisch dekompensieren, aber merkwürdigerweise tun sie es nicht.

Epidemiologie und Verlauf

Man geht von einer Prävalenz von 2 % in der Bevölkerung aus. Frauen erkranken häufiger als Männer. In Institutionen sind die Patienten aufgrund ihres Beschwerdedrucks natürlich überrepräsentiert. Eine **familiäre Häufung** ist gesichert, was sowohl biologisch wie psychosozial interpretiert werden kann. Junge Erwachsene erkranken am häufigsten, waren aber – bei genauerer Betrachtung – meist bereits in der Entwicklung auffällig. Über die Jahrzehnte scheint sich die Schärfe der Symptomatik zu mildern. Diskutiert wird jedoch ein Symptom-Shift mit zunehmendem Alter (Suchtentwicklung; Somatisierungstendenz).

Psychodynamik und Pathogenese

Die Diskussion der spezifischen Pathodynamik des Borderline-Syndroms hat heute einen sehr ausgearbeiteten Diskussionsstand erreicht, auf welchem mit einer eigenwilligen Spezialsprache argumentiert wird. Kernberg geht in seiner strukturellen Analyse des Borderline-Syndroms von folgenden **Parametern** aus:

- unspezifische Manifestationen von Schwäche der Ich-Funktionen (fehlende Angsttoleranz, mangelnde Impulskontrolle, mangelnde Sublimierungsfähigkeit),
- Verschiebung vom sekundär- zum primärprozesshaften Denken (→ Kap. 1.2),
- spezifische Abwehroperationen.

Für P. Schilder (dem die Psychosomatische Medizin wichtige Einsichten in die Bedeutung des Körperbildes verdankt) baut sich das Ich im Laufe der frühen Entwicklung als eine Synthese der autonomen Reifungs- und der frühen Identifizierungsvorgänge auf. Das ist im Kern noch unsere heutige Sicht. Hier setzt auch Kernberg an. Er meint, dass das frühe Ich vor allem zwei Funktionen habe:

1. Die Differenzierung des Bildes von einem selbst (Selbst-Bild) und des Bildes der anderen (Objekt-Bild) in sich und
2. die Integration von Selbst-Bildern und Objekt-Bildern, die einander entsprechend jeweils unter dem Einfluss positiver oder nega-

tiver „Gefühlstönungen“ entstanden sind. Hiermit ist unterstellt, dass am Beginn der Entwicklung das Ich unfähig sei, eine zugewandte und eine versagende Person als eine einheitliche wahrzunehmen. Daraus entwickele sich ein spezieller Abwehrmechanismus, den man am besten als *Spaltung* bezeichne.

Dieses eigentlich einleuchtende Entwicklungsmodell ist durch die objektivierende Forschung an Säuglingen und Kleinkindern wieder in Frage gestellt worden: Eine einheitliche, integrierte Wahrnehmung von Anfang an ist deutlich wahrscheinlicher als eine „synthetische“, die erst durch das Zusammenfügen gegensätzlicher Kognitionen entsteht. Dass „Spaltungen“ beim Borderline-Syndrom klinisch vorkommen, ist eine andere Sache. Die Erklärung ihrer Ursachen ist aber weiterhin offen. Eine Ursache zeichnet sich in der Form eines inkonsistenten, widersprüchlichen mütterlichen Zuwendungsverhaltens ab, was aber nur pathogen zu sein scheint, wenn es gleichzeitig mit Überengagement (maternal overinvolvement) gekoppelt ist. In einer Verlaufsstudie an 776 Jugendlichen erwies sich nur die Kombination beider Stile als begünstigend für die Entwicklung des Borderline-Syndroms (Bezirganian et al. 1993). Dies bedeutet, dass der **Identifizierung mit widersprüchlichen Modellen** (Bezugspersonen) in der Entwicklung eine größere Wichtigkeit zukommt als Kernberg unterstellt. Hier bedarf es vor allem weiterer empirischer Studien. In die erwartete Richtung gehen bereits Ergebnisse aus der Bindungsforschung, vor allem hinsichtlich der Bedeutung desorganisierten Bindungsverhaltens (→ Kap. 1.4.2; Literaturübersicht bei Fonagy 2003)
Ebenfalls bedeutsam ist beim Borderline-Syndrom eine ausgeprägte **Identitätsdiffusion**. Man kann sich vorstellen, dass, wenn Spaltungsvorgänge im Ich aktiv aufrechterhalten werden, es nicht zu jener Syntheseleistung kommt, die zu einem stabilen Ich- und Selbstbild führt. Charakteristischerweise zeigen diese Patienten, wie von allen Untersuchern bestätigt wird, eine ausgesprochen instabile Wahrnehmung und Einschätzung ihrer selbst und das Fehlen eines ausgeprägten Gefühls der Identität ihrer Person. Möglicherweise ergeben sich von diesen Dysfunktionen und der Impulsivität her weitere Untertypologien (Herpertz 2001). Auf die gesichert erhöhte Inzidenz von traumati-

sierenden Entwicklungsereignissen bei dieser Störung wurde bereits hingewiesen.

Arzt-Patient-Interaktion

Das **therapeutische Problem**, vor das diese Patienten uns stellen, ist erheblich. Es werden hohe Ansprüche an Verständnis, Einfühlungsvermögen und Belastbarkeit der Therapeuten gestellt. Vier störungsspezifische Verfahren weisen eine empirisch belegte Wirksamkeit auf: die Dialektisch-Behaviorale Therapie (DBT; Linehan 1996), die Mentalisierungsbasierte Therapie (MBT; Fonagy et al. 2004), die Schemafokussierte Therapie und die Übertragungsfokussierte Therapie (engl. Transference Focused Psychotherapy, TFP; nach Clarkin et al. 2008).

Bei manchen Patienten kann eine stationäre Psychotherapie der ambulanten Therapie zumindest am Beginn überlegen sein. Die stationäre Psychotherapie sollte die Funktion eines „Therapieorganisators" haben und eher kürzer als länger (nicht über drei Monate) konzipiert sein. Das schließt nicht aus, dass einzelne Patienten auch eine noch längere stationäre Therapie benötigen. Die Art der ambulanten Therapie muss von Fall zu Fall geklärt werden. Ein wesentlicher Wirkfaktor ist eine ausreichend lange, oft mehrjährige, eher niederfrequente (eine bis zwei Stunden pro Woche) und modifizierte analytische Therapie (z. B. Übertragungsfokussierte Therapie). Ziel aller dieser störungsspezifischen Behandlungsstrategien ist eine Verbesserung intrapsychischer Regulationsprozesse bzw. eine Stärkung der Ich-strukturellen Fähigkeiten (gemäß OPD-2 2006).

Eine über Kriseninterventionen hinausgehende Therapie mit Psychopharmaka ist nicht indiziert (Dulz u. Schneider 1996). SSRI zeigen eine Wirksamkeit auf Angst, Depressivität und Stimmungsschwankungen. Dominieren Impulskontrollstörungen (z. B. drängende Selbstverletzungen), ist ein Therapieversuch mit atypischen Neuroleptika (z. B. Risperidon) vertretbar.

5.2.5 Narzisstische Persönlichkeitsstörung

Das Konzept einer Narzisstischen Persönlichkeitsstörung ist nur im DSM-IV aufgenommen worden, jedoch (noch) *nicht* in der ICD-10. Sie wird dort unter den sonstigen spezifischen Persönlichkeitsstörungen erfasst (F60.8) und im Anhang I erläutert. Bei einer **überdauernden und grundlegenden Störung des Selbstwertgefühls** ohne weitergehende begleitende Symptomatik ist die Bezeichnung als Narzisstische Persönlichkeitsstörung ausgesprochen sinnvoll. Denkbar sind zwei Ausprägungen: Eine Minusvariante mit durchgängiger Selbstunsicherheit (diese entspräche am ehesten der Ängstlichen [Vermeidenden] Persönlichkeitsstörung; → Kap. 5.2.3) und eine Plusvariante mit unrealistisch übertriebener Selbstsicherheit. Dieser zweiten entspricht das, was heute als Narzisstische Persönlichkeitsstörung bezeichnet wird.

Symptomatik

Die folgenden **Phänomene** stehen im Vordergrund:
- massive Überschätzung der Bedeutsamkeit der eigenen Person,
- ein entsprechender Wunsch nach Bewunderung und Annahme,
- unrealistische Erwartungen, dass die anderen eigenen Auffassungen zustimmen und
- ein „instrumenteller", ausnützender Umgang mit anderen Menschen. Damit hängt zusammen:
  - ein Mangel an Einfühlungsfähigkeit (Empathie) in die Bedürfnisse und die Andersartigkeit der Mitmenschen,
  - eine Neigung zu Idealisierung oder Abwertung (Fallenlassen) anderer, oft nacheinander bei der gleichen Person und
  - daraus resultierend oft ein arrogantes und zugleich neidisches Verhalten.
- Das störende Sozialverhalten schließt Karriereerfolge („harter Hund") keineswegs aus.

Psychodynamisch drängt sich die Annahme auf, dass es sich hier um eine Reaktionsbildung (→ Kap. 1.5, Überkompensation) auf durchgängige hintergründige Gefühle von Selbstunsicherheit und Minderwertigkeit handelt. Wer seiner selbst sicher ist, hat beispielsweise Arroganz niemals nötig. Diese Phänomene weisen auf entscheidende Störungen des Persönlichkeitsteils hin, den wir heute das Selbst nennen (s. dazu die Ausführungen über das Selbst in → Kap. 1.2 und die Entwicklungsgesichtspunkte von Selbst, Selbstgefühl, Identität und Narzissmus in → Kap. 1.4.1 und den nachfolgenden Kap.). Eine Störung in der Entwicklung des Selbst macht weitere Phänomene nachvollziehbar, die sich bei der Narzisstischen Persönlichkeitsstörung in unterschiedlichen Ausprägungen finden: erhöhte Verletzlichkeit und Kränkbarkeit, verdrängte und verleugnete Unsicherheit und eine tiefe Furcht davor, von anderen nicht anerkannt zu werden. Diese Befürchtungen sind natürlich hinter dem narzisstischen „Panzer" ziemlich verborgen und werden als Schwäche erlebt. In eine Krise geraten Menschen mit einer Narzisstischen Persönlichkeitsstörung fast regelhaft, wenn sich die sie stützenden materiellen und sozialen Umstände plötzlich ändern, wenn sich z. B. der Ehepartner trennt, der Konkurrent (und nicht man selbst) den Karrieresprung macht oder der Betroffene entlassen wird. Depressive Verstimmungen, Verzweiflung, Suizidalität oder maßlose Rachsucht wegen der Kränkung bestimmen dann das Bild.

Differenzialdiagnose

Als Leitlinie gilt, dass die narzisstische Persönlichkeit insgesamt intakter, Ich-stärker und in der sozialen Anpassung erfolgreicher ist als z. B. die Borderline-Persönlichkeit. Außerdem ist die **Komorbidität** mit der Histrionischen Persönlichkeitsstörung und der Antisozialen Persönlichkeitsstörung erheblich, wobei die Narzisstische Persönlichkeitsstörung weniger impulsiv und emotional weniger überbetont bei den genannten stabileren Ich-Strukturen wirkt. Immer wieder treten auch primär depressive Verstimmungen (oder selten: hypomanische Episoden) auf.

In der Praxis wird von manchen Kollegen ein Großteil aller Neurosen als narzisstisch klassifiziert, weil bei allen repetitiv-dysfunktionalen neurotischen Konflikten das Selbstgefühl in irgendeiner Form mitbetroffen ist. Da das narzisstische Regulationssystem „neben" der Triebdynamik als ein zweites zentrales motivationales System steht, reagiert es stets mit. Menschen mit einer Narzisstischen Persönlichkeitsstörung sehen die Beziehungen und Situationen jedoch ganz überwiegend (und leidvoll) unter dem Blickwinkel des eigenen übermäßigen Wertes bzw. Unwertes.

Epidemiologie und Verlauf

Die Prävalenz wird als sehr niedrig eingeschätzt (0,4 bis 0,8 %). In klinischen Populationen ist diese Rate deutlich erhöht. Zum Verlauf gibt es nur wenig verlässliche Studien.

6 Somatoforme Störungen

6.1 Verständnis und Einteilung der psychosomatischen Krankheitsbilder

Die strenge Unterscheidung in psychosomatische Erkrankung und somatische Erkrankung ist heute weitgehend verlassen. Krankheiten sind multifaktorielle Geschehen, bei denen psychische und soziale Faktoren eine unterschiedliche Bedeutung haben und mit sehr geringem bis zu sehr hohem Gewicht in Entstehung, Verlauf und Therapie eine Rolle spielen.

Eine einfache Einteilung der für die Psychosomatische Medizin wichtigsten Krankheitsbilder ist eine **Gliederung nach den Organsystemen oder Fachgebieten**:

- Verdauungstrakt
  - oberer Verdauungstrakt
  - unterer Verdauungstrakt
- Respirationstrakt
- Herz-Kreislauf-System
- Urogenitalsystem
- Zentrales Nervensystem
- endokrines System
- Hautsystem
- Bewegungsapparat
- Psychosomatik des Essverhaltens

In diesen Feldern ist die Psychosomatische Medizin also bei Krankheiten gefordert, in welchen die psychogenetische Komponente sehr unterschiedlich ausgeprägt ist. Der Aspekt der Psychogenese ist für die Psychosomatik in der Sache heute zweitrangig: z. B. haben die psychosomatischen Arbeitsgebiete der Unfallfolgen, Betreuung chro-

nisch Kranker und Tumorkranker überhaupt nicht oder allenfalls mittelbar mit einer Psychogenese zu tun.
Daneben gibt es den klassischen Versuch, die Krankheiten, bei denen psychosoziale Faktoren eine größere Rolle spielen, **nach psychodynamischen Gesichtspunkten** einzuteilen:

- **1. Gruppe: Organkrankheiten mit möglichen psychosozialen Faktoren** (ICD-10: F54): Pathodynamisch sind sie teilweise mit vegetativen Bereitstellungsreaktionen (Flucht, Aggression) verknüpft. In diese Gruppe gehört eine Reihe internistischer Erkrankungen wie Ulcus pepticum, Colitis ulcerosa, Crohn-Krankheit, Asthma bronchiale, essenzielle Hypertonie, atopische Neurodermitis, Hyperthyreose, rheumatoide Arthritis, koronare Herzerkrankungen, weitere chronische Entzündungskrankheiten wie Multiple Sklerose oder abakterielle Prostatitis. Heute beschäftigt uns dabei in besonderer Weise die Frage der **Krankheitsbewältigung (Coping)** dieser meist chronisch verlaufenden Störungsbilder.
- **2. Gruppe: Konversionsstörungen** (ICD-10: F44); **Dissoziative Störungen der Bewegung und Sinnesempfindungen:** Diese Erkrankungen verarbeiten in der Symptombildung einen verinnerlichten Konflikt, gehören somit zu den Neurotischen Störungen im engeren Sinne. Hierzu gehören die monosymptomatischen Konversionen wie z.B. die psychogenen Lähmungen, Sensibilitätsstörungen oder die psychogenen Ertaubungen und Erblindungen.
- **3. Gruppe: Somatoforme autonome Funktionsstörungen** (ICD-10: F45): Die Störungen zeigen sich als vielgestaltige Dysfunktionen an vegetativ versorgten Organsystemen ohne organpathologischen Befund (Funktionelle Störungen). Psychodynamisch kann man diese Syndrome zum Teil als **Angstäquivalente** (→ Kap. 6.4) bzw. als Vertreter anderer Affekte auffassen. Somatoforme Störungen treten vor allem im Bereich des Magen-Darm-Trakts, des kardiovaskulären Systems, des Respirationstrakts, des urogenitalen Systems oder in Form von Kopfschmerzen und anderen diffusen, in ihrer Intensität und Lokalisation wechselnden Symptomen auf.
- **4. Gruppe: Somatopsychische Störungen** (ICD-10: F43): Hierbei sind die Patienten bereits Träger einer primär organischen Erkrankung, wie z.B. eines schweren organischen Herzfehlers. Die pri-

mär organische Krankheit wird für den Kranken in der Auseinandersetzung mit sich selbst und seiner Umwelt **sekundär** Anlass zur weiteren Pathogenese, schafft gewissermaßen eine „neue" Krankheit, z. B. eine depressive Verstimmung („psychische Überlagerung"). Auch hier ist das Thema der Krankheitsbewältigung natürlich von großer Bedeutung (Tumorleiden, AIDS u. a.).

Diese Einteilung in vier große Gruppen von Störungsbildern ist pragmatisch und hat sich so bewährt. Die → Abbildung 6-1 verdeutlicht modellhaft, wie diese vier Einheiten auch in sehr unterschiedlichem Maß als „psychogen" bzw. „somatogen" zu verstehen sind.
Die Überschrift des gesamten Kapitels 6 **„Somatoforme Störungen"** bedarf eines Kommentars. Der Vorteil dieser sinnvollen Neueinführung von 1980 (durch das DSM-III) liegt vor allem in ihrer konzeptuellen Offenheit. **Somatoform** (Hybrid aus dem griechischen soma = Körper und dem lateinischen forma = Gestalt [richtig wäre: somato-

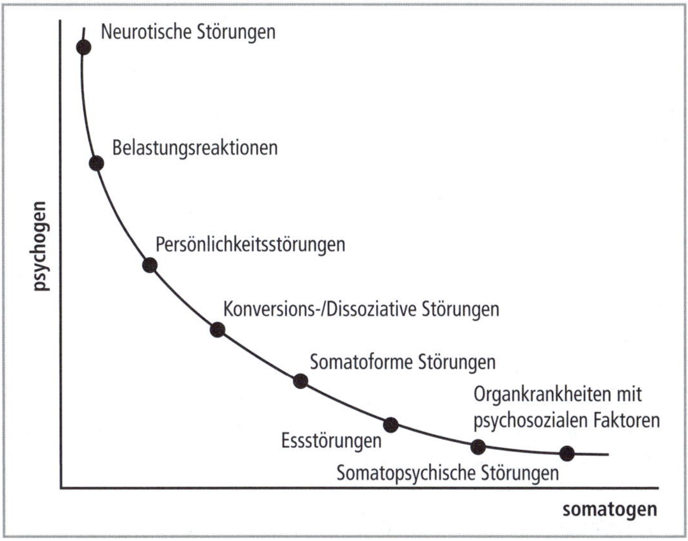

Abb. 6-1 Tendenzielle Gewichtung von somatischen und psychischen Faktoren in der Pathogenese psychischer und psychosomatischer Störungen (schematische Darstellung).

morph]) meint „körpergestaltige“ Störungen, also Störungen, die wie körperlich verursachte aussehen, die Erscheinung somatischer Krankheiten haben, es aber essenziell nicht sind. Damit ersetzt „somatoform“ eine Reihe vertrauter Begriffe, die wir in diesem Band jedoch teilweise noch im Text benutzen, vor allem die Konzepte „psychogen“ und „funktionell“. Insbesondere der Begriff **„funktionelle Störung“** hat im deutschen wie englischen Schrifttum (z. B. Henningsen et al. 2007; Mayou et al. 1995) eine lange Tradition und aufgrund seiner Wertfreiheit auch echte Vorteile (z. B. eine gewisse Akzeptanz bei den Patienten). Die Vermeidung von „psychogen“ im DSM hat einerseits mit dem Anspruch auf konzeptuelle Offenheit zu tun, ist andererseits aber auch Ausdruck des wissenschaftspolitischen „Bias“ in diesem Glossar: eine somatische Ursache wird als gesichert angesehen, eine psychische nicht.

6.2 Dissoziative Störungen der Bewegung und Sinnesempfindung (Konversionsstörungen)

Im Gegensatz zum DSM-IV werden in der ICD-10 Konversionsstörungen und Dissoziative Störungen unter dem Oberbegriff der **Dissoziativen Störungen** zusammengefasst, was von der Nomenklatur her zu Verwirrungen führt.

Bei den Konversionsstörungen bzw. Dissoziativen Störungen, wie sie die ICD-10 (Kap. F44) versteht, handelt es sich überwiegend um Erscheinungen, die früher dem Krankheitsbild der Hysterie untergeordnet wurden. Die Störungen finden sich bevorzugt im neurologischen Feld („pseudoneurologische Phänomene“), was ihre besondere Beziehung zum ZNS beleuchtet. Es bestehen zwei hauptsächliche Bereiche von Symptomen. Einerseits handelt es sich um Störungen der Empfindung und Wahrnehmung, z. B. verschiedenste Störungen der Sensibilität, Hörstörungen oder – seltener – Sehstörungen. Zum anderen liegen die Störungssymptome im Bereich der Motorik, z. B. Abasie, Astasie oder Lähmungen. Mit diesen kombiniert oder von ihnen unabhängig finden sich verschiedenste Störungen des Bewusstseins und der Mnestik, wie etwa Amnesien, Trancen, Stupores bis hin zu schweren Persönlichkeitsstörungen mit Beeinträchtigung des

Identitätsgefühls im Vordergrund. Bei Letzteren handelt es sich um die Dissoziativen Störungen im engeren Sinne.

Determinanten des Konversionskonzepts

Die Symptome sind
- **despriptiv**: körperlich nicht begründbare Dysfunktionen der Willkürmuskulatur und der Sinnesfunktionen („pseudoneurologische Störungen")
- **kommunikativ**: körpersprachlicher Ausdrucksgehalt steht eher im Vordergrund
- **psychodynamisch**: Symbol- und Kompromissbildungen zur Lösung eines unbewussten Konflikts

Determinanten des Dissoziationskonzepts

Die Symptome sind
- **deskriptiv:** körperlich nicht begündbare Dysfunktionen des Bewusstseins, der Mnestik und der Identität
- **kommunikativ:** körpersprachlicher Ausdrucksgehalt steht eher im Hintergrund
- **psychodynamisch:** unbewusstes Fernhalten unerträglicher Spannungen aus dem Bewusstsein im Sinne einer archaischen Schutzfunktion

Die aktuellen Nachfolgediagnosen der Hysterischen Neurose

In den modernen diagnostischen Glossaren ist der Begriff der Hysterie nicht mehr enthalten. Der Pariser Kliniker P. Briquet hatte 1859 ein polysymptomatisches Krankheitsbild, überwiegend mit sensiblen und sensorischen Dysfunktionen (Anästhesien, Dysästhesien, Schmerzen) sowie Störungen der Motorik (Dysfunktionen, Lähmungen) beschrieben und dafür den viel älteren Begriff der Hysterie verwendet. Demgegenüber hatte J. M. Charcot (1815–1893) vor allem das Auftreten von epilepsieähnlichen Anfällen („große Hysterie") betont. Aus diesen lange Zeit gültigen Nosologien wurden 1980 die nachstehenden **klinischen Einheiten**:

- **Somatisierungsstörung** (ICD-10: F45.0): Diese Bezeichnung entspricht weitgehend dem, was von Guze et al. als „Hysteria“ oder später auch als Briquet-Syndrom bezeichnet wurde. Es handelt sich um eine polysymptomatische Störung, die vor allem bei jungen Frauen anzutreffen ist und eine flüchtige, rasch wechselnde körperliche Symptomatik ohne somatische Begründbarkeit zeigt. Wir behandeln dieses Störungsbild in einem separaten Kapitel (→ 6.3).
- **Konversionsstörung** (ICD-10: F44.4–44.7): Diese Störung ist auch jenseits des dritten Lebensjahrzehnts anzutreffen und zeigt kein so ausgeprägtes Überwiegen von Frauen wie es die polysymptomatische Somatisierungsstörung aufweist. Deskriptiv handelt es sich um „pseudoneurologische“ psychogene Störungen, vor allem Anfälle, Störungen der Motorik, der Sensibilität und der Wahrnehmung.
- **Dissoziative Störung** (ICD-10: F44.0–44.3): Dieser Störungstyp zeichnet sich durch seine charakteristischen Bewusstseinsstörungen aus. Wir behandeln diese Störungen separat von den Konversionserscheinungen in einem eigenen Kapitel (→ 3.4), womit wir uns der Logik des DSM-IV anschließen.
- **Histrionische Persönlichkeitsstörung** (ICD-10: F60.4): Diese Bezeichnung ist eine schlichte Neubenennung der „hysterischen Persönlichkeit“. Eine kurze Darstellung erfolgt im Abschnitt über die Persönlichkeitsstörungen (→ Kap. 5.2.1).

Symptomatik

Die körperlich akzentuierten Konversionserscheinungen und die im engeren Sinn dissoziativen Bewusstseinsstörungen (→ Kap. 3.4) treten häufig gemeinsam auf. Jede Konversion enthält schon von der Psychodynamik her (→ Kap. 3.4 und in diesem Kap. unter „Psychodynamik und Pathogenese“) ein Stück Bewusstseinsveränderung. Diese kann kaum wahrnehmbar oder massiv ausgeprägt sein. Die Abbildung 2-1 auf Seite 64 veranschaulicht das psychodynamische Modell der Konversion.

Anfälle

Alle Arten von Anfällen gehen mit einer starken Veränderung des Bewusstseins einher und könnten von daher auch den Dissoziativen Bewusstseinsstörungen zugeordnet werden (→ Kap. 3.4). Frauen überwiegen in der Prävalenz gegenüber Männern um ein Mehrfaches, was wohl auf die spezielle Prägungskraft (Pathoplastik) von sexuellen Missbrauchserlebnissen zurückzuführen ist (s. u.). Folgende vier Typen von psychogenen Anfällen stehen gegenwärtig hinsichtlich der Häufigkeit des Auftretens an der Spitze (Betts u. Boden 1992a):

- **Ohnmachten („swoons"):** plötzliche Bewusstseinsverluste. Die **psychogenen Synkopen** (Ohnmachten) sind auch heute nicht selten; sie müssen vor allem von internistischen Krankheitsbildern abgegrenzt werden. Differenzialdiagnostisch von den Ohnmachten zu unterscheiden sind *Absencen-ähnliche Anfälle*, diese zeichnen sich vor allem durch kurzzeitige Bewusstseinsveränderung aus und sind von EEG-stummen organischen Anfällen klinisch kaum abzugrenzen.
- **Affektausbrüche („tantrums"):** epilepsieähnlich, hypermotorisch, stark affektbetont z. B. als Wut. Insgesamt haben die motorischen Phänomene bei psychogenen Anfällen eine große Breite. Diese reicht von starker **Bewegungsunruhe** („Bewegungssturm") einerseits bis zu Zuständen reaktionsloser Erstarrung **(Stupor)**. **Tic-artige motorische Entladungen** treten ebenfalls als Konversionssymptome auf. Andere wirken wie *psychomotorische Anfälle*, sind jedoch ohne organisches Korrelat.
- **abreaktive Anfälle („abreactive"):** epilepsieähnlich, an Krampfstatus erinnernd; stark triebbetont, oft rhythmische Beckenbewegungen; hierzu gehört als Sonderfall auch der **große hysterische Anfall** („arc de cercle"). Beim „arc de cercle" bäumt sich der Patient im Liegen massiv nach hinten, der Nacken wird in die Kissen gebohrt, der Rumpf überstreckt, die Fersen oft unter den Körper genommen. Meist ist dieser Anfall nur tonisch, gelegentlich auch tonisch-klonisch. Im westeuropäisch-städtischen Raum begegnen wir Anfällen dieser Art nur noch sehr selten. Häufiger sind diese jedoch noch in ländlichen Gegenden, insbesondere in Süd- und Osteuropa, auch in den Entwicklungsländern. Hier zeigt sich deutlich, in welcher Form die fortschreitende Zivilisation ihrerseits das

Erscheinungsbild der Neurotischen Störungen ändert, das heißt, mit welcher Direktheit sie in ihrer Ausprägung vom vorherrschenden sozio-kulturellen Milieu abhängig sind.

- **nachgeahmte Anfälle („simulating")**: die Wiedergabe „am Modell" gelernter Attacken. Gerade die Suggestibilität und identifikatorische Übernahme bei anderen beobachteten Krankheitsbilder gestaltet die konversionsneurotische („hysterische") Vielfalt.

> „Jede Form eines epileptischen Anfalls kann man sich auch als nichtepileptischen vorstellen" (Krämer 1998).

Differenzialdiagnostisch sind bei den Ohnmachten („swoons") vor allem diabetische, zerebralischämische und kardiologische Ursachen auszuschließen. Neurologisch sind psychogene von organischen Krampfanfällen oft nur mit Mühe und großer Erfahrung abzugrenzen. **Kriterien**, die einen psychogenen Anfall *nahelegen*, sind:

- keine weite, lichtstarre Pupille oder Blickdeviation („kein psychogener Anfall mit offenen Augen"). Klinisch noch der sicherste Hinweis!
- kein psychogener Anfall aus dem echten Schlaf heraus
- kein Zungenbiss (und wenn, eher an der Spitze), Einnässen oder Einkoten sehr ungewöhnlich
- Verletzungen deutlich seltener (erhaltene Schutzreflexe!)
- Anfallsgeschehen häufig nicht abrupt
- unauffälliges Anfalls-EEG. Klinisch – leider – kein beweisendes Zeichen!

Diese Hinweise gelten nur für *generalisierte* Anfälle, fokale Anfälle sind klinisch manchmal kaum zu diskriminieren. Psychodynamische Kriterien im Sinne des Verstehens eines Motivs führen hier oft weiter als die klinische Diagnostik. Angesichts der hohen Inzidenzrate von sexuellem Missbrauch, gerade bei den psychogenen Krampfanfällen, stellt die Sicherung solcher Ereignisse einen entscheidenden Schritt für Diagnostik und Therapie dar (s. u. „Psychodynamik und Pathogenese"), sollte aber sensibel vorgenommen werden. Bowman und Markand (1996) konnten bei zwei Dritteln ihrer 45 Patienten mit psychogenen Anfällen eine entsprechende Vorgeschichte belegen. Über 90 %

dieser Patienten zeigten auch Bewusstseinsstörungen – auf deren gemeinsames Vorkommen mit den Konversionsstörungen war schon hingewiesen worden. Unter den 96 weiblichen Patientinnen mit psychogenen Anfällen von Betts und Boden (1992b) lag die Missbrauchsrate mit 54 % etwas niedriger, aber noch weit über der von Kranken mit organischen Anfällen.

Klinisches Beispiel Der Patient ist ein 34-jähriger Mann, von Beruf Kranführer. Als er in einer Psychosomatischen Klinik aufgenommen wird, ist er bereits ein Dreivierteljahr arbeitsunfähig. Ursache dieser Arbeitsunfähigkeit sind „Anfälle", die auftreten, wenn er seinen Autokran besteigen will: Er bekommt dann ein massives Zittern, fängt an, mit den Armen zu schlagen, „das steigt dann auf und ab, das geht dann zum Herzen, das ganze Nervenkostüm ist zerrüttet". Aus diesen unpräzisen Beschreibungen des Patienten lässt sich am ehesten eine verstärkte anfallsartige Hyperkinese mit starker emotionaler Betroffenheit herausarbeiten. Äußerlich sieht der Patient wie das „blühende Leben" und kerngesund aus. Er selbst erlebt sich sehr unterschiedlich. Auf der einen Seite hat er eine bestimmte magische Krankheitskonzeption („die Nerven liegen alle bloß und sind entzündet"), auf der anderen Seite trainiert er ausdauernd mit entsprechenden Kraftgeräten usw. „Ich komme etwas, aber dann baue ich wieder ab."

In der Sprache fällt eine Sexualisierung auf (seine Schwächeanfälle sind für ihn „Höhepunkte", die Medikamente sind für ihn „anmachend") und gegenüber der behandelnden Ärztin verhält er sich massiv und direkt verführend. Seine Autokräne, die er fährt, legt er ihr in Bilderserien mit ausgefahrenem Lastarm vor, um dann unvermittelt in Schilderungen seines seelischen Zustandes überzuwechseln, dass bei ihm „die Luft raus" sei. Über seine offensichtlichen Potenzstörungen ist es ihm unmöglich zu sprechen.

Die Anamnese zeigt, dass er 14 Jahre vor dem jetzigen Ereignis bereits einmal Schwierigkeiten mit seinem Beruf hatte und glaubte, nicht mehr Kräne fahren zu können. Damals hatte er einen Unfall mit seinem Kran, der ihn zutiefst beeinträchtigte; er wurde zum Feinmechaniker umgeschult, konnte aber dann nach einiger Zeit doch wieder im alten Beruf, der ihm sehr viel bedeutet, arbeiten. Der Patient hat eine hochbelastete Entwicklung durchgemacht. Seine Eltern ließen sich scheiden, als er ein Jahr alt war. Er selbst kam zur früheren Frau des Vaters, deren damals 17-jährige Tochter, seine Halbschwester, sich im

Wesentlichen um ihn kümmerte und später dann auch die Vormundschaft übernahm. Seinen Vater hat er nie wieder gesehen, seine leibliche Mutter traf er erstmals mit 12 Jahren wieder; zu diesem Zeitpunkt war sie erneut verheiratet und hatte fünf weitere Kinder. Die Halbschwester, die ihn großzog und wie eine Mutter für ihn war, starb in unmittelbarem zeitlichen Zusammenhang mit dem Ausbruch der Symptomatik an einem Herzinfarkt. Bereits auf dem Begräbnis erlitt er einen Schwächeanfall. Danach begann eine Odyssee durch Kliniken und die Praxen von Fachärzten, die wohl aufgrund seines ausgeprägten Agierens und den Schwierigkeiten, die er in der Arzt-Patient-Beziehung macht, relativ rasch in eine Fachbehandlung führte. Einerseits verhält er sich devot, unterwürfig, ist aber gleichzeitig gegenüber Ärzten und besonders Ärztinnen sehr abwertend. Seine Diagnosen zimmert er sich mit Hilfe seiner Freundin und Laienliteratur selbst. Er betrachtet sich als „seelisch gesund", ist kein „Psychopath" wie die anderen in der Klinik, sondern hat es „nur an den Nerven". Ein therapeutisches Arbeitsbündnis ist mit ihm schwer eingehbar, fast wirkt er an einer Veränderung seines Zustandes, unter dem er nicht leidet, wenn er nicht Kran fahren muss, gar nicht interessiert. Der primäre und sekundäre Krankheitsgewinn sind sichtlich hoch. (Wir kommen unten im Abschnitt „Psychodynamik und Pathogenese" auf den Patienten zurück, s. S. 233).

Ausfälle und Dysfunktionen der Bewegung

- **Astasie** (Standunfähigkeit), **Abasie** (Gangunfähigkeit) oder **Dysbasie** (Gangstörung) stellen in der Klinik noch vor den Anfällen die häufigsten motorischen Konversionssymptome dar (Mester 1996; Kapfhammer et al. 1998). Manchmal werden die Patienten durch die von ihnen beherrschten Angehörigen jahrelang wegen ihrer psychogenen Gangunfähigkeit im Bett oder im Rollstuhl gepflegt. Sekundär kommt es dann zu entsprechenden Atrophien der Muskulatur und Versteifung der Gelenke. Gegenüber der Schwere solcher Störungen besteht nicht selten eine auffallende **affektive Indifferenz** („belle indifférence") der Patienten. Sie nehmen die schwere Beeinträchtigung auffallend gelassen hin. Die psychodynamische Ursache für dieses Phänomen ist der „primäre Krankheitsgewinn" aus dem Leiden. Die genannten Störungen sowie Lähmungen der Extremitäten treten **oft einseitig** und wohl bevorzugt links auf.

- **Schlaffe Lähmungen** verursachen oft Gangstörungen (Hinken). Sie sind an den unteren Extremitäten häufiger, was schon Briquet auffiel. **Hemi-, Tetra- und Paraparesen** sind nicht häufig, kommen aber regelmäßig vor. Obwohl in der typischsten Form die Lähmungen eher appellativ vorgetragen werden und das neurologische Substrat völlig fehlt, sind Kranke mit mehreren Aufenthalten in Neurologischen Kliniken aufgrund ihrer Lernfähigkeit, was neurologische Erkrankungen angeht, in der „Perfektion" ihres Symptoms manchmal nur schwer von neurologisch Kranken zu unterscheiden. Dabei handelt es sich nicht um Simulation (→ Kap. 3.2.3). Verhaltensbeobachtung, EMG und ENG helfen differenzialdiagnostisch entscheidend weiter.
- Der **nichtorganische Tremor** gehört in der Mehrzahl der Fälle zu den Konversionserscheinungen. Eine vielzitierte Epidemie während und nach dem Ersten Weltkrieg („Kriegszitterer") wurde durch die Hoffnung auf Kriegsdienstbefreiung und späterer Berentung sekundär verstärkt und bildete sich nach kategorischer Ablehnung der Kompensation langsam zurück.
- Auch die **psychogene Dysphonie und Aphonie** ist meist den Konversionsstörungen zuzuordnen, desgleichen die psychogene Stummheit, der **Mutismus**.

Lempert et al. (1990) fanden unter insgesamt 405 Patienten einer Neurologischen Universitätsklinik folgendes Verteilungsmuster für die motorischen Konversionssymptome (dabei muss man natürlich berücksichtigen, dass die weniger dramatischen und wahrscheinlich viel häufigeren Fälle, z. B. mit einem Tremor, gerade eine Uniklinik nie erreichen): circa 50 Fälle hatten Gang- und Standstörungen, ebenfalls circa 50 Fälle Hemi-, Tetra- und Paraparesen etwa zu gleichen Anteilen. Circa 30 Patienten wiesen monosymptomatische Paresen und circa 10 Patienten einen Tremor auf.

Klinisches Beispiel Die bei Aufnahme 43-jährige Patientin ist seit zwei Jahren beidseitig von den Oberschenkeln abwärts gelähmt. Eine zunehmende Schwäche hatte sie schon vorher bemerkt, aber eine Geburtstagsfeier brachte einen schlagartigen „Zusammenbruch", für den sie keine Erklärung hat.

„Plötzlich fiel ich um." Seither ist sie keinen Schritt mehr gegangen. Alle fachneurologischen Untersuchungen erbringen keinen hinreichend erklärenden Befund. Mit der Diagnose „Dissoziative Bewegungsstörung" wird sie in eine Psychosomatische Klinik verlegt.

Zur Biographie: Sie entstammt ärmlichen und vermutlich verwahrlosten Verhältnissen, einen Beruf hat sie nie gelernt. Es besteht Verdacht auf eine Minderbegabung. Ihr erster Mann, von dem sie zwei erwachsene Kinder hat, starb. Ein weiteres Kind stammt aus einer zweiten Ehe, in der sich der Mann als homosexuell herausstellte. „Nach neun Wochen war ich wieder geschieden." Ein weiteres Kind, das heute noch bei ihr lebt, stammt von einem Lebensgefährten, von dem sie sich wieder getrennt hat. Alle Lebensdaten und auch die Geburten werden differierend und widersprüchlich angegeben. Sie will von all dem sichtlich nichts mehr wissen.

In der Psychosomatischen Klinik imponiert, dass die Patientin wenig durch das schwere Störungsbild beeinträchtigt erscheint. Sie kommt mit ihrem „Querschnitt" prima zurecht. Im Rollstuhl fährt sie geschickt und demonstriert gern ihre Wendigkeit. Bei der körperlichen Untersuchung fällt auf, dass die Muskulatur der Beine in keiner Weise atrophiert ist, was eigentlich nur durch eine unkontrollierte Nutzung zu erklären ist. Einer Ursachenanalyse ihrer Störung ist sie eher abgeneigt. Dabei wird sehr rasch deutlich, dass sie etliche soziale Vorteile davon hat, wenn sich ihr Status nicht ändert: Sie erhält wegen der Störung seit einem Jahr eine Rente, die ihr entzogen würde, lernte sie wieder zu gehen. Das Sozialamt hat ihr eine behindertengerechte Wohnung besorgt. Das letzte Kind kam zu den Eltern des Freundes, weil sie sich wegen ihrer Krankheit nicht darum kümmern kann. Der Lebenspartner, der sich eigentlich von ihr getrennt hatte, besucht sie täglich und ist sehr um sie besorgt. „Wir verstehen uns jetzt viel besser als zu der Zeit, als wir zusammen lebten." Ein eigenmotivierter psychotherapeutischer Ansatzpunkt konnte während des stationären Aufenthalts nicht gefunden werden („Sie brauchen mir nur zu sagen, was ich tun soll, ich mache alles mit …"). Da die Patientin wenig über sich mitteilen mochte, bleiben die Ursachen, die zu der dramatischen Verschlechterung führten, unbekannt. Die Prognose ist bezüglich der Heilungsaussichten düster, aber die Patientin erscheint in keiner Weise unglücklich. Eher interessiert berichtet sie, dass nun leider auch die Blasen- und Darmfunktion von der Störung mitergriffen werde.

Ausfälle und Dysfunktionen der Sinnesempfindung

- **Psychogene Blindheit und Taubheit** waren wohl niemals häufig, die dramatischen Formen sind dafür umso eindrucksvoller. (Eine vorzüglich dokumentierte Kasuistik einer psychogenen Blindheit mit Darstellung anhand veränderter visueller evozierter Potenziale publizierten Waldvogel et al. 2007.) Die weniger auffälligen sensorischen Störungen werden leicht verkannt und gelegentlich wurden sogar psychogene Hörstörungen als Mittelohr-Schwerhörigkeit operiert.
- Wie es Briquet vor 150 Jahren beschrieb, sind auch heute noch die **sensiblen Dysfunktionen**, insbesondere die Par- und Dysästhesien (Missempfindungen), Hypästhesien (herabgesetzte Sensibilität) und Hyperästhesien (erhöhte Sensibilität), vor allem in der Form von Schmerzen, häufig. Von den neurologischen Erkrankungen lassen sie sich differenzialdiagnostisch meist dadurch abgrenzen, dass sie einer Vorstellung von sensibler Versorgung im Sinne des **„Kleidungsschemas“** (handschuh-, strumpfartig) entsprechen und nicht dem segmentalen Nervenverlauf.
- Die konversive **Hemianästhesie** (Halbseitenunempfindlichkeit) des Körpers verläuft streng in der Mittellinie und erfasst auch die Genitalien, während die organisch bedingte Hemianästhesie in der Regel noch einige Zentimeter über die Mittellinie hinaus von der Gegenseite sensibel versorgt wird und die Genitalien ausspart. Beim Auftreten einer Halbseitensymptomatik ist die Bevorzugung der linken Körperhälfte betont worden. Systematische Studien konnten dies jedoch nur teilweise bestätigen, die Gründe für eine solche Präferenz sind unbekannt. In der schon beschriebenen Studie von Lempert et al. (1990) machten die sensiblen Störungen ein gutes Drittel aus (144 Fälle), etwa je zur Hälfte die Hyp- und Anästhesien bzw. die Par- und Dysästhesien betreffend.
- **Schmerzen** aller Art sind Symptome, denen wir regelmäßig in der Form von Konversionsstörungen begegnen, auch wenn sie in den klassifikatorischen Systemen nicht als solche erfasst werden. Bei Lempert et al. lagen die Schmerzzustände um 40 % (→ Kap. 6.7).

Pseudoorganische Krankheitsbilder und Körperzustände
Diese Kategorie existiert in der ICD-10 nicht. Die folgende Fallskizze mag verdeutlichen, wie klinisches Wissen verloren geht, wenn die zeitgenössische Diagnostik bzw. der Untersucher in Einzelsymptomen befangen bleibt und nicht ganzheitlich denkt.

Klinisches Beispiel Ein 43-jähriger Patient klagte über zahlreiche, neurologisch nicht zu verifizierende Beschwerden (Doppelbilder, Sensibilitäts- und Gangstörungen, Schmerzen u.a.), die am ehesten an das komplette Krankheitsbild einer Encephalomyelitis disseminata denken ließen. Erst die sorgfältige psychosomatische Anamneseerhebung (→ Kap. 10.3) ermöglichte das weitergehende Verständnis. In diesem Fall hatte der Mann seine Kusine im Alter von 28 Jahren an Multipler Sklerose sterben („verrecken") sehen, was ihn erheblich beeinträchtigt hatte. Nach und nach entdeckte er an sich Symptome, an denen er sie hatte leiden sehen. Der Vorgang war ihm aber in seiner Pathogenese in typischer Weise unbewusst und er glaubte an eine chronische Vergiftung durch ein Lösungsmittel, was bei seinem Beruf als Maler nahelag. Mit der „Umweltschädigung" (→ Kap. 3.1.8) hatte er ein modernes Krankheitskonzept gewonnen, das ihn von der realen Ursache seiner Störung – und damit auch von deren subjektiven Schrecken – weit weg führte, aber in der Folge massive Kosten für das Gesundheitssystem verursachte.

Es wird deutlich, dass dieses Krankheitsbild weiter reicht als ein psychogenes Hinken. Hier ist an eine alte klinische Beobachtung zu erinnern: Konversionsphänomene können *jede* Erkrankung darstellen oder imitieren („la hystérie imite les maladies“). Bekannt geworden ist im Rahmen einer hysterischen Dynamik insbesondere die **Scheinschwangerschaft**, die so genannte „grossesse nerveuse“. Auch das häufige **psychogene Erbrechen** gehört oft – jeweils im Einzelfall zu klären! – hierher. Das **„Clavus-Gefühl“** („Nagel-Gefühl“) bezeichnet eine umschriebene schmerzhafte Stelle am Schädeldach. Lange galt auch das Kloß- oder Engegefühl im Hals als Konversionsphänomen („globus hystericus“). Heute ist gesichert, dass diese Beschwerde fast ausnahmslos als funktionelles Angstäquivalent (→ Kap. 6.4, auch 3.1.2) zu verstehen ist, was noch einmal die Fragwürdigkeit zeigt, mit der früher viele Symptome unkritisch dem Hysteriekonzept zugeordnet wurden.

Begleitphänomene von Konversionsstörungen und Dissoziativen Störungen

In der Logik der ICD-10 sind charakteristische, die Hauptstörung begleitende Abweichungen als **Komorbiditäten** zu beschreiben. Im Rahmen der Dissoziativen Störungen sind oft **Angstphänomene** nachweisbar. Manchmal ist es nur eine Frage der Ausprägung, ob man sich zur Diagnose einer Phobie oder einer Konversionsneurose entschließt. Die Patienten können alle Symptome nebeneinander zeigen, und man diagnostiziert dann nach dem klinisch führenden Symptom. Mit den schweren Angstphänomenen können auch Bewusstseins- und Identitätsveränderungen einhergehen, wie beim Depersonalisationssyndrom (→ Kap. 3.4).

Es ist klinisch oft aufgefallen, dass bei den Konversionsstörungen und Dissoziativen Störungen **sexuelle Funktionsbeeinträchtigungen** (→ Kap. 6.6.1) eine weitergehende Bedeutung haben. Dabei sind die Störungen in ihrer Art divergierend. Es kommt Anorgasmie vor, die von der generellen Interesselosigkeit an der Sexualität bis zur Verbindung von sexueller Lust mit starken aggressiven Affekten und Angstaffekten reicht. Oft kommt es auch zu einem verstärkten sexuellen Agieren. Diese Hypersexualität kann man häufig als so genannte kontraphobische Abwehr (→ Kap. 3.1.4) verstehen, die einen verzweifelten Versuch darstellt, mit der mangelnden sexuellen Befriedigungsfähigkeit zurechtzukommen. An die Stelle der Befriedigung durch die Intensität sexueller Erlebnisse tritt dann die Befriedigung durch deren Quantität. Bei Männern mit ausgeprägter narzisstischer Persönlichkeitsdynamik besteht oft eine Befriedigungsimpotenz. In diesem Fall ist die erektive Potenz intakt, es entfällt jedoch das emotionale Befriedigungserlebnis (Impotentia satisfactionis). Auch hier wird oft versucht, durch häufigen Partnerwechsel und übertriebene Betonung der Männlichkeit mit dieser Einschränkung fertig zu werden.

Epidemiologie und Verlauf

Die pseudoneurologischen monosymptomatischen Konversionsphänomene machen wahrscheinlich weniger als 10 % aller psychogenen Körpersymptome aus. Die Mehrzahl der Patienten wird sich im Bereich der Inneren Medizin, der Neurologie und der Gynäkologie auffinden lassen. Konservative Schätzungen in englischen Neurologischen Kliniken gehen von 1,5 bis 3 % Konversionsstörungen in ihrem Gesamtkrankengut aus. Methodisch bessere Studien kommen zu höheren Zahlen; so fanden Lempert et al. (1990) in einer deutschen Neurologischen Universitätsklinik 9 % psychogene Störungen. Bereinigt man diese Zahl um die Schmerz- und Schwindelzustände, dann ergeben sich 5,25 % an klassischen Konversionsstörungen. Unter den konsiliarisch gesehenen neurologischen Patienten einer deutschen Psychiatrischen Universitätsklinik lag der Anteil über vier Jahre bei 3,5 % (Kapfhammer et al. 1998). Frauen sind deutlich überrepräsentiert (wahrscheinlich 1:>2), jedoch weniger als bei den Somatisierungsstörungen.

Die **Lebenszeitprävalenz** liegt in den westlichen Ländern unter 1 %. Auch wenn man den Rahmen weiter fasst und die Prävalenz des eigentlich nicht mehr existierenden Störungsbildes „Hysterie“ aus der Literatur zu ermitteln versucht, kommt man auf die gleiche Größenordnung von 0,3 bis 1,2 % Lebenszeitprävalenz (Akagi u. House 2002). Die methodologisch beste populationsbasierte Studie kommt (ebenfalls für das Hysteriekonzept) auf eine Punktprävalenz von 0,3 % (Faravelli et al. 1997). Fazit: Hysterische Störungen, wie auch immer benannt, kommen regelhaft vor, sind aber nicht sehr häufig!

Ein **kultureller Faktor** wurde schon immer beobachtet: Vermutlich treten Konversionsphänomene in Entwicklungsländern mehrfach häufiger auf als in Industrieländern. Innerhalb von Europa fiel auf, dass Menschen mit geringerer Bildung, schlechterem sozialem Status und ländlicher Herkunft überrepräsentiert sind. Konversionssymptome können während des ganzen Lebens auftreten, zeigen aber wie die meisten Neurotischen Störungen eine Präferenz des jungen Erwachsenenalters.

Der **Verlauf** ist in der Mehrzahl der Fälle durch einen **akuten Beginn** gekennzeichnet. Bei sorgfältiger Exploration (die natürlich im Klinikalltag eher die Ausnahme als die Regel darstellt) lassen sich fast immer belastendende Lebensumstände, emotionale Krisen, innere und soziale Konflikte und Kränkungserlebnisse erfassen. Je nach der Intensität der therapeutischen Zuwendung bildet sich ein Großteil der Symptomatik in der Klinik rasch zurück; die Rezidivneigung ist aber erheblich, die Chronifizierung, soweit Studien vorliegen, ausgeprägt.

Unbehandelt erhöht sich die Chronifizierungsrate, was nicht überrascht.

Prädiktoren für einen guten Verlauf (nach Lempert et al. 1990):
- akuter Beginn und eindeutige psychosoziale Belastungssituation
- Störung im motorischen Bereich
- kurzes Bestehen der Symptomatik
- rascher Beginn einer angemessenen Therapie
- keine intellektuellen Defizite

Psychodynamik und Pathogenese

Man kann davon ausgehen, dass bei den Konversionsstörungen bzw. den Dissoziativen Störungen eine gewisse **körperliche Bereitschaft** vorliegt. Diese Bereitschaft ist zum Teil konstitutionell verankert, hat aber auch mit **eigenen Krankheitserlebnissen** zu tun. So findet sich in der Vorgeschichte vieler Konversionsstörungen eine Krankheitsanamnese mit organisch verursachten Leiden, oft im gleichen Bereich wie die jetzige Störung. Pathogenetisch überzeugt die Annahme, dass der Organismus in diesen Fällen mit der psychogenen Symptombildung auf die ältere von ihm durchgemachte Störung zurückgreift, das heißt es ist psychisch „ökonomischer", bestehende Krankheitserfahrungen zu aktivieren, als ein völlig neuartiges Störungsbild zu entwickeln. Die Diagnose der Psychogenie der „neuen Erkrankung" wird dadurch erheblich erschwert – genauso wie durch die vom Patienten oft zahlreich mitgeführten Unterlagen und früheren Befundberichte. Diskutiert wurde und wird, ob geringe **zerebrale Beeinträchtigungen** oder eine **verminderte Intelligenz** das Auftreten psychogener Symptome selbst begünstigen. Es gibt Beobachtungen, die eine solche Auffassung stützen.

Entwicklungsstörungen lassen sich beim Persistieren von Abhängigkeitsproblemen regelhaft nachweisen. Man muss heute als wahrscheinlich annehmen, dass es in der Kindheit dieser Patienten nicht nur pathogene Konflikte, sondern auch Entwicklungsschäden (→ Kap. 2.2) im Sinne von Traumen, Verlusterlebnissen und schlecht verarbeiteten Bedingungen des sozialen Milieus gab. Small und Nicoli fanden bei einer hysterischen Epidemie von Schulkindern, dass bei den Symptomträgern Scheidung der Eltern und Tod von Familienangehörigen signifikant häufiger waren als bei den nicht von der Epidemie Erfassten.

Für die schweren Dissoziativen Störungen des Bewusstseins ist die ätiologische Rolle von **sexuellem Missbrauch** gesichert (→ Kap. 1.4.4 und 2.3). Auch bei den psychogenen Krampfanfällen ist vorrangig an diese Möglichkeit oder andere Formen sexueller Gewalt zu denken. Seltener handelt es sich ausschließlich um Vorgänge im Bereich der Fantasie (Fixierung an den gegengeschlechtlichen Elternteil, Ödipuskomplex → Kap. 1.4.3). Dass eine pathologische Realität – etwa sexueller Missbrauch – viel pathogener wirkt als Vorgänge im Bereich von Vorstellung und Fantasie, lässt sich unmittelbar nachvollziehen. Im Folgenden sind die **wichtigsten Kennzeichen und abgrenzbaren Prozesse** der Pathodynamik von Konversionsstörungen zusammengefasst.

- Auch wenn sich durch die Forschungsergebnisse der zurückliegenden 30 Jahre der Akzent der Pathogenese hin zu den realen Schädigungserlebnissen in der Biographie verschoben hat, scheint die eigentliche Konversionssymptomatik bzw. dissoziative Symptomatik durch **unbewusste Prozesse** bestimmt.
- Die **Hauptabwehrmechanismen** bei den Dissoziativen Störungen und Konversionsstörungen sind Verdrängung und Verleugnung. Diese sind insbesondere für die Amnesien und für die Wahrnehmungsstörungen verantwortlich. Die Verschiebung spielt eine große Rolle, vor allem im Bereich der Affekte. Auch der Projektion kommt im Bereich nicht akzeptierbarer Bedürfnisse und Affekte eine besondere Wichtigkeit zu.
- Konversionsneurotiker haben eine **gesteigerte Identifizierungsneigung**. Identifizierung ist einerseits die Grundlage von einfühlender Begabung, Sensibilität und schauspielerischen Fähigkeiten; andererseits werden – und das ist für die Klinik wichtig – durch Identifizierung *Krankheitsmuster* perfekt übernommen. Oft sind gerade solche Krankheiten nachweisbar, die irgendwo in der Familie oder in der Öffentlichkeit wahrgenommen werden konnten. Auf profuse Identifizierung geht auch die **Suggestibilität** einer Reihe von Patienten zurück.
- Bei etwa 30 % der Konversionsstörungen ist eine **Histrionische Persönlichkeitsstörung** (→ Kap. 5.2.1) nachzuweisen (Stefánson

et al. 1976). Die Rolle der **Hyperemotionalität** zur Abwehr von nicht akzeptablen Umwelteindrücken und Schuldgefühlen spielt hier eine entscheidende Rolle. Weil er sich so erregt, weil er so betroffen ist, weil ihn alles so sehr mitnimmt, hofft der Patient von innen und außen Akzeptanz zu erfahren und erreicht so oft das Gegenteil. Das ist wohl mit dem Etikett des „Unechten", „Aufgesetzten", „Theatralischen" gemeint, das diese Menschen rasch erhalten. Hyperemotionalität bedingt auch das Agieren. Als **Agieren** wird ein impulshaftes Handeln aus unbewusster Motivation heraus bezeichnet. Eine Patientin sagt: „Ich muss immer zuerst handeln und dann nachdenken. Wenn ich erst nachdenken würde, dann könnte ich mir das Handeln gar nicht leisten." Das Agieren verleitet die Umwelt zum Mitagieren. Wenn man als Arzt zahlreiche dramatisierende Telefonanrufe von Verwandten und Bekannten eines Patienten erhält, bevor man diesen zum ersten Mal gesehen hat, liegt die Annahme einer hysterischen Interaktionsdynamik nahe.

- Die **Veränderung des Selbstbildes** ist ein weiterer relevanter Teilvorgang. Der Patient verändert sein Selbsterleben in der Krankheit auf eine Weise, dass ein für ihn günstigeres Bild von sich selbst entsteht. Günstig ist – wie S. Mentzos klären konnte – meist die regressive Veränderung des Selbstbildes, also: „Ich bin klein, hilflos, armselig, auf euch angewiesen, unterstützungswürdig usw." Dieser Appell, der die eigene Hilflosigkeit in den Vordergrund stellt, wird an die Umwelt gerichtet und appellativ vorgetragen: „Ich hinke so, ich fühle nichts, ich kann nicht gehen, mein Herz ist ganz krank, meine Augen versagen den Dienst ..." „Der Betreffende versetzt sich innerlich (dem Erleben nach) und äußerlich (dem Erscheinungsbild nach) in einen Zustand, der ihn sich selbst quasi *anders erleben* und in den Augen der umgebenden Personen anders als er ist, *erscheinen* lässt" (Mentzos 1980). An dieser Veränderung des Selbstbildes sind die Hyperemotionalität, die „Szene", der „dramatische Auftritt" – nicht zuletzt im ärztlichen Umfeld – oft entscheidend mitbeteiligt. Besonders die Patienten mit einer gleichzeitigen Histrionischen Persönlichkeitsstörung können aufgrund des Druckes, den sie emotional ausüben, sehr schwierige Patienten sein.

Über diese regressive Veränderung des Selbstbildes erfolgt auch eine Kommunikation nach innen, an das Gewissen: „Wer so krank ist wie ich, kann nicht so egoistisch sein, wie ich mir vorwerfe." Wahrscheinlich ist diese Doppelgründigkeit der histrionischen Argumentation, die quasi gleichzeitig ein Selbstgespräch und ein Gespräch mit dem anderen ist, Ursache für das Gefühl des Unechten, Unaufrichtigen, das in den sozialen Partnern entsteht und das wiederum diesen Patienten das Leben erschwert.

- Die eigentliche **Konversion (= Umwandlung) ins Körperliche**, der Vorgang, dass aus einem psychischen Problem ein körperliches Symptom wird, ist offensichtlich ein komplexes Geschehen. Eine Rolle spielt wohl die **Symbolisierung**. Das ist die nicht bewusste, ausdruckshafte Darstellung von Konflikten, Wünschen und Bedürfnissen im Symptom. Die Darstellung der Hilfsbedürftigkeit, von der im vorangehenden Abschnitt die Rede war, ist etwas, das z. B. regelmäßig – meist sogar ausgesprochen appellativ – symbolisiert wird. Auch scheint das Verständnis legitim, dass die konversive/dissoziative Symptombildung den Patienten stark entlastet, psychische Spannungen abführt. Diese Faktoren wirken im Einzelfall auf differenzierte und natürlich unterschiedliche Art zusammen (s. Modell in Abb. 2-1 auf S. 64). Es ist wahrscheinlich geworden, dass jeder Konflikt auf jeder Entwicklungsstufe auch ins Körperliche konvertiert werden kann.
- Die Rolle der **Dissoziation** (urspr. Bewusstseinsspaltung; hier als ein spezifischer Mechanismus verstanden) für die Konversionsphänomene und Bewusstseinssstörungen ist seit langem bekannt und wurde bei den Bewusstseinstörungen (→ Kap. 3.4) auch schon besprochen. Der amerikanische Psychosomatiker J. Nemiah schlug vor, die Dissoziation als einen **integrierenden und basalen Mechanismus** bei allen hysterischen Erscheinungsbildern, einschließlich der Konversionsstörungen, aufzufassen. Tatsächlich beinhalten die bisher geschilderten Teilmechanismen wie Verdrängung, Verleugnung, Hyperemotionalität, Identifizierung und Selbstbildveränderung einen ausgeprägt „bewusstseinsbeeinträchtigenden" Effekt. Aber – um im Extrem zu argumentieren – ein so schweres Störungsbild wie das der Dissoziativen Identitätsstörung (multiple Persönlichkeit) ist sicher nicht allein durch Verdrängung

zu erklären. Gegenwärtig sieht es so aus, als ob durch die vermehrte Auseinandersetzung mit dem Konzept der Dissoziation ein produktives und lange Zeit wenig beachtetes erklärendes Konstrukt für das Verständnis von Konversions- und Bewusstseinsstörungen wieder aktualisiert würde. (Der Begriff wurde ursprünglich von dem französischen Psychiater P. Janet im ausgehenden 19. Jahrhundert eingeführt.)

Zum Abschluss sollen diese psychodynamischen und psychogenetischen Überlegungen noch einmal auf den oben geschilderten klinischen Fall des Kranführers bezogen werden.

Klinisches Beispiel (Fortsetzung von S. 222) Allein die äußere Betrachtung der Anamnese zeigt, dass der Patient bereits in früher Kindheit den Verlust der Eltern erlebt hat und zu Fremden kam, wobei ein junges Mädchen, die Halbschwester, sich seiner besonders annahm. Die emotionalen Probleme eines solchen Lebensschicksals kann man leicht nachfühlen. In der Folge scheint der Patient seine Bedürfnisse nach Bindung und Sicherheit vor allem an die Halbschwester gerichtet zu haben, wobei sich die Abhängigkeitsbedürfnisse mit den sexuellen (hier inzestuösen) Wünschen wohl stark überschnitten. Sein Selbstbild war und ist zutiefst verunsichert, aber der Patient versucht es durch forcierte Männlichkeit zu kompensieren (Krafttraining) und auch seine Faszination durch die gewaltigen Autokräne, die er zu seinem Beruf macht, zeigt deutlich kompensatorische Züge. Dennoch ist er potenzgestört, was er im Umgang wiederum durch verführerisches Verhalten gegenüber Frauen, die darauf nicht eingehen können (Ärztinnen), zu kompensieren versucht. Gleichzeitig fürchtet er das weibliche Geschlecht, wertet es ab und vermeidet deutlich den Kontakt mit „starken" Frauen, die ihn in seiner Männlichkeit fordern könnten. Die Symptomauslösung wird durch ein Verlusterlebnis (Tod der Halbschwester) direkt vermittelt. Jetzt bricht das bereits schon einmal erheblich bedrohte „Kartenhaus" zusammen, das der Patient sich gleichsam errichtet hat. Er erlebt sich nur noch als schwach, bekommt angesichts männlicher Ansprüche (Arbeit, Potenz) das Zittern und arrangiert sich rasch in der sozialen Nische der Arbeitslosigkeit. Er ist, wie z. B. Mentzos es beschreiben würde, in seinem Selbstbild anders, als er nach außen wirkt. Nach außen wirkt er kerngesund, innerlich fühlt er sich nur insuffizient. Zu diesem primären Krankheitsgewinn kommt der sekundäre durch das soziale

Umfeld (Arbeitslosengeld, krankheitsfixierende Rolle der Freundin) hinzu. Dem ärztlichen Angebot, ein ernsthaftes Therapiebündnis in der Klinik einzugehen, weicht er entweder verführerisch oder dramatisch-gekränkt, sich über die Zumutung erregend (Hyperemotionalität), aus. Er sieht sich auch psychisch kerngesund, hat nur eine unerkannte Nervenkrankheit, welche die Ärzte in ihrer Dummheit nicht fassen können. Die Prognose ist unklar. Entweder gelingt ihm, beispielsweise beim Auslaufen des Arbeitslosengeldes, die „Selbstheilung", wie er es schon einmal in seinem Leben zustande gebracht hat. Dann bliebe ihm der Triumph, dass nicht die Ärzte, sondern er allein wusste, was für ihn gut war. Oder, und das ist leider wahrscheinlicher, die Störung chronifiziert, belastet auf Dauer ihn selbst, sein soziales Umfeld und das gesundheitliche Versorgungssystem.

Arzt-Patient-Interaktion

Die Arzt-Patient-Interaktion ist vor allem durch das **Agieren des Patienten** gekennzeichnet (→ Kap. 1.5, Abwehrmechanismen). Dass damit die Möglichkeiten der Psychotherapie weiter sinken, ist verständlich, weil der pathogene Konflikt auf diese Weise wiederholt und nicht reflektiert wird. Auf das fordernd-infantile Verhalten mancher Patienten wird meist mit Ärger und Ablehnung reagiert. Unsere Gesellschaft toleriert nicht, wenn sich Erwachsene „kindisch" verhalten. Auch dass ein Patient eine psychogene Lähmung nicht bewusst simuliert, ist für einige Ärzte schwer vorstellbar. Wahrscheinlich ist bei keiner anderen Störung das unbewusste Zusammenspiel von Arzt und Patient in Klinik und Praxis so ausgeprägt wie bei denen mit einer hysterischen Dynamik. Der amerikanische Psychiater K. W. Berblinger äußerte einmal, dass „hysterisches Verhalten" jeglicher Art „fast universell zu emotionaler Einbeziehung, zu handelnder Aktivität und zu angstgetriebenen Maßnahmen bei jedem führt, der mit den Patienten in Kontakt kommt".

Therapie

Umschriebene und akute Konversionssymptome sind bei aktiver Zuwendung mit einer Vielzahl von Verfahren, die von Krankengymnastik über Suggestion bis zur Fachpsychotherapie reichen können, oft rasch zur Rückbildung zu bringen. Das Problem liegt in der Rezidivneigung, wenn die Therapie nicht den neurotischen Hintergrund berücksichtigt. Generell lässt sich sagen, dass die psychotherapeutische Prognose um so besser ist, je „reifer" die Neurose ist, also je mehr die verinnerlichten Konfliktanteile gegenüber den erlebten Defiziten, je mehr die Welt krankmachender Vorstellungen (Konfliktmodell! → Kap. 2.1) gegenüber der Welt realer Traumatisierungen (Defizitmodell! → Kap. 2.2, Traumamodell! → Kap. 2.3) dominiert. Hier kommt den psychodynamischen Behandlungsansätzen erhebliche Bedeutung zu. Möglichkeiten für die Verhaltenstherapie ergeben sich nach unserer Beobachtung vermehrt, wenn die soziale Verstärkung ausgeprägt ist und zum Thema gemacht werden kann. Mit dem häufigen Symptomwechsel der polysymptomatischen Konversionserscheinungen (Somatisierungsstörung!) tun sich alle Formen der Psychotherapie schwer.

6.3 Die Somatisierungsstörung

Als Somatisierungsstörung (ICD-10: F45.0) wird ein fluktuierendes polysymptomatisches Krankheitsbild beschrieben, das im jungen Erwachsenenalter beginnt und bevorzugt bei Frauen auftritt. Es erstreckt sich auf die verschiedensten Organbereiche, eine pathologische Grundlage lässt sich jedoch nicht nachweisen.
Vor 1980 (DSM-III) war dieses Störungsbild als separate Diagnose unbekannt. In der ICD-10 wird es unter dem Oberbegriff „Somatoforme Störungen" eingeordnet, was auch der Praxis des DSM-IV entspricht. Mit dem Begriff „somatoform" werden Störungen erfasst, die wie somatische aussehen, es aber in der Sache nicht sind.

Symptomatik

„Die Patientinnen zeigen eine Tendenz, körperliche Beschwerden und Symptome, die nicht durch pathologische Befunde erklärt werden, zu erleben und auszudrücken, sie körperlichen Krankheiten zuzuschreiben und medizinische Hilfe für sie in Anspruch zu nehmen."

Diese Definition der Somatisierung von Lipowski (1988) verdeutlicht den symptomatischen Eindruck.

- Die Patienten leiden unter multiplen, wiederholt auftretenden und häufig wechselnden Beschwerden, die sich auf alle Körperteile und Organsysteme beziehen können.
- Bei Chronifizierung ist eine lange Vorgeschichte mit zahlreichen ergebnislosen diagnostischen Voruntersuchungen und therapeutischen Eingriffen, auch Operationen, charakteristisch.
- Die Symptome zeigen eine gewisse Bevorzugung des gastrointestinalen Systems (Aufstoßen, Rumination, Erbrechen, Übelkeit), des genitalen Systems (sexuelles Desinteresse, Orgasmusstörungen, Störungen der Menses) und des Hautsystems (Jucken, Brennen, Prickeln, Wundheitsgefühl, Urticaria).
- Die Ausprägung in der Form von Schmerzen ist häufig.

Im **DSM-IV** werden folgende **operationale Kriterien** genannt: Aus einer Liste mit 35 Symptomen sollen

- vier Schmerzsymptome aus mindestens vier Bereichen oder Funktionen,
- zwei gastrointestinale Symptome, die keine Schmerzen darstellen,
- ein sexuelles oder reproduktives Symptom, sowie
- ein pseudoneurologisches Symptom vorliegen.

Wenn man diese Kriterien streng anlegt, wird aus der eher häufiger anzutreffenden Polysymptomatik ein seltenes Störungsbild. Das hat zu Vorschlägen einer vereinfachten Diagnostik geführt. So schlagen Escobar et al. (1998) vor, für Männer das Vorhandensein von nur noch vier und für Frauen von nur noch sechs Symptomen aus der Checkliste des DSM einzuführen.

Differenzialdiagnostisch ist vor allem an die Überschneidung mit den Somatoformen autonomen Funktionsstörungen (→ Kap. 6.4), den Hypochondrischen (mehr Sorge als Symptom im Vordergrund; → Kap. 3.1.6), den anderen Angststörungen (Kloß-, Druck- und Engegefühle) und den depressiven Verstimmungen zu denken. Bei den Dissoziativen Störungen/Konversionsstörungen fehlt in der Regel die Häufung.

Epidemiologie und Verlauf

Die Somatisierungsstörung ist eine Krankheit von überwiegend Frauen mit Beginn meist vor dem 35. Lebensjahr, Männer sind erheblich unterrepräsentiert. Die Lebenszeitprävalenz liegt in den USA, wo die meisten Studien durchgeführt wurden, unter 2 %. Es gibt eine mäßige Häufung der Störung im familiären Umfeld. Die Chronifizierungsneigung ist ausgeprägt.

Psychodynamik und Pathogenese

Eine spezifische Psychodynamik, die sich von der bei Dissoziativen Störungen (→ Psychodynamik und Pathogenese im Kap. 6.2, Konversionsstörungen und → Kap. 3.4, Dissoziative Bewusstseinsstörungen) unterschiede, ist gegenwärtig nicht bekannt. Gegenüber der Konkretheit von Motivationen, die zu Konversionsstörungen führen, wirkt die Dynamik der Somatisierungsstörung allerdings eher wie eine Überlauffunktion – eine diffuse Reaktion auf diffuse Überlastung. Dafür spricht auch der rasche Wechsel der Symptomatik, der die jeweilige Symptomatik fast als „zufällig lokalisiert" erscheinen lässt. Zur Pathogenese ist gesichert, dass wie bei den konversiven und dissoziativen Störungsbildern auch für die Somatisierungsstörung eine **erhöhte Inzidenz von sexuellem Missbrauch** und weiteren belastenden biographischen Bedingungen vorliegt. Nach unseren eigenen Untersuchungen ist das bei etwa einem Drittel der Fälle nachweisbar.

Therapie

Patienten mit Somatisierungsstörungen sind psychotherapeutisch nicht einfach zugänglich. Für den Umgang mit den Patienten in Klinik und Praxis bestehen gesicherte Regeln, die denen bei funktionell Kranken entsprechen (→ Kap. 6.8). Verhaltenstherapeutische Verfahren werden genauso eingesetzt wie psychodynamische. An kontrollierten Studien fehlt es weiterhin, obwohl sich die Situation verbessert hat (Guthrie 2006). Während bei den monosymptomatischen Konversionsstörungen meist eine umschriebene Problematik der

Konfliktspannung, die in die Pathogenese führt, herauszuarbeiten ist (→ Kap. 6.2), wird die Therapie der Somatisierungsstörung durch die Vielfalt und die Fluktuation der Symptome erschwert. Zudem sind die Symptome zum Zeitpunkt der Indikationsstellung für eine Psychotherapie in der Regel chronifiziert und die Patienten sind oft stark auf die somatische Genese der Störung fixiert, d. h. an einer Psychotherapie nicht interessiert.

6.4 Somatoforme autonome Funktionsstörungen

Unter einer Somatoformen autonomen Funktionsstörung (ICD-10: F45.3) versteht man ein von Fall zu Fall nach Zusammensetzung und Intensität wechselndes Bild körperlicher Beschwerden an vegetativ versorgten Organen ohne organische Grundlage, das von genau lokalisierbaren Symptomen wie Kopf-, Herz- und Magenschmerzen bis zu vagen Gefühlen eines Bedrücktseins oder Beeinträchtigtseins reicht.

Unter den zahlreichen Begriffen, die früher von Ärzten für diese Art von Beschwerden verwendet wurden, waren sicher die Begriffe des „funktionellen Syndroms" oder der „psychovegetativen Störung" (L. Delius) die geeignetsten. Besonders die erstgenannte Diagnose hatte bei Patienten eine gewisse Akzeptanz. Die **ICD-10** hat dafür den neuen Begriff „Somatoforme autonome Funktionsstörung" festgelegt. (Im DSM-IV fehlt auch dieses Konzept weiterhin, dort werden die funktionellen Störungen am ehesten als „undifferentiated somatoform disorder" erfasst, was mehr schlecht als recht geht.)

Symptomatik

Besonders häufig sind das **kardiovaskuläre** und das **gastrointestinale System betroffen**. Ansonsten kann jedes Organ im Mittelpunkt funktioneller Beschwerden stehen. Im internistischen bzw. allgemeinärztlichen Bereich bestehen einige profilierte Beschwerdebilder, deren Kenntnis die Vermutungsdiagnose Somatoforme autonome Funktionsstörung ermöglicht. Dazu gehören die funktionellen Syndrome des vestibulären Systems (→ Kap. 6.4.1), des kardiovaskulären Systems (→ Kap. 6.4.2), das Reizdarmsyndrom (→ Kap. 6.4.3), die nichtorganischen Schlafstörungen (→ Kap. 6.5) und die sexuellen Funktionsstörungen (→ Kap 6.6.1), die wir in gesonderten Kapiteln besprechen. Die Anhaltende somatoforme Schmerzstörung (→ Kap. 6.7) gehört, genau genommen, nicht zu den autonomen Funktionsstörungen, da bei ihr die zentralnervösen Anteile überwiegen. Sie zeigt allerdings beim schwierigen Umgang mit den Patienten vielerlei Überschneidungen mit diesen.

Organzentrierte Beschwerden: Die Symptomgestaltung und Symptomzusammensetzung sind individuell unterschiedlich. Die folgende Einteilung dient in erster Linie als Orientierungshilfe für die **diagnostische Einordnung**. Die ersten fünf Kategorien sind in der **ICD-10** separat klassifizierbar, sie gelten den funktionellen Beschwerden umschriebener Organssysteme.

- **Oberer Gastrointestinaltrakt:** Globusgefühl, Schluckstörungen, Luftschlucken, Schluckstörungen mit Erbrechen, Appetenzstörungen, funktionelles Magensyndrom (nervöser Reizmagen), Dyspepsie
- **Unterer Gastrointestinaltrakt:** Obstipation, Diarrhö, Colon irritabile (Reizdarm), Schmerzen. Somatoforme gastrointestinale Beschwerden führen neben Rücken- und Kopfschmerzen am häufigsten zur stationären Aufnahme!
- **Respiratorisches System:** Hyperventilationstetanie, nervöses Atemsyndrom, kardiorespiratorischer Symptomenkomplex, „asthmoide“ Bronchialspastik
- **Kardiovaskuläres System:** paroxysmale Tachykardie, supraventrikuläre/ventrikuläre Extrasystolie, synkopale Zustände, Herzangststörung, „Herzschmerzen“
- **Urogenitales System:** „schwache Blase“, Pollakisurie, Dysurie, abakterielle Prostatitis, chronische abakterielle Adnexitis, Sexualstörungen

Diffuse Beschwerden: Neben diesen organzentrierten gibt es diffuse, zum Teil wechselnde, nicht dauernd an einem Organ lokalisierte Syndrome. Nachstehend eine unvollständige Aufzählung der dabei geklagten Beschwerden: Schlafstörungen, Schweißausbrüche, Heißhunger, Schwindel, leichte Ermüdbarkeit und Erschöpfbarkeit, Kopfschmerzen, Magenschmerzen, Zittern, Blässe, Erröten, Herzklopfen, körperliche Unruhe, Nervosität, Mundtrockenheit, Lidflattern, Ängstlichkeit, Unkonzentriertheit, Libidoschwäche etc. Die Beschwerden gehen ohne feste Grenze in rein seelisch empfundene Spannungszustände wie Angst, Unruhe oder Unlust über.

Diagnose und Differenzialdiagnose eines funktionellen Syndroms sind oft schwierig und immer verantwortungsvoll. Der Gefahr, ein beginnendes organisches Leiden zu übersehen, steht die Gefahr gegenüber, durch fortgesetzte klinische Untersuchungen den Patienten auf ein vermutet organisches Leiden zu fixieren. Hinzu kommt, dass die Kosten, die diese Patienten für die Allgemeinheit bedeuten, riesig sind. Sedativa, Tranquilizer und Schmerzmittel stehen an der Spitze aller Verschreibungen überhaupt (Quelle: Bundesärztekammer)!

Je stärker die Somatisierung im Vordergrund steht, desto schlechter wird die gleichzeitige psychische Störung diagnostiziert (Kirmayer et al. 1993), obwohl viel dafür spricht, dass körperliche Beschwerden weltweit die **häufigste Ausdrucksform emotionaler Belastungen** darstellen (Kirmayer u. Young 1998). Bei Patienten, die gleichzeitig Ängste und Depressive Störungen haben, wurde beobachtet, dass sie ihre körperlichen Beschwerden gegenüber den psychischen in den Vordergrund stellen; dies sind vor allem Schlafstörungen, Schmerzen und organische Dysfunktionen (Kirmayer u. Robbins 1991).

Die **erhöhte Selbstbeobachtung** haben Patienten mit einer verstärkten Somatisierung und solche mit einer Hypochondrie (→ Kap. 3.1.6) gemeinsam. Die Gruppen lassen sich jedoch dadurch unterscheiden, dass bei einer Somatisierungsstörung verstärkt auf eine Behandlung und bei einer Hypochondrie verstärkt auf eine diagnostische Abklärung gedrängt wird (die dann leider nur kurzzeitig beruhigt).

Folgendes **diagnostisches Prinzip** erscheint uns bei den Somatoformen Störungen unerlässlich:

Durch exakte Beachtung der Beschwerden des Patienten und gewissenhafte medizinische Abklärung muss ein Maximum an erreichbarer diagnostischer Sicherheit für Arzt und Patient geschaffen werden. *Gleichzeitig* muss mit ähnlicher Sorgfalt nach emotionalen Belastungen und psychosomatischen Problemen gesucht werden, die erst zusammen mit dem fehlenden organischen Befund die positive Diagnose des funktionellen Syndroms sichern können (→ Kap. 6.8).

Im medizischen Alltag wird die Diagnose einer Somatoformen Störung dann angenommen, wenn man keine organischen Veränderungen gefunden hat. Hier ist die Forderung zu erheben, dass das funktionelle Syndrom keine Ausschlussdiagnose sein darf, sondern eine **positive Diagnose** darstellen sollte. Es ist also der positive Nachweis der seelischen Entstehung oder Unterhaltung zu führen.

Positive diagnostische Hinweise auf eine Somatoforme Störung

1. charakteristische Symptome, z. B. Sensibilitätsstörung nach dem „Kleidungschema"
2. Darstellung des Symptoms: Schilderung ist „diffus", „bildhaft", „bunt"; Merkliste auf Zettel u. a.
3. starke Fixierung auf eine bisher „übersehene" somatische Genese trotz wiederholter Diagnostik
4. Interaktionsverhalten: z. B. appellativ, fordernd, anklammernd
5. häufiger Arztwechsel in der Vorgeschichte
6. unklare (und wechselnde) frühere Erkrankungen
7. anamnestische Hinweise auf eine gestörte biographische Entwicklung
8. aktuelle Hinweise auf eine belastende Lebenssituation, z. B. beruflich, familiär, Partnerprobleme, Verlusterlebnisse u. a.
9. ausgeprägtes Missverhältnis zwischen subjektiver Beschwerde und objektivierbarem Befund
10. Fehlen eines hinreichend erklärenden organischen Befunds

Epidemiologie und Verlauf

Während lange Zeit die wahre Prävalenz Somatoformer Störungen nur geschätzt werden konnte, verfügen wir heute über verlässliche Daten. Danach besteht keine Frage: Somatoforme Störungen machen einen gewichtigen Anteil an der Morbidität der Bevölkerung aus. Das Bundes-Gesundheitssurvey (Wittchen u. Jacobi 2001) gibt für Somatoforme Störungen eine 12-Monats-Prävalenz von 12 % an. In der TACOS-Studie (Lieb et al. 2000; Mayer et al. 2000) stehen bei der 1-Monats-Prävalenz Somatoforme Störungen mit 7,5 % nach den Angststörungen und vor den Depressiven Störungen an zweiter Stelle. Bei der Lebenszeitprävalenz (13 %!) stehen sie nach Sucht- und Angststörungen an dritter Stelle.
In verschiedenen weltweiten Studien waren nach Kontrolle anderer Variablen Alter (jüngere Patienten), Geschlecht (Frauen), Berufstätigkeit (aktuell beschäftigt) und der sozioökonomische Status (niedrig) mit somatoformen Beschwerden am stärksten assoziiert (Escobar et al. 1998; Kirmayer u. Young 1998; Nimnuan et al. 2001).
20 bis 40 % der Besuche bei Allgemeinärzten haben somatoforme Beschwerden zum Anlass, das heißt 20 % Somatoforme Störungen im engeren, diagnostischen Sinn und 40 bis 50 % einzelne oder multiple somatoforme Symptome (Nickel 2002). Frauen überwiegen dabei deutlich, am ausgeprägtesten bei der Somatisierungsstörung (→ Kap. 6.3). Aber während die Somatisierungsstörung im engeren Sinn eine nicht häufige Erkrankung ist, sind die Somatoformen autonomen Funktionsstörungen ausgesprochen häufig. In der Düsseldorfer Hausarzt-Studie (Kruse et al. 1999) ließ sich bei 30,7 % der Patienten eine Somatoforme Störung diagnostizieren. Die subjektive Beeinträchtigung dieser Patienten lag dabei deutlich höher als bei denen ohne somatoforme Beschwerden. Auch in der Sekundärversorgung (Krankenhaus) finden sich zahlreiche Patienten mit Somatoformen Störungen. In ihrer Fallstudie fanden Reid et al. (2001) die meisten „medically unexplained symptoms" in den Abteilungen für Gastroenterologie und Neurologie (zusammen 50 % der untersuchten Fälle).

Tab. 6-1 Die zehn häufigsten psychischen und psychosomatischen Symptome in der Stadtbevölkerung (Zufallsstichprobe!); n = 600. Untersucht wurde die Prävalenz der letzten sieben Tage. Nur 26 von 600 Personen hatten in diesem Zeitraum keine Beschwerden! Im gleichen Prävalenz-Zeitraum hatten 41 % der Probanden Symptome primär somatischer Erkrankungen (Skelett, Nervensystem, Magen/Darm, Herz, Infekte) (nach Schepank 1987).

Symptome	Vorkommen in Prozent
allgemeine innere Unruhe	33
Suchtverhalten	32,2
depressive Verstimmung	31,2
Ermüdung, Erschöpfung*	26,2
Ängste	24,5
Kopfschmerzen*	23,5
Konzentrations-/Leistungsstörungen*	23,5
Zwangsgedanken	23,3
Schlafstörungen*	22,7
Zwangshandlungen	21,7

* = funktionelle Störungen

Zwei hauptsächliche Verlaufsformen müssen unterschieden werden:

- die meist reaktive, kurzdauernde und gewöhnlich spontan ausheilende Form und
- die chronifizierende Form mit umschriebenen oder sich wandelnden Symptomen.

In → Tabelle 6-1 sind die zehn häufigsten psychischen und psychosomatischen Symptome in der Stadtbevölkerung zusammengefasst.

Psychodynamik und Pathogenese

Jeder Mensch reagiert in einer Situation, die mit entsprechenden seelischen Belastungen einhergeht, mit vegetativen Sensationen, z. B. Durchfall oder Magenschmerzen im Examen, Herzklopfen bei freu-

digen oder angstvollen Erwartungen. Es handelt sich nach Cannon um Bereitstellungsvorgänge auf Anforderungen äußerer Aktivität (→ Kap. 2.5). Im Unterschied zu den situationsbedingten vegetativen Reaktionen ist den Patienten mit funktionellen Syndromen die auslösende Ursache der auftretenden Beschwerden unbekannt. So naheliegend der Verdacht ist, besteht zwischen messbarer Dysfunktion und dem Krankheitsbild der Somatoformen autonomen Störung kein kausaler Zusammenhang. Funktionell Gestörte neigen zwar teilweise zu vermehrten Dysfunktionen, sie haben tatsächlich Missempfindungen, entscheidend für die Krankheitsentstehung ist aber die **Bewertung** der Störungen und die **erhöhte Aufmerksamkeit**, die sie ihnen zuwenden. Testpsychologisch sind sie durch ihren erhöhten „Neurotizismus“ von Patienten mit begrenzten vegetativen Regulationsstörungen deutlich abgrenzbar.
Man hat diesen Prozess, der sich bei den meisten Somatoformen Störungen belegen lässt, als „somatosensorische Amplifikation“ bezeichnet.

Somatosensorische Amplifikation

- Aufmerksamkeitsfokussierung auf körperliche Vorgänge
- Verschlechterung (im Sinne einer Verkennung) der Wahrnehmung somatischer Normalphänomene
- Senkung der Schmerzschwelle und der Schmerztoleranz

Die entscheidende Frage ist, warum und wann solche Beschwerden mit einem Krankheitserleben gekoppelt werden. Dafür scheint die Intensität der Beschwerden keine entscheidende Rolle zu spielen. Das **Funktionsstörungsmodell** (von Uexküll) gestattet hier eine einfache Vorstellung, wie eine organische Dysfunktion sich selbstverstärkend durch Einbeziehung der Emotionen (Angst) zum funktionellen Syndrom entwickeln kann (→ vgl. Abb. 6-2).
Es sind also psychische, vorwiegend emotionale Faktoren, welche die Fixierung als Krankheitserlebnis aufrechterhalten. Die Antwort des vegetativen Systems ist unabhängig von der Art der angewandten Stressoren. Sie ist aber bestimmt durch die individuelle und in wiederholten Versuchen stets **reproduzierbare Reaktionsform**, das heißt jeder Mensch reagiert auf Belastungen im weitesten Sinne sehr per-

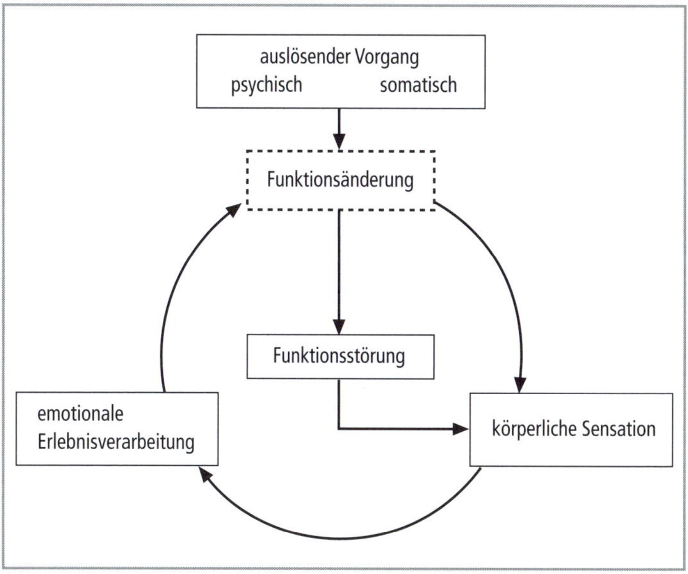

Abb. 6-2 Funktionelle Symptombildung nach von Uexküll.

sönlich. Hereditäre Faktoren spielen dafür sicherlich eine bedeutsame Rolle („locus minoris resistentiae"). Psychodynamisch gesehen ist zu fragen, ob es nicht auch besondere biographische „Fixierungsstellen" der psychischen Entwicklung bei Patienten mit funktionellen Syndromen gibt, die im Falle der Überlastung und Überforderung diese spezielle Form von Regression (→ Kap. 1.2) auslösen können. In dieser Sicht kann eine funktionelle Störung einmal zustande kommen als **Affektkorrelat** (z. B. Angst wird dabei erlebt) oder als **Affektäquivalent** (z. B. Angst besteht, wird aber nicht bewusst erlebt), das im Gefolge einer Situation auftritt, die an infantile unbewusste Konflikte appelliert.

- **Psychovegetatives Korrelat**: Der vom Patienten wahrgenommene Affekt (z. B. Angstattacke) wird vom vegetativen Phänomen (z. B. Herzrasen) begleitet (Symptomatik eher akut).

- **Psychovegetatives Äquivalent**: Das vegetative Phänomen vertritt den nicht wahrgenommenen Affekt (das zitierte Herzrasen tritt allein auf, Angst wird nicht wahrgenommen). „Dysfunktion statt Angst"; Symptomatik eher chronisch.

Ein erstes allgemeines Modell der Entstehung der psychovegetativen Störungen könnte also von einer **Umsetzung** („Resomatisierung"; M. Schur) bewusster und unbewusster **Affekte in vegetative Spannungen** ausgehen, die dann ihrerseits zu den symptomatischen Dysfunktionen führen. Der entwicklungspsychologische Weg hatte die Affekte nach und nach aus dem ganzheitlichen Körper-Psyche-Zusammenhang herausgelöst – obwohl auch reife Affekte niemals nur psychische Phänomene sind. Im Prinzip bleibt jeder Affekt mehr oder minder vegetativ „getönt". Dieser Vorgang wird hier gewissermaßen umgekehrt. Eine so konzipierte Somatisierung versteht im oben ausgeführten Sinne die psychovegetative Störung als Affektäquivalent. Da das Modell keinen Umweg über einen psychischen Konflikt, aus dem sekundär ein somatisches Symptom entstünde, annimmt, kann man es auch als **psychophysiologische Symptombildung** (→ Kap. 2.5) bezeichnen: Psychische (affektive) Spannung setzt sich quasi reflektorisch in vegetative um und **Dysfunktionen** sowie **Missempfindungen** für den Patienten sind die Folge. Dieses Verständnis hat auch eine gute Akzeptanz bei den Patienten, wenn man sich bemüht, es ihnen angemessen zu erklären. Für den Patienten wird so nämlich bestätigt, dass er „etwas" hat – nämlich Missempfindungen und Dysfunktionen – und das erspart ihm die Beschämung, dass er „nichts" hat. Das graphische Schema eines solchen Modells könnte wie in → Abbildung 6-3 dargestellt aussehen.

Ähnlich wie bei der Hypochondrie spielen sich beim **chronifizierten Störungsbild** die Kontakte und Konflikte des Menschen nicht mehr zwischen ihm und seiner sozialen Umwelt, sondern zwischen ihm und seinem funktionsgestörten Organ ab. Er kommuniziert ständig mit diesem. Viele Patienten haben mit zunehmender Chronifizierung eine Neigung, sich nur noch mit sich und ihrer Krankheit zu beschäftigen und sprechen von ihrem Organ oft in einer **anthropomorphen Sprache**: Der Darm wird zum „Kerl, der mich nicht in Ruhe lässt", der Magen „kneift mich, als ob er sauer wäre", das Herz „schlägt wie toll, als ob es einen drüber gekriegt hätte", die Knie schmerzen, „als ob sie

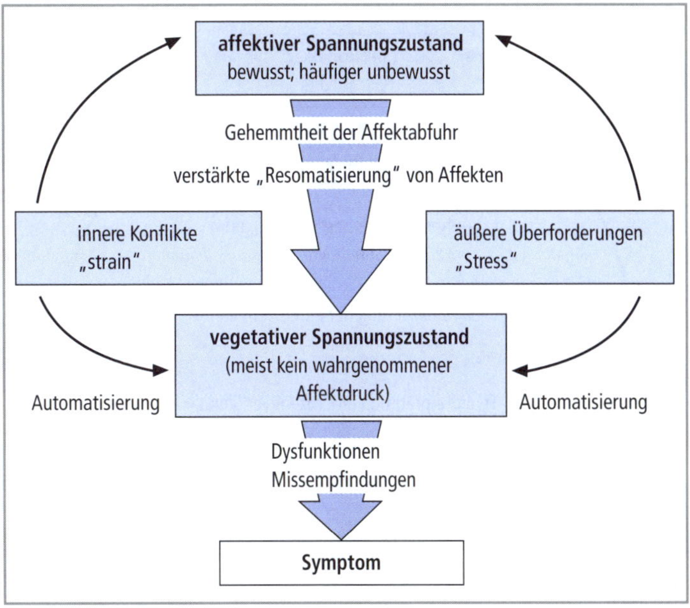

Abb. 6-3 Modell der Entstehung somatoformer autonomer Symptome: Die zentrale Aussage dieses Modells liegt in der Annahme der direkten Umsetzung chronischer affektiver Spannungen in die physiologisch entsprechenden Spannungen („psychophysiologisches Modell"). Es handelt sich dabei um ein allgemeines Modell der Umsetzung von Affekten in Dysfunktionen.

nicht mehr laufen wollten". Die Liste dieser Beispiele ließe sich unbegrenzt fortführen. Ein Modell zur Chronifizierung Somatoformer autonomer Funktionsstörungen ist in → Abbildung 6-4 dargestellt. Als Arzt oder Psychologe ist man gut bedient, wenn man auf diese Art von Körpersprache, deren bester Interpret der Patients selbst ist, hört.

Arzt-Patient-Interaktion

Auf die Arzt-Patient-Beziehung wird im abschließenden Kapitel (→ Kap. 6.8) im Detail eingegangen. Ein Problem in der Praxis sei hier deswegen benannt, weil es gewöhnlich schamhaft verschwiegen

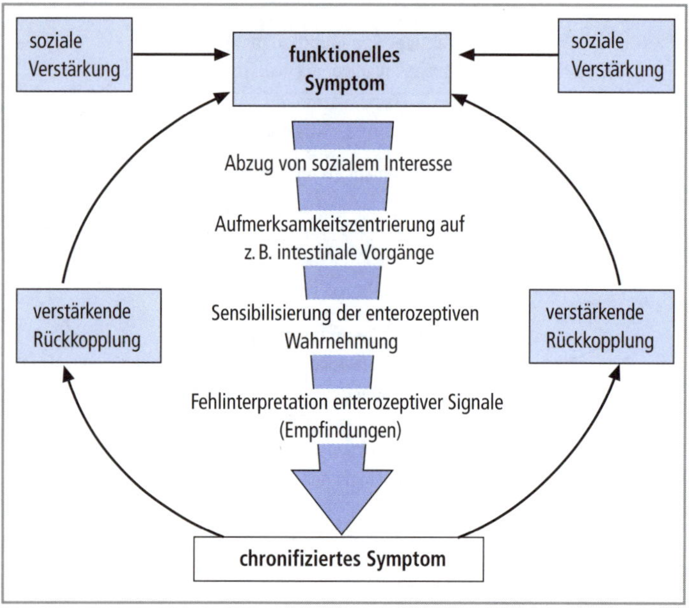

Abb. 6-4 Modell der Chronifizierung somatoformer autonomer Symptome: Der Akzent dieses Modells liegt auf der Verschiebung der Aufmerksamkeitsprozesse, der Sensibilisierung der enterozeptiven Wahrnehmung und der Rücknahme von sozialem Interesse.

wird: Diese Patienten stellen einerseits für die Ärzte (und in der Klinik für das Pflegepersonal) eine **Problemgruppe** dar, die mit ihren nie enden wollenden Beschwerden therapeutisch wenig Befriedigung vermittelt. Andererseits sind diese Patienten treue „Krankenscheinzuträger", die „nicht eigentlich krank" sind, die man nicht ganz ernst zu nehmen braucht, abspeisen kann, die aber für das Basiseinkommen des Mediziners eine nicht unbeträchtliche Rolle spielen. Bestimmte Privatkliniken und Modepraxen spielen hier in der materiellen Ausbeutung und Fixierung der Patienten eine unrühmliche Rolle. Der iatrogene Beitrag zur Erhaltung eines Patientenpools als somatoform Kranke soll mit diesen Anmerkungen angesprochen werden. Er ist nach unseren Erfahrungen beträchtlich.

Für die Krankheitserhaltung erscheinen auch **medizinsoziologische Gesichtspunkte** von Relevanz. Der Arzt, dem zunächst eine große Menge ungestalteten Materials angeboten wird, strukturiert dieses gemäß seinem eigenen persönlichkeits-, kenntnis- und zeitbedingten Vorentwurf. Der Patient spürt und ahnt untergründig, was gefragt und worin er ernst genommen wird und pflegt dann eben das Erwartete anzubieten. Er antwortet im Sinne der *sozialen Erwartung*. Hier geht auch seine Tendenz zum „Ja-Sagen" unreflektiert in die ärztliche Anamneseerhebung ein. Ein „gefügiger Patient" legt großen Wert auf diagnostischen Konsensus mit seinem Arzt. Wenn sein Arzt kein psychosoziales Krankheitsmodell kennt, kann auch der Patient keines entwickeln.

Neue apparative Techniken beeinflussen die Diagnosestellung ebenfalls nachhaltig. Verbreitet sich eine neue diagnostische Methode, so folgen ihr „Krankheitsbilder", die nur mit dieser Methode zu erfassen sind. Der Arzt, der nicht über das entsprechende Gerät verfügt, stellt diese Diagnose auch nicht. Diese Problematik spielt für die iatrogene Erhaltung Somatoformer Störungen ebenfalls eine Rolle.

Auf die Therapie geht das gesonderte → Kapitel 6.8 ebenfalls ein.

Warum chronifizieren psychosomatische Störungen? (nach von Uexküll 1989)

- Die Beschwerden passen nicht gut in den nosologischen Katalog der modernen technologischen Medizin. Sie haben keine oder keine adäquate organpathologische Grundlage. Die „Psycho-Diagnosen" andererseits kränken den Patienten – unabhängig davon ob sie zutreffen – wenn sie nicht sorgfältig im Gespräch eingeführt und vermittelt werden.
- Die Symptome werden trotzdem in eine der gerade verfügbaren Diagnosen dieses Katalogs gepresst.
- Therapeutische Misserfolge führen zur ständigen Wiederholung oder Intensivierung sowohl der somatischen Diagnostik als auch der medikamentösen oder operativen Eingriffe mit dem Effekt einer iatrogenen Krankheit oder einer weiteren Somatisierung und Chronifizierung der Beschwerden.
- Der Zusammenhang mit psychosozialen Problemen wird weder erwogen noch überhaupt für möglich gehalten.

- Die Kosten für die organmedizinischen Verfahren werden ungeachtet ihrer Höhe und ihrer Auswirkungen anstandslos übernommen. Psychotherapeutische Aufwendungen werden (für den Allgemein- oder Facharzt) nur mit Schwierigkeiten und in zeitlich eng begrenztem Rahmen vergütet. Die Abrechnungsmöglichkeiten der „psychosomatischen Grundversorgung“ wurden nach 1987 zwar kontinuierlich verbessert – oft werden sie jedoch nur abgerechnet und nicht angewandt (→ Kap. 11).

6.4.1 Somatoforme neurootologische Störungen

Häufige Somatoforme Störungen in der Neurootologie umfassen den Somatoformen Schwindel, bestimmte Formen des Tinnitus und den Hörsturz. Sie haben bisher keine eigene Kategorie in der ICD-10 und wären am ehesten unter die Kategorie „Somatoforme autonome Funktionsstörung. Sonstige Organsysteme“ (ICD-10: F45.38) einzuordnen.

Diese Erkrankungen gehen meist mit einer starken Beeinträchtigung und einem hohen Leidensdruck der Betroffenen einher. Schwindel gehört zu den häufigsten Leitsymptomen in der Neurologie. Der primäre Somatoforme Schwindel (s. u.) betrifft ca. 30 % aller Schwindelpatienten. Bei 30 % der Patienten mit einer organischen Schwindelerkrankung kommt es in der Folge zur Entwicklung eines sekundären Somatoformen Schwindels. Tinnitus und Hörsturz nehmen in den letzten Jahrzehnten in Industriegesellschaften deutlich zu und gelten, wenn sie keiner organischen Ursache zuzuordnen sind, als „Stresskrankheiten“.

6.4.1.1 Somatoformer Schwindel

Unter „Schwindel“ (engl. vertigo, dizziness) werden sehr unterschiedliche Missempfindungen zusammengefasst, die vom eindeutig klassifizierbaren Drehschwindel über eine objektivierbare Gleichgewichtsstörung, eine subjektiv irrtümlich wahrgenommene Körperschwankung oder Schwankung der Umgebung bis hin zu diffusen Gefühlen wie einem „komischen Schwebegefühl" im Kopf (engl. lightheadedness) reichen.

Der Schwindel ist ein Phänomen, das im Gegensatz etwa zur Angst oder Depression niemals ein rein psychisches sein kann, sondern wesenhaft immer eine körperliche Dimension mit einbezieht und erleben lässt, was auch mit der Bedeutung des vestibulären Apparates für die Wahrnehmung des Selbst und Körpers zu tun hat. Die lateinische und die deutsche Bezeichnung spiegeln die beiden Pole wider, zwischen denen die variierende Symptomatik erlebt wird: *Vertigo*, die lateinische Bezeichnung, leitet sich ab von vertere, drehen; während sich das deutsche Wort *Schwindel* aus dem Althochdeutschen von der körperlichen Schwäche bzw. dem Schwinden der Kräfte und der Sinne herleiten lässt. Gerade das ist das Bedeutsame am Wort Schwindel, dass es nicht nur den physischen, sondern auch den psychischen Verlust des Gleichgewichts auszudrücken vermag.

Symptomatik

Der Somatoforme Schwindel kann in Form eines Dreh-, Schwank- oder eines diffusen Schwindels (Benommenheit, Leeregefühl im Kopf, Gang- und Standunsicherheit u. a.) vorkommen.
Die Schwindelsymptome treten anfallsartig (Attackenschwindel) oder dauerhaft (über Tage bis Wochen) auf und gehen mit vegetativen Begleitsymptomen (Übelkeit, Schweißausbrüchen, Herzrasen, Luftnot) einher.
Manchmal gebrauchen die Patienten den Ausdruck „Schwindel" auch für unspezifische Missempfindungen, die bei genauer Exploration eigentlich keinen Schwindel darstellen. Schwindel als Begleitsymptom kommt bei vielen psychosomatischen Störungen vor.
Psychische Störungen, die somatoformen Schwindelzuständen zugrunde liegen können (mit abnehmender Häufigkeit):

- **Angstäquivalent** im Rahmen von Angsterkrankungen (ICD-10: F40; F41)
- **Konversionssymptom** bei Dissoziativen Störungen (ICD-10: F44)

- **Depressionsäquivalent** bei einer zugrunde liegenden Depressiven Störung (ICD-10: F32–34)
- **Somatoforme Störung** (ICD-10: F45)
- **Depersonalisationssymptom** (ICD-10: F48.1)

Insbesondere bei älteren Patienten liegen psychisch bedingten Schwindelzuständen häufig Depressive Störungen zugrunde. **Reaktive Depressive Störungen** können sich sowohl bei organisch als auch bei Somatoformen Schwindelzuständen entwickeln. Bei organischen Schwindelzuständen führt diese Komorbidität manchmal zur Fehldiagnose eines Somatoformen Schwindels.

Meist wird der psychisch bedingte Schwindel als ein Schwankschwindel oder ein diffuser Schwindel („wie betrunken"; „Leeregefühl im Kopf"; „Gangunsicherheit") geschildert. Der **Dauerschwindel**, der an Intensität zu- oder abnehmen kann, ist häufiger als ein **Attackenschwindel**. Prinzipiell können aber *alle* Schwindelqualitäten, d.h. auch ein „Drehschwindel mit subjektiver Fallneigung" ausschließlich psychisch bedingt sein (primärer Somatoformer Schwindel). Insbesondere Patienten, die zunächst eine periphere vestibuläre Läsion hatten und dann einen Somatoformen Schwindel entwickeln (sekundärer Somatoformer Schwindel), zeigen die Symptome manchmal weiterhin (s. u.).

Wesentlich zur Klärung einer psychischen Genese ist die **Exploration von psychopathologischen Begleitsymptomen**, die bei einem hohen Prozentsatz von Patienten mit Schwindel vorliegen, jedoch oft nicht unbedingt spontan berichtet werden. Am prägnantesten lassen sie sich in der Regel bei zugrunde liegenden Angststörungen (→ Kap. 3), vor allem bei einer Agoraphobie (→ Kap. 3.1.4.1), herausarbeiten.

- Am häufigsten sind **Angst- und Phobische Störungen**: Die Patienten schildern die Angst oder auch das phobische Vermeidungsverhalten als Folge des Schwindels, den sie zunächst als ein organisches Symptom erleben. Bei genauer klinischer Diagnostik wird relativ schnell deutlich, dass es sich (am ehesten) um Panikstörungen oder Phobische Störungen handelt. Meist handelt es sich hierbei um einen Attackenschwindel: Schwindelanfälle, die mit vegetativen Begleitsymptomen (Herzrasen, Blutdruckanstieg, Schweißausbrüchen, Atemnot, Übelkeit) und Panik bis hin zur Todesangst einhergehen. Bei zugrunde liegenden Phobischen Störungen werden die Schwindelsymptome durch typische **Auslösesituationen** getriggert, welche den bekannten phobischen Angstauslösern wie Menschenmengen, Gedränge, Fahrstühle, Verkehrsmittel, Steckenbleiben im „Stau“ u. a. entsprechen. Begleitsymptome sind die vegetativen Angsterscheinungen, z. B. Herzrasen, Engegefühl, Atemnot, Mundtrockenheit (→ Kap. 3.1.1). Die Patienten entwickeln das typische Vermeidungsverhalten, das teilweise so ausgeprägt sein kann, dass die Betroffenen in ihren beruflichen und Alltagsaktivitäten massiv eingeschränkt sind. Subjektiv erleben sie aber die Schwindelsymptome als auslösend für diese Einschränkung. Nach und während **Hyperventilationszuständen**, die ihrerseits in der Regel die Folge von Angstaffekten sind, finden sich häufig Schwindelsymptome.

- Ebenfalls von Bedeutung sind die **Dissoziativen Störungen** oder **Konversionsstörungen** (→ Kap. 6.2). Hier steht der Beginn der Schwindelsymptomatik in nahem zeitlichem Zusammenhang zu traumatisierenden Ereignissen, gestörten Beziehungen oder unlösbaren und unerträglichen Konfliktsituationen. Bei länger bestehender Symptomatik kommt es sekundär zu Konditionierungsprozessen, d. h. die psychosomatische Reaktion „Schwindelanfall“ tritt schließlich auch unabhängig von der Auslösesituation auf, wenn es zu geringfügigen psychischen Irritationen (Spannungen etc.) kommt. Das erschwert die Diagnose, weil der ursprüngliche auslösende Konflikt verdeckt sein kann.
- Häufig sind auch **Depressive Störungen** (→ Kap. 3.2.1) mit Symptomen wie Antriebsmangel, Rückzugsverhalten, Schlafstörungen, Appetit- und Libidoverlust u. a. Die Patienten machen – ähnlich wie bei den Angststörungen – häufig den Schwindel und die damit verbundenen Einschränkungen für die Depression verantwortlich.
- Bei dem psychischen Schwindel als Ausdruck einer **Somatoformen autonomen Störung** im Sinne der Kategorie F45 der ICD-10 ist die Therapie am schwierigsten. Diese Patienten klagen meist über wechselnde somatoforme Beschwerden und beharren hartnäckig auf der Vorstellung von einem besonderen Organ oder Organsystem als Ursache des Schwindels. Auslösende Belastungs- und Kon-

fliktsituationen können vorhanden sein, werden dann aber von den Patienten hartnäckig verleugnet. Bei einem Teil der Patienten sind sie nicht zu explorieren. Diese haben typischerweise lange Krankengeschichten mit häufigen Arztwechseln hinter sich. Sie sind bezüglich einer psychosomatischen Untersuchung oft entsprechend unkooperativ („Es gibt keinerlei Probleme; in meinem Leben war und ist alles völlig in Ordnung!"). Die Anamnese bleibt „leer". Diese Patienten neigen am stärksten zu einer Chronifizierung, die leider häufig iatrogen verstärkt wird, indem der Schwindel z. B. auf leichtere degenerative Wirbelsäulenerkrankungen („vertebragener Schwindel") oder Ähnliches zurückgeführt wird. Damit kommt der Arzt der Abwehrhaltung des Patienten entgegen und verstärkt sie.

- Patienten, die eigentlich an **Depersonalisationssymptomen** (→ Kap. 3.4) leiden, beschreiben diese manchmal wie einen „Schwindel", eher aber als diffusen Schwindel wie „diffuse Benommenheit", „Schwebegefühl im Kopf", „als ob man nicht wirklich da sei". Umgekehrt, können diese subjektiv empfundenen Schwindelsymptome Anlass zur Verwechslung mit Depersonalisationssymptomen geben (Eckhardt-Henn et al. 2003; 2008).

Epidemiologie und Verlauf

Der Schwindel ist ein weit verbreitetes und nosologisch unspezifisches Symptom. Der Anteil der somatoformen Schwindelsymptome an der Gesamtgruppe beträgt 25 bis 30 % (Eckhardt-Henn et al. 2003). Bei etwa 30 % aller organischen Schwindelpatienten kommt es in der Folge zur Entwicklung eines Somatoformen Schwindels.

Die Beeinträchtigung der Lebensqualität von Patienten mit psychischen Ursachen von „Schwindel" ist nicht geringer, sondern meist sogar stärker als bei organischer Ursache. Psychische Ursachen werden oft nicht oder erst nach langer Odyssee, die bereits zur Chronifizierung geführt hat, erkannt.

Häufig kommt es zu einer **iatrogenen Chronifizierung**, weil der Schwindel immer wieder auf eine organische Erkrankung zurückgeführt wird und oft zahlreiche Behandlungsmaßnahmen (chiropraktische Maßnahmen, orthopädische Maßnahmen, „Halskrawatte", in-

termittierende Behandlung mit Lokalanästhetika etc.) angewendet werden.
Eine der häufigsten Fehldiagnosen somatoformer Schwindelzustände ist der so genannte **„zervikogene Schwindel"**; dieses Krankheitsbild ist – auch wenn es einen somatosensorischen Schwindel gibt – weiterhin sehr umstritten (Brandt et al. 1999). In jedem Fall wird die Diagnose viel zu häufig gestellt. Der Patient wird in seiner somatogenen Fixierung bestärkt; eine psychosomatische Diagnostik und damit auch eine entsprechende Therapie unterbleiben. Nicht selten kommt es zu einer völligen Invalidisierung und frühzeitigen Berentung dieser Patienten. Ein Patient mit einer komplexen Schwindelerkrankung sollte immer an einer spezialisierten Klinik diagnostiziert und behandelt werden. Die sorgfältige Organdiagnostik, die eine neurologische und neurootologische Diagnostik sowie eine internistische, ophtalmologische und psychosomatische Diagnostik mit einschliesst, ist wesentlich, um genau zwischen organischen und somatoformen Symptomen differenzieren zu können. Es kann umgekehrt auch zu einer falsch positiven Diagnose eines Somatoformen Schwindels kommen, weil durch die sekundäre psychische Alteration eine vestibuläre Migräne, eine paroxysmale Vestibulopathie oder andere seltenere organische Schwindelerkrankungen übersehen wurden.

Psychodynamik und Pathogenese

Es werden zwei pathogenetische Wege unterschieden:
Der **„primäre" Somatoforme Schwindel** tritt ohne vorangegangene vestibuläre Läsion auf und folgt der Pathogenese der jeweiligen zugrunde liegenden psychischen Störung.
Der **„sekundäre" Somatoforme Schwindel** kann sich nach ursprünglich organischen Erkrankungen wie z. B. einer Neuritis vestibularis, einem peripheren benignen paroxysmalen Lagerungsschwindel, einer vestibulären Migräne, einem Morbus Menière oder nach geringfügigen Verletzungen (HWS-Schleudertrauma, „whiplash-injury") entwickeln, nicht selten mit einer zeitlichen Verzögerung. 30 % der Patienten sind davon betroffen.
In neueren Studien (vgl. Eckhardt-Henn et al. 2008) konnte gezeigt werden, dass Patienten mit vestibulärer Migräne und Morbus Meniè-

re am stärksten betroffen sind. Möglicherweise spielt hier die Qualität der klinischen Symptomatik der organischen Erkrankung eine Rolle. Diese Patienten können die Attacken in der Regel nicht kontrollieren, sondern fühlen sich dem Geschehen oft hilflos ausgeliefert.

Zum Zusammenhang zwischen Angst und Schwindel gibt es neuere neurobiologische Ergebnisse, die erklären könnten, warum dem Somatoformen Schwindel besonders häufig Angststörungen zugrunde liegen. Wir fanden eine hohe Komorbidität für Angst- und Depressive Störungen bei Patienten mit vestibulärer Migräne (Eckhardt-Henn et al. 2008) als weiteren Hinweis darauf, dass es sich hier um eine Subgruppe mit besonderem Risiko für die spätere Entwicklung einer Somatoformen Schwindelerkrankung handelt.

Die Hypothese, dass das Ausmaß der vestibulären Dysfunktion in einem direkten Zusammenhang zur Entwicklung eines Somatoformen Schwindels stehe, liess sich hingegen nicht bestätigen (vgl. Best et al. 2006; Best et al. 2009; Eckhardt-Henn et al. 2008).

Nach **kognitiv-behavioralen Modellen** können körperliche Missempfindungen und Sensationen, die im weiteren Sinne das Gleichgewichtsempfinden betreffen, von prädisponierten Patienten aufgrund einer positiven Rückkopplungsschleife kognitiv-katastrophisierend als Gefahr bewertet werden. In der Folge kann eine eskalierende Angstreaktion entstehen, welche zu einem weiteren Anstieg des autonomen nervösen Erregungsniveaus führt und die sich im weiteren Verlauf nach Art eines Circulus vitiosus bis zur Todesangst steigern kann.

Brandt (1996) hat im Zusammenhang mit der Beschreibung des **„phobischen Schwankschwindels“** bereits ausführlich auf einen hypothetischen Mechanismus einer Entkopplung der Efferenzkopie („mismatch-Theorie“: transiente Störungen der Abstimmung zwischen Efferenz und Efferenzkopie) hingewiesen. Es kommt zur subjektiven Wahrnehmung einzelner Körperschwankungen und Kopfbewegungen, die als verunsichernde exogene Beschleunigung mit gleichzeitiger Umweltscheinbewegung empfunden werden. Die bei der organischen Erkrankung erlebten vegetativen Begleitreaktionen und heftigen Angstgefühle dienen gewissermaßen als Modell der nachfolgenden, jetzt nicht mehr organisch begründbaren Symptombildung. Wie bereits dargelegt, ist bei einer vestibulären Dysfunktion

oder dem einseitigen Ausfall des vestibulären Systems normalerweise eine gute Kompensation über das visuelle und propriozeptive System möglich. Die ausgelösten Panikzustände können bei den Betroffenen aber auf andere Stimuli konditioniert werden und dann trotz erfolgter zentraler Kompensation der vestibulären Störung anhalten. Ebenso können sie auf bereits vorhandene psychische Störungen treffen, die dann dekompensieren können.
Bei Patienten mit prädisponierenden Persönlichkeitszügen oder anderen prädisponierenden Faktoren (z. B. akute Konflikt- und Krisensituationen) können vestibuläre Störungen akute psychische Störungen, insbesondere Phobische Störungen, Angst und Dissoziative Störungen (Konversionsstörungen), auslösen. Da eine Störung der peripheren Labyrinthfunktion nach sechs bis acht Wochen in der Regel zentral kompensiert werden kann, spricht ein Dauerschwindel über Monate bis Jahre meist für eine psychogene Verursachung oder Fixierung. Die subjektiven Symptome bleiben bestehen, verstärken sich sogar und chronifizieren schließlich. Häufig verändert sich die Schwindelqualität von einem Dreh- zu einem Schwankschwindel oder diffusen Schwindel. Differenzialdiagnostisch bereitet diese nosologische Überschneidungszone daher besondere Schwierigkeiten.

Therapie

Die Therapie des Somatoformen Schwindels richtet sich nach der psychosomatischen oder psychischen Störung, in deren Rahmen er auftritt. Bei Patienten, die eine noch vorhandene vestibuläre Störung haben, welche sie phobisch verarbeiten, sollte die psychotherapeutische Behandlung mit einem vestibulären Training kombiniert werden. Je nach Grunderkrankung und Komorbidität werden psychodynamische oder behaviorale Verfahren gewählt. Bei den häufig vorhandenen Phobischen Störungen und einem oft stark ausgeprägten Vermeidungsverhalten sollten Angst-Expositionsbehandlungen durchgeführt werden. Diese reichen aber bei weitergehenden Störungsbildern nicht aus und müssen nach unserer Erfahrung oft mit psychodynamischen Verfahren kombiniert werden. Spezifische körpertherapeutische Verfahren und psychoedukative Maßnahmen (insbesondere bei Patienten, bei denen es in der Folge einer vestibulären Läsion zur Entwicklung eines Somatoformen Schwindels kommt) gehören unabdingbar zu einer störungsspezifischen Behandlung. Eine psychopharmakologische Behandlung ist insbesondere bei zugrunde liegenden Depressiven Störungen oder schweren Panikstörungen zu Beginn der Therapie sinnvoll. Gute Erfahrungen haben wir mit Serotonin-Wiederaufnahmehemmern (SSRI) gemacht, dabei ist aber insbesondere bei der Wahl von Medikamenten, die ihrerseits zu Schwindel (als Nebenwirkung) führen können, eine einschleichende Einstellung unter engmaschiger Führung des Patienten sehr wichtig. Bei Patienten, die bereits längere Zeit arbeitsunfähig sind, ist eine stationäre störungsspezifische Behandlung indiziert, die die oben beschriebenen Elemente und speziell auf das Symptom bezogene körper- und mototherapeutische Verfahren einschließt.

6.4.1.2 Hörsturz

Unter der Bezeichnung „Hörsturz“ versteht man einen plötzlichen, meist einseitigen, selten auch doppelseitigen Hörverlust unterschiedlichen Grades, im Sinne einer **akuten Schallempfindungsschwerhörigkeit** ohne erkennbare Ursache.

In 70 bis 80 % der Fälle tritt ein Tinnitus als Begleitsymptom auf, der unterschiedliche Qualität haben kann. Desweiteren beschreiben viele Patienten ein „Völlegefühl“ im Ohr. Diese Symptome können auch gelegentlich als Prodromi auftreten. Bei 45 bis 65 % der Betroffenen kommt es zur Spontanheilung.

Epidemiologie

Gegenwärtig wird eine stetige Zunahme des Hörsturzes in den Industrieländern (Japan, USA, Westeuropa) verzeichnet, wie dies auch von anderen so genannten Zivilisationskrankheiten bekannt ist. Studien geben 400 bis 500 Neuerkrankungen pro Jahr auf 1 Million Einwohner an (Goebel 1998). Der Altersgipfel liegt zwischen dem dritten und sechsten Lebensjahrzehnt, also in der gewöhnlich beruflich aktivsten Zeit.

Pathogenese und Psychodynamik

Trotz intensiver Diagnostik kann nur in 10 bis 15 % der Fälle eine organische Ursache gefunden werden. Virale Infektionen, vaskuläre Erkrankungen und Rupturen der cochleären Membran gelten als mögliche organische Ursachen des plötzlichen Hörsturzes. Bisher konnte die Pathophysiologie der Erkrankung nicht wirklich aufgeklärt werden; damit gibt es auch keine fundierte Standardtherapie.
Die Auffassung, dass psychische und soziale Belastungsfaktoren, Stress und der Umgang mit Stress bei der Entstehung des Hörsturzes mitwirken, ist mittlerweile anerkannt und auch durch einzelne Studien belegt. Aber die genaue Beschaffenheit solcher Faktoren, ihre klinische Relevanz und ihr Einfluss auf den Verlauf der Erkrankung müssen noch weiter differenziert werden (Schmitt et al. 2000).
Der Hörsturz erweist sich unter psychosomatischen Aspekten nicht als eine einheitliche Erkrankung. Ebenso wie bei der somatischen Genese müssen auch bei der psychosomatischen Genese unterschiedliche Kofaktoren angenommen werden. Aufgrund gehäuft auftretender charakteristischer Merkmale kann man von einer umschriebenen Genese im Sinne einer „psychosomatischen Reaktion" ausgehen.
Lamparter (1994) schlägt folgendes **Modell einer psychosomatischen Genese** vor:

- Die Manifestation des Hörsturzes erfolgt in einer krisenhaften oder vor allem im Beruf anhaltend belastenden Lebenssituation.
- Das interaktive auslösende Ereignis gerät mit lebensgeschichtlich angelegten Konflikten in eine starke „Resonanz".
- Die volle Wahrnehmung der dadurch ausgelösten Affekte (Ohnmachtsgefühle in Verbindung mit heftiger Wut oder Schuldgefühlen, seltener Ängste) muss aus Gründen des psychischen Gleichgewichtes (z. B. zur Erhaltung des Selbstbildes) abgewehrt werden.
- Der sich anschließende Schritt ist eine Somatisierung im Sinne einer „vegetativen Entgleisung" oder sogar einer „zielbewusst" erscheinenden Abschaltung des wahrnehmenden Sinnesorgans.

Der **psychophysiologische Mechanismus** ist im Detail noch nicht geklärt. Gegenwärtig wird eine Mikrozirkulationsstörung in der Cochlea und somit eine Hypoxie der Sinneshaarzellen als somatische Ursache des Hörsturzes angenommen. Die **Stresstheorie** versteht den Hörsturz vor allem als Überlastungsreaktion bei einem Zusammenbruch der Reizverarbeitungsmöglichkeiten. Psychische Stressfaktoren führen zu unterschiedlichen Reaktionen, z. B. zu Veränderungen der Blutdruckregulation, die wiederum die Mikrozirkulationsstörung verstärken können.

Therapie

Die psychosomatische Therapie richtet sich auf zwei Ziele:
- Stressreduktion und Verbesserung der Stressverarbeitung sowie
- psychodynamische Bearbeitung der belastenden Konfliktsituationen.

In der Akutsituation ist Ruhe und Entspannung wesentlich. Bei gleichzeitig vorhandenen belastenden Symptomen wie Schlafstörungen, innerer Unruhe etc. kann es sinnvoll sein, vorübergehend auch eine pharmakologische Therapie anzuwenden. Die Steroidtherapie gilt mangels empirischer Belege ihrer Wirksamkeit nicht als Goldstandard, wird aber dennoch oft angewandt, da die Ergebnisse widersprüchlich sind. Das Erlernen von Entspannungsverfahren (Autogenes Training, Progressive Muskelentspannung → Kap. 12.8.1 und 12.8.2) ist bei allen „Stresskrankheiten" immer indiziert. Falls sich herausstellt, dass damit keine ausreichende Entlastung der eingefahrenen Erregungsschleife zu erzielen ist, sind weitergehende Psychotherapieverfahren (→ Kap. 12) zu erörtern.

6.4.1.3 Tinnitus

Unter dem Begriff **komplexer chronischer Tinnitus** versteht man die dauerhafte ein- oder doppelseitige Wahrnehmung von Tönen und Geräuschen, die als im Ohr oder aus dem Kopf (Tinnitus cerebri) kommend wahrgenommen werden, ohne dass eine äußere Schallquelle vorhanden ist. Der Tinnitus kann sehr unterschiedliche Qualität und Intensität haben.

Symptomatik

Man unterscheidet
- akuten und chronischen,
- objektiven und subjektiven sowie
- kompensierten und dekompensierten (komplexen) Tinnitus.

Meist werden die Geräusche kontinuierlich gehört; eine Minderzahl von Patienten berichtet von wechselnden Intensitäten. In etwa einem Drittel der Fälle tritt er einseitig, bevorzugt links auf. Er kann auch attackenweise vorkommen und von längeren freien Intervallen durchbrochen werden.

Psychische Komorbidität: Der Anteil Depressiver Störungen bei Tinnitus-Patienten wird nach unterschiedlichen Studien mit 32 bis 85 % als sehr hoch eingeschätzt. Auch Angststörungen sind mit 30 % und Störungen durch Einnahme psychotroper Substanzen mit 25 % häufig.

Epidemiologie und Verlauf

Der Tinnitus zählt zu einem der häufigsten Symptome HNO-ärztlicher Patienten. 8 % der Bevölkerung leiden an chronischen Ohrgeräuschen und bei 0,5 bis 1 % kommt es zu einer schweren und chronischen Beeinträchtigung der Lebensqualität (Fichter u. Goebel 1996). Nach neueren Studien liegt die Lebenszeitprävalenz des transienten und permanenten Tinnitus bei 10 bis 15 %.
Die Tinnitus-Patienten, die sich in psychotherapeutische Behandlung begeben, stellen meist eine schwerer belastete Patientengruppe dar und weisen eine erhebliche psychische Vulnerabilität auf, aufgrund derer es durch den Tinnitus zur Auslösung einer schwereren psychischen Störung kommen kann. Nicht selten reagieren Tinnitus-Patienten mit akuter Suizidalität.

Psychodynamik und Pathogenese

Viele Forschergruppen beschreiben den Tinnitus als eine Art **Phantomwahrnehmung** vergleichbar mit dem Phantomschmerz. Es gibt gegenwärtig einige Hinweise dafür, dass die Mechanismen der Wahrnehmung ähnliche sind.

Normalerweise erleben Tinnitus-Patienten nach einiger Zeit einen Habituationsprozess und nehmen den Tinnitus schließlich weniger intensiv oder gar nicht mehr wahr. Die Zentrierung der Aufmerksamkeit auf die Störung verstärkt die Phänomene fast zwingend. Emotionale Faktoren können die Tinnituswahrnehmung stark beeinflussen.

Eine heterogene Ätiologie des Tinnitus muss angenommen werden. Lenarz und Weber (2000) schlagen ein Drei-Stufen-Modell der Pathogenese vor:

- Zerstörung von Haarzellen und des Hörnervs aufgrund unterschiedlicher Ätiologien
- pathologische Aktivität des Hörnervs in Form eines Wechsels der spontanen Aktivität mit einem gewöhnlichen Muster
- Wahrnehmung von Arousal im auditorischen Kortex als Tinnitus mit der fehlenden Fähigkeit dieses Arousal von Arousal-Mustern akkustischer Stimuli zu unterscheiden

Es werden auch viele Hypothesen zu neurobiologischen Ursachen des Tinnitus diskutiert. Tonotopische Strukturen des auditorischen Kortex werden entweder aufgrund eines Mangels afferenter Stimuli oder eines Defektes der Lärmwahrnehmung reorganisiert, was dann in pathologischen Signalübertragungsprozessen resultiert. Die kortikale Plastizität scheint eine Grundlage für die Mechanismen einer chronischen Krankheitsprogression darzustellen (Georgiewa et al. 2006; Lenarz u. Weber 2000).

Sorgfältig zu unterscheiden ist zwischen **Tinnitus-Trägern** und **Tinnitus-Kranken**. Zum Tinnitus-Patienten (lat. pati = leiden) wird ein Tinnitusträger, dessen Bewältigungs- und Verarbeitungsmöglichkeiten zusammengebrochen sind. Neben vielfältigen somatischen Ursachen spielen externe Belastungen sowie psychische Belastungsfaktoren und Persönlichkeitsfaktoren eine wesentliche Rolle für die subjektive Wahrnehmung der Intensität des Tinnitus und für die Krankheitsverarbeitung. Viele Patienten beschreiben eine Zunahme der Lautheit des Tinnitus im Zusammenhang mit familiären oder beruflichen Belastungssituationen.

Die Konfrontation mit dem Tinnitus kann zu einer Lebenskrise führen. Schnell entwickeln sich Gefühle wie Ausgeliefertsein, Ohnmacht, Hilflosigkeit, Resignation. Dabei ist es von großer Bedeutung, dass es sich um ein **subjektives Symptom** handelt, d. h., dass die Umgebung den Tinnitus nicht wahrnimmt. Dadurch fühlen sich viele Patienten unverstanden und nicht genügend ernst genommen, was diese Gefühle noch verstärkt. In einer nächsten Phase der Auseinandersetzung mit dem Symptom kommt es zunächst meist zu Ablenkungsversuchen; am häufigsten wird Musikhören eingesetzt. Meist entlasten diese Versuche aber nur situativ. Ein Großteil der Patienten versucht daraufhin, das Symptom zu akzeptieren und damit zu leben. Das scheint nach aller Erkenntnis zugleich auch der sinnvollste Weg zu sein. Das (erfolglose) Kämpfen gegen das Symptom erschwert die Krankheit. Bei etwa 0,5 bis 1 % der Patienten entstehen massive psychische Probleme („Teufelskreis des Tinnitus"); der Tinnitus kann zu einem regelrechten Verfolger werden, der die gesamte Lebensführung bestimmt und die Lebensqualität zerstört. Sozialer Rückzug und reaktive Depressive Störungen können die Folge sein.
Eine so genannte „Tinnitus-Persönlichkeit" konnte empirisch nicht verifiziert werden, aber Fichter u. Goebel (1996) fanden eine Häufung bestimmter Grundhaltungen bei den von ihnen psychotherapeutisch behandelten Patienten:

- ein relativ hohes Bedürfnis nach Kontrolle über das, was mit einem selbst geschieht
- eine relativ ausgeprägte „Kopfbezogenheit"
- eine Schwierigkeit, Verletzungen oder Kränkungen auch emotional und nicht nur rational zu verarbeiten
- Perfektionismus in bestimmten Bereichen
- hohe Verantwortungsbereitschaft
- Grundhaltung des „Durchhaltenmüssens"
- einige dem Typ A bei der koronaren Herzerkrankung ähnliche Grundmuster (Leben in innerer Unruhe, Hektik und unter Zeitdruck; → Kap. 8.1)

Therapie

Bislang lässt sich nur ein kleiner Teil der Tinnitus-Patienten erfolgreich behandeln. Neben **Verhaltenstherapie** kommt auch die **psychodynamische Kurztherapie** zum Einsatz. **Tinnitusmasker** entlasten einige Patienten, stellen aber keinen therapeutischen Durchbruch dar. Dabei handelt es sich um „Schallmasken", Geräte, deren Rauschen etwas leiser als das Rauschen des eigenen Ohrgeräusches eingestellt wird, was zu einer Teilmaskierung des Ohrgeräusches führt.
Kognitive psychotherapeutische Techniken, die zu einer besseren Bewältigung des Tinnitus führen („mit dem Tinnitus leben"), stehen gegenwärtig im Vordergrund der Behandlung und werden durch andere Maßnahmen wie Entspannungsverfahren, Tinnitus-Masking, Tinnitus-Retraining-Therapie, Biofeedback und Musiktherapie ergänzt. Gruppentherapeutische Ansätze sind dabei sinnvoll. Es gibt auch Selbsthilfegruppen, am bekanntesten ist die Deutsche Tinnitus-liga e.V., die regelmäßig Fortbildungsveranstaltungen für Betroffene durchführt. Immer sollte aber – besonders beim komplexen oder chronischen dekompensierten Tinnitus – eine **ausführliche fachpsychosomatische Diagnostik** erfolgen, um komorbide psychische Störungen (Depressionen, Angststörungen oder Anpassungsstörungen, d.h. reaktive Störungen) zu erkennen und entsprechende zusätzliche therapeutische Maßnahmen, ggf. auch psychopharmakologische Maßnahmen durchzuführen (Weber et al. 2008). In Einzelfällen z.B. bei akuter Suizidalität oder starker Beeinträchtigung der subjektiven Lebensqualität („Tinnitus als Verfolger") kann auch zunächst eine stationäre psychosomatische Behandlung erforderlich sein. Mittlerweile gibt es einige fachpsychosomatische Kliniken, die sich auf die Behandlung von Tinnitus-Patienten spezialisiert haben, was für viele den Einstieg in die Bewältigung der eigenen Krankheit erleichtert. Ein mehrstufiger interdisziplinärer Ansatz sollte die neueren Ergebnisse der Neurobiologie, also komplexe somatische Faktoren, emotionale und Verhaltensfaktoren sowie die oft hohe Komorbidität mit anderen psychischen Störungen berücksichtigen (Georgiewa et al. 2006).

6.4.2 Somatoforme Störungen des kardiovaskulären Systems

Das Störungsbild umfasst objektivierbare und nicht objektivierbare Funktionsstörungen, die der Patient in Zusammenhang mit dem Herzen bringt. Im Gegensatz zur Herzangststörung (→ Kap. 3.1.5), bei der die herzbezogene Angst im Vordergrund steht, zeichnet sich das Krankheitsbild durch seine Vielgestaltigkeit und sein wechselndes Bild aus. Nach dem ersten Anfall kommt oft eine Erwartungsangst hinzu. Die Herzangststörung wird in der ICD-10 als Somatoforme autonome Funktionsstörung des kardiovaskulären Systems bezeichnet (F45.30).

Symptomatik

Nach von Uexküll lässt sich das Störungsbild in **fünf Hauptgruppen** untergliedern:

- **auf das Herz bezogene Beschwerden:** Herzklopfen, Extrasystolen (= Herzstolpern), Herzjagen, Druck, Stechen und Schmerzen in der Brust, zum Teil auch mit Ausstrahlung in den linken Arm
- **allgemeine Beschwerden:** Abgeschlagenheit, Müdigkeit, Erschöpfung, „Schwarzwerden" vor den Augen
- **auf die Atmung bezogene Beschwerden:** Beklemmungsgefühle beim Atmen, Engegefühle, Atemnot in Ruhe und bei Belastung
- **vegetative Beschwerden:** Schlafstörungen, Zittern, Kältegefühl, Parästhesien, Schwindel, Schwitzen, Kopfschmerzen
- **psychische Beschwerden:** Reizbarkeit, Angst, innere Unruhe, niedergedrückte Stimmung

Die differenzialdiagnostische **Abgrenzung** von der Panikstörung (→ Kap. 3.1.2) bzw. der Herzangststörung (→ Kap. 3.1.5) und die noch wichtigere von einem Herzinfarkt im Frühstadium (→ Kap. 8.1) ist in der Praxis oft sehr schwierig. Die oben dargestellte Aufzählung der Symptome verdeutlicht, wie vielgestaltig funktionelle Herzbeschwerden sein können und wie stark sie sich mit anderen, vor allem den Angststörungen (→ Kap. 3.1, hier besonders die Hypochondrie → Kap. 3.1.6), Depressiven Störungen (→ Kap. 3.2.1) und Konversionsstörungen (→ Kap. 6.2) überschneiden. Hinzu kommt die Notwendigkeit der Abgrenzung von den funktionellen Beschwerden, die primär durch eine Schlafstörung (→ Kap. 6.5), eine vestibuläre Funktionsstörung (→ Kap. 6.4.1.1) oder eine Schmerzstörung (→ Kap. 6.7), die sich nicht selten im Herz- und Thoraxbereich lokalisiert, hervorgerufen werden.

Differenzialdiagnose

In der Notfallsituation ist die Differenzialdiagnose oft sehr schwierig, sodass man nicht umhin kann, beim ersten Anfall eine akute kardiologische Abklärung zu veranlassen. Aber bei unauffälligen Befunden ist eine weitere Untersuchung zu vermeiden, um nicht eine iatrogene Fixierung zu fördern. Dominieren phänomenologisch eindeutig Ängste und/oder ihre vegetativen Begleiterscheinungen, so sollte die Diagnose einer **Angststörung** gestellt werden. Attackenweises Herzrasen ist oft die Leitsymptomatik bei **Panikanfällen**. Bei der **Herzangststörung** sind die neurotischen Ängste und Befürchtungen deutlich auf das Herz zentriert und treten praktisch nur im Zusammenhang von Herzbeschwerden bzw. darauf bezogenen Befürchtungen auf. Ähnliches gilt für die **Hypochondrie**, bei der aber weniger attackenweise Ängste als vielmehr chronische Befürchtungen und Besorgnisse um das Herz im Vordergrund stehen. Vom **akuten Herzinfarkt**, bei dem in der Regel die Schmerzbeschwerden im Vordergrund stehen, unterscheiden sich die Patienten mit funktionellen kardiovaskulären Störungen vor allem durch ihre verbalisierte Angst, ihre oft depressive Gestimmtheit, ihre unangemessenen Tendenzen zur Schonung (die sie vom Typ A bei der koronaren Herzerkrankung [→ Kap. 8.1] charakteristisch unterscheidet; solche Patienten kann man auch nach einem schweren Infarkt nur mit Mühe im Bett halten!), ihre Grundüberzeugung, körperlich krank zu sein, auch wenn keine diesbezüglichen Befunde erhoben werden, sowie ihr nachhaltiges Drängen auf wiederholte Diagnostik und schließlich durch die fehlenden Veränderungen im EKG bzw. in den laborchemischen Befunden. Auch ist das Beschwerdebild oft diffuser, wechselnder und klagsamer vorgetragen als beim nicht selten zur Verleugnung der schweren Erkrankung neigenden Infarktpatienten.

Epidemiologie und Verlauf

Die funktionellen Herz-Kreislauf-Störungen kommen in der Allgemeinarztpraxis sehr häufig vor. Nach den Störungen des Magen-Darm-Trakts stehen sie an zweiter Stelle der Prävalenz. Die Angaben über ihr Auftreten im Krankengut des Hausarztes schwanken zwischen 8 und 16%. Die Krankheit manifestiert sich meist zwischen dem 20. und 40. Lebensjahr. Männer sind häufiger betroffen. Die Angaben zum Spontanverlauf funktioneller Herzbeschwerden sind wenig ermutigend (nach Herrmann u. Rüger 1999). Bei Follow-up- Untersuchungen über Zeiträume von ein bis elf Jahren war der subjektive Verlauf durchweg unbefriedigend. So bestanden weiterhin: bei über 50% der Fälle unveränderte Beschwerden, bei 50% Einnahme von Herzmedikamenten, bei bis zu 100% Behinderung in täglichen Aktivitäten, eher schlechtere subjektive Verläufe als bei vergleichbaren Koronarpatienten, insbesondere signifikant mehr Körpersymptome und häufigere Rehospitalisierungen wegen extrakardialer Probleme sowie zahlreiche weitere Probleme einschließlich anhaltender psychischer Beeinträchtigungen.

Psychodynamik und Pathogenese

Wie bei allen funktionellen Störungen steht im Hintergrund eine deutliche Ich-Störung. Oft werden die primären Objektbeziehungen nicht stabil internalisiert, häufig auf dem Boden einer emotionalen Vernachlässigung. Dies führt in vielen Fällen zu abhängigen oder unsicheren Beziehungsmustern und zu verstärkter narzisstischer Kränkbarkeit. Die Krankheit wird oftmals benutzt, um Zuwendung bzw. Aufmerksamkeit zu erringen, um Schwäche „legitim“ zulassen zu können oder um unbewusste Bindungswünsche zu erfüllen. Nach Herrmann-Lingen et al. (2008) ist für funktionelle Herzbeschwerden typisch, dass der Zusammenhang mit dem Auslöser nicht wahrgenommen wird im Sinne einer Verleugnung der Affektwahrnehmung (Alexithymie). Infolge der starken Ängstigung durch die wahrgenommenen Beschwerden kommt es oft auch zu einer kognitiven Fehlbewertung. Bei der Organwahl spielen oft Familienmitglieder eine Rolle, die tatsächlich an einem Herzinfarkt verstorben sind und mit denen sich die Patienten unbewusst identifizieren.

Therapie

Die Therapie ist wegen der Fixierung auf eine organische Krankheitsursache mühsam. Erschwerend ist der häufig erhebliche soziale Krankheitsgewinn (Schonung, Krankschreibung etc.). Die Wahl der Therapie sollte sich, bei jedem Fall individuell, nach dem jeweiligen Erscheinungsbild, dem psychodynamischen Hintergrund und der Fähigkeit des Patienten, von dem jeweiligen Therapieangebot profitieren zu können, richten. Sie folgt den Grundzügen der Therapie von Angstkrankheiten, Depressiven und Somatoformen Störungen. Auf den Umgang mit funktionell Kranken gehen wir ausführlich in → Kapitel 6.8 ein.

6.4.3 Reizdarmsyndrom (Chronische Dyspepsie und Colon irritabile)

Die **chronische Dyspepsie** oder Somatoforme autonome Funktionsstörung des oberen Gastrointestinaltrakts (ICD-10: F45.31) umfasst verschiedene funktionelle Beschwerden, die im Bereich des oberen Verdauungstrakts lokalisiert sind.
Das **Colon irritabile** oder Somatoforme autonome Funktionsstörung des unteren Gastrointestinaltrakts (ICD-10: F45.32) beinhaltet Symptome im Bereich des Unterbauchs.
Beide sind charakterisiert durch Symptomenvielfalt, Fehlen eines organischen Befundes, chronischen Verlauf und durch die Art, wie die Beschwerden geschildert werden.

In der Gastroenterologie wird diskutiert, ob die chronische Dyspepsie und das Colon irritabile möglicherweise die „gleiche“ Krankheit an verschiedenen Abschnitten des Magen-Darm-Trakts seien. Wegen der großen Häufigkeit dieser Beschwerden sind strenge Definitionskriterien wichtig. Differenzialdiagnostisch ist die Abgrenzung zu einer Reihe anderer funktioneller Störungen und körperlichen Erkrankungen oft schwierig.
Die Klassifikation der chronischen Dyspepsie in der ICD-10 als Somatoforme autonome Funktionsstörung des oberen Gastrointestinaltrakts sowie des Colon irritabile als Somatoforme autonome Funk-

tionsstörung des unteren Gastrointestinaltrakts ist noch unbefriedigend, da die Abgrenzung zum Beispiel zu funktionellen Störungen wie „funktionellen Blähungen", „funktionellem Durchfall" oder zur „funktionellen Obstipation" fehlt.

Symptomatik

Chronische Dyspepsie

- Beschwerdedauer sechs Monate und mehr
- Schmerz-, Druck- oder Völlegefühl im Oberbauch, brennend oder dumpf
- oft mit Übelkeit oder Erbrechen
- Sodbrennen, retrosternale Schmerzen, Zungenbrennen
- vegetative Beschwerden wie Kopfschmerzen, Schwindel, Globusgefühl, Schwitzen
- depressive Grundstimmung
- Schilderung der Beschwerden oft in vorwurfsvoller Weise

Colon irritabile (irritable bowel syndrom, IBS)

Das Reizdarmsyndrom ist durch verschiedene gastrointestinale Symptome gekennzeichnet, die nicht als Folge von strukturellen organischen Veränderungen verstanden werden können. Erst nach Durchführung einer Basisdiagnostik wird ein Reizdarmsydrom angenommen.
Eine internationale Expertenkommission (sog. Rom-II-Kriterien; Drossman 2000) definiert das Reizdarmsyndrom als abdominelle Missempfindungen oder Schmerzen, die in mindestens 12 Wochen (nicht zwangsläufig konsekutiv) der letzten 12 Monate auftraten und durch zwei der drei folgenden Kriterien gekennzeichnet sind:

- Erleichterung mit der Defäkation und/oder
- Auftreten assoziiert mit einer Änderung der Stuhlfrequenz und/oder
- Auftreten assoziiert mit einer Änderung der Stuhlform.

Daneben treten eine gestörte Defäkation (Defäkation sehr mühsam, Stuhlurgenz, Gefühl der inkompletten Entleerung), Schleimabsonderungen, Blähungen oder ein Spannungsgefühl im Abdomen auf.

Epidemiologie und Verlauf

Die funktionellen Magen-Darm-Erkrankungen im Ober- und Unterbauch haben unter allen funktionellen Störungen in der Normalbevölkerung die höchste Punktprävalenz von 15 bis 22 % (Jones 2002; Schepank 1987; Talley et al. 1992). Bei der Geschlechtsverteilung sind Frauen doppelt so häufig betroffen wie Männer (Mayer 2008). Von den IBS-Patienten sind nur 20 bis 49 % so genannte Inanspruchnahme-Patienten (Hotz et al. 1999; Icks et al. 2002). Bemerkenswert ist, dass 75 % der Menschen mit den gleichen Beschwerden den Arzt *nicht* aufsuchen. Diesem Phänomen begegnen wir bei fast allen funktionellen Beschwerden. Trotzdem machen in der ambulanten Gastroenterologie die Patienten mit funktionellen Magen-Darm-Erkrankungen bis zu 50 % aus. Die Wahrscheinlichkeit des Arztbesuchs steigt mit der Anzahl komorbider psychischer Störungen (Drossman u. Thompson 1992). Die Reizdarmbeschwerden sind häufig mit verminderter Arbeitsfähigkeit, Einschränkung der Lebensqualität und hohen medizinischen Kosten verbunden. In den USA werden die direkten Kosten für das Reizdarmsyndrom pro Jahr auf 9 Milliarden Dollar geschätzt (American College of Gastroenterology 2002).

Psychodynamik und Pathogenese

Die Bedeutung des großen enterischen Nervensystems (ENS; „kleines Gehirn“) wird von Ärzten oft vergessen. Dass die Aktivität des Verdauungstrakts vom psychischen Erleben abhängt, ist auch Populärwissen („etwas schlägt auf den Magen“; „sauer sein“; „Schiss haben“). Nach neueren kontrollierten Studien ist sowohl die Wahrnehmungs- als auch die Schmerzschwelle bei Dyspepsie-Patienten beim Ballondilatationsversuch in der Kardia signifikant abgesenkt: Schon ein geringer Druck wird von dieser Patientengruppe wahrgenommen und oft auch früher als schmerzhaft beschrieben. Anhand von Beobachtungen von Magenfistelträgern und bei künstlich angelegtem Darmausgang wurden **zwei grundlegende psychosomatische Reaktionsmuster** herausgearbeitet (Whitehead et al. 1990):

- Diskussionen über Themen, die Ärger oder Vorwurf auslösen, führen zu schmerzhaft empfundenen Kontraktionen des Darmes und zu vermehrter motorischer Aktivität.
- Diskussionen über Gefühle, die Hoffnungs- und Hilflosigkeit auslösen und dem Patienten ein Gefühl des Ungenügens und des Selbstvorwurfs geben, werden von einem Aussetzen der Kolonaktivität begleitet.

Als gesicherter pathophysiologischer Mechanismus wird (nach Häuser u. Lempa 2004) eine generalisierte Schmerzhypersensibilität in allen Abschnitten des Gastrointestinaltraktes angesehen. Diese ist zurückzuführen auf die verstärkte Tendenz dieser Patienten gastrointestinale Reize mit niedriger Intensität als schmerzhaft oder unangenehm zu empfinden. Die erniedrigten somatischen und viszeralen Schmerzschwellen werden durch die Hypothese einer spinalen Übererregbarkeit oder durch eine allgemeine Systemstörung bei der zentralen Reizverarbeitung erklärt. Veränderungen der zentralnervösen Verarbeitung konnten mit bildgebenden Verfahren nachgewiesen werden. Offenbar besteht auch eine Störung der Hypothalamus-Hypophysen-Nebennierenrinden-Achse (sog. brain-gut-axis). Diese Achse ist an der Regulation der gastrointestinalen Motilität und Sensibilität und der Stressregulation beteiligt. Es wird angenommen, dass psychosoziale Stressoren über eine Dysregulation dieser Achse zu den viszeralen Schmerzsymptomen und zu einer Veränderung der viszeralen Motilität beitragen (Mayer et al. 2006; McFarland 2008). Die British Society of Gastroenterology (Jones 2002) sieht bei dieser Erkrankung ebenfalls eine höhere Rate an psychischem Distress (z. B. Angst, Depression) im Vergleich zu Gesunden sowie von belastenden Lebensereignissen, insbesondere sexuellem Missbrauch als erwiesen. Gesichert erscheint auch der Mechanismus eines postgastroenteritischen Reizdarmsyndroms (Hotz et al. 1999; Jones 2002).
In der Psychodynamik von Patienten mit funktionellen Unterbauchbeschwerden sind häufig Persönlichkeitszüge zu finden, die ihnen die Äußerung von Affekten, insbesondere von Ängsten und Aggressionen, verbieten, und die mit ihrem Wunsch nach Unabhängigkeit und ihrem Streben nach überdurchschnittlichen Leistungen zu tun haben. Dies weist auf ähnliche Stressbelastungen hin, wie sie auch bei Ulkusträ-

gern und Kolitiskranken beobachtet wurden. Patienten mit rezidivierenden Angstattacken (→ Kap. 3.1.1) scheinen in nennenswertem Umfang unter einem Reizkolon zu leiden (Lydiard et al. 1993).
Nach Sechtem (2002) sind sowohl das Modell der Konversion als auch der psychovegetativen Störung als Affektäquivalent hilfreiche Wegweiser zum psychodynamischen Verständnis.

Arzt-Patient-Interaktion

Hier gelten im Wesentlichen die Grundsätze die wir im Kapitel „Der Umgang mit dem somatoform Kranken" (→ Kap. 6.8) darstellen.

Therapie

Für die Therapie ist ebenfalls auf die allgemeine Abhandlung der Somatoformen autonomen Störungen zu verweisen, insbesondere die über den Umgang mit dem funktionell Kranken (→ Kap. 6.8). Dem Patienten ist bereits dann wesentlich geholfen, wenn er sich der Aufmerksamkeit seines Arztes sicher ist.
Deter (1998) empfiehlt eine Anpassung der Behandlung an Schwere und Art der Symptome, an physiologische und psychosoziale Ursachen, an das Krankheitsverhalten des Patienten und an den Grad der funktionellen Beeinträchtigung.
Verschiedene Autoren (Guthrie et al. 1993; Svedlund et al. 1983) wiesen schon vor längerer Zeit nach, dass mit einer **Kombination** von internistischer Behandlung und psychodynamischer Kurztherapie über drei Monate die Patienten ein Jahr später signifikant weniger Beschwerden aufwiesen als die ausschließlich mit medizinischer Standardtherapie behandelte Gruppe. Erfolge werden auch von verschiedenen gruppentherapeutischen, verhaltenstherapeutischen Ansätzen sowie dem Biofeedback, dem Autogenen Training und der Hypnose (Whorwell et al. 1992) berichtet (Übersicht bei Leibing et al. 1998).
Für eine Untergruppe von Patienten ist analytische Einzeltherapie mit Aufdeckung der unterdrückten Traumen, Fantasien und Affekte indiziert. **Internistisch** werden diätetische (z. B. faserreiche Kost) und symptomatische (z. B. Spasmolytika) Maßnahmen empfohlen. Psychopharmaka sind nur in Ausnahmefällen indiziert.

6.5 Nichtorganische Schlafstörungen

Schlafstörungen (ICD-10: F51) gehören zu den häufigsten psychovegetativen Störungen. Gemäß einer Definition amerikanischer Schlafstörungszentren (ASDC) liegt eine Schlafstörung vor, wenn:

- Störungen des Ein- und Durchschlafens auftreten
- die Schlafdauer bzw. das Schlafbedürfnis exzessive Ausmaße annimmt
- es zu Unregelmäßigkeiten und Verschiebungen der Schlafzyklen kommt
- es zu Störungen bestimmter Schlafstadien kommt

Pathogenetisch sind organische Ursachen einer Schlafstörung insgesamt selten, müssen jedoch gezielt ausgeschlossen werden.

Für die nichtorganischen Schlafstörungen hat sich eine einheitliche Terminologie durchgesetzt. Die **ICD-10** unterscheidet:

- **Dyssomnien**, primär psychische Störungen von Dauer, Qualität und Zeitpunkt des Schlafs: Insomnie, Hypersomnie und Störungen des Schlaf-Wach-Rhythmus
- **Parasomnien**, in der Kindheit Normalphänomene, im Erwachsenenalter meist psychogene Ereignisse während des Schlafs: Schlafwandeln, Alpträume und Pavor nocturnus

Symptomatik

Formal besteht (außerhalb des Seniums) eine Schlafstörung, wenn

- weniger als 6,5 Stunden Nachtschlaf vorliegen,
- die Einschlaflatenz 30 Minuten überschreitet oder
- mehr als 30 Minuten nächtliche Wachzeit gegeben sind.

Das Schlafbedürfnis ist jedoch individuell sehr unterschiedlich.
Die **Insomnie** (ICD-10: F51.0) ist die klinisch wichtigste und häufigste Störung des Schlafs. Damit ist eine relative Störung des Schlafs gemeint, wie

- Ein- und Durchschlafstörungen,
- frühes morgendliches Erwachen bzw.
- eine Kombination dieser Störungen.

Epidemiologie und Verlauf

Epidemiologisch sind Schlafstörungen häufige Erscheinungen. Sie treten, meist in passagerer Form, früher oder später bei den meisten Menschen auf. Je nach Definition der Störung variiert die Lebenszeitprävalenz zwischen 15 und 70 %. Diese Verteilung ist altersabhängig und steigt im Senium stark an. Nach eigenen Untersuchungen liegt die Rate der Schlafgestörten, wenn man sie exploriert, in einer neurotisch und psychosomatisch kranken Stichprobe deutlich über 50 %.
Während kurze Phasen von Schlafstörungen unter emotionaler Belastung sich problemlos zurückbilden, zeigt der typische Patient, der wegen Schlafbeschwerden den Arzt aufsucht, einen chronischen Verlauf. Deshalb ist die Unterscheidung der akuten und der chronischen Schlafstörung von erheblicher praktischer Bedeutung.

Psychodynamik und Pathogenese

Die **akute Schlafstörung** kann direkte Folge einer Umstellung des Schlaf-Wach-Rhythmus sein, beispielsweise bei Aufnahme von Schichtarbeit, Wechsel der Zeitzonen (Flugreisen). In der Regel ist sie jedoch durch eine starke **emotionale Belastung** verursacht, die der Betroffene meist benennen kann oder zumindest „ahnt“: hohe psychophysische Erregung, Existenzsorgen sowie Sorgen aller Art, Schuldgefühle, Selbstvorwürfe, gespannte Erwartungen (Examina!), finanzielle Belastungen und anderes mehr. Die akute Schlafstörung bildet sich mit der Beseitigung der auslösenden Ursache normalerweise zurück. Trotz der deutlichen belastungsabhängigen Auslösung sind die subjektiven Unterschiede groß: während zum Beispiel Frau A. vor dem Examen „wie eine Bärin“ schläft, kann Frau B. kaum einschlafen, schreckt dauernd mit Herzklopfen auf und ist schon frühmorgens „putzmunter“, aber ziemlich unausgeschlafen.
Bezüglich der auslösenden Anlässe kann die grobe Faustregel gelten:

- Für die **Einschlafstörung** sind eher Ereignisse des vergangenen Tages verantwortlich.
- Für die **Durchschlafstörung** und das **frühe Erwachen** sind eher Ereignisse des kommenden Tages verantwortlich.

Beim Übergang in die **chronische Schlafstörung** sind die genannten individuellen Unterschiede mitbestimmend. Neurotische Persönlichkeitszüge sind oft vorhanden. Eine besondere Rolle kommt hierbei **Fehlhaltungen** und **Fehlerwartungen** hinsichtlich der Natur des Schlafs zu. Hiermit sind unrealistische Vorstellungen über die notwendige Schlafdauer, den Verlauf des Schlafs und dessen Tiefe gemeint. Gerade alte Menschen unterliegen oft einer Fehlkognition: ein 75-Jähriger, der eine Stunde mittags, eine weitere Stunde vor dem Fernseher und vier bis fünf Stunden in der Nacht schläft, kommt altersbezogen auf eine normale Zeit des Gesamtschlafs in 24 Stunden – er hat keineswegs eine Schlafstörung, auch wenn er ab 4 Uhr morgens wachliegt, weil er schon um 22:30 Uhr zu Bett gegangen ist. Aufklärung über die Natur des Schlafs ist hier die wichtigste therapeutische Aufgabe (s. u.).
Insbesondere Patienten mit einer hypochondrischen Komponente geraten hier rasch in ein so genanntes **„Trying-to-hard-Syndrom"** – der Schlafgestörte versucht „mit Gewalt" einzuschlafen –, wodurch ein Circulus vitiosus in Gang gesetzt wird. Es kommt zu einer psychophysischen Aktivierung, wobei zunehmend auch objektive Schlafzustände subjektiv als Wachzustand interpretiert werden. Der Schlaf ist nunmehr mit einer bestimmten Erwartungshaltung verknüpft, die gewissermaßen durch die dann einsetzende Schlafstörung immer häufiger bestätigt wird, sodass der Grad der psychophysischen Aktivierung stetig ansteigt. Wird dann zunehmend der gestörte Nachtschlaf tagsüber nachgeholt, kann es bis zu einer Umkehr des Tag-Nacht-Rhythmus kommen.
Schlafgestörte Menschen zeigen charakteristische **Persönlichkeitsmerkmale**. Bei 500 konsekutiven Patienten einer psychosomatischen Ambulanz fanden wir eine hochsignifikante Kombination von depressiven Symptomen mit Schlafstörungen sowie signifikante Zusammenhänge mit Ängsten und psychasthenischen Erscheinungen. Es bestehen häufig ausgeprägte Bedürfnisse nach Anlehnung, Unterstützung und Hilfe. Die **Komorbidität mit Depressiven Störungen** ist so ausge-

prägt, dass regelhaft bei jeder Schlafbeschwerde geklärt werden muss, ob sie nicht eine Unterform depressiver Symptomatik darstellt.

Psychodynamisch ist die psychogene bzw. psychoreaktive Schlafstörung als Symptombildung zu verstehen, der ein neurotischer Konflikt zugrunde liegt. Dabei kann es sich zum Beispiel um unbewusste Gewissenskonflikte handeln (der Patient kann sich die Erholung des Schlafs letztlich nicht gönnen) oder die archaischen Inhalte der Träume werden als bedrohlich erlebt. Auch Ängste vor Auslöschung und Tod (Alter!) werden durch den Schlaf unbewusst aktiviert. Solche Patienten können direkt zu **„Schlafphobikern"** werden, die Angst vor dem Einschlafen haben. Der Schlaf hat hier nicht mehr die Bedeutung der positiv verstandenen Ruhe, sondern die eines „kleinen Todes". In der Mythologie der griechischen Antike, die viele Inhalte kollektiv-unbewusster Bedeutung in eine Bildersprache brachte, waren der Schlaf (Hypnos) und der Tod (Thanatos) ein Brüderpaar. Besonders bei Patienten mit Ich-strukturellen Störungen (→ Kap. 2.2 und 2.3 sowie → Kap. 5.2.4, Borderline-Syndrom) sind Schlafstörungen oft auf diese Weise verursacht. Schließlich kann die Schlafstörung auch im Rahmen sozialer Beziehung Aggressivität ausleben (etwa durch die „unbeabsichtigte" Störung des Schlafs der Bezugsperson) oder die soziale Beziehung wird im Sinne der Befriedigung von Wünschen nach Zuwendung und Trost aktiviert. Nach unserer Einschätzung liegen diese Schlafstörungen als Folge von spezifischen inneren Konflikten jedoch in der Prävalenz eindeutig unter den oben geschilderten, durch Fehlerwartungen und -haltungen ausgelösten „Entgleisungen" des gesunden Schlafverhaltens.

> Eine durch real belastende Ereignisse (Trauer, Spannung vor dem Examen, Existenzsorgen u. a.) verursachte Schlafstörung sollte als Normphänomen angesehen werden. Erst das anhaltende Missverhältnis von auslösender Ursache und Ausmaß der Insomnie kennzeichnet die Schlafstörung im engeren Sinne.

Aus **verhaltens- und kognitionstheoretischer Sicht** ist die Störung des Schlafs Ausdruck und Ergebnis von ähnlichen Konditionierungsprozessen, wie die denen das Wachbewusstsein unterliegt. Dieses

Modell trägt besonders gut zur Erklärung der Einzelheiten des Aufschaukelungsprozesses in das erhöhte psychophysiologische Aktivierungsniveau bei, wie er oben geschildert wurde.

Therapie

10 Leitsätze zur Therapie von Schlafstörungen

1. Vor Beginn jeder Therapie steht eine Diagnose von Typ und – wenn möglich – Ätiologie der Schlafstörung.
2. Eine kognitive Aufklärung über die Natur des Schlafs und die subjektiven Fehlerwartungen und Fehlhaltungen steht am Anfang.
3. Begründete Präskriptionen („Kein Tagschlaf!" „Geschlafen wird nur im Bett!" „Immer gleiche Zubettgehzeit!") helfen weiter.
4. Paradoxe Intentionen („Ich muss ja nicht schlafen" „Es ist egal, ob ich schlafe oder nicht" „Schäfchen zählen ist auch ein Job") tragen zur Entkrampfung bei, wirken oft erstaunlich, bedürfen aber einer Einführung und Einübung.
5. Entspannungstechniken, vor allem das Autogene Training (→ Kap. 12.8.1), ersetzen die Schlafbemühungen und werden bei jedem nächtlichen Aufwachen (im Bett) wiederholt. Sie sind Mittel der ersten Wahl – wegen der Erwartungshaltung, die natürlich gegenwirkt, ist ihr Erfolg ausschließlich langfristig zu beurteilen. Das muss dem Patienten auch so gesagt werden.
6. Milieuveränderungen sind bei sozial bedingten Schlafstörungen hilfreich.
7. Schlafstörungen mit neurotisch bedingter Konfliktbasis bedürfen einer Fachpsychotherapie.
8. Medikamentöse Therapie mit einem sedierenden Antidepressivum zur Nacht (z. B. Doxepin, Mirtazapin) ist bei allen Schlafstörungen mit depressiver Komorbidität indiziert und wirkt aufgrund der „schlaffördernden" Komponente oft erstaunlich. Antidepressiva sollten dann längerfristig – jedoch nicht als „Schlaftablette" – gegeben werden.

9. Benzodiazepine sind die wirksamsten Medikamente zum Durchbrechen der Aktivitätsaufschaukelung bei der akuten Schlafstörung. Sie dürfen nicht länger als zwei, maximal vier Wochen gegeben werden (Gefahr der Abhängigkeit, Rebound-Insomnie!). Kombination mit den Maßnahmen 2–7 ist erforderlich.
10. Chronische Schlafstörungen gehen regelhaft mit einem Medikamentenmissbrauch, vor allem von Benzodiazepinen, einher. Langsamer (!) Entzug, versuchsweise Änderung der Medikation von Hypnotika auf sedierende Antidepressiva, Umstellung von Lebens- und Schlafgewohnheiten sowie begleitende psychotherapeutische Maßnahmen sind unumgänglich. Die Erwartung eines schnellen Erfolgs enttäuscht Arzt und Patient.

6.6 Störungen der Sexualität

Aus thematischen Gründen haben wir die sexuellen Funktionsstörungen, die Störungen der Sexualpräferenz und die Transsexualität in diesem Kapitel zusammengefasst. Von diesen gehören lediglich die sexuellen Funktionsstörungen zu den Somatoformen autonomen Erkrankungen.

6.6.1 Sexuelle Funktionsstörungen

Somatoforme Störungen der sexuellen Funktion sind passagere oder anhaltende Störungen bei Einleitung und Durchführung des Geschlechtsverkehrs. Sie sind definitionsgemäß nicht über organische Ursachen erklärbar. Sie beeinträchtigen meist das menschliche Wohlbefinden und können sekundär zu deutlichen Verstimmungen und Selbstzweifeln führen.
Die **ICD-10** unterscheidet

- Störungen des sexuellen Verlangens (F52.0)
- Störungen der sexuellen Erregung (F52.2)

- Störungen der Orgasmusfähigkeit (F52.3)
- vorzeitige Ejakulation (F52.3)
- nichtorganische Dyspareunie (F52.6)
- nichtorganischer Vaginismus (F52.5)
- mangelnde sexuelle Befriedigung (F52.11)

Bei der Darstellung der Konversionsstörungen und Dissoziativen Störungen (→ Kap. 6.2) war bereits auf das Vorkommen von sexuellen Funktionsstörungen, dort vorzugsweise im Sinne der Einschränkung der sexuellen Erlebnisfähigkeit, hingewiesen worden. Die Störanfälligkeit der menschlichen Sexualität reicht jedoch weiter als die Störungen im Rahmen der Konversionsneurose. Wenn es zutrifft, dass psychovegetative Störungen generell bei Neurosen häufiger sind (ein bekanntes Beispiel sind hier die Schlafstörungen), dann wird man auch im Bereich der sexuellen Funktionen, die ja auf umschriebenen vegetativen Abläufen basieren, vermehrt Störungen erwarten. Tatsächlich haben sehr viele Patienten (nach unseren Schätzungen fast die Hälfte der Patienten, die einen Psychotherapeuten oder eine Beratungsstelle wegen seelischer Probleme aufsuchen) auch sexuelle Probleme. Freud, der die Neurosen in der ursprünglichen Form seiner Theorie als Folgen von Problemen der psychosexuellen Entwicklung auffasste, erweist sich hier als unverändert aktuell.

Symptomatik

Die Gliederung der Störungen wird auf die verschiedenen Funktionen zurückgeführt:

- Störungen des sexuellen Verlangens
- Störungen der sexuellen Erregung
- Störungen während des Koitus
- Störungen der Organsmusfähigkeit
- Störungen der Befriedigung

Tab. 6-2 Die häufigsten sexuellen Funktionsstörungen in der Übersicht.

Funktionsstörung	Männer	Frauen
Störungen des sexuellen Verlangens (Appetenz)	sexuelle Lustlosigkeit (reduzierte, fehlende Libido)	sexuelle Lustlosigkeit (reduzierte, fehlende Libido)
Störungen der sexuellen Erregung	• fehlende, verzögerte, unvollständige, schmerzhafte Erektion • Lubrikationsstörungen	• Störungen des Erregungsverlaufes (bis zur Frigidität) • Lubrikationsstörungen
Störungen während des Koitus	• Erektionsstörungen (s. o.) • Dyspareunie	• Vaginismus • Dyspareunie
Störungen der Orgasmusfähigkeit	vorzeitige, verzögerte, ausbleibende Ejakulation	unvollständige orgasmische Entspannung; Anorgasmie
Störungen der Befriedigung	• Verstimmungen (Gereiztheit, Depressionen) • postkoitale Schmerzen • hypersexuelles Verhalten	• Verstimmungen (Gereiztheit, Depressionen) • hypersexuelles Verhalten

Die **häufigsten Symptome** sind dann die nachstehenden:

- **Alibidinie:** fehlendes Interesse an der Sexualität
- **Frigidität:** sexuelle Unerregbarkeit, bei der auch das sexuelle Interesse fehlt
- **Anorgasmie:** sexuelles Interesse erhalten, aber fehlendes Befriedigungs- und Entspannungserlebnis
- **Dyspareunie:** Schmerzen beim Geschlechtsverkehr (vorzugsweise bei Frauen)
- **Vaginismus:** Verkrampfung von Scheide und Beckenboden, die den Verkehr unmöglich macht, bei Frauen – meist mit großen Erwartungsängsten verbunden

Schon in dieser Aufzählung zeigt sich, dass die sexuellen Einschränkungen ein weites Spektrum darstellen, das von einer psychogenen Unlust oder Abneigung gegen den Sexualverkehr einerseits, über einen Verkehr mit teilweisen Befriedigungserlebnissen, der aber von Schmerzen und Ängsten gestört wird, bis hin zu leichteren Einschränkungen reicht. Die Erfahrung vieler berufstätiger Menschen, insbesondere von Frauen zeigt, dass unter starker Belastung (z. B. Beruf und Haushalt) oft ein reduziertes sexuelles Interesse besteht, das bei äußerer Entlastung (etwa im Urlaub) sofort wieder da ist. Zu einer befriedigenden Sexualität ist beim Menschen offensichtlich ein bestimmtes Maß innerer und äußerer Entspanntheit erforderlich.
Impotenz ist eine häufige männliche Sexualstörung. Man unterscheidet

- Impotenz zum Verkehr überhaupt (Impotentia coeundi, erektive Impotenz)
- Zeugungsimpotenz (Impotentia generandi)
- Befriedigungsimpotenz (Impotentia satisfactionis)
- Häufigste Sexualstörung bei Männern ist der **vorzeitige Samenerguss, Ejaculatio praecox**.

Die häufigsten sexuellen Funktionsstörungen für beide Geschlechter sind in → Tabelle 6-2 dargestellt. Alle Formen von sexuellen Funktionsstörungen können psychogener Natur sein und insbesondere die Unfähigkeit, bei der Sexualität eine Befriedigung zu empfinden, trotz intakter erektiver Potenz, dürfte sehr viel häufiger sein als gewöhnlich angenommen wird. Einschränkungen des Selbstwertgefühls verleiten solche Männer oft, die mangelnde Qualität der Befriedigung durch eine renommierende Quantität auszugleichen. Diesen Vorgang kann man als Reaktionsbildung oder Überkompensation auffassen. Überkompensation wird wohl in den meisten Fällen die Ursache der psychogenen **Hypersexualität** oder **Erotomanie** darstellen. Durch das Erlebnis gesteigerter Triebhaftigkeit und ständig neuer „Erfolge“ wird versucht, Selbstzweifel, Depressionen oder andere Probleme abzuwehren und zu einem ausgeglichenen Selbstgefühl zu kommen. Bei Frauen nennt man dieses Verhalten **Nymphomanie**, bei Männern **Donjuanismus**.

Manche Menschen können ihren Gefühlshaushalt durch erotomane Aktivität in erstaunlichem Maße equilibrieren. Die Krise kommt meist mit fortschreitendem Alter. Wahrscheinlich nehmen depressive Verstimmungen dann zu. Ein eindrucksvolles Beispiel ist die verbittert-morose Verstimmung des alternden Giacomo Casanova, von der seine Zeitgenossen berichten und die aus den letzten Bänden seiner Autobiographie spricht. Sexualität als „Selbstwert-Tonikum“ ist auf die Dauer offensichtlich so unbefriedigend wie alle Reaktionsbildungen. Funktionelle sexuelle Störungen kommen auch häufig nach Schwangerschaften oder nach operativen Eingriffen (Hysterektomie, Prostatektomie) sowohl bei Männern wie bei Frauen vor, ohne dass eine organische Ursache vorliegt. Es kommt durch diese Erlebnisse oft zu einer Veränderung der Paardynamik.

Psychodynamik und Pathogenese

Hinter der Psychogenese oder der psychischen Mitverursachung der sexuellen Funktionsstörungen können die verschiedensten Konfliktkonstellationen stehen, die jeweils für den Einzelfall verstanden werden müssen. Insgesamt handelt es sich um ein **Ursachenbündel**, bei dem insbesondere der **Teufelskreis der Versagensangst** durch ständige Selbstverstärkung eine entscheidende Rolle spielt. Erlebte sexuelle Traumatisierungen, unbewältigte Tabus, Partnerprobleme, unrealistische Erwartungen kombinieren sich mit Persönlichkeitszügen wie Selbstunsicherheit, Leistungsproblemen und negativer Einstellung zur Sexualität.

Bei den früher als hysterisch bezeichneten Funktionsstörungen (→ Kap. 6.2) beruht die Hemmung der Befriedigung oft auf der unbewussten Gleichsetzung von Mann = Vater und Frau = Mutter. Da bei der hysterischen Konfliktdynamik beim anderen Geschlecht unbewusst regelhaft das **Inzesttabu** mit seinen Drohungen und Ängsten auftaucht, ist leicht nachvollziehbar, dass die sexuelle Erlebnisfähigkeit leiden muss.

Eine **strenge Gewissensbildung** kann sich natürlich auch gegen den sexuellen Genuss richten und so das Befriedigungserlebnis beeinträchtigen. Von großer Wichtigkeit sind Konflikte, die direkt mit dem **Selbstwertgefühl** (narzisstische Konflikte) zu tun haben. Hier kann

ein weitgestreutes Spektrum von Hemmungen auftreten, das von dem Gefühl, minderwertig zu sein und sich dem anderen nicht zumuten zu können, bis hin zu einer generellen Unfähigkeit, sich emotional auf einen anderen einzulassen, sich ihm hinzugeben – in der alten Bedeutung des Wortes – reicht.
Eine gewisse Wahrscheinlichkeit spricht dafür, dass zwar die sexuelle Liberalität stark zugenommen, dass aber die Hingabe- und emotionale Bindungsfähigkeit abgenommen haben. Folge davon ist ein Auseinanderfallen von Trieb und Zärtlichkeit, während gerade die Verbindung dieser beiden Aspekte die menschliche Sexualität von den allgemein biologischen Vorgängen abhebt. Dass eine Störung der Geschlechtsidentität als Frau oder als Mann natürlich Auswirkungen auf das sexuelle Erleben haben wird, ist leicht nachvollziehbar.

Therapie

Oft sind die sexuellen Störungen Ausdruck einer tieferliegenden neurotischen oder psychotischen Problematik. Psychotherapie in verschiedenen Formen ist deshalb für viele Arten von Einschränkungen der sexuellen Funktion indiziert. Masters und Johnson entwickelten eine auf verhaltensmodifizierenden Ansätzen basierende Methode, die auf drei wichtigen Säulen ruht: Paartherapie, Teamtherapie und Intensivtherapie. Sie fanden heraus, dass bei sexuellen Störungen immer beide Partner beteiligt sind. Die von ihnen entwickelte Therapie wird von einer Frau und einem Mann als Team durchgeführt. In täglichen Sitzungen über zwei bis drei Wochen geht es darum, sexuelle Verhaltensweisen angstfreier und befriedigender zu machen. Diese Methode wurde inzwischen vielfach modifiziert und erweitert.
Bei den Erektionsstörungen wurden auch gefäßchirurgische Eingriffe entwickelt oder auf die Gefäße wirkende Stoffe direkt in den Schwellkörper gespritzt (**SKAT:** Schwellkörperautoinjektionstherapie). Seit 1998 hat das Mittel Viagra® mit dem Wirkstoff Silfadenil eine weite Verbreitung gefunden. Es handelt sich um eine Substanz, die auf die glatte Muskulatur im Schwellkörper relaxierend wirkt und dadurch die Erektion erleichtert. Voraussetzung ist allerdings, dass eine sexuelle Appetenz vorhanden ist.

Als Basis sexualtherapeutischer Therapie haben sich auch die vier Stufen des **PLISSIT-Modells** bewährt:

1. Permission: der Therapeut gibt zu verstehen, dass er sexuelle Fragen besprechen möchte
2. Limited information: der Therapeut gibt wichtige Informationen über sexuelle Störungen
3. Specific suggestions: der Therapeut gibt direkte Ratschläge oder Anweisungen zur Lösung des Problems
4. Intensive therapy: eigentliche intensive Therapie

Der oft eingesetzte Alkohol wirkt in bezeichnender Weise mehr über den Abbau der Hemmungen („Das Gewissen ist im Alkohol löslich!") als auf die sexuelle Defizienz als solche.

6.6.2 Störungen der Sexualpräferenz (Perversion, Deviation, Paraphilie)

Als Störungen der Sexualpräferenz werden nennenswerte Abweichungen von der heterosexuellen Partnerwahl mit anderen Triebzielen bezeichnet, wobei die Homosexualität ausgenommen ist. Die ICD-10 nennt folgende Störungen:

- Pädophilie (F65.4)
- Sodomie (F65.8)
- Transvestitismus (F64.1)
- Exhibitionismus (F65.2)
- Sadismus (F65.5)
- Masochismus (F65.5)
- Fetischismus (F65.0)
- Voyeurismus (F65.1)

Der ältere Begriff der **Perversion** geriet genauso wie die jüngeren Bezeichnungen **Deviation** und **Paraphilie** durch unwissenschaftlichen Gebrauch in Misskredit.

Epidemiologisch überwiegen Abweichungen der Sexualpräferenz stark aufseiten der Männer; bis auf die einfache Homosexualität sind Sexualabweichungen bei Frauen sehr selten.

Die häufigste sexuelle Variation ist die **Homosexualität**, also die überwiegende erotische Anziehung zwischen Personen des gleichen Geschlechts mit oder ohne manifeste sexuelle Handlungen. Die Homosexualität wird in der ICD-10 nicht mehr als Störung aufgefasst. Angesichts ihrer Verbreitung und des – jenseits der Sexualpräferenz – unauffälligen Verhaltens vieler Homosexueller, erscheint dies sinnvoll. Das Problem liegt in der Grenzsetzung: Wann ist eine Sexualabweichung eine Störung? Fraglos gehen hier kulturelle Bewertungen ein, die historisch und auch ethnisch starken Differenzen unterliegen.

Symptomatik

Störungen der Sexualpräferenz nach ICD-10 sind die folgenden sexuellen Variationen:

- Bei der **Pädophilie** gilt das sexuelle Interesse der Erwachsenen Kindern des gleichen oder des anderen Geschlechts. Die Übergänge zur Homosexualität mit Jugendlichen sind hier fließend.
- Das sexuelle Interesse an und der Sexualverkehr mit Tieren wird als **Sodomie** bezeichnet. Im Gegensatz zu anderen Deviationen findet sich diese Verhaltensabweichung gehäuft bei intelligenzgeminderten Personen oder vorübergehend in Situationen der Partnerlosigkeit. (Die „Hirtensexualität" betrieb bereits der griechische Gott Pan.)
- Als **Transvestitismus** wird die sexuelle Lust beim Anlegen von Kleidern des Gegengeschlechts bezeichnet.
- Wenn der Mensch sexuelle Erregung am Demonstrieren der eigenen Genitalien gegenüber Personen des anderen Geschlechts verspürt, spricht man von **Exhibitionismus**. Für das Befriedigungserlebnis ist hier offenbar Erschrecken und Angst der Frauen erforderlich.

- Ist die sexuelle Befriedigung überwiegend mit fantasierten oder aktiven Misshandlungen des Partners verbunden, so spricht man von **Sadismus.**
- Die sexuelle Lust beim Erleiden von Quälereien wird demgegenüber als **Masochismus** benannt. Diese beiden Varianten kommen auch kombiniert vor, d. h. die gleichen Personen genießen das eine Mal den aktiven, das andere Mal den passiven Vorgang.
- **Fetischismus** ist die sexuelle Erregung, welche an bestimmte auslösende Gegenstände gekoppelt ist. Auffallend häufig handelt es sich dabei um Schuhe, Lederartikel und Gummigegenstände.
- Beim **Voyeurismus** werden intensive erregende sexuelle Fantasien durch das unbemerkte Beobachten von Personen, die nackt sind, sich ausziehen oder sexuelle Handlungen ausführen, ausgelöst („Spannen").

Ob der sexuell Deviante, der **epidemiologisch** gesehen regelhaft ein Mann ist, unter seinem Verhalten leidet oder nicht, ist im Wesentlichen eine Frage der Toleranz der Gesellschaft, in welcher er lebt. Vom Verhalten selbst her besteht nur wenig Leidensgefühl oder Therapiebedürfnis. Manche deviante Tendenzen werden von der herrschenden Kultur geradezu gefördert: Der weibliche Exhibitionismus etwa tritt als Symptom so gut wie gar nicht auf – wahrscheinlich weil er sich in der westlichen Gesellschaft voll entfalten kann, ja geradezu kommerziell gefördert wird. Um als Krankheiten aufgefasst zu werden, fehlt den sexuellen Deviationen also das wesentliche Element des subjektiven Leidens.

Psychodynamik und Pathogenese

Freud hatte als erster die Möglichkeit einer psychischen Mitverursachung der sexuellen Varianten konzipiert. Sein Verständnis geht von einer anfänglich undifferenzierten Ausprägung des menschlichen Sexualtriebs aus. Er prägte den berühmten Satz von der „polymorph perversen" Anlage des Säuglings. Konstant am menschlichen Sexualtrieb sei nur das *Ziel*, die Befriedigung, während das *Objekt*, auf das sich der Trieb richtet, in hohem Maße variabel sei und durch die Entwicklung bestimmt werde. Auf diese Weise gewinnt Freud eine Möglichkeit, Abweichungen des Sexualziels aus Prägungen und Fixierungen an bestimmte Vorstellungen innerhalb der Entwicklung zu erklären. Die in der Deviation sich darstellenden Triebformen nennt er „Partialtriebe"; es sind dies sozusagen die Nebenziele, die neben dem Trieb der am anderen Geschlecht orientierten sexuellen Befriedigung weiterbestehen, auch wenn sich die genitale Sexualität beim Erwachsenen bereits durchgesetzt hat. Bei der Triebabweichung würden dann diese Nebenziele (Partialtriebe) durch Entwicklungseinflüsse zu den Hauptzielen, bzw. der Erwachsene regrediere wieder auf die älteren Partialtriebe und das heterosexuelle Triebziel trete in den Hintergrund.

Gegenüber dieser dynamischen Theorie nimmt sich die jüngere Triebtheorie von K. Leonhard sehr viel starrer aus. Dieser Autor geht von archaischen instinktiven Mustern („Urinstinkte") aus, die er als irgendwie genetisch verankert auffasst. Er kommt so zu einer relativ statischen Theorie von Triebvariationen.

Von Freud abgegrenzt haben sich weitere Erklärungsversuche, die der Psychoanalyse entstammen. Hier werden die sexuellen Deviationen im Prinzip als **Lösungsversuche** innerer unbewusster Konflikte erklärt, wie dies in gleicher Weise für die Neurotischen Störungen gilt. Dieses Verständnis sieht also die sexuellen Varianten als Parallele zur Neurosenentstehung an und nicht als ihr entgegengesetzt. Vom Leiden wird angenommen, dass es tief verdrängt sei.

Deutsche Autoren wie Dannecker und Reiche haben bereits in den 1970er-Jahren zu Recht kritisiert, dass die meisten Psychotherapeuten letztlich nur geringe Erfahrungen mit sexuellen Deviationen hätten und diese dann unzulässig verallgemeinerten. Diese Autoren tendieren wie viele neuere Sexualwissenschaftler zu einer Annahme von **Triebvariationen sui generis**. Für die Homosexualität häufen sich seit etwa 1990 Hinweise auf abweichende morphologische Strukturen im Zwischenhirn, die möglicherweise in einem ursächlichen Zusammenhang mit ihr stehen.

Therapie

Die sexuellen Variationen sind mit Psychotherapie kaum zu behandeln und die Betroffenen meist an einer Psychotherapie auch nicht interessiert. Die gerichtliche Auflage von Psychotherapie – zum Beispiel bei Exhibitionisten – ändert daran leider grundsätzlich wenig, so sehr zu begrüßen ist, dass im Bereich der Rechtsprechung auch psychosoziale Gesichtspunkte zunehmend berücksichtigt werden. Die pharmakologischen Behandlungsversuche mit Antiandrogenen waren in der Vergangenheit insgesamt unbefriedigend, da sie die gesamte und leider nicht selektiv die deviante Sexualität unterdrücken. Das führte fast automatisch zu nur geringer Compliance.

6.6.3 Transsexualität

Die bekannteste Störung der Geschlechtsidentität stellt die so genannte Transsexualität (Transsexualismus, ICD-10: F64.0) dar. Bei dieser Ausprägung besteht die nicht korrigierbare Vorstellung, dass das äußerlich wahrnehmbare Geschlecht „falsch" sei, dass man eigentlich dem anderen Geschlecht angehöre. Meist wird eine Geschlechtsumwandlung angestrebt.

Eine beweiskräftige Theorie über die Entstehung der Geschlechtsidentität steht bisher noch aus. Neuere Theorien betonen Aspekte der Objektbeziehungen, der Selbstentwicklung sowie soziale, kulturelle, genetische und hormonelle Faktoren. Es wird eine **Kerngeschlechtsidentität** (core gender identity) von der **Geschlechtsrolle** (gender role) unterschieden. Unter Kerngeschlechtsidentität versteht man die genuine Gewissheit bezüglich des biologischen Geschlechts, männlich oder weiblich zu sein. Bei der Ausprägung der Geschlechtsrolle sind Prozesse des sozialen Lernens, der kognitiven Organisierung und bewusste und unbewusste Rollenerwartungen beteiligt.

Symptomatik

Bei der Transsexualität handelt es sich um eine voll ausgeprägte **Störung der Kerngeschlechtsidentität**, für die sich bis heute kein sicheres körperliches Korrelat hat finden lassen. Hormonell, chromosomal usw. sind diese Menschen in Übereinstimmung mit ihrem äußeren Geschlecht, das sie ablehnen. Einem Teil dieser Patienten kann durch eine operative Geschlechtsumwandlung (die in der Richtung Mann zu Frau besser durchführbar ist) nachhaltig geholfen werden. Vor der unkritischen Anwendung solcher Operationen ist aber auch zu warnen, da nach unseren eigenen Erfahrungen unterbegabte Menschen mit polymorph-perversen Neigungen plötzlich auf geschlechtsumwandelnde Operationen drängen können und diesen Wunsch oft mit sehr großer Beharrlichkeit und Intensität vortragen. Durch entsprechende Kommunikation in der „Szene" lernen diese Patienten, wie sie sich darstellen müssen, um operiert zu werden. Die unabdingbare Voraussetzung solch operativer Eingriffe, nämlich die Sicherheit, dass sich der Wunsch nie mehr ändern wird, und die Möglichkeit des Patienten, alle Konsequenzen der Operation zu überblicken, sind hier jedoch nicht gegeben. Diese Untergruppe sollte man als **Pseudo-Transsexuelle** bezeichnen. In den von uns selbst untersuchten Fällen kamen sie **häufiger** als die genuinen Transsexuellen vor. Bei den Pseudo-Transsexuellen ist auch oft der Wunsch nach Geschlechtsumwandlung psychodynamisch gut ableitbar, während man für die Gruppe der genuinen Transsexuellen wahrscheinlich von einer primären und nicht mehr beeinflussbaren Identitätsstörung ausgehen muss.

Psychodynamik und Pathogenese

Eine psychodynamisch stimmige Erklärung der Transsexualität fehlt. Bei den Pseudo-Transsexuellen spricht viel für das Verständnis, dass diese Menschen auf chirurgischem Wege und über die Schiene der Geschlechtsidentität weitergehende und unbewusste Identitätsprobleme zu lösen versuchen.

Therapie

Bei den genuinen Transsexuellen, die unter einem hohen Leidensdruck stehen, ist die **geschlechtsumwandelnde Operation** das Mittel der Wahl. Das **Transsexuellen-Gesetz** legt zwei Stufen auf der Basis von jeweils zwei Gutachten fest: Die erste ermöglicht die Änderung des Vornamens sowie eine hormonelle Substitution nach mindestens einjährigem Probeleben in der angestrebten Geschlechtsrolle (Alltagstest) unter psychotherapeutischer Begleitung. Erst dann kann im zweiten Schritt die Personenstandsänderung nach der geschlechtumwandelnden Operation, die immer eine irreversible Kastration umfasst, erfolgen. Eine entsprechende Betreuung erfolgt meist in Spezialambulanzen an Universitätskliniken. Die Lebensqualität dieser Patientengruppe ist nach der Umwandlung oft eindeutig besser als vorher. Es gibt Beispiele geglückter „heterosexueller" Beziehungen in der neuen Geschlechtsidentität (die die Betreffenden ja als ihre eigentliche beschreiben), die sie nun leben könnten.

6.7 Anhaltende somatoforme Schmerzstörung

Die Anhaltende somatoforme Schmerzstörung (ICD-10: F45.4) ist ein eigenständiges, in der Regel chronifizierendes und zugleich schwer zu behandelndes Syndrom, gekennzeichnet durch erhebliche Schmerzen an unterschiedlichen Lokalisationsorten ohne eine hinreichend erklärende organische Ursache. Kopfschmerzen sind die häufigste Manifestation neben solchen des Bewegungsapparates. Das weitestgehende Bild stellt eine Panalgesie dar.

Das *lineare Schmerzverständnis* (Verletzung → Schmerzreiz → Leitung zum Hirn → Schmerzwahrnehmung), das die Medizin seit Descartes beherrschte, verhinderte bis in die 1980er-Jahre hinein die wissenschaftliche Reflexion der Tatsache, dass akuter Schmerz und chronischer Schmerz grundlegend verschiedenen Mechanismen folgen können. Da sich besonders in Deutschland wissenschaftlich hartnäckig die Überzeugung hält, dass es sich beim Schmerz um eine einfache Sinnesempfindung handele, vergleichbar dem Gesichts- oder dem Geruchssinn, wurden und werden chronische Schmerzzustände von der Ärzteschaft so behandelt, als ob sie durch akute Reize hervorgerufen seien: in der Regel mit Schmerzmitteln. Der Verbrauch an Schmerzmitteln in der Bevölkerung betrug schon in der alten BRD 1000 (!) Tonnen pro Jahr, was insbesondere für die Nieren deletäre Folgen hatte. Der heutige Verbrauch im vereinten Deutschland dürfte trotz aller Aufklärung noch höher liegen – geschwunden ist lediglich der Phenacetin-Anteil in den Spezialpräparaten. Vermutlich stellen die Kopfschmerzen die erste Indikation dar und sind auch häufigste Ursache für die Selbstmedikation.

Es waren der kanadische Psychologe R. Melzack und der britische Physiologe und Anatom P. D. Wall, denen 1965 ein theoretischer Durchbruch in den Annahmen zur Pathogenese akuter und chronischer Schmerzen gelang (sog. **Gate-control-Theorie**). Sie postulierten, dass nach Umschaltung in Thalamus und limbischem System über absteigende Bahnen eine Modulation (Hemmung) der Perzeption peripherer Schmerzreize erfolgt. Das bedeutet, dass Schmerz nicht länger als einfache Sinnesempfindung verstanden werden kann, sondern dass bereits in seine periphere Wahrnehmung modulierende Faktoren eingehen (gesichert sind mittlerweile Stimmungen [Angst!], Vorerfahrungen, soziale Einflüsse und weitere). Diese Theorie wurde 1983 noch einmal revidiert und setzte sich im Prinzip seither weltweit durch. Größten Einfluss hatte sie auf die **Schmerzdefinition der Internationalen Fachgesellschaft IASP**:

> „Schmerz ist ein unangenehmes Sinnes- und Gefühlserlebnis, das mit aktueller oder potenzieller Gewebsschädigung verknüpft ist oder mit Begriffen einer solchen beschrieben wird."

Diese Definition stellt die pathogenetische Annahme, dass (chronische) Schmerzzustände *ohne* organische Grundlage bestehen können, gleichberechtigt neben eine Pathogenese über eine Schädigung. Erklärbar wird damit auch, warum organisch verursachte Schmerzen hartnäckig persistieren können, nachdem der nozizeptive Reiz längst fortgefallen ist. **Akuter Schmerz** ist ganz überwiegend über eine Verletzung verursacht, ist also nozizeptiv, **chronischer Schmerz** wird durch zahlreiche weitere Faktoren, vor allem Emotionen, Stimmungen, Gedächtnisinhalte und soziale Verstärkungen mitbestimmt. Im Extrem können Schmerzen ausschließlich psychisch bedingt sein.

Jeder kennt die Tatsache, dass durch Abzug der Aufmerksamkeit (**„Ablenkung"**) Schmerzen verschwinden können. Befürchtungen und Ängste verstärken den Schmerz. Schwerstverletzte bei vollem Bewusstsein zeigen oft erstaunlich wenig Schmerzen. Im Zweiten Weltkrieg fiel bereits auf, dass Schwerverletzte, die Aussicht hatten, aus einem Brückenkopf ausgeflogen zu werden, sehr viel weniger Opiate brauchten als die Gruppe der Leichtverletzten, für die diese Aussicht nicht bestand. Schmerzen haben aber auch etwas mit einer **sozialen Lerngeschichte** zu tun. Es gibt Familien, in denen der Schmerz einfach kein Thema ist, und andere, in denen jedes Mitglied darauf besteht, mehr Schmerzen zu haben als das andere. (Die Migränetradition in Familien, die meist als Beweis für die erbliche Belastung angesehen wird, gewinnt so noch einmal andere Interpretationsmöglichkeiten.) Schimpansen, deren Arme während ihrer Entwicklung in Papphülsen steckten, hatten nach Befreiung davon eine deutlich herabgesetzte Schmerzempfindlichkeit, verletzten sich stärker usw. Neurophysiologisch wird man hier von einem fehlenden Synapsentraining sprechen, entwicklungspsychologisch wurde die Entstehung des Körper-Schemas massiv behindert.

Diese Zwischenstellung des Schmerzes zwischen den körperlichen und seelischen Phänomenen ließ bereits 1933 E. Weiss die Vermutung äußern, dass die Patienten mit psychogenen Schmerzen seelische Probleme offensichtlich in der Form körperlicher Schmerzen erlebten. Solche Patienten verwechseln gewissermaßen „Seelenschmerz" mit „Körperschmerz". Diese These von Weiss ist wenig beachtet geblieben, obwohl sie uns von besonderer Modernität scheint. Der holländische Psychosomatiker Groen sprach einmal davon, dass diese Patienten gleichsam Schmerz, Pein und Leid verwechselten. Wir kennen dies aus unserer eigenen Kindheit: Das subjektive Erlebnis „Bauchweh" kann gleichermaßen eine Appendizitis, eine Magenüberfüllung, ein schlechtes Gewissen oder Angst vor einer Klassenarbeit bedeuten.

Die psychosoziale Dimension des Schmerzes nach G. L. Engel:

- Schmerz **schützt** den Körper **vor Verletzungen**. Er trägt entscheidend bei zur **Entstehung des Körperbildes** und zur Erfahrung der Umwelt. Jeder Körper hat ein eigenes „Schmerzgedächtnis".
- Schmerz hat eine sehr enge Beziehung zur **Entstehung sozialer Beziehungen** überhaupt: Schmerz führt zum Weinen, das Weinen ruft die Mutter, die Mutter tröstet und nimmt so den

Schmerz. Für manchen Erwachsenen ist gewissermaßen die Hoffnung auf Tröstung den chronischen Schmerz wert.

- Schmerz und **Strafe** werden ebenfalls in der frühen Entwicklung verbunden. Schmerz wird zum Signal, dass man „böse" ist, wird so zum Zeichen für **Schuld** und kann in der Form der Sühne die Voraussetzung zur Entlastung von Schuld werden. Auch dieser Mechanismus scheint bei vielen Schmerzpatienten von großer Wichtigkeit zu sein.
- Schmerz hat auch eine frühe Beziehung zur **Aggression und Macht**. Der Schmerz der anderen befriedigt unsere Aggression. In der Wendung des Schmerzes gegen das eigene Selbst des Patienten wird viel Aggression befriedigt, nur ist er selbst jetzt das Opfer.
- Damit eng zusammen hängt die Verbindung zwischen Schmerz und realem oder befürchtetem **Verlust einer geliebten Person**. Verluste schmerzen den Menschen, der Schmerz kann aber wiederum auch die Qual des Verlustes lindern. Der Patient leidet sozusagen mehr unter dem Schmerz als unter dem Verlust. In der Umgangssprache wird dieser Zusammenhang als „schmerzhafter Verlust" beschrieben.
- Schmerz kann eine Beziehung zu **sexueller Erregung** haben. Die Kombination mit Schmerz kann zu einer Verstärkung der Erregung führen. Die entsprechenden sexuellen Empfindungen werden als sadistische und masochistische beschrieben (→ Kap. 6.6.2).

Symptomatik

- In der Inanspruchnahme-Population stehen **Rückenschmerzen** an erster Stelle (die definitionsgemäß durch die Befunde nicht hinreichend erklärbar sein dürfen!).
- **Kopfschmerzen** nehmen die zweite, in manchen Studien sogar die erste Stelle ein. Spannungskopfschmerzen, die aber nicht selten migränoid (seitenbetont) sind, machen den größten Teil aus.
- Dann folgen ohne klare Häufigkeitsbevorzugung Schmerzen der Extremitäten und solche am Stamm und in den Körperhöhlen.

- Jedes einzelne Organ/Organsystem kann im Prinzip betroffen sein.
- Ein Schmerzbild, bei dem „alles schmerzt“, wird als **Panalgesie** bezeichnet, ist aber seltener.

Obwohl das Bild der Somatoformen Schmerzstörung keineswegs einheitlich ist und obwohl die Genese mit Sicherheit genauso uneinheitlich ist, fallen in den Beschreibungen der Patienten regelhaft **wiederkehrende Züge** auf:

- Häufig handelt es sich um eher arbeitsame, ständig aktive und leistungsbetonte Menschen, die bis zu einem bestimmten Ereignis, wie etwa einem Bagatellunfall, wenig oder überhaupt nicht krank waren. Hierin gleichen sie zwanghaften oder depressiven Persönlichkeiten.
- Mit dem Ausbruch der Schmerzen beginnt eine charakteristische Odyssee von Arzt zu Arzt, von Klinik zu Klinik, mit immer wieder unbefriedigenden Behandlungserfolgen, die nur allzu oft in die Arbeitsunfähigkeit mündet.
- Die Wünsche an die Ärzte sind immer gleich: Es soll etwas „Eingreifendes“ geschehen, die Schmerzen seien nicht mehr zum Aushalten, für das Ziel der Schmerzfreiheit sei man bereit, alles zu erdulden. Die Patienten bevorzugen in auffallender Weise „harte“ und „eingreifende“ Therapiemaßnahmen. Sie sind vor allem leicht zu operativen Eingriffen bereit und viele von ihnen werden trotz höchst fragwürdiger Befunde mehrfach operiert, sodass am Ende wahrscheinlich schon die Operationsfolgen genügen, um das Schmerzsyndrom zu unterhalten.
- Die Patienten sprechen gern und ausführlich über ihre Schmerzen, sind aber eher unwillig, psychische Faktoren in Erwägung zu ziehen, allenfalls als *Folge* der Schmerzen hätten sie Schwierigkeiten. „Die Lebensprobleme sollen mit Hilfe der Chirurgie gelöst werden“ (Blumer u. Heilbronn 1982).

Schmerzbeschreibung: Je einfacher, ökonomischer und unkomplizierter sie ist, je mehr die Schmerzbeschreibung in Übereinstimmung mit anatomischen Daten steht, desto wahrscheinlicher ist ihre organische (periphere) Genese. Je bildhafter, plastischer und insgesamt vager sie dargestellt wird, je mehr sie sich von den Gegebenheiten der Anatomie entfernt, desto eher weist sie auf eine psychische (zentrale) Genese hin (Engel). Allgemein fällt auf, dass problematische Lebensumstände, die mit dem Schmerz nicht direkt in einem Zusammenhang stehen, generell geleugnet werden.

Auch wenn der Ausschluss der organischen Störung von großer Wichtigkeit ist, braucht die Diagnose der Somatoformen Schmerzstörung keineswegs nur per exclusionem gestellt zu werden. Der Wert einer **ausführlichen biographischen Anamnese**, der Versuch des Arztes, genau zu verstehen, in welchen psychosozialen Bedingungen der Patient zu Beginn der Erkrankung oder der Verschlechterung stand, wie er lebte, wen er verlor, was ihn „verletzte" – der Wert dieses „Nachvollziehens" (ohne dem Patienten sogleich ein alternatives Verständnis seiner Krankheit aufzudrängen!) kann nicht hoch genug veranschlagt werden, auch wenn das Vorgehen zeitaufwändig ist. Nur zu oft werden dann Situationen deutlich, die den Patienten psychisch massiv traumatisierten und die in einem unübersehbaren zeitlichen Zusammenhang zum Beginn der Schmerzsymptomatik stehen. Man sollte sich auch dann nicht enttäuscht fühlen, wenn der Patient im nächsten Gespräch gleichsam das Gesagte wegwischt und versichert, das alles sei längst vergessen, und mit seinen Schmerzen habe es schon gar nichts zu tun (→ auch Kap.6.8 zum Umgang mit dem somatoform Kranken).

Die **Differenzialdiagnose** ist besonders am Anfang schwierig. Wie schon ausgeführt, muss, nachdem organische Ursachen ausgeschlossen wurden, an die Möglichkeit depressiver und schizophren-wahnhafter Psychosen gedacht werden, bei denen solche Zustände bekannt sind. Die hypochondrische Beschwerde ist durch ihren stärkeren Befürchtungscharakter vom Schmerzsyndrom mit seiner Gewissheit relativ gut abzugrenzen, obwohl es auch hier Überschneidungen gibt. Bei nach mehrjährigem Verlauf bereits eingetretener Chronifizierung ist allerdings die richtige Diagnose für den mit dieser Störung Vertrauten rasch zu stellen. Den Versuch eines umfassenden biopsychosozialen Verständnisses des Schmerzkranken unternimmt das von einer Mainzer Arbeitsgruppe herausgegebene „Handbuch chronischer Schmerz" (Egle et al. 2003).

Epidemiologie und Verlauf

Nach der TACOS-Studie haben Anhaltende somatoforme Schmerzstörungen für Deutschland eine Lebenszeitprävalenz von 12,3 % (Mayer et al. 2000), was erstaunlich hoch ist. Nach der Übersicht von Nickel und Raspe (2001) ist die Hauptschmerzlokalisation bei den Inanspruchnahme-Patienten das Skelettmuskelsystem (Rücken), bezogen auf die Punkt- und Lebenszeitprävalenz liegen in der Allgemeinbevölkerung die Kopfschmerzen an erster Stelle. Die Auftretenshäufigkeit von Rückenschmerzen ist mit einem niedrigeren sozioökonomischen Status verbunden (dabei ist aber statistisch gesichert, dass körperliche Belastung als solche nicht die Schmerzen erklären kann). Frauen überwiegen in den meisten Übersichten, bei der Panalgesie im Verhältnis 5:1. Wie bereits ausgeführt, ist die Tendenz zu Chronifizierung und Medikamentenabusus ausgeprägt. Kopf- und Rückenschmerzen bildeten die größte Untergruppe „medizinisch unerklärter Symptome" in einer Übersicht über zahlreiche Fachabteilungen von Reid et al. (2001).

Psychodynamik und Pathogenese

Das autoaggressive Moment, das dieser Erkrankung innewohnt, hat bei einigen Autoren dazu geführt, die somatoformen Schmerzsyndrome in ihrer Mehrheit als *Depressionsäquivalente*, als so genannte larvierte Depressionen aufzufassen. Für eine Reihe dieser Patienten ist dieses Verständnis fraglos berechtigt. Bei manchen Patienten spürt man in der Interaktion geradezu den Selbstbestrafungsaspekt der Erkrankung. Psychodynamisch gesehen ist die Anhaltende somatoforme Schmerzstörung das komplexe Resultat einer **Fehlverarbeitung von psychosozialen Konflikten und Traumen**. Eigene Studien und die anderer Autoren (Übersicht bei Roy 1998) wiesen eine deutlich erhöhte Rate von einem Mangel an emotionaler Zuwendung und früher Leistungsanforderung, von Misshandlung und (bei Frauen) sexuellem Missbrauch in der Biographie nach. Psychobiologisch führen diese Erfahrungen von frühem Stress (vor allem über die Daueraktivierung der Amygdala) gesichertermaßen zu einer Schädigung des Stressverarbeitungssystems in der Entwicklung. Wenn dann viele Patienten im späteren Leben versuchen, ihre Defizite durch eine Überbetonung von Aktivität und Leistung zu kompensieren, geraten sie zunehmend in eine ständige Überforderung, gerade weil sie Stress schlechter verarbeiten können. Die Patienten setzen zur Bewältigung ihrer Lebensprobleme im Prinzip die gleichen Mechanismen ein, die in ihrer Jugend die Grundlagen für die Störung gelegt hatten. Ein Modell für den Entwicklungsprozess zum chronischen Schmerzpatienten ist in → Abbildung 6-5 dargestellt.

Die **psychodynamischen Mechanismen** der Pathogenese wird man unterschiedlich konzipieren müssen.

- Eine große Gruppe der Erkrankten folgt nach unseren eigenen Untersuchungen einem **psychophysiologischen Stressmodell**, analog dem der Umsetzung von Affekten in vegetative Spannungen („Affektäquivalente"; → Kap. 2.5, allgemeines Modell funktioneller Störungen). Eine ständige Spannungserhöhung ist die Folge. Kopfschmerzen sind wohl die typischsten Beispiele für diese Genese. Wenn diese Patienten aber z. B. einen muskulären Hartspann entwickeln (= den Schmerz hinreichend erklärende Ursache!), was nicht selten ist, gilt dies nach der Definition der ICD-10 als Ausschlusskriterium für eine Somatoforme Schmerzstörung.
- Für eine weitere Gruppe lassen sich zentralnervös gesteuerte Prozesse für die Pathogenese wahrscheinlich machen. Dafür sprechen Untersuchungen mit der Ferromagnetischen Resonanz (FMR). Zu diesen würden auch die wenigen Patienten gehören, bei denen die Störung offensichtlich nach dem Konversionsmodell entsteht (→ Kap. 2.1).
- Die durch emotionale Entbehrungen und teilweise sogar Traumen bestimmten Biographien zahlreicher Schmerzpatienten lassen auch an kompensatorische **„Ersatzbildungen"** zur Selbstwertstabilisierung in Form einer Krankheit denken (→ Kap. 2.2 und 2.3). Wir halten diesen Faktor für in der Pathogenese chronisch Schmerzkranker meist unterschätzt.
- Mit allen drei genannten Konzepten überschneidet sich die Annahme von **Lernvorgängen** (u. a. operantes Konditionieren, soziale Verstärkung; → Kap. 2.4) vor allem im Prozess der Chronifizierung der Beschwerden.

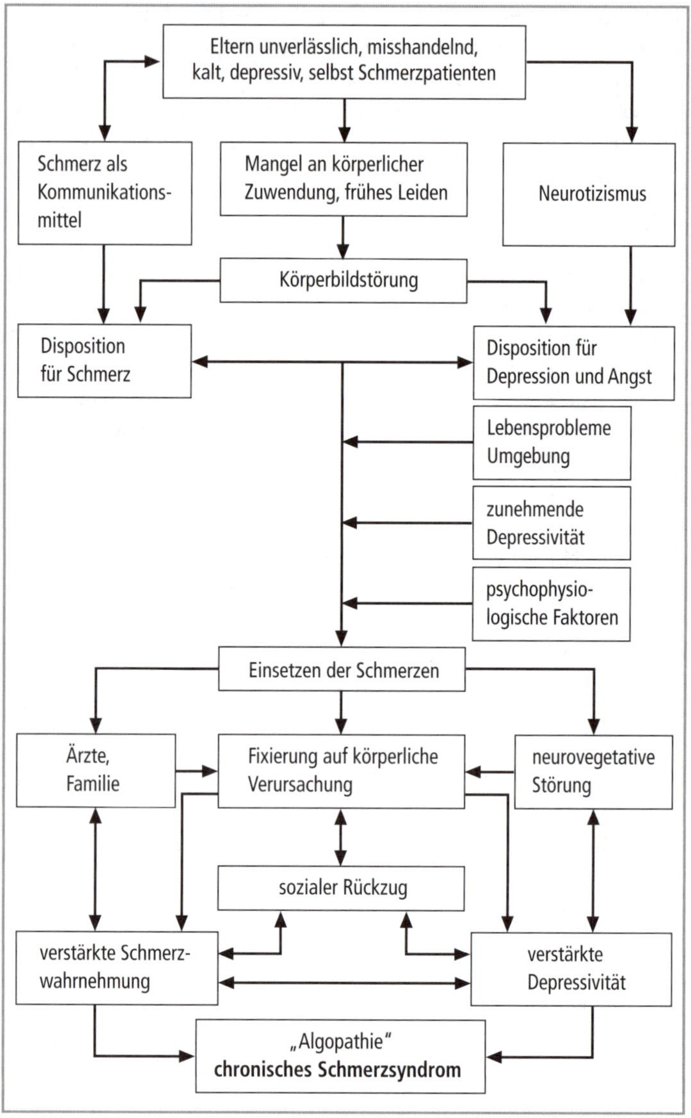

Abb. 6-5 Entwicklungsprozess zum chronischen Schmerzpatienten (nach U. T. Egle, mod. nach Violon 1982).

Es sind also insgesamt sowohl vegetative als auch zentralnervöse Vorgänge bzw. Fehlfunktionen, die auf unterschiedlichen Wegen zur Entstehung und Erhaltung der somatoformen Schmerzzustände beitragen.

Arzt-Patient-Interaktion

Die Arzt-Patient-Beziehung ist in ihrer Problematik bereits skizziert worden. Viele Schmerzpatienten fühlen sich vom Arzt so lange verstanden, wie dieser sich direkt dem Phänomen Schmerz zuwendet und psychosoziale Faktoren nicht anspricht. Das Interesse für das allgemeine Leben des Patienten, für seine Entwicklung und seine Beziehungen wird von vielen erst einmal so aufgefasst, als ob ihre Krankheit in Frage gestellt würde. Stattdessen erwarten die Patienten eingreifende Maßnahmen und schaffen es in ihrer Mehrzahl, die behandelnden Ärzte trotz vager Befunde zu erstaunlich weitgehenden diagnostischen und therapeutischen Maßnahmen zu verleiten. Obwohl, zumindest nach einem langjährigen Verlauf, eigentlich allen Beteiligten klar ist, dass es sich um eine psychosomatische Störung handelt, werden die Patienten weiter so behandelt, als ob sie organisch krank wären. Auch aus diesem Grund ist bei vielen Schmerzpatienten ein **Medikamentenabusus** anzutreffen. Der unreflektierte ärztliche Kompetenzanspruch („Ich muss jedem helfen") verschränkt sich in verhängnisvoller Weise mit der sehr dringlichen Forderung des Patienten („Es muss um jeden Preis etwas geschehen"). Die konformistische Symptomwahl des Patienten („Hier tut es weh") verleitet den Arzt, im Rahmen seiner diagnostischen Modelle zu denken („Schmerz hat eine Ursache, die Ursache muss aufzufinden sein") und lässt ihn übersehen, dass die Ursache des Schmerzes psychosozialer Art sein, dass hinter dem Schmerz ein krankmachendes Motiv stehen kann. Hilfe für die Patienten bleibt in jedem Falle schwierig, aber sie ist umso eher möglich, je früher daran gedacht wird, dass es sich um eine Erkrankung sui generis, um eine Anhaltende somatoforme Schmerzstörung handeln kann.

Therapie

Die Therapie chronisch Schmerzkranker muss in den meisten Fällen eine interdisziplinäre und multimodale sein. Mag die Ursache ehedem eine überwiegend psychische gewesen sein, so sind in der Regel über Medikamentenmissbrauch und Vorbehandlungen zahlreiche weitere komplizierende Parameter hinzugekommen. Wenn periphere (im Gegensatz zu den zentralnervös bedingten) Ursachen der Schmerzentstehung hinzukommen – beispielsweise ein Muskelhartspann – sind Analgetika und Physiotherapie indiziert. Der Einsatz von synthetischen Alkaloiden ist von der Pharmaindustrie erfolgreich in den Markt lanciert worden (natürlich mit Unterstützung ergebnisverpflichteter Forschung unter Mitwirkung von Ärzten, die von ihrer Ausbildung her nur das Modell des Akutschmerzes kannten) – der Erfolg dieser Behandlungen ist vorrangig der, dass zum chronischen Schmerzsyndrom eine Opioid-Abhängigkeit hinzutritt. Es ist erstaunlich wieweit dies geleugnet wird. Bei Patienten mit ausgeprägter depressiver Komponente sind Antidepressiva sicher indiziert und entlasten oft erstaunlich. Das Erlernen von Entspannungsverfahren (→ Kap. 12.8) und schmerzzentrierte Psychotherapie sollten regelhaft hinzukommen (s. u.).

Insgesamt gelten die Ausführungen in → Kapitel 6.8 über den therapeutischen Umgang mit somatoformen Patienten auch für Schmerzpatienten. Wichtig ist besonders, dem Patienten aus der Rolle des somatisch Schmerzkranken zu helfen, ohne dass er eine Selbstwertkränkung erleidet. Man muss ihm also in glaubhafter Weise ein Verständnismodell seiner Störung anbieten, das ihm erlaubt, sein eigenes organfixiertes Modell durch ein erweitertes Verständnis der Schmerzentstehung zu ersetzen. Wir haben hier erfolgreich mit einer einfachen Fassung der Gate-control-Theorie gearbeitet, die der Mehrzahl der Patienten eine innere Konzeptumstellung ohne Gesichtsverlust erlaubte. Auf dieser Einstellungsveränderung basieren sowohl die spezifischen verhaltenstherapeutischen als auch die psychodynamischen Behandlungsansätze. Psychotherapeutische Maßnahmen bedürfen bei diesen Patienten einer besonderen Ausbildung der Behandler. Bei einem in Mainz durchgeführten Projekt zeichnen sich stabile Behandlungserfolge mit der besonders ökonomischen Form einer manualisierten Gruppenpsychotherapie für diese Patienten ab (Nickel u. Egle 2001); dies gilt sowohl für die Kognitive Verhaltenstherapie (CBT; → Kap. 12.2) als auch für die Psychodynamische Therapie (PDT; → Kap. 12.1.2).

6.7.1 Fibromyalgie-Syndrom

Bei der Fibromyalgie (ICD-10: M79.09) handelt es sich wahrscheinlich um eine Unterform der Anhaltenden somatoformen Schmerzstörung. Einige Autoren vertreten die Annahme einer eigenständigen nosologischen Einheit; uns erscheint diese Abgrenzung jedoch wenig zwingend (s. u.).

Symptomatik

- **Leitsymptomatik:** chronische Schmerzen und Druckschmerzhaftigkeit der so genannten „tender points", vermehrte Muskelsteifigkeit, Reizzustände der Sehnenscheiden, Tendinosen und schmerzhafte Muskelverspannungen; bevorzugt im Lumbal- und Zervikalbereich, aber auch in anderen Körperregionen
- **Begleitsymptomatik:** psychovegetative Erscheinungen wie funktionelle Magen-, Darm- und Herzbeschwerden, Atembeschwerden, vermehrtes Schwitzen, Dermografismus, orthostatische Störungen und vielfältige Überempfindlichkeitssymptome sowie häufig lokalisierte degenerative Erscheinungen

Diagnostische Kriterien des American College of Rheumatology (ACR; Wolfe et al. 1990):
- Über eine Dauer von mindestens drei Monaten müssen Schmerzen an mindestens drei Lokalisationen auftreten und
- 11 der 18 charakteristischen Druckpunkte (tender points), die meist der Insertionsstelle von Sehnen entsprechen, müssen positiv (d. h. schmerzhaft) sein.

Die Schmerzschwelle scheint bei diesen Patienten erniedrigt zu sein. Stress und Belastungssituationen verschlimmern die Symptomatik häufig. Eine Besserung der Symptome im Urlaub und in der Freizeit wird oft von den Patienten beschrieben.

Epidemiologie und Verlauf

Bei 2 % der Patienten von niedergelassenen Allgemeinärzten in den USA fand sich ein Fibromyalgie-Syndrom (Wolfe 1989). In Europa wurden Prävalenzzahlen von 10 bis 13 % festgestellt. Der Erkrankungsbeginn liegt um das 35. Lebensjahr; Frauen sind deutlich häufiger betroffen (Verhältnis 6:1). Der Häufigkeitsgipfel der Erkrankung liegt im und nach dem Klimakterium. 60 % der Patienten weisen anamnestisch bereits in der Kindheit vermehrt Schmerzen auf. Die Schmerzen beginnen oft monolokulär; im weiteren Verlauf kommt es bei den meisten Patienten zu einer Zunahme der Symptomatik.

Nosologische Einordnung

Trotz intensiver Forschung muss weiterhin offenbleiben, ob es sich beim Fibromyalgie-Sndrom (früher „Weichteilrheuma") um ein von der Somatoformen Schmerzstörung unabhängiges Störungsbild handelt. Manchmal erscheint die Diskussion wie ein Kampf um Meinungen, der mehr von der Durchsetzungsfähigkeit der Protagonisten als von den Fakten bestimmt wird. Auch wirtschaftliche Interessen (Rentenansprüche, Betroffenen-Verbände) wirken in der Diskussion mit. **Psychophysiologische Ursachen** werden aufgrund verschiedener Einzelbefunde angenommen, wie einer mehrfach beschriebenen Störung des NREM-Schlafs (Alpha-EEG-Schlaf-Anomalie), immunologischer Störungen (Interleukin-2-Erhöhung) sowie Störungen der Neurotransmittersysteme (Serotonin-System und Noradrenalin-System). Man vermutet außerdem eine Dysfunktion der Hypothalamus-Hypophyse-Nebennieren-Achse (HHN-Achse), was an eine Störung der Schmerz- und Stressverarbeitung denken lässt. Ein Zusammenhang mit hormonellen Veränderungen (Häufigkeitsgipfel im und nach dem Klimakterium) scheint bedeutsam.

Jenseits dieser Befunde (die, wissenschaftstheoretisch korrekt gesehen, die Störung auf einer anderen Zugangsebene beschreiben und nicht eigentlich erklären) spielen **psychische und soziale Faktoren**

bei der Fibromyalgie eine entscheidende Rolle. Eine Häufung von körperlichen und sexuellen Misshandlungserlebnissen sowie emotionaler Vernachlässigung in der Kindheit ist für eine Subgruppe der Patientinnen gesichert. Bei dieser Subgruppe ist die Symptomatik insgesamt gravierender ausgeprägt. In ihrer Hyperaktivität gleicht eine Reihe von Patienten solchen mit anderen chronischen funktionellen Schmerzen und es gelten auch ähnliche psychodynamische Bedingungen. Die Befunde erhöhter Aggressionshemmung und erhöhter Angst- und Depressionswerte, hypochondrischer Ängste, eines auffälligen Krankheitsverhaltens mit hohem Inanspruchnahme-Verhalten und oft vielfältigen medizinischen Eingriffen (Ecker-Egle u. Egle 2003; Goldenberg 1989) entsprechen denjenigen anderer Patienten mit Somatoformen Störungen.
Die Folgekosten für das Gesundheitssystem sind erheblich. Trotz der kaum vorhandenen organischen Befunde sind Patienten mit einem Fibromyalgie-Syndrom subjektiv deutlich stärker belastet als Patienten mit rheumatoider Arthritis. Kontrollierte Studien an größeren Patientenkollektiven, die zu spezifischeren Befunden führen könnten, stehen weiterhin aus.

6.8 Der therapeutische Zugang zum somatoform Kranken

Der richtige Umgang mit dem funktionell oder somatoform Kranken beginnt damit, dass man sich über die eigene therapeutische Haltung Rechenschaft gibt. Therapeutischer Aktivismus schadet diesen – und anderen – Patienten in gleicher Weise wie therapeutischer Nihilismus. Das mit der nötigen Kompetenz und angemessenem Aufwand Machbare auch konkret anzustreben, ist eine sinnvolle ärztliche Grundhaltung. Dazu bedarf es

- der notwendigen **Fachkenntnis** (wozu auch das psychosomatische Wissen gehört), mit deren Hilfe therapeutisch Erreichbares von Nichterreichbarem unterschieden und Wege des therapeutischen Zugangs erkannt werden können und
- einer professionellen **Motivation** zwischen den Extremen von Überengagement und Resignation. Die Einsicht, dass einem Pa-

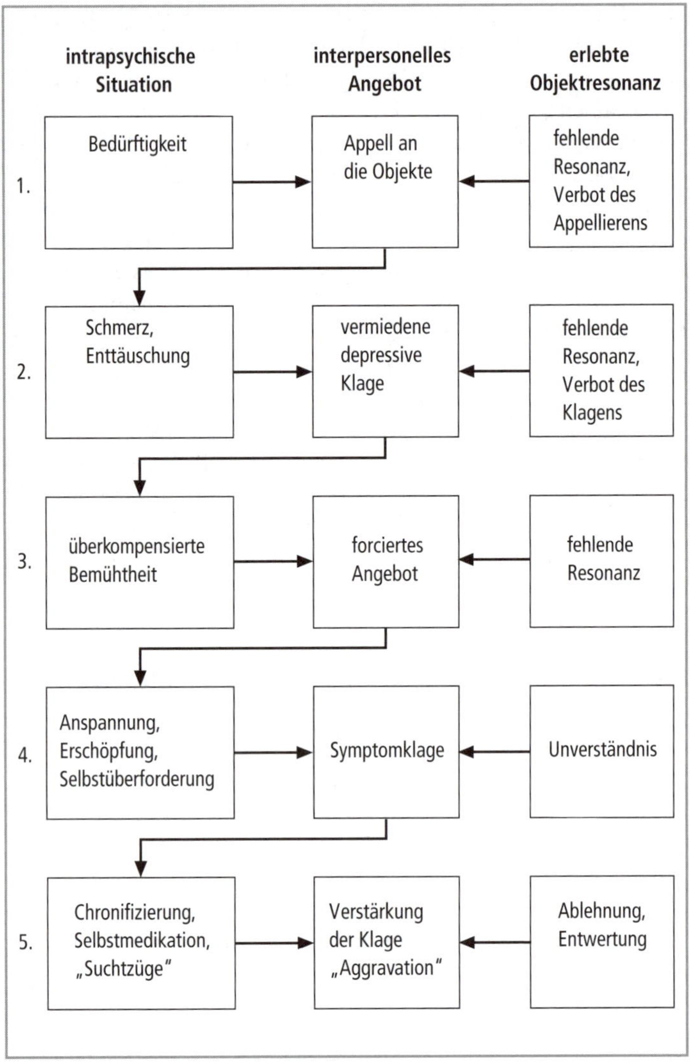

Abb. 6-6 Chronifizierung der funktionellen Symptombeschwerden aus dem Erleben des Kranken und der Reaktion des sozialen Umfelds heraus (nach Rudolf u. Henningsen 1998). Dieses Modell gestattet ein unmittelbares Verständnis mancher Probleme in der Arzt-Patient-Beziehung.

tienten in der Klinik oder Praxis mit den zur Verfügung stehenden Mitteln *nicht* (mehr) zu helfen ist, muss man ausnahmslos als ein Zeichen von Kompetenz auffassen.

Die → Abbildung 6-6 stellt ein Modell zum Prozess der Chronifizierung somatoformer/funktioneller Beschwerden dar. Dabei sind das subjektive Erleben des Patienten, dessen interpersonelles Angebot und die Resonanz des Ärztes in ihrer wechselseitigen Bedingtheit fokussiert.

6.8.1 Die sinnvolle Investition von Zeit

Jede Therapie beginnt damit, dass man dem Patienten Gelegenheit gibt, seine Symptome ausführlich „darzustellen". Nicht selten erlebt man, dass ein Patient, der im ersten Gespräch ausführlich seine funktionelle Beschwerde geschildert hat, im zweiten Gespräch das Gefühl hat, das Wesentliche noch gar nicht gesagt zu haben. Das heißt, um diesen Patienten zu helfen, braucht man *Zeit*. Mit Sicherheit trägt jede zu Beginn des Kontaktes mit diesen Kranken investierte zeitliche Sorgfalt zur Zeitersparnis im weiteren Verlauf bei. (Diese „Weisheit" gilt übrigens auch für rein organisch Kranke!)

6.8.2 Das Hören „neben" der Beschwerde

Hierzu ist es erforderlich, durch die subjektiven Klagen „hindurchzusehen" und aus der Art, wie diese Beschwerden vorgebracht werden, und wie sie im Kontext des gesamten zwischenmenschlichen Verhaltens des Patienten eingeordnet sind, zu erkennen, in welcher Weise der Patient mit sich und seiner Umwelt umgeht. Der Arzt muss sich – entgegen dem, was er im Studium gelernt hat – darauf einstellen, dass es auch an ihn eine andere „Botschaft" des Patienten geben kann, als die des verbalen Sprachinhalts. Wenn dies gelingt, wird sich oft herausstellen, dass die geklagten Symptome ein dem Kranken selbst verborgenes Anliegen zunächst mehr verhüllen als freigeben. Dass es möglich ist, auch in einer Allgemeinpraxis die hinter den Symptomen liegenden sozialen Spannungen und inneren Konflikte wahrzunehmen und aufzuzeigen, hat M. Balint ausführlich beschrieben. Dies geht jedoch nicht ohne Gesprächstechnik, nicht ohne Kenntnis von und Erfahrungen mit tiefenpsychologischen Zusammenhängen, denn es handelt sich ja nicht um eine einfache Exploration, die allzu oft zur Abfragetechnik (im Sinne eines diagnostischen Interviews für das DSM oder die ICD) entartet, sondern es ist ein handelnder und behandelnder Umgang mit dem Kranken nötig.

6.8.3 Die Parallelität in der Befunderhebung

> Es gilt, ausnahmslos vom ersten Kontakt an zu versuchen, *parallel* die **somatischen Befunde**, die **psychischen Prozesse** und die soziale Situation bei jedem Patienten individuell zu klären.
> Die Parallelität einer solchen Erhebung (→ Kap. 10.3) hat für den Patienten den unmittelbaren Vorteil, dass er die **Gleichrangigkeit** somatischer, biologischer und sozialer Fakten für den Arzt erkennt.

Diese Praxis ist natürlich von der medizinischen Alltagsrealität weit entfernt. Traditionell werden erst alle organischen Abklärungen durchgeführt, und „wenn's damit nichts ist", dann ist es halt „psychisch". Eine Sozio-Psycho-Genese wird damit zur medizinischen Restkategorie, zum wenig respektierten Überbleibsel nach einer gewissenhaften Ausschlussdiagnostik. Der Patient wird damit auch zum Ausschluss-Patienten, zu einem, der „nichts Richtiges hat, aber viel klagt", und, was hätte der Patient lieber als eine richtige Krankheit, die Doktor und Patient im wechselseitigen Verständnis vereint?! Also muss er sich weiter bei anderen Ärzten bemühen. Ansätze einer **positiven Diagnostik** funktioneller/psychogener Beschwerden bietet der Kasten in → Kap. 6.4 (s. S. 241).
Eine grundlegende **Umakzentuierung** der diagnostischen Situation stellt etwa eine bereits nach Anamneseerhebung gemachte Feststellung folgender Art dar: „Nach Ihrer Schilderung gibt es für mich Hinweise, dass Ihre Beschwerden etwas mit den erwähnten seelischen Belastungen zu tun haben/eine körperliche Verarbeitung dieser Belastungen darstellen. Ich komme gegebenenfalls darauf zurück, will aber alle möglichen weiteren Ursachen erst einmal ausschließen."

6.8.4 Die Interaktion von Arzt und Patient

Die Analyse der Beziehung zwischen Arzt und Patient, die schon oben (→ Kap. 6.8.2) anklang, bildet die zweite Grundlage für therapeutische Ansatzmöglichkeiten. Die Art und Weise, wie der Patient mit dem Arzt umgeht, kann wichtige Hinweise auf die Art gestörter Beziehungsmuster geben, wie sie in der Erkrankung nicht selten „wiederholt" werden. Darum wird in diesem Band bei allen Störungsbildern zumindest kurz auf die Beziehungsinteraktion eingegangen.

> Eine pathologische Interaktion zu der ein Patient den Arzt verleitet (nicht selten ist auch die Beziehungspathologie des Arztes ursächlich!) ist in jedem Falle dann für die Behandlung von Nachteil, wenn sie ausagiert und nicht verstanden wird. Das rasche Verstehen einer Interaktionsfalle trägt zwar noch nicht zu ihrer Aufhebung, aber deutlich zu einer ersten Relativierung bei.

6.8.5 Die Mitteilung der Diagnose „somatoform" oder „funktionell"

Ein entscheidendes Moment bei der Behandlung dieser Patienten ist die Mitteilung der Diagnose nach Abschluss der Untersuchung (von Uexküll). Die Art, wie diese Mitteilung erfolgt, entscheidet darüber, ob der Patient sein Misstrauen überwindet und ein therapeutisches Bündnis mit dem Arzt eingeht oder ob er den nächsten Arzt bzw. die nächste Klinik aufsucht. Es gibt sprachlich neutrale und zugleich medizinisch korrekte Beschreibungen, die dem Patienten die Berechtigung seiner Beschwerden zugestehen („Sie leiden unter Missempfindungen …"), zugleich die ätiologischen Annahmen des Patienten sachlich korrigieren („… durch eine Konzentration der Aufmerksamkeit auf diese Missempfindungen wird die Empfindungsschwelle abgesenkt") und als Krankheit bestätigen („… das führt zu massiver Verstärkung der Beschwerden – so wie Sie es schildern").
Hierzu muss man sich noch einmal klar machen, dass der Patient zugleich *fürchtet* und *hofft*, dass ein organischer Befund, der seine Beschwerden erklärt, entdeckt wird. Er ist also der Sache nach durch keinen Befund und keine Diagnose zu befriedigen. Findet man bei der

Untersuchung etwas, dann ist er *beunruhigt*, findet man nichts, dann ist er *enttäuscht*. Nach unserer Erfahrung steht die Enttäuschung des Patienten im Vordergrund seiner Arztkontakte: Die Mediziner sind nicht fähig, ihn so zu untersuchen, dass endlich der Grund seiner Beschwerden gefunden wird. Es ist ein entscheidendes Charakteristikum psychogener Störungen, dass der Patient letztlich lieber die Feststellung eines auch schwerwiegenden organischen Befundes akzeptiert, als den Hinweis auf die verursachende Wirkung seelischer Probleme. Findet man nichts, so reiht man sich in die Reihe der unfähigen Ärzte ein. Wenn es hier gelingt, Erwartung, Befürchtung und Enttäuschung des Patienten anzusprechen, dann kann viel gewonnen sein.

> Der entscheidende ärztliche/psychologische Zugang liegt demnach darin, dass der Patient (= Leidender) **„als Kranker" angenommen** wird und nicht mit Scheindiagnosen getäuscht, Scheinbefunden beunruhigt und Scheintherapie vertröstet wird. Dass die Krankheit des Patienten andere Ursachen hat als der Patient annimmt, sollte man nach einer Vertrauensbildung dann auch deutlich, in einer für den Patienten angemessenen Form, aussprechen. Auch wenn der Kranke sich jetzt missverstanden fühlen sollte, kann er unbewusst die Annahme wahrnehmen – eher unwahrscheinlich ist jedoch, dass er sich als getäuscht oder nicht ernst genommen erlebt.

Die größten therapeutischen Probleme bieten naturgemäß Patienten, die den Zusammenhang zwischen ihren Symptomen und emotionalen bzw. psychischen Problemen – auch bei bedachtester Vorgehensweise – nicht wahrnehmen können, ja, denen häufig überhaupt der Zugang zu ihrem emotionalen Erleben verschlossen zu sein scheint.

6.8.6 Der Patient mit Somatoformer Störung ist ein Kranker

> Der Patient leidet fraglos, ihm geht es schlecht. Wenn für den Arzt der funktionell oder psychogen Kranke genauso krank ist wie der organisch Kranke, dann hat der Patient eine erste Chance, akzep-

tiert zu werden und sich mit seiner individuellen Krankheit auseinanderzusetzen. Spürt er hingegen, dass der Arzt ihn auch für „eigentlich nicht krank" hält, dann wiederholt sich der Zirkel.

Der Arzt, der nachvollziehen kann, wie beschämend und stigmatisierend es für den Patienten oft ist, zum „psychosomatischen Fall" zu werden, findet am ehesten die Worte, die dem Patienten eine Veränderung seiner Einstellung ermöglichen. Robert Koch formulierte einmal in etwas anderem Zusammenhang: „Die Diagnose stimmt, aber dem Patienten fehlt etwas anderes." Das Lippenbekenntnis des Arztes genügt sicher nicht; nur wenn er auch selbst davon überzeugt ist, dass dem Patienten psychosomatische/psychotherapeutische Methoden weiterhelfen können, hat der Patient auch eine Chance, ihm hier zu folgen. Die randständige Empfehlung („Sie können ja mal eine Psychotherapie versuchen...") ist wertlos.

Es geht also um die innere Haltung des Arztes – sie ist wegweisende Variable für den weiteren Verlauf.

6.8.7 Die Patientenführung

Auch der von seinem Arzt nicht enttäuschte somatoform Kranke bleibt in der Praxis ein therapeutisches Problem. Festzuhalten ist, dass erstaunlich viele Patienten dieser Gruppe „zufrieden" sind, wenn sie in gewissen Abständen zum Arzt kommen dürfen und angehört werden. Lässt man ihnen jeweils eine gewisse Zeit, dann kann man diese Patienten manchmal erstaunlich stabilisieren und mit ihnen zu festen Verabredungen kommen („Frau Doktor, wann darf ich wiederkommen?"). Dekompensationen können so verhindert werden, was bei chronischen Leiden ja bereits ein Fortschritt ist. Es zeichnet sich zunehmend ab, dass die Motivierung des Patienten zu einem aktiven Umgang mit seiner Erkrankung statt einer passiven Erwartungshaltung („Ich mache alles, was Sie sagen") entscheidende Fortschritte bringt. **Physiotherapie** (in diesem Sinne eher Krankengymnastik statt

Massagen) verstärkt das Zuwendungserlebnis, entspannt und schadet sicher weniger als spezifische Medikamente. Zudem erfährt der Patient, dass er selbst etwas zur Verbesserung seiner Beschwerde beitragen kann. Oft geht es natürlich nicht ohne **Psychopharmaka**. Diese sollte man aber dem Patienten als gegen seine Ängste, Unruhe, Verstimmungen usw. gerichtet erklären und sie nicht für Herz, Magen oder Leber verschreiben. Auf das Problem der Abhängigkeitsverursachung sei ausdrücklich hingewiesen: besonders gefährlich sind Schlafmittel, Sedativa, Anxiolytika! Dem erfahrenen Arzt, der beispielsweise in Balint-Gruppen gelernt hat, etwas von den emotionalen und Beziehungsproblemen des Patienten zu verstehen, gelingt es darüber hinaus immer wieder, solche Probleme beim Patienten „am Rande" anzusprechen.

In jedem Fall ist darauf zu achten, dass eine **iatrogene Schädigung** des Patienten, die meist durch Frustration des Arztes, Selbstüberschätzung oder ehrgeizigen Übereifer hervorgerufen wird, vermieden wird. Der Patient muss einerseits das Gefühl haben, dass der Arzt seine Beschwerden ernst nimmt. Der Arzt muss andererseits jedoch entschieden versuchen, den Patienten vor einer diagnostischen und therapeutischen Odyssee zu schützen. Er sollte ihm geduldig nahebringen, dass keine organische Schädigung vorliegt und sollte versuchen, mit ihm zusammen den subjektiven Sinn der Beschwerden zu verstehen. Selbst wenn der Patient an dieser „Aufklärung" seiner Krankheit unbewusst gar nicht interessiert ist, kann die Zuwendung des Arztes für ihn eine ausreichende „Behandlung" darstellen, um nicht zu dekompensieren. Das ist offenbar das Geheimnis von Naturheilkundigen, denen die Patienten manchmal mit eindrucksvoller Anhänglichkeit über Jahre die Treue halten, obwohl sich an der eigentlichen Symptomatik kaum etwas ändert.

Schädlich für den Patienten ist in jedem Falle der unreflektierte, aktive, operationsfreudige Arzt, für den alle Beschwerden organische Ursachen haben und psychosoziale Kategorien nicht existieren. Wir haben im Laufe von Jahrzehnten eine Reihe von Patienten gesehen, die nach vielen Operationen unsinniger Art als „Querulanten" oder „Spinner" zum Psychosomatiker geschickt wurden, wenn sich niemand mehr an den nächsten Eingriff traute. Der Schaden für die Volkswirtschaft liegt ein Vielfaches über den Kosten, die durch das – auch vorkommende – Übersehen einer organischen Erkrankung durch psychosomatisch eingestellte Ärzte entstehen.

6.8.8 Therapie Somatoformer Störungen

In der **Fachpsychotherapie** der Somatoformen Störungen ist auch nach der Beziehungsaufnahme und der Motivationsphase (s. o.) eine aktive Haltung wesentlich, d. h. die Orientierung am Prinzip der direkten Reaktion auf den Patienten („Antwort statt Deutung"; vgl. Rudolf u. Henningsen 2008). Eine Übersicht der besten Therapiestudien (sog. Metaanalyse; Henningsen et al. 2007) stellt den aktuellen Stand der Behandlung „Funktioneller somatischer Syndrome" (dieser weiter gebräuchliche Begriff entspricht dem der Somatoformen Störungen) dar. Dabei wird deutlich, dass alle passiven Verfahren (z. B. Operationen, Pharmaka) in ihrer Wirkung schlechter sind als diejenigen, die vom Patienten eine aktive Mitarbeit verlangen.
Wie bereits beschrieben, ist es wichtig, der Beschreibung der Symptome auf Seiten des Patienten immer wieder genügend Raum zu geben, ihm Bilder und Verbindungen von körperlichen Symptomen und Affekten anzubieten und dabei auch vieles wiederholt zu erklären, z. B. Zusammenhänge zwischen Stressfaktoren, körperlichen Stressreaktionen und Stressverarbeitung. Viele Patienten haben eine lange Krankengeschichte hinter sich, die von vielen Enttäuschungen und Missverständnissen geprägt ist. Widersprüchliche Diagnosen von Ärzten, ablehnende und „genervte" Reaktionen versus Überdiagnostik und therapeutische Überaktivität bei oft zweifelhafter Indikationsstellung haben bei den Patienten meist zu einer sehr misstrauischen Haltung gegenüber weiteren Behandlern geführt. Mit dieser Haltung ist man in den meisten Fällen als behandelner Facharzt für Psychosomatische Medizin und Psychotherapie zunächst konfrontiert.

Die Bearbeitung dieser Enttäuschungen sollte in Stufen erfolgen:

- zu Beginn geht es um den enttäuschenden Körper,
- im Verlauf um die Enttäuschung durch Angehörige, Vorgesetzte, Mitarbeiter und Ärzte und schließlich
- um das eigene Selbst.

Es handelt sich um eine langfristige, geduldige, manchmal sehr mühevolle Arbeit an dem Zusammenhang von körperlichen Beschwerden, Affekten und Beziehungskonstellationen. Lange Zeit benötigt der Patient Hilfe bei der Affektklarifizierung und -differenzierung. Er kann seine Affekte oft nur als Spannung, Missempfindung oder Schmerz benennen.

Ein Ziel ist es, von der Somatisierung hin zur „Psychologisierung“ zu kommen, ohne dabei aber die Somatisierung aus den Augen zu verlieren. Viele Patienten antworten am Ende einer längeren stationären psychosomatischen Therapie auf die Frage, was ihnen denn geholfen habe: „Die Krankengymnastik und die Entspannungstherapie!“ Also die Verfahren, die am ehesten zu ihrem Krankheitsverständnis passen; die Psychotherapie wird oft nicht als zentral wichtig empfunden, unabhängig davon ob sie geholfen hat oder nicht. An die Geduld der Behandler stellen diese Patienten hohe Anforderungen. Die Behandlung sollte einem interdisziplinären Ansatz folgen; eine enge Zusammenarbeit zwischen Klinikärzten, Allgemeinärzten und Psychosomatikern ist unumgänglich, deren Bedeutung den Patienten erklärt werden muss, damit sie ihre Zustimmung erteilen (Entbindung von der ärztlichen Schweigepflicht).

7 Essstörungen

7.1 Anorexia nervosa (Magersucht)

Die Anorexia nervosa (ICD-10: F50.0) ist eine psychische Erkrankung, die mit einer Störung des Körperbildes im Sinne einer Idealisierung eines stark gewichtsreduzierten Körpers einhergeht. Betroffen ist ganz überwiegend das weibliche Geschlecht. Dadurch bedingt kommt es zur Entwicklung einer typischen Störung des Essverhaltens, die in der Folge zu einem teilweise extremen Untergewicht führt. Zahlreiche Sekundärphänomene begleiten das lebensbedrohliche Krankheitsbild.

Essen und Erbrechen sind nicht nur physiologische Vorgänge, sondern vor allem in der frühesten Entwicklung Teil einer komplexen Kommunikation zwischen Mutter und Kind, die auf verschiedenen Ebenen störbar ist. Bei der Anorexie besteht ein breites Spektrum mit vielen Übergängen von kurzzeitigen, häufig spontan heilenden **anorektischen Reaktionen** über **anorektische Phasen** bis hin zu den bekannten schweren, oft kaum zu beeinflussenden chronischen Formen. Sobald das initial überwiegend psychogene Krankheitsbild – für das allerdings eine Vulnerabilität vorausgesetzt werden muss – sich im körperlichen Bereich zu „etablieren" beginnt, entwickelt sich eine ausgeprägte Eigengesetzlichkeit, die der von Neurotischen Störungen nicht mehr gleicht und anders behandelt werden muss. Dieser Prozess wird mit dem alten deutschen Begriff der **Magersucht** gut erfasst (zur Medizingeschichte der Magersucht vgl. Habermas 1990; 1994). Nach **DSM-IV-Kriterien** unterscheiden wir zwei Formen:

- Der **asketische Typ** („restricting type"): Es handelt sich dabei um Patientinnen, die ihr Gewicht ausschließlich durch Hungern reduzieren. Diese Patientinnen leiden im engeren Sinne an einer Anorexie, auch wenn sie gar nicht, wie der Krankheitsname missdeutet, an Appetitlosigkeit (Anorexie) leiden, sondern zumindest anfangs unter starken Hungergefühlen. Im Spätbild scheinen diese zu schwinden.

- Der **hyperorektische Typ** („binge eating/purging type“): Er ist gekennzeichnet durch absichtliche Reduktion der Nahrungsaufnahme („Hungern“), Selektion kalorienarmer Speisen, unterstützt durch phasenhaftes oder regelmäßiges Erbrechen, Einnahme von Laxanzien und/oder Diuretika und motorische Überaktivität. Diese Patientinnen nehmen das Hungergefühl wahr, mitunter als quälend, sodass Heißhungeranfälle auftreten können. Wenn der Heißhunger nicht unterdrückt wird, folgt dem Essen ein anschließendes Erbrechen. Im Unterschied zur Bulimie, die im nächsten Kapitel beschrieben wird, steht bei diesen Patientinnen das Ziel abzumagern, konstant im Vordergrund.

Symptomatik

Primär vorhanden sind:

- **starke Gewichtsabnahme:** Untergewicht bis zur Kachexie ohne Organkrankheit ist pathognomonisch, kritisch für die Diagnose ist eine Unterschreitung des Normalgewichtes um mehr als 25 %. Meist liegt die Verschiebung deutlich unterhalb dieses Wertes. Ein **Body-Mass-Index BMI** ([Gewicht in kg] : [Größe in m]^2) unterhalb eines Wertes von 17,5 kg/m^2 gilt als pathologisch.
- **Störungen des Essverhaltens:** Die Gewichtsabnahme wird erreicht durch Nahrungsverweigerung bzw. Vermeidung hochkalorischer Speisen, durch spontanes oder induziertes Erbrechen und durch Abführmittelabusus, bisweilen durch den Gebrauch von Appetitzüglern oder Diuretika. Neben der Nahrungsverweigerung sind hyperorektische Attacken („Fressanfälle“) und ein oft bizarrer Umgang mit Nahrung (Diebstähle, Horten, Verfaulenlassen) zu beobachten.
- **Körperschemastörung:** Die Wahrnehmung des eigenen Körpers ist bei den Patientinnen regelmäßig gestört im Sinne einer volumenmäßigen Überschätzung des Körperbildes. Oft werden dabei einzelne Körperpartien als besonders „problematisch“ oder „ekelig“ erlebt.
- **Amenorrhö:** Fast regelmäßig besteht eine sekundäre Amenorrhö, bei frühem Krankheitsbeginn auch eine primäre. Die Amenorrhö

kann vor Beginn der Erkrankung auftreten, meist tritt sie zusammen mit dem Beginn der Krankheit, selten danach auf. Sie ist als physiologische Reaktion einer sich reduzierenden Funktion in der Achse Hypothalamus, Hypophyse, Gonaden zu verstehen. Die **Störungen der Hormonmuster** bei der Anorexie sind seit langem bekannt.

- **Verleugnung des Hungers:** Die Patientinnen tragen eine weitgehende **Unabhängigkeit** von körperlichen Bedürfnissen, insbesondere von Hunger zur Schau, obwohl sie oft großen Hunger verspüren („Triumph" über dieses Körpergefühl!).
- **chronische Obstipation:** Diese ist zum Teil eine Folge der reduzierten Nahrungs- und Flüssigkeitsaufnahme, ggf. auch Folge eines chronischen Laxantienabusus.
- **motorische Überaktivität:** Die körperlich hinfälligen Patientinnen verleugnen ihre Schwäche und Müdigkeit, können sich kaum ruhig verhalten, unternehmen stattdessen anstrengende sportliche Trainingsprogramme wie Joggen oder weite Wanderungen etc. als gegenregulatorische Maßnahmen („Kalorien verbrennen").

Sekundär und im Verlauf später auftretend sind:

- **Folgen des Hungerzustandes:** Der Gesamtstoffwechsel ist subnormal, der Grundumsatz reduziert, die Körpertemperatur erniedrigt, Haut und Haare sind trocken und brüchig, es treten Lanugobehaarung, oft auch eine Akrozyanose auf, daneben Hypokaliämie durch Erbrechen/Abführmittel (cave: Herzrhythmusstörung!) und manchmal Magenbeschwerden.
- **hormonelle Veränderungen:** erhöhte Wachstumshormon- und Kortisolspiegel, Störung der Insulinsekretion und der Schilddrüsenhormone.
- **Verleugnung des Krankheitswertes** der Kachexie: Die Patientinnen erleben ihren kachektischen Zustand nicht als krankhaft, sondern verteidigen ihn als normal bei subjektiv subeuphorischem Gefühl.
- **peripher betonte Polyneuropathie:** Folge eines Vitamin-B-Mangels aufgrund von teilweise grotesker Fehlernährung (z. B. ernährte sich eine Patientin über Jahre nur von Weingummis), die bei schwerer Ausprägung in der Regel irreversibel ist.

- **zentrale neurologische Befunde:** EEG-Veränderungen in bis zu 50 %, Erweiterung der Liquorräume und Glukosestoffwechselstörungen im PET sind angesichts ihrer Reversibilität vermutlich starvationsbedingt. Bei chronifizierten Verläufen sind spätestens ab dem mittleren Erwachsenenalter mögliche sekundäre Hirnleistungsstörungen zu beachten. Diese imponieren als Konzentrations- und Merkfähigkeitsstörungen, die z. T. irreversibel sein und demenziellen Krankheitsbildern entsprechen können.
- **depressive Verstimmungen:** Sie sind bei 50 % der Patientinnen beobachtet worden und stellen die häufigste psychische Komorbidität dar, ausgelöst oder verschärft auch durch die massive Mangelernährung.
- **Kontaktstörung:** Die Patientinnen sind oft sozial isoliert, leben in einer Art „splendid isolation“. Ihre Fähigkeiten zu intensiverem Kontakt, zu emotionalem Austausch sind stark eingeschränkt, auch wenn manchmal das Verhalten „scheingesellig“ ist.
- **Vermehrte Produktion körpereigener Opiate (Endorphine)** durch die Kachexie, die zu rauschhaftem Erleben führt. Die Patientinnen schildern eine befriedigende Schwerelosigkeit, eine Leichtigkeit, einen freien Zustand, den sie um keinen Preis aufzugeben bereit sind. Ihre verleugnenden und rationalen Einlassungen ähneln dann denen von strukturell Süchtigen. Wahrscheinlich sind Störungen weiterer Neurotransmitter-Systeme an der biologischen Genese der Anorexia nervosa beteiligt.
- **Sialadenose** und ggf. ausgeprägte **Karies** durch Wegscheuern des durch die Magensäure aufgeweichten Zahnschmelzes beim Zähneputzen nach dem Erbrechen.
- **Skelett:** Infolge der endokrinologischen Störungen und Elektrolytstoffwechselstörung ist die Entwicklung einer **Osteoporose** möglich und Kriterium einer schlechten Prognose.

Epidemiologie und Verlauf

Anorexie-Kranke sind zu 95 % Frauen. Ein erster Erkrankungsgipfel liegt bei 14 Jahren, gefolgt von einem zweiten Erkrankungsgipfel bei 18 Jahren. Heute wird nicht selten ein Krankheitsbeginn auch jenseits der Adoleszenz beobachtet. Eine epidemiologische Zunahme der Er-

krankung gilt nicht als sicher. Die Prävalenz liegt – kulturell unterschiedlich – um 1 % der Mädchen in der Adoleszenz. In Risikogruppen wie Tänzerinnen, Ballettschülerinnen, Turnerinnen und Models, die unter einem enormen „Schlankheitsdruck“ stehen, finden sich Prävalenzraten bis zu 7 %. Es gibt Hinweise auf eine erhöhte Prävalenz in den oberen Sozialschichten und Industriegesellschaften. Ein Nahrungsüberfluss scheint Voraussetzung für das Auftreten psychogener Essstörungen zu sein. Durch katamnestische Untersuchungen über mehr als ein Jahrzehnt ist belegt, dass es in bis zu 18 % der Fälle direkt durch die Erkrankung und ihre Folgen zum Tod der Patientinnen kommt und die Betroffenen ein bis zu 10-fach erhöhtes Mortälitätsrisiko tragen im Vergleich zu einer gematchten Stichprobe aus der Allgemeinbevölkerung (Zipfel et al. 2000).
Der **Verlauf** ist wechselhaft. Anorektische Reaktionen und atypische Anorexien (ICD-10: F50.1) mit geringgradiger Symptomausprägung heilen weitgehend aus. Für alle anderen Formen weisen Langzeitbeobachtungen eher auf eine hohe Chronifizierungsgefahr hin. Auch von der Anorexia nervosa Geheilte müssen oft noch über Jahre einen ganz bewussten Essrhythmus einhalten, da ihnen die „Selbstverständlichkeit“ der täglichen Nahrungsaufnahme gerade in psychischen Belastungssituationen immer wieder verloren zu gehen droht.
Prognosefaktoren: Ein Krankheitsbeginn vor dem 16. Lebensjahr weist auf eine eher gute Prognose hin. Für einen ungünstigen Verlauf sprechen die Kombination der Anorexie mit Laxanzienabusus, prämorbide Fettsucht, Suchtmittelabusus, Komorbidität mit einer Persönlichkeitsstörung und geringer sozialer und beruflicher Integration. Eine Reihe dieser Prädiktoren wurden von Herzog (1993) im Rahmen einer 12-Jahres-Katamnese noch einmal bestätigt. Somatische Prädiktoren für einen letalen Verlauf waren ein stark erniedrigtes Gewicht (≤ 60 % des Normalgewichts) und erniedrigtes Serumalbumin bei stationärer Aufnahme. Auf einen späteren chronischen Verlauf verweisen ein erhöhter Kreatininwert, Laxanzienabusus und eine lange vorbestehende Krankheitsdauer.
Die Komorbidität mit einer **Zwangsstörung** ist häufiger als die Prävalenz in der Allgemeinbevölkerung und prognostisch ungünstig. Bei den seltenen männlichen Anorektikern scheint es eine höhere Rate komorbider psychotischer Erkrankungen zu geben.

Psychodynamik und Pathogenese

Die Krankheit beginnt, wie erwähnt, überwiegend in der Pubertät. Banaler äußerer Anlass des **Störungsbeginns** können Bemerkungen von Außenstehenden über die (sich entwickelnden) runden Körperformen, spielerische Manipulationen mit der Nahrungsaufnahme oder kollektives „Abnehmen" in Klassengemeinschaften sein. Nicht selten gehen ein erster Kontakt mit dem anderen Geschlecht, eine körperliche Berührung, Zärtlichkeiten, die als gefährlich oder bedrohlich abgelehnt werden, der Erkrankung voraus. Durch solche Erlebnisse wird der zentrale Konflikt verstärkt, der wohl in einer weitergehenden Ablehnung der (weiblichen) Geschlechtsrolle liegt.

Normale Entwicklungsaufgabe in der Adoleszenz ist die Lösung von Bindungen an Personen, die in der Kindheit größte Bedeutung hatten, sowie die Aufnahme von gegengeschlechtlichen Beziehungen. Bei Patientinnen, die an Anorexie leiden, wurden wahrscheinlich die Konflikte, die mit diesen Themen verbunden sind, aufgrund einer Entwicklungsstörung nicht befriedigend gelöst. Die seelische Krise wird dadurch ausgelöst, dass die Vorstellungen vom eigenen Ich (Ich-Ideal) und die Wahrnehmung von Veränderungen im Bereich des Körpers und von Veränderungen im Bereich von triebhaften Bedürfnissen nicht mehr übereinstimmen (Körper-Ich). Als Konfliktvermeidung (Abwehr) bietet sich das asketische Ideal an, ein geschlechtsloses, bedürfnisloses und autonomes Wesen zu sein. In den meisten Kulturen sind **asketische Ideale** anzutreffen, die sozial meist eher angesehen sind. Sie liegen gewissermaßen „zur Verwendung bereit". Die nachfolgenden Hypothesen zur Psychodynamik müssen in jedem Einzelfall sorgfältig mit der Patientin evaluiert werden, da sie eine sehr unterschiedliche subjektive Bedeutung haben können. Sie werden hier nach dem klassischen Modell von H. Bruch dargestellt.

- **Abwehr der weiblichen Sexualität und Identität:** Die zentrale Abwehr einer Reihe von Patientinnen richtet sich gegen die Übernahme der weiblichen Rolle (Frau, Mutter) als solcher, besonders aber gegen die weibliche Sexualität (weibliche Körperformen) und weibliche sexuelle Regungen.
- **Innere Abgrenzung von der Mutterfigur:** Im Hunger wird die Abhängigkeit des Ichs von der Natur, vom eigenen Körper und insbe-

sondere von der Fürsorge der Mutter in charakteristischer Weise erlebt. Beherrschung des Hungers bedeutet hier das Erlebnis, sich „erfolgreich“ abgrenzen zu können. Letztlich geht es in diesem Verständnis um einen Ablösungskonflikt bei bestehender starker Bindung.

- **Kampf um die Autonomie:** Bei einem Teil der Patientinnen besteht eine resignierende Unfähigkeit zur Realisierung autonomer Ansprüche und autonomer Selbstverwirklichung. Das kann objektiv durch tatsächlich dominierende und kontrollierende Elternpersonen ausgelöst sein oder ist Teil einer subjektiven Fehleinschätzung der Umwelt. Das resultierende Gefühl lässt sich etwa so beschreiben: „Alles, was ich tue, ist sinnlos. Nie tue ich etwas selbst. Nie bin ich ich selbst.“ Aus dieser Sicht ist die Nahrungsverweigerung der unbewusste Versuch, sich als autonomes Subjekt zu erleben. Nur noch diese Autoaggression vermittelt das Gefühl, ein Selbst zu haben, Individuum zu sein („Ich brauche nichts und niemanden – und nicht mal Essen!“).
- **Veränderung des Körperschemas** im Sinne einer idealisierten, stark gewichtsreduzierten Vorstellung vom eigenen Körper. Die Persistenz dieser Körperschemastörung scheint entscheidend zur Chronifizierung beizutragen und ist oft phobisch ausgestaltet (eine irrationale panische Angst vor dem Dickwerden).
- **Fehlinterpretation** innerer (z. B. Hunger) und äußerer (z. B. die Wahrnehmung des eigenen Körpers im Spiegel) Signale: Solche Verzerrungen sind durch zahlreiche Studien gut belegt und tragen ebenfalls zur Erhaltung des Störungsbildes bei.

Persönlichkeitsstruktur: Viele Patientinnen sind eher überdurchschnittlich intelligent, jedoch zugleich auch sehr verletzlich („sensibel“). Neben einem Typus, der über eher „höher“ strukturierte psychische Möglichkeiten verfügt, erscheint ein zweiter Typus eher in sich zurückgezogen, wie in einer trotzig-oppositionellen und eigensinnigen Haltung – gelegentlich bis zur manifesten Zwangsstruktur – verfangen. Dabei erscheinen die Patientinnen nach außen in der ersten Annäherung oftmals auch übergefügig und werden häufig von den Eltern als bis zum Beginn der Erkrankung besonders angepasste („problemlose“) Kinder beschrieben.

Familiäre Situation: Im Umgang mit Magersüchtigen fielen die Spannungen zwischen der Patientin und den übrigen Familienmitgliedern auf, aber auch die Spannungen der Familienmitglieder untereinander. Dabei werden solche Spannungen in Familiengesprächen oft bewusst bestritten und ein konfliktfreies Familien-Ideal wird vertreten. Diese teilweise ausgeprägt pathologischen Beziehungsmuster können nicht nur als Krankheitsfolge aufgefasst werden. Von kritischen Autoren ist allerdings das Vorliegen einer spezifischen „Magersuchtfamilie" zu Recht bestritten worden. Depressionen, Alkoholismus und die Anorexie selbst sind in der Herkunftsfamilie der Kranken gehäuft anzutreffen (Garfinkel et al. 1986), wie auch die Patientinnen selbst hinsichtlich des Bestehens von Süchten (Alkohol, Medikamente) gefährdet sind. Ob es sich hierbei um biologische oder psychologische Faktoren handelt, ist noch unklar.

Ohne dass generell eine Entstehung der Essstörungen infolge eines Traumas anzunehmen ist, finden sich bei Untergruppen (am ehesten der „atypischen" Anorexie und der Bulimie) reale **sexuelle Traumaerfahrungen** vor Ausbruch der Erkrankung. Ihre Bedeutung für die spezielle Pathogenese muss noch offen bleiben (→ Kap. 7.2).
Daneben kann ein **genetischer Faktor** aufgrund hoher Konkordanzraten für eineiige Zwillinge im Vergleich zu zweieiigen Zwillingen als gesichert gelten.

Arzt-Patient-Interaktion

In der Klinik üben die schwer kranken Patientinnen einen massiven Druck aus und verstehen es, Ärzte und Pflegekräfte durch ihr kindliches, hilfloses und dabei differenziertes und „vernünftiges" Wesen für sich einzunehmen. Jedoch sind Versuche, wirklich Einfluss zu nehmen und eine Gemeinsamkeit herzustellen, oft von Rückschlägen gekennzeichnet, da die Patientinnen hoch ambivalent sind. Sie wissen kognitiv um ihre Bedrohtheit, sehen eine Behandlung zugleich jedoch als „unnötig" an, insbesondere eine stationäre Behandlung, die ihre Nahrungsrituale aufdecken und eine Gewichtszunahme ermöglichen muss. Wenn die stationäre Aufnahme nicht zu umgehen ist, wollen sie selbst den Gang der Behandlung bestimmen, Privilegien aushandeln. Nach einigen Wochen treten dann regelmäßig Enttäuschungen auf. Ein therapeutisches Arbeitsbündnis herzustellen und gleichzeitig die Verhaltensstörungen der Patientinnen zu modifizieren, ist eine schwierige Aufgabe für das gesamte psychosomatisch-psychotherapeutische Team. Die Behandlungstechnik muss darauf abzielen, den Kampf der Patientin um ihre Autonomie zu verstehen und sie dazu zu gewinnen, ihre Symptomatik *selbst* zu ändern.

Therapie

Die ausgeprägte Anorexia nervosa mit einem BMI von $< 17{,}5\ kg/m^2$ stellt die Indikation zur primären stationären psychosomatisch-psychotherapeutischen Krankenhausbehandlung innerhalb eines ambulant-stationär-ambulanten Behandlungsplanes dar.

An erster Stelle der Behandlung steht das **Therapie-Arrangement** überhaupt, das der Reflexion bedarf. Durch den Kampf der Patientinnen um Autonomie und Selbstbestimmung ergibt sich für den Therapeuten eine geradezu paradoxe Situation: In psychodynamischer Konsequenz ist für die Patientin anfangs die Einwilligung in die Therapie mit einer Unterwerfung unter den Willen des dominierenden anderen identisch. Meist sind es ja die Angehörigen, die die Kranke zum Arzt oder in die Klinik bringen; die Anorektikerinnen selbst haben eher wenig subjektives Leidensgefühl. Erstes Therapieziel ist es daher, der Patientin zu vermitteln – und das ist eine dialektische Aufgabe –, dass man ihr helfen will, jenen inneren Kampf um ihre Autonomie zu ihren Gunsten zu entscheiden, dass man aber die gewählten autoaggressiven Mittel für verfehlt hält. Man muss versuchen, das zu etablieren, was man eine therapeutische Ich-Spaltung nennt. Dabei geht es darum, den Teil des Ich zu stärken, der das selbstgefährdende Untergewicht „sieht" und auch ändern will, gegenüber dem Teil des Ich, der aus Gründen des primären Krankheitsgewinns an der Symptomatik festhalten möchte.

Die „Behandlungstechnik" **bei erheblichem Untergewicht** muss nach Einwilligung der Patientin bei allem Verständnis im Rahmen eines transparenten Gesamtbehandlungsplanes klar, unmissverständlich und strikt sein:

- Stationsaufenthalt innerhalb eines störungsspezifisch konzipierten stationären Settings, notfalls Bettruhe, Ausgangsregelungen, ein strukturiertes Essprogramm und Kontrolle der Zufuhr von Medikamenten (vs. Laxanzien-, Diuretika-Abusus). Man muss der Patientin zu verstehen geben, dass man sie akzeptiert, aber nicht ihre Autodestruktion.
- Bei extremer Kachexie sind die Sondenernährung und ggf. die Intensivstation nicht zu umgehen.
- Wenn die Gewichtskurve ansteigt, können die psychotherapeutischen Gespräche intensiviert werden. Im weiteren Verlauf geht die Nahrungsaufnahme zunehmend wieder in die eigene Verantwortung der Patientin über.

Allgemeine Kriterien der Behandlung einer Anorexia nervosa sind:
- Eine **stetige Gewichtzunahme** (ca. 500 g/Woche in der Klinik; ambulant reichen 250 g/Woche) wird als Therapieziel in der Regel angestrebt und von den Patientinnen noch akzeptiert (Körperbildveränderung!). Manche Patientinnen versuchen auch gezielt, durch forcierte Zunahme, die dann ebenso rasch wieder rückgängig gemacht wird, der Klinik zu „entkommen".
- Eine aktive **Selbstkontrolle** (Absprachen, „Verträge") ist einer Fremdkontrolle nach Möglichkeit vorzuziehen (Vanderlinden et al. 1992). Verträge mit der Patientin, die die regelmäßige Nahrungsaufnahme über fünf Mahlzeiten pro Tag und die Gewichtszunahme (500 g/Woche), flankiert von Ausgangsregelungen etc. betreffen, stammen aus der Verhaltenstherapie und stellen heute einen Standard aller erfolgreichen Therapieformen dar.
- Die Angst vor dem Essen hat teilweise eine echt phobische Dimension. Die Patientinnen reagieren geradezu panisch und vermeiden phobisch den angstmachenden Reiz, das ist die Nahrungsaufnahme. Es ist eine Erkenntnis aller Psychotherapierichtungen, dass Phobien ohne eine **aktive Auseinandersetzung** mit dem angstmachenden Reiz nicht behandelbar sind (→ Kap. 3.1.4). Deswegen ist es immer erforderlich, dass die Ängste um die Nahrungsaufnahme in die Therapie einbezogen werden (z. B. durch ihre „analytische" Auflösung, durch verbindliche Absprachen, durch Expositionsarrangements).

- **Familientherapeutische Gespräche** schon während des stationären Aufenthalts sind gerade bei jüngeren Patientinnen in Vorbereitung auf die Umsetzung des stationär Erreichten in der häuslichen Umgebung sinnvoll und notwendig. CAVE: Keine Absprachen hinter dem Rücken der Patientin! Alles, was die Angehörigen wissen sollten, sollte auch die Patientin wissen. – In der Praxis erleben wir häufig, dass sich Angehörige bzw. Eltern zunächst ohne die Betroffene beraten lassen, um ihr Interaktionsverhalten zu reflektieren, wenn die Patientinnen die Mitarbeit an jedweder Behandlung verweigert.
- Bei Patientinnen mit chronischer Anorexie und länger dauernder Kachexie muss die Therapie nach dem **Muster einer Suchtbehandlung** aufgebaut werden. In diesen Fällen ist eine entschlossene, nicht verhandlungswillige therapeutische Einstellung, unter Umständen bis hin zu einer stationären psychiatrischen Behandlung gegen den Willen der Patientin, unumgänglich, wenn man diesen Patientinnen überhaupt noch helfen will.
- Die oft angewandte antidepressive **Psychopharmakotherapie** ist nicht evidenzbasiert. Sie ist am ehesten indiziert bei der Komorbidität mit massiven Zwangsstörungen (Selektive Serotonin-Wiederaufnahmehemmer). Schlafstörungen können Zielsymptom der Behandlung mit einem sedierenden Antidepressivum abends sein.
- Das **Zielgewicht** der stationären Behandlung liegt etwa 25 % unterhalb des so genannten Normalgewichtes (entsprechend einem BMI von 17,5 kg/m^2). In der Regel setzt die Periode oberhalb dieses Gewichtslimits auch spontan wieder ein.
- Eine **ambulante Fortführung der Therapie**, kurzzeitige Wiederaufnahmen in die Klinik und bei kritischer Entwicklung auch nach Ende der offiziellen Therapie eingeschobene Therapieeinheiten von wenigen Sitzungen („booster sessions“) stabilisieren den Therapieerfolg langfristig.

Die Therapie steht somit „auf zwei Beinen“: einerseits ist die Behandlung der Essstörung direkt auf der Verhaltens- und Symptomebene anzustreben, andererseits ist die Bearbeitung der innerseelischen psychodynamischen Konflikte sowie der familiären und psychosozialen

Belastungen notwendig. Auf einen ambulant-stationär-ambulanten **Behandlungsplan** ist daher nicht zu verzichten, da aufgrund der **multifaktoriellen Genese** der schweren Anorexia nervosa nur ein multimethodaler Therapieansatz sinnvoll erscheint. Die ausschließliche Fokussierung auf die psychische Problematik und Vernachlässigung der körperlichen Situation, der Gewichtszunahme und der ernährungsrelevanten Kriterien, ist ebenso verfehlt wie eine einseitige Konzentration nur auf die fehlernährungsbedingten körperlichen Folgen. Letzteres ist meist bei einer internistisch-klinischen Behandlung der Fall, die jedoch bei Lebensbedrohlichkeit zunächst am Anfang stehen muss.

7.2 Bulimia nervosa

Die Kennzeichen der Bulimia nervosa (ICD-10: F50.2) in Anlehnung an G. Russell sind:

- ein machtvoller und unbeherrschbarer Drang zu übermäßigem Essen, der sich in wiederkehrenden Episoden von „binge eating“ (rauschartigem Essen) zeigt
- eine krankhafte Angst vor dem Dickwerden (phobisch strukturiert!)
- Vermeidung der dickmachenden Effekte der Nahrung durch selbstinduziertes Erbrechen und/oder Missbrauch von Laxanzien, Diuretika oder beides

Bei der Bulimie (= Stierhunger) handelt es sich wie bei der Anorexie um die Kombination einer spezifischen Befürchtung mit einem gestörten Essverhalten. Die Bulimia nervosa wird als die „heimliche Schwester“ der Anorexie bezeichnet, da sich die Patientinnen nicht selten massiv der Symptomatik schämen und sie verschweigen. Später in einer Behandlung lassen sie allerdings durchblicken, sie hätten sich gewünscht, dass ihr Hausarzt oder Zahnarzt bei massiven Symptomen, wie z. B. einem weitgehend kariösen Gebiss bei einer ansonsten gesunden jungen Frau, aktiv nachgefragt hätte: Dann hätten sie die Bulimie trotz des zentralen Schamaffektes offenbart. Sie leiden – im Gegensatz zur Anorexie – oft erheblich unter ihrer Störung.

Symptomatik

Primär vorhanden sind:

- **attackenweise Essanfälle** von einem übermäßigen Drang bis zu einer unwiderstehlichen Gier zu essen; meist geschieht dies hyperkalorisch
- **gegenregulatorische Maßnahmen** mit konsequenter Einleitung von Erbrechen (Ess-Brech-, oder im Jargon der Patienten: „Fress-Kotz-Anfälle"), Gebrauch von Appetitzüglern, Diuretika, Abführmitteln und Schilddrüsenpräparaten, um die Kalorienzufuhr ungeschehen zu machen

Sekundär und im Verlauf später auftretend sind:

- **phobische Angst** vor dem „Dickwerden"
- **sekundäre Zahnschäden** als Konsequenzen des gestörten Essverhaltens: Die Magensäure weicht den Zahnschmelz auf, anschließendes Zähneputzen nach dem Erbrechen schleift den weichen Zahnschmelz ab.
- **Parotis:** chronische Entzündung und Schwellung („Hamstergesicht!")
- **Reizung der Ösophagus-Schleimhaut** bis hin zu Ulzerationen, Sodbrennen u. a. m.
- **Elektrolytverschiebungen** führen zu Herzrhythmusstörungen (durch die Hypokaliämie)
- **affektive Störungen** mit ausgeprägten Gefühlen von Selbstekel, Scham und Schuld
- **Verheimlichungstendenz** oft über Jahre
- **sekundäre Ammenorrhö** in knapp 50 % der (überwiegend normgewichtigen) Fälle

Die Bulimie-Patientin hat keine ausgeprägte Körperschemastörung, jedoch oft panische Angst zuzunehmen und dadurch unattraktiv zu werden. Die mit der Angst vor Gewichtszunahme verbundene zwanghafte kognitive Beschäftigung mit dem physiologischen Hungergefühl und dem Drang zu essen, führt zu Konzentrationsstörungen, Arbeitsstörungen und sozialem Rückzug. Bei stationär behandlungsbedürftigen Fällen können die Patientinnen an praktisch gar nichts anderes mehr denken, sind den ganzen Tag mit der Besorgung von Nahrungsmitteln (bis hin zur Verschuldung und zu Diebstählen) beschäftigt, wenn sie nicht völlig erschöpft nach stundenlangen Fress-Brech-Anfällen und Vernichtung von 2000 bis 4000 kcal mit brennender Rachenschleimhaut im Bett liegen. Emotional sind diese Situationen von intensivem **Selbstekel** und **Scham**, oft auch von **Schuldgefühlen**, so viel Nahrung vernichtet zu haben, begleitet.

In Abgrenzung zur Anorexie besteht bei der Bulimie oft ein starker **Leidensdruck**, das Bewusstsein an einer schweren Essstörung zu leiden und das Gefühl, den Circulus vitiosus von Fressattacke und Erbrechen aus eigener Kraft nicht durchbrechen zu können. Es gibt allerdings auch Patientinnen, bei denen man im Behandlungsverlauf den Eindruck hat, sie wollen die Symptomatik nicht aufgeben. Die Patientinnen haben zumeist Ideal- bis Normgewicht, sind manchmal aber auch leicht übergewichtig. Nicht selten sind auch kurzfristige Gewichtsschwankungen von ± 5 kg und mehr zu beobachten. Vermutlich sind diese Gewichtsschwankungen Ursache der in ca. 45 % auftretenden, starvationsbedingten sekundären Amenorrhö. Die Patientinnen lassen sich oft Ovulationshemmer verschreiben, um einen Zyklus zu „imitieren".

Obwohl die Magersucht und die Bulimie in einem nosologischen Zusammenhang mit einem komplexen Zusammenspiel biologischer, psychischer und soziokultureller Faktoren stehen, handelt es sich trotz mancher Überlappungen um jeweils eigenständige Krankheitsbilder, die auch unterschiedliche therapeutische Interventionen erfordern (vgl. → Tab. 7-1).

Die **Bulimarexie** ist eine Zwischenform, über die noch wenig hinsichtlich einer eigenständigen Entität bekannt ist. Diese Patientinnen haben ein Essverhalten wie Bulimia-nervosa-Patientinnen (Fress-Brech-Anfälle), das weit über die hyperorektisch-aktive Form der Anorexie hinausgeht, sind jedoch im Gegensatz zu Bulimie-Patientinnen untergewichtig mit einer Körperschemastörung wie Anorexie-Patientinnen.

Eine besondere Untergruppe bilden Patientinnen mit einem **Diabetes mellitus Typ 1** in Kombination mit einer Bulimie. Oft wird bei schwierigen Blutzucker-Einstellungen, selbst in einer Diabetes-Spezialklinik, eher an eine Insulinresistenz als an ein „renales Purging",

Tab. 7-1 Anorexia nervosa und Bulimia nervosa im Vergleich.

Anorexia nervosa	Bulimia nervosa
Symptomatik: Störung des Essverhaltens	
Überzeugung, zu dick zu sein	konstante Angst vor Gewichtszunahme
kontinuierlicher unbezwingbarer Drang, unbedingt abzunehmen	suboptimales Gewicht latenter Hungerzustand
Nahrungsverweigerung, Hypermotorik, Unterdrückung des Hungers (asketisch-restriktive Form) zusätzlich selbstinduziertes Erbrechen, Laxanzien- und Diuretikaabusus (hyperorektische Form)	anfallsweise auftretender unbezwingbarer Drang, große Nahrungsmengen in sich hineinzuschlingen (Kontrollverlust) zeitlich begrenzte „Fressanfälle" mit mehreren tausend kcal/Attacke
sekundäre Amenorrhö obligatorisch	sekundäre starvationsbedingte Amenorrhö bei ca. 45 %
beständige Gewichtsabnahme	relativ stabiles Gewicht mit Schwankungen um ± 5 kg, selbstinduziertes/reflektorisches Erbrechen
Psychischer Befund	
Störung der Körperwahrnehmung und des Körperbildes	realistischere Wahrnehmung der Körpersituation, jedoch ausgeprägte (Übergewichts-)Angst
• Verleugnung der Krankheit • Stolz und Befriedigung über die Leistung der Gewichtsabnahme • Verleugnung des Hungers („Ich brauche nichts") • Kontaktstörung • depressives Syndrom • „Anorektikerinnen sind psychisch oft überstrukturiert"	• Krankheitsbewusstsein, Leidensdruck • Selbstverachtung und Scham über das Symptom, Schuldgefühle • Furcht, beim Essen nicht mehr aufhören zu können • zunehmende Isolation • dissoziales Verhalten, Verschuldung • „Bulimikerinnen sind psychisch oft unterstrukturiert"

ein „Erbrechen über die Niere" durch heimliche Reduktion der Insulindosis, gedacht. Neue epidemiologische Untersuchungen gehen für beide Erkrankungen von einer Koinzidenz von 9 % aus. Die Langzeitfolgen sind selbstredend katastrophal.

Epidemiologie und Verlauf

Die Häufigkeit scheint in unserer Zeit zuzunehmen. Sie unterliegt offensichtlich auch Zeitströmungen, die mit den Folgen einer Überflussgesellschaft und einem Zusammenspiel kultureller, sozialer und psychischer Folgen zusammenhängen. Betroffen sind überwiegend junge Frauen. Einzelfälle von an Bulimie erkrankten Spitzensportlern lassen die (pathogene) Bedeutung des Körperkultes auch bei Männern in einem neuen Licht erscheinen.
Die Prävalenzrate der Bulimia nervosa liegt nach verschiedenen Schätzungen bei etwa 2 bis 4 % der Frauen zwischen 20 und 35 Jahren (Fichter 1989), die besonders gefährdet sind. Das Ersterkrankungsalter liegt damit vergleichsweise später als das der Anorexie („Pubertätsmagersucht"). Die Bulimie ist typischerweise eine Erkrankung von Mädchen und jungen Frauen, die das Elternhaus bereits verlassen und oft erste (narzisstisch enttäuschende) Partnerbeziehungen erlebt haben. Nicht selten geht der Bulimia nervosa in der Pubertät eine kürzere anorektische Phase voraus.

Psychodynamik und Pathogenese

Eine spezifische Psychodynamik der im jungen Erwachsenenalter beginnenden Bulimie scheint in der **Störung der Selbstwertregulation** zu liegen. Die Symptomatik bricht beispielsweise nach einer ersten Liebesenttäuschung aus, bei der es zu vermeintlichen oder tatsächlichen herabsetzenden Äußerungen über die körperliche Attraktivität der Patientin gekommen war. In Behandlungen sprechen die Bulimikerinnen später davon, dass sie „außer dem Essen nichts hätten", nichts fühlten, eine emotionale Leere fürchteten. Um sich (lustvoll) spüren zu können, müssten sie essen. Diese Schwierigkeit, sich selbst spüren zu können, erinnert oft an dissoziative Phänomene (→ Kap. 3.4). Von daher verwundert es auch nicht, dass ein nicht geringer Teil der Patientinnen die tendenziell selbstschädigende Fress-Brech-Sucht abwechselnd mit Selbstverletzungshandlungen (in der Sprache der Patientinnen: „Schneiden", fachlich meist als „delicate self cutting" bezeichnet → Kap. 3.2.3) einsetzt, um diffuse innere Spannungen abzuführen: „Entweder bin ich bulimisch oder ich muss schneiden." Dies lässt erkennen, dass die Patientinnen unter einer Impulskontrollstörung leiden – einer der Ansatzpunkte für die zusätzliche medikamentösen Behandlungsversuche der Bulimie mit selektiven Serotonin-Wiederaufnahmerhemmern (SSRI).

Bei dieser letztgenannten Gruppe besteht häufig eine **Komorbidität** mit einer Persönlichkeitsstörung (→ Kap. 5), teilweise liegen schwere **traumatische Erfahrungen** in der Biographie vor, von denen wir noch nicht wissen, ob sie regelhaft mit der Pathogenese verbunden sind. Eine überzufällige Häufung insbesondere von infantilem/jugendlichem sexuellem Missbrauch beginnt sich abzuzeichnen (→ Kap. 2.3). Von solchen Geschehnissen ist gesichert, dass sie deletär für die Entwicklung des Selbstgefühls sind und auch eine spätere Tendenz zu anhaltenden Selbstschädigungen begünstigen. Auf diesem Wege könnte sich für eine Untergruppe der Bulimie-Kranken ein Beitrag zu Pathogenese ergeben.

Feiereis (1989) hat in seiner Monographie über beide Krankheitsbilder den jeweiligen Teufelskreis der Symptomdynamik bei Anorexie und Bulimie zu differenzieren versucht. Aus diesem sehr anschaulichen Werk bilden wir das Bulimie-Schema ab (→ Abb. 7-1).

Therapie

Bezüglich der therapeutischen Überlegungen verweisen wir auf die Maßnahmen, die bei der Anorexie beschrieben sind. Es kommt auch bei der Bulimie auf eine **Restrukturierung des Essrhythmus** an. In Kombination mit einer Einzeltherapie können beide Patientengruppen von einer *gemeinsamen* Gruppentherapie profitieren, da Anorektikerinnen in ihren Lebens- und Essgewohnheiten eher überstrukturiert (Kontrolle bewahrend), während Bulimikerinnen eher unterstrukturiert bis chaotisch (affektiv sprunghaft) sind. Psychodynamische und **verhaltenstherapeutische Ansätze**, die auf eine Modifikation des Essverhaltens im Sinne einer vermehrten Selbstkontrolle

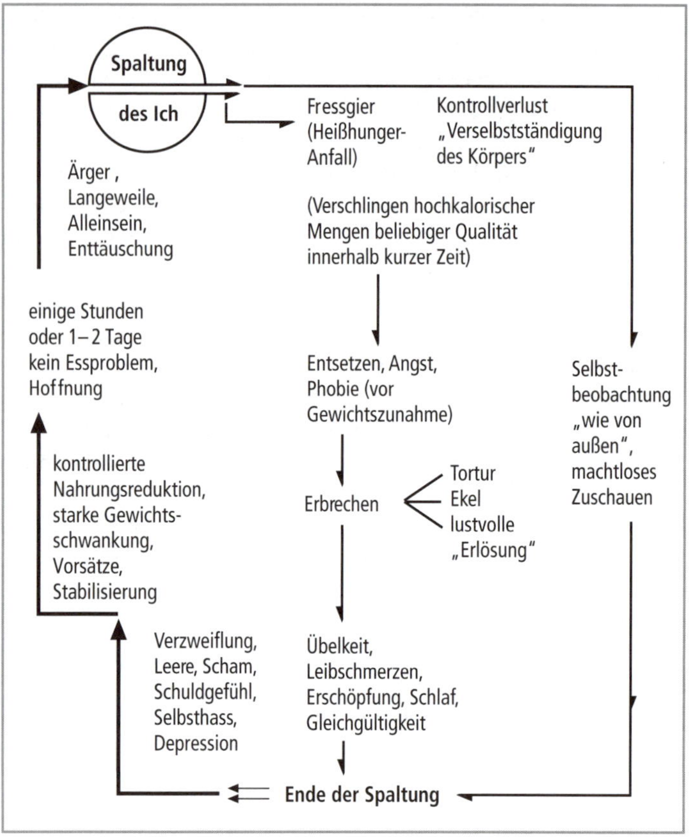

Abb. 7-1 Schema des Circulus vitiosus in der Symptomatologie der Bulimie (nach Feiereis 1989).

und auf ein Selbstsicherheitstraining abzielen, sowie ein Problemlöse- und Kommunikationstraining mit einschließen, sind zu kombinieren. Selbsthilfegruppen können insbesondere für leichtere Fälle von Bulimie hilfreich sein (ANAD; Cinderella), wobei einige der Selbsthilfegruppen auch zu einer problematischen Selbst-Stigmatisierung der Mitglieder auf einem feministischen Hintergrund neigen: „Wir sind alle (sexuelle) Opfer der Männer."

Als Psychopharmaka können zusätzlich vor allem Antidepressiva (insbesondere SSRI) eingesetzt werden.

7.3 Adipositas – Binge Eating Disorder (BED)

Die Adipositas (Obesitas, Fettsucht, ICD-10: E66.0) wird definiert als eine Einlagerung von Fett in verschiedene Teile des Körpers durch eine den Kalorienbedarf dauernd übersteigende Kalorienzufuhr. Man spricht von Übergewicht, wenn der BMI $\geq$ 25 kg/m^2 beträgt. Spielen psychisch mitbedingende Faktoren eine Rolle bei der Genese der Adipositas, kann zusätzlich die Kategorie F54 verschlüsselt werden. – Binge Eating Disorder (BED) ist eine eigenständige Essstörung mit „Fressanfällen" aufgrund eines Kontrollverlustes.

Das Idealgewicht ist ein Begriff aus der Versicherungsmedizin und garantiert nach statistischen Untersuchungen amerikanischer Lebensversicherungsgesellschaften die höchste Lebenserwartung. Eine Adipositas Grad I umfasst einen BMI von 25–29,9 kg/m^2, Grad II von 30–34,9 kg/m^2 und Grad III $\geq$ 40 kg/m^2. Hier interessieren vor allem die Formen von Adipositas, die als Folge einer Impulskontrollstörung und damit als Essstörung im engeren Sinne angesprochen werden: die **Binge-Eating-Störung** (engl. binge eating disorder, **BED**; etwa: „Essen wie ein Besäufnis"), die in der ICD-10 bisher – im Gegensatz zur weitergehenden Operationalisierung im DSM-IV – noch unscharf als **„Essattacken"** (F50.4) klassifiziert werden muss.
Ursächlich ist eine Interaktion von genetischer und „evolutionärer" Prädisposition sowie Umweltfaktoren. Genetische Faktoren bewirken ca. 50 % der interindividuellen Variabilität des Körpergewichts. Zudem war es entwicklungsgeschichtlich relevant, für Notzeiten bei Nahrungsüberangebot Fettreserven anlegen zu können. 10 bis 40 % der Varianz des Körpergewichtes geht auf Umweltfaktoren wie Ernährung und körperliche Bewegung zurück.

Symptomatik (DSM-IV)

Die Darstellung der Symptomatik stützt sich hier ausnahmsweise auf das DSM-IV, da die ICD-10 noch keine Definition der BED vorgenommen hat:

- Es treten wiederholte Episoden von „**Fressanfällen**" auf.
- Ein „Fressanfall" ist gekennzeichnet durch:
  - Essen einer **großen Nahrungsmenge** in einem abgrenzbaren Zeitraum, die definitiv größer ist, als die, die die meisten Menschen essen würden
  - Gefühl des **Kontrollverlustes** über das Essen
- Die „Fressanfälle" treten gemeinsam mit mindestens drei der folgenden Symptome auf:
  - wesentlich **schneller essen** als normal
  - Essen bis zu einem unangenehmen **Völlegefühl**
  - Essen großer Mengen **ohne körperliches Hungergefühl**
  - **alleine essen** aus Verlegenheit/Scham über die Essensmenge
  - **Deprimiertheit, Ekel**- und **Schuldgefühle** nach dem „Fressanfall"
- Es besteht ein **deutlicher Leidensdruck** wegen der „Fressanfälle".
- Die „Fressanfälle" treten durchschnittlich **an mindestens zwei Tagen in der Woche für sechs Monate** auf.
- „Fressanfälle" ohne den regelmäßigen Einsatz unangemessener gegenregulatorischer Maßnahmen und nicht ausschließlich im Verlauf einer Anorexia oder Bulimia nervosa.

Folgekrankheiten, vor allem degenerative und Stoffwechselerkrankungen, erhöhen den Leidensdruck und stellen erhebliche Risikofaktoren dar: z. B. vorzeitige Sklerose des Gefäßsystems, Fettstoffwechselstörungen, Diabetes mellitus, Hypertonie (metabolisches Syndrom). Häufig bestehen Bindegewebeschwächen, die zu Leistenbruch, Varikosis, Hämorrhoiden, Senk-, Spreiz- und Knickfuss, Arthrosen und degenerativen Beschwerden an der Wirbelsäule führen können. Das Krankheitsbild der Adipositas führt zu einer erhöhten Rate postoperativer (Heilungs-)Komplikationen und insgesamt zu einer signifikanten Lebensverkürzung.

Epidemiologie und Verlauf

In den Wohlstandsgesellschaften sind etwa ein Drittel aller Menschen übergewichtig, in den USA mittlerweile weit über die Hälfte der Bevölkerung. In Deutschland hat sich die Prävalenz in den letzten 15 Jahren verdoppelt. 10 bis 20 % der Kinder und Jugendlichen sind übergewichtig, 4 bis 8 % davon adipös. Kinder türkischer immigrierter Familien sind doppelt so häufig betroffen. Bei den Erwachsenen sind je nach Altersgruppe 25 bis 70 % übergewichtig, davon 15 bis 20 % adipös, wobei die Adipositasrate mit dem Alter zunimmt. In Deutschland sind ca. 7 % der Krankheitskosten (ca. 18 Mrd. € pro Jahr) der Adipositas zuzuschreiben.

Die BED weist eine Prävalenz von 1 bis 3 % auf (ähnlich der Bulimia nervosa). Das Geschlechterverhältnis ist bei dieser Form der Essstörung ausgeglichen. Es gibt zahlreiche Varianten pathologischen Essverhaltens wie das so genannte „Grazing", bei dem Patienten fast ständig süße Nahrungsmittel zu sich nehmen, oder das Night Eating Syndrom mit Hyperphagie in den Nachtstunden, um Schlafstörungen zu bekämpfen.

Die regionale Fettverteilung ist prognostisch von Bedeutung. Ein Quotient Taille/Hüfte („waist-to-hip ratio") > 1,00 und ein Taillenumfang > 94 bei Männern und > 0,85 bzw. > 80 bei Frauen spricht für eine abdominelle Adipositas, die im Gegensatz zum gynoiden Fettverteilungsmuster (85 % der Frauen und 20 % der Männer weisen diese Adipositasform auf) mit deutlich erhöhten metabolischen Begleiterkrankungen einhergeht. Die Mortalität ist ab einem BMI von > 35 kg/m^2 fast verdoppelt. Unabhängig von der Ätiologie sind die psychosozialen Belastungen hoch: gesellschaftliche Vorurteile, Hänseleien, Attribution von mangelnder sozialer Kompetenz und Attraktivität. In der westlichen Welt kommt die Übergewichtigkeit bei Frauen und Männern in den unteren sozialen Schichten eindeutig häufiger vor. Epidemiologische Langzeitstudien haben den Zusammenhang zwischen kindlichem Übergewicht und der Adipositas im Erwachsenenalter klar belegt.

Psychodynamik und Pathognese

Innerhalb der Gruppe der adipösen Menschen lässt sich eine Gruppe definieren, für die das Essen der Regulierung affektiver Spannungen dient. Umgekehrt gilt allerdings auch, dass adipöse Patienten gegenüber Normalgewichtigen deutlich häufiger psychische Störungen wie Depressive, Angst- und Somatoforme Störungen aufweisen. Hier stellt sich im Einzelfall die Frage nach der „Reihenfolge" der Komorbiditäten, da z. B. Depressive Störungen und Adipositas wichtige Gemeinsamkeiten wie Antriebsschwäche, Bewegungsmangel und hyperkalorisches Essverhalten aufweisen.
Als **auslösende Ursache** kommen in erster Linie Objektverlusterlebnisse, wie Enttäuschungen, Trennungen, Ablösungen oder Tod des Ehepartners in Betracht. Auch Situationen, die länger andauernde Gefahren oder Leistungsanforderungen mit sich bringen, regen zu verstärktem Essen an. Weiterhin können depressive Verstimmungen und unbefriedigende Situationen am Arbeitsplatz oder in der Ehe Anlass zu vermehrtem Essen geben. Die Häufung der Fettsucht bei Frauen im Klimakterium hat nur zu oft mit der abnehmenden körperlichen Attraktivität und dem sexuellen Desinteresse der Männer (die sich dann „nach etwas Jungem" umsehen) zu tun. Damit kommt ein Teufelskreis in Gang: Die Fettsucht stößt den Partner verstärkt ab, und diese Kränkungen ziehen erneute „Tröstung" in der Konditorei nach sich. Nur zu leicht wird vergessen, inwieweit die reaktive Fettsucht eine „soziogene" ist.
Psychodynamisch dient die vermehrte Kalorienzufuhr in erster Linie der **Abwehr von Unlustempfindungen**, insbesondere von depressiven Gefühlen, Ängsten und narzisstischen Kränkungen („Kummerspeck"). Die Dynamik ist beschreibbar mit den Stichworten: Infantilität mit starken Abhängigkeitswünschen → depressive Reaktionsbereitschaft → Überempfindlichkeit gegenüber Versagungen. Durch den Essvorgang kommt es zur Verschiebung der unlustbetonten Empfindungen in Richtung auf lustvollere Empfindungen. Als Hinweis auf die Richtigkeit dieser Annahme kann angeführt werden, dass es im Verlauf von gewichtsreduzierenden Kuren bei Adipösen gehäuft zum Auftreten von depressiven Gefühlen und Ängsten kommt. Die depressiven Stimmungen entstehen einesteils durch den Wegfall des

Abwehrmechanismus „erhöhte Nahrungszufuhr“, anderenteils auch durch die falschen Vorstellungen der Patienten, die den Rückgang des Fettgewebes als drohende Unterernährungssituation mit Verlust der körperlichen und seelischen Integrität fehlinterpretieren. Gleichzeitig entstehen Enttäuschungen darüber, dass die Gewichtsreduktion nicht automatisch mit der Lösung der persönlichen Probleme verbunden ist. Dies sind Hinweise auf das massiv **gestörte Körperbild** und Körpererleben des Adipösen. Dabei handelt es sich nicht um eine Körperschemastörung wie der bei der Anorexie, sondern um eine Verleugnung des Übergewichts und der zu hohen Kalorienzufuhr.
Seltener ist das Symptom des Übergewichts auch als unbewusstes Mittel zur Selbstdestruktion zu begreifen oder als regressive Befriedigungsform in Ermangelung nicht erreichbarer anderer Möglichkeiten der Liebeszuwendung. In einigen Fällen dient die Fettsucht auch der unbewussten Abwehr der weiblichen Rolle. Eine adipöse Patientin formulierte: „Ich mäste mich wie ein Schwein, damit den Männern bei meinem Anblick schier schlecht wird.“

Arzt-Patient-Interaktion

Fettsüchtige werden in ihren Schwierigkeiten häufig nicht ernstgenommen. Von allen Seiten werden sie gehänselt oder es werden ihnen Vorwürfe gemacht. Man erwartet, dass die einfache Vorsatzbildung und die Willensentscheidung ihnen erlauben, mit dem Essen und Trinken aufzuhören, und man fordert sie auf, sich einfach zusammenzunehmen. Ihre Bemerkungen, dass sie den ganzen Tag kaum etwas äßen, werden als Lügen oder bewusste Täuschung angesehen. In der Klinik zählen sie für das Personal zu den „nicht ernstlich Kranken“. Zu diesen Gegenübertragungsreaktionen kommt das häufig ohnehin beeinträchtigte Selbstwertgefühl dieser Patienten, was ein Arbeitsbündnis erschwert und die Behandlungssituation kompliziert. Die Patienten reagieren bei kleinen Schwierigkeiten mit Resignation und Depression, was dann zu neuen Essanfällen führen kann.

Therapie

Die multidimensionale Behandlung geht von folgenden Punkten aus:

- Vom Patienten (!) kontrollierte **Regelmäßigkeit der Kalorienzufuhr:** Eine forcierte Diät erscheint *nicht* sinnvoll, da alle Langzeitstudien nach Reduktionskost bzw. Nulldiät unter stationären Bedingungen, Formuladiät etc. enttäuschend schlechte Ergebnisse zeigen. Anzustreben ist eine *gleichmäßige* aber *langsame* Gewichtsabnahme, da forcierte Diäten oft nur den bekannten Yo-Yo-Effekt des Gewichtsverlaufes provozieren. Dabei senkt bereits eine Gewichtsreduktion von 10 % die Adipositas-assoziierten Risikofaktoren.
- **Regulierung des Essrhythmus:** Verhaltenstherapeutisch wird versucht, eine bleibende Veränderung des pathologischen **Essverhaltens** zu erreichen. Insbesondere werden Methoden angewandt, die dem Patienten eine Selbstkontrolle seines Essverhaltens ermöglichen und ihn von seinen unmittelbaren Umweltbedingungen unabhängiger machen sollen, welche die gesteigerten Essbedingungen stimulieren (Berücksichtigung des mangelnden Sättigungsgefühls, „Augenkontrolle" statt „Magenkontrolle", Essprotokoll, Kontingenztraining).
- **Bearbeitung** etwaiger psychodynamisch zugänglicher **Konflikte und Belastungssituationen**, insbesondere der Enttäuschungen und Kränkungen, die häufig die Nahrungsaufnahme auslösen.
- Förderung der **körperlichen Aktivität**
- Einführung in die **Ernährungslehre** (Kochkurse, Kalorientabellen)
- **Adipositas-Chirurgie:** Nach den Leitlinien der Deutschen Adipositas Gesellschaft (2007) besteht die Indikation zu einer chirurgischen Intervention nach Scheitern einer konservativen Therapie bei Adipositas Grad III und bei Grad II mit erheblicher Komorbidität. Seit Mitte der 1990er-Jahre wird als restriktives Verfahren das **„gastric banding"** zur Reduzierung des Magenvolumens angeboten. Daneben gibt es als kombiniertes Verfahren den Magenbypass und die Malabsorptionstechniken (biliopankreatische Diversion mit und ohne Switch) (Übersicht bei de Zwaan et al. 2007).

Langzeitkatamnesen stehen für diese Methode noch aus. Die Senkung der Sterblichkeit soll – neben der Erhöhung der Lebensqualität – bis 25 % betragen. Allerdings liegt die Versagerquote (hinsichtlich des Gewichtsverlusts) ebenfalls bei 16 bis 30 %.

- **Pharmakotherapie:** Sibutramin (SSNRI) und Orlistat (im Gastrointestinaltrakt wirkender Lipaseinhibitor) stellen eine Option nach erfolgloser Basistherapie dar.
- **Selbsthilfegruppen:** In den USA existieren Selbsthilfegruppen seit 1949. Es handelt sich um Laiengruppen (OA = Overeaters Anonymous; Weight Watchers), die über einen längeren Zeitraum einmal wöchentlich anderthalb Stunden zu Gruppendiskussionen zusammentreffen. Auch in Deutschland gibt es solche Gruppen. Im Prinzip besteht eine ähnliche Organisation wie die der Anonymen Alkoholiker. Die dort bisher erzielten Erfolge sind oft stabiler als die Resultate von kürzeren ärztlichen Therapien bei Fettsuchtpatienten.

Prognose

Bei der BED ist die Prognose im Hinblick auf die Essstörungssymptomatik nach neueren katamnestischen Untersuchungen mit der Bulimia nervosa vergleichbar: 70 % waren zwei Jahre nach stationärer Behandlung symptomfrei, 30 % hatten weiterhin eine klinische oder subklinische Essstörung (EDNOS). Ein Sistieren der Essstörung zieht oft leider keine langfristige Gewichtsreduktion nach sich – vermutlich weil das hyperkalorische Essverhalten auch ohne Essanfälle das Körpergewicht entscheidend mitbeeinflusst.

8 Potenzielle psychosoziale Faktoren bei Organkrankheiten

8.1 Die koronare Herzerkrankung: Angina pectoris, Herzinfarkt

Die koronare Herzerkrankung (KHK) ist charakterisiert durch eine Minderversorgung des Herzens mit Sauerstoff infolge einer Störung der Durchblutung des Herzens. Ursache sind Verengungen der Herzkranzgefäße durch kalkhaltige Ablagerungen (Arteriosklerose).
Die Erkrankung umfasst symptomlose Stadien, Zustände mit zeitweiser Verengung eines oder mehrerer Gefäße mit den Beschwerden der Angina pectoris (ICD-10: I20) sowie den Verschluss eines oder mehrerer Herzkranzgefäße mit nachfolgender Gewebeschädigung (Herzinfarkt). Der typische Herzinfarkt (Myokardinfarkt; ICD-10: I21) führt in schweren Fällen zu einem dramatischen, lebensbedrohlichen Krankheitsbild.

Die besondere Bedeutung des Herzens für das Bewusstsein des Menschen von Körper und Seele (Sitz des Lebens, der Gefühle und der Liebe) ist jedem vertraut und zum Verständnis des psychophysischen Gesamtgeschehens besonders hervorzuheben.

Symptomatik

Angina pectoris: Herzschmerzen mit Engegefühl und Angst verbunden, oft mit Ausstrahlung in den linken Arm, Hals, Mund, Rücken, Oberbauch. Ausschlaggebend für die Diagnose ist die Auslösung der Beschwerden durch vermehrte körperliche oder psychische Belastung sowie durch Kälte und das Verschwinden der Schmerzen in Ruhe.

Herzinfarkt: Engegefühl, Todesangst, Vernichtungsschmerz, kalter Schweiß, Übelkeit, Kollaps, Bewusstseinstrübung, atypische Schmerzen. Meist wird der Herzinfarkt von Rhythmusstörungen begleitet. Oft wird der Infarkt verkannt, wenn das Bild weniger dramatisch ist. In 30 % der Infarkte werden keine wesentlichen Schmerzen empfunden. Bei einem Drittel der Herzinfarktpatienten findet man keinerlei Prodomi in der Anamnese. In 50 % der Fälle tritt innerhalb weniger Minuten bis Stunden der Tod ein.

Epidemiologie und Verlauf

Die **Herz-Kreislauf-Erkrankungen** stellen trotz eines Rückgangs in jüngerer Zeit auch heute noch die **häufigste Todesursache** dar. Die Abnahme wird auf einen Erfolg bei der Bekämpfung der Risikofaktoren zurückgeführt. In Gegenden mit hoher Bevölkerungsdichte und starker Industrialisierung treten sie vermehrt auf. Die KHK stellt auch weiterhin den **größten Anteil der Ursachen für Frühinvalidität** dar. Bei Männern ist das Auftreten eines Infarkts am häufigsten im Alter zwischen 35 und 64 Jahren. Während früher die KHK eine Krankheit der oberen sozialen Schichten war („Managerkrankheit"), hat sie sich inzwischen zu einer Krankheit der **Schichten mit niedrigem Bildungsniveau** verlagert. Diese Verschiebung wird mit der erhöhten emotionalen Arbeitsbelastung (Dysstress), sozialer Instabilität, mit der schlechteren sozialen Einbindung und nicht zuletzt mit der Missachtung der bekannten Präventionsempfehlungen erklärt. Offenbar spielt auch die spezielle Arbeitssituation eine Rolle. Geringe berufliche Befriedigung, Zeitdruck, chronische Überforderung, geringe Kontrollmöglichkeiten und starke Abhängigkeit von anderen tragen erheblich zur Dauerbelastung bei. Auch bei den Frauen ist die Häufigkeit der KHK deutlich angestiegen. Sie werden durchschnittlich zehn Jahre später betroffen.

Psychodynamik und Pathogenese

Man unterscheidet:

- **Organische Risikofaktoren:** erhöhter Blutdruck, vermehrtes Serumcholesterin, Nikotinabusus, EKG: Vergrößerung der linken Herzkammer, Neigung zu Diabetes, Übergewicht

- **Soziale Risikofaktoren:** soziale Veränderung (Ort, Beruf), soziale Isolation, chronische Belastungen im privaten Bereich (Partner, Familie, Wohnung, Kinder) und am Arbeitsplatz
- **Psychische Risikofaktoren:** Typ-A-Verhaltensmuster (s. u.), Neigung zu Feindseligkeit, Ärger, Depressivität

Die **organischen Risikofaktoren** wurden durch große Feldstudien insbesondere in den USA (Framingham Studie) gesichert. Neben dem Lebensalter fanden sich insbesondere **fünf biologische Risikofaktoren**, welche die Wahrscheinlichkeit, an einer KHK zu leiden, erhöhen:

- erhöhter Blutdruck
- vermehrtes Serumcholesterin
- Nikotinabusus
- im EKG Vergrößerung der linken Herzkammer
- Neigung zu diabetischer Stoffwechsellage
- (Übergewicht korreliert hoch mit mehreren der genannten Faktoren)

Bei den **sozialen Risikofaktoren** für die Entstehung einer KHK wurde insbesondere die Bedeutung der sozialen Veränderung hervorgehoben (Ortswechsel, Berufswechsel, Arbeitslosigkeit, unsicherer Arbeitsplatz). Hinzu kommt die pathogene Rolle von chronischen Belastungen im privaten Bereich: Partnerkonflikte, schlechte soziale Integration, viele Kinder, schlechte Wohnsituation.
In eindrucksvollen Untersuchungen an 17 000 Probanden einer amerikanischen Versicherungsgesellschaft belegte eine amerikanische Arbeitsgruppe (Anda et al. 1999; Felitti et al. 2007), dass es eine strenge Dosis-Wirkungs-Korrelation zwischen dem Ausmaß traumatisierender Erlebnisse in Kindheit und Jugend und dem Ausmaß des Rauchens (und weiterer Abhängigkeiten wie Drogen, suchtmäßige Nahrungsaufnahme mit der Folge des Übergewichts) im Erwachsenenalter gibt: Je höher die Anzahl der ACE (adverse childhood experiences), desto direkt höher war der Nikotinkonsum (generell die Suchtneigung) im Erwachsenenalter. Solche Zusammenhänge sind bisher kaum in das öffentliche und ärztliche Bewusstsein gedrungen. Sie verdeutlichen, dass die Zusammenhänge komplexer sind, als sie

sich über die Benennung von einfachen Risikofaktoren darstellen. Bei Frauen erörtern Felitti et al. (2007) folgende denkbare Entwicklungslinie: infantile Stressbelastung → chronische depressive Verstimmung → Übergewicht → Koronare Herzkrankheit.

Psychische Risikofaktoren sind von den sozialen kaum abzugrenzen. Bei der Untersuchung von psychischen Risikofaktoren, welche die Wahrscheinlichkeit an einer KHK zu leiden, erhöhen, wurde von Friedman und Rosemann das so genannte **Typ-A-Verhaltensmuster** (nicht zu verwechseln mit dem A-Typ bei der Herzangststörung! → Kap. 3.1.5) erkannt und gesichert.

Der **Typ A** ist gekennzeichnet durch Erfolgs- und Leistungsdruck, hohe Ziele, ein starkes Bedürfnis nach Anerkennung, zum Teil rücksichtsloses Konkurrenzverhalten sowie durch vermehrte Aggressivität und starke motorische Bedürfnisse. Die Menschen wirken gehetzt, ständig unter Zeitdruck und sind ungeduldig. In späteren prospektiven Untersuchungen wurde deutlich, dass dem Typ-A-Verhalten ein eher komplexes Muster zugrunde liegt, und dass von den vielen Facetten insbesondere die Aggressionsbereitschaft, das Rivalitätsverhalten und die Depressionsneigung die entscheidende pathogenetische Rolle spielen. Der weniger studierte Typ B zeigt generell eine mehr depressiv-resignative Haltung (Myrtek 2000).

> Das Typ-A-Verhalten erhöht unabhängig von den organischen Risikofaktoren die Wahrscheinlichkeit an einem Herzinfarkt zu erkranken, um das 2,5-fache.

Dass der Stressbelastung generell eine „kardiotoxische“ Wirkung zukommt, macht die Analyse von Einzelfällen koronargesunder (!) Patienten deutlich, die einen „sudden death“ erlitten. Lane und Mitarbeiter (2001) konnten in den von ihnen untersuchten Fällen ausnahmslos massive Belastungsereignissse im 6-Monate-Zeitraum vor dem Ereignis nachweisen.

Ein psychosomatisches Risikomodell für die Entstehung einer KHK ist in → Abb. 8-1 dargestellt.

Aus **medizinsoziologischer Sicht** wird argumentiert, dass die rechtzeitige und angemessene Anpassung angesichts eines Zusammen-

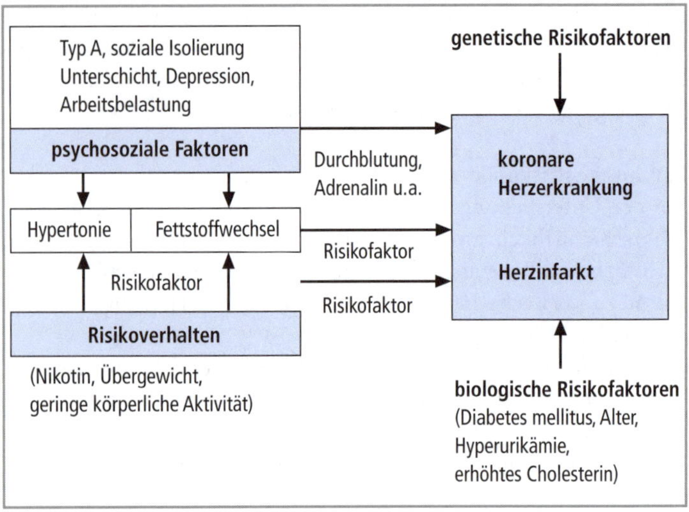

Abb. 8-1 Ein psychosomatisches Risikomodell der koronaren Herzerkrankung (nach Schüßler 2005).

bruchs von zentralen Lebenskonstruktionen, deren Bruchlinien bereits seit langem auf die drohende Überlastung hinwiesen, versäumt wird (Siegrist et al. 1980; Siegrist 1996) Die häufig gesehene Tendenz zur Hyperaktivität und Überkompensation könnte man so als eine verfehlte Form der Anpassung verstehen. Die finale Krise hat viel mit dem Erlebnis einer „Gratifikationsversagung“ zu tun. Man hat sich bis zuletzt aufs äußerste angestrengt aber sich dann um den Lohn betrogen gefühlt.

Albus et al. (2005) und Köhle et al. (2003), denen wir hier folgen, resümieren die Literatur und stellen fest, dass während des Aufenthalts auf der Intensivstation zunächst vor allem ausgeprägte Ängste, verzögert dann depressive Zustände auftreten. Die Angst des Infarktpatienten entsteht durch die Vorstellung, an den Folgen des Infarkts sterben zu müssen, aus der Bedrohung des Selbstwertgefühls und aus der Furcht vor dem sozialen Abstieg.

Die **Verleugnung** ist der Hauptabwehrmechanismus einer großen Untergruppe von Infarktpatienten. Er richtet sich gegen die bewusste Wahrnehmung äußerer Gefahren und der damit einhergehenden Gefühle. Ziel dieser Abwehr ist eine Verminderung der Angst. Die Verleugnung der vitalen Bedrohung behindert vielfältig die therapeutischen Maßnahmen.

Die Ursachen der Depression liegen in emotional nachfühlbaren Reaktionen auf die krankheitsbedingten Veränderungen der Lebenssituation (Autonomieverlust, berufliche Verschlechterung, Angst vor Invalidität, Minderung des Selbstwertgefühls). Die depressive Reaktion stellt eine notwendige Auseinandersetzung mit der durch die Krankheit veränderten Lebenssituation dar. Hier findet sich ein wichtiger Ansatzpunkt für psychotherapeutische Unterstützung.
Die prognostische Bedeutung des Auftretens von Angst und Depression ist zunehmend differenzierter verstanden worden. Ein „angemessenes Maß von Angst" ist ein Prädiktor für einen eher guten Postinfarktverlauf: es kommt zu einer wahrscheinlichen Änderung der ungesunden Lebensweise. Zu viel Angst (Panik) und zu wenig Angst (Verleugnung) sind eher nachteilig für die Reinfarktprognose. Bei 15 bis 20 % der Patienten tritt nach dem Infarktereignis eine weitergehende Depression auf, die die Kriterien einer mittelgradig bis schweren depressiven Episode nach ICD-10 erfüllt und auf eine schlechtere Prognose hinweist. Im 6-Monate-Zeitraum nach dem Infarkt ist bei diesen Patienten die Reinfarktrate sechsfach und im 18-Monate-Zeitraum vierfach erhöht (Frasure-Smith et al. 1999; Lespérance et al. 1996). Eine Verknüpfung von sozialen und psychischen Faktoren erhöht die Wahrscheinlichkeit eine KHK zu entwickeln um das Zwei- bis Vierfache.

Arzt-Patient-Interaktion

Ziel aller nicht direkt kurativen Maßnahmen bei der Infarktbehandlung ist die Entwicklung eines befriedigenden Arbeitsbündnisses zwischen Arzt und Patient, das diesem eine langfristige Mitarbeit an der Therapie seiner Krankheit ermöglicht. Wesentliche Voraussetzungen

dafür sind ausreichende Information des Patienten über die Natur des Herzinfarkts, den Ablauf des Heilungsvorgangs und die Erfordernisse der Behandlung.
Probleme in der Arzt-Patient-Beziehung entstehen in erster Linie wegen der Überangepasstheit dieser Patienten oder wegen ihrer Verleugnung. Im Hintergrund sind manchmal jedoch aggressive Tendenzen spürbar, deren Ursachen in der erzwungenen Passivität und der beschnittenen Autonomie liegen. So kommt es häufig bei Hilfsangeboten zu Abwehrmaßnahmen der Patienten, die als „Uneinsichtigkeit" (Non-compliance) erlebt und affektiv beantwortet werden. Auch sind die Ärzte nicht selten Zielscheibe der gereizten Spannung, die durch die Krankheit ausgelöst wurde, so als ob sie die berufliche und Lebenskrise, die ein Herzinfarkt nach sich zieht (wenn sie nicht schon vorher bestand, was oft verleugnet wird), verursacht hätten; denn sie sind es ja, die auf Veränderung der Lebensweise dringen.

Therapie

Auf den somatischen Teil der Therapie kann hier nicht näher eingegangen werden. Die Behandlung eines Herzinfarkts beginnt fast ausschließlich auf der Intensivstation.
Es scheint so zu sein, dass die Patienten gerade in den ersten Tagen nach dem Infarkt am ehesten für den Aufbau eines Arbeitsbündnisses und die Motivierung zur Änderung ihrer Lebensführung bereit sind.

- Das **ärztlich-psychotherapeutische Gespräch** soll dem Patienten bei der ersten Verarbeitung seiner Krankheit helfen.
- Bewährt haben sich **gruppenpsychotherapeutische Maßnahmen** in Kombination mit Autogenem Training und einem Bewegungstraining, das dem Patienten hilft, langsam seine Leistungsfähigkeit wieder aufzubauen und ihm Anleitungen an die Hand gibt, um seine Herztätigkeit zu kontrollieren und einschätzen zu lernen. Offenbar können die Patienten in der Gruppe leichter ihre verleugnende Abwehr verringern und ihre Abwehr gegenüber gefühlshaften Äußerungen reduzieren.
- **Kognitiv-verhaltenstherapeutische Trainingsprogramme** haben zum Ziel, nach der akuten Phase in Gruppen die Typ-A-Verhaltensmuster mit konkreten Lernzielen zu beeinflussen. Nachunter-

suchungen nach drei Jahren ergaben übereinstimmend gute Ergebnisse gegenüber den Kontrollgruppen. Die Reinfarktrate der kombiniert medikamentös und mit einem zusätzlichen psychoedukativen Trainingsprogramm behandelten Population lag bis zu 50 % niedriger als bei der nur medikamentös und physiotherapeutisch behandelten (Friedman et al. 1986)!

Eine große Bedeutung kommt bei der Herzinfarktbehandlung der Rehabilitation zu. Möglichst rasch nach der stationären Behandlung erfolgt ein Anschlussheilverfahren in einem Rehabilitationszentrum. Das Problem hierbei ist, dass gerade jene Patienten eine Reha-Kur ablehnen, die aufgrund ihrer Depressions- und Angstwerte sowie ihrer sozialen Situation dieser Nachbehandlung besonders bedürften (Lane et al. 2001; Rugulies u. Siegrist 2002).

Danach sollte der Patient weiter an einer ambulanten Gruppe für Bewegungstherapie teilnehmen und kontinuierlich kardiologisch betreut werden. Von Vorteil ist es, wenn neben Gymnastik und Spielen auch psychotherapeutische Anteile eingebaut werden. Nur durch ein derartiges **kontinuierliches Konzept** erscheint es möglich, Veränderungen der Grundeinstellung der Patienten zu erreichen. Der Anteil der langfristig motivierbaren Patienten dürfte deutlich unter 25 % der Infarktpatienten liegen. Ornish et al. (1990; 1998) sowie Rugulies und Siegrist (2002) konnten nachweisen, dass mit einer Kombination von extrem fettarmer Diät, Yoga, Stresstraining und stützender Gruppentherapie der Trend zur weiteren Verengung der Koronararterien gestoppt und ebenfalls eine deutliche Senkung der Reinfarktrate bewirkt werden kann.

Die heute praktizierte **aktive Rehabilitation** hat folgende Ziele (nach Schuler und Hambrecht 1998):

- Wiederherstellung der körperlichen und psychischen Integrität,
- Vermittlung von Grundlagenwissen über die Erkrankung, Wecken von Verständnis für die Behandlung und Stärkung der Eigenverantwortung,
- Steigerung der körperlichen Belastbarkeit mit dem Ziel der Wiedereingliederung in das Berufsleben und
- Reduzierung von Risikofaktoren durch nachhaltige Beeinflussung des Lebensstils.

8.2 Essenzielle Hypertonie

Nach den Empfehlungen der WHO (1996) ist eine Hypertonie anzunehmen, wenn bei mehrfachen Blutdruckmessungen die Werte 140 mmHg systolisch und 90 mmHg diastolisch übersteigen. Die Diagnose der essenziellen Hypertonie (ICD-10: I10) wird per exclusionem gestellt, das heißt, die Diagnose setzt den Ausschluss nephrogener, endokriner und kardiovaskulärer Hypertonie-Formen voraus.

Symptomatik

- Die Blutdruckerhöhung kann über Jahre symptomlos sein.
- Folgende Begleitsymptome treten auf, die nicht spezifisch für die Hypertonie sind: Unruhegefühle, Angespanntheit, Kopfschmerz, Angina pectoris, verstärktes Herzklopfen, Belastungsdyspnoe, Ruhedyspnoe, Nasenbluten, Zeichen einer Enzephalopathie.

Die **Auslösesituation** ist nur schwer rekonstruierbar, da der erhöhte Blutdruck oft schon mehrere Jahre besteht, bis er durch Zufall entdeckt wird. Nach klinischer Beobachtung beginnt eine Hypertonie häufig dann, wenn ein Individuum in einer **chronischen Erwartungsspannung** lebt. Auslösende Situationen sind häufig Zeiten vermehrter und lang anhaltender Angst, Zeitnot und wachsender Anspannung, jedoch ist nicht gesichert, dass Stressbelastungen allein einen stabilen Hypertonus bewirken können. Sicherlich spielen auch genetische Faktoren bei der Entstehung einer Hypertonie eine bedeutende Rolle.

Epidemiologie und Verlauf

Die Lebenszeitprävalenz des arteriellen Hypertonus beträgt in den westlichen Industrienationen 20 % mit einem charakteristischen Anstieg im Alter. Bei 95 % der Fälle handelt es sich um einen essenziellen Hypertonus. Diese Prävalenzraten haben offensichtlich eine Tendenz zu weiterem Anstieg.

Psychodynamik und Pathogenese

Nach F. Alexander, einem Mitbegründer der Psychosomatischen Medizin, steht im Mittelpunkt der Psychodynamik der ständige Kampf dieser Patienten gegen emporkommende **feindselige Gefühlsspannungen**. Die Patienten fürchten, die Zuneigung der anderen zu verlieren und kontrollieren die Äußerungen ihrer Feindseligkeit. Der ungelöste Autonomiekonflikt führt zu unbearbeiteter Feindseligkeit, zu Störung der Selbstbehauptung und zu Aggressionen gegenüber Trennungsängsten. In ihrer Kindheit neigten diese Menschen wahrscheinlich zu verstärkter Wut und Aggression. Die Erfahrung, die Zuneigung der Eltern durch eine aggressive Haltung zu verlieren, hätte sie dann veranlasst, bereits früh ihre feindseligen Impulse zu kontrollieren und abzuschirmen.

Im zwischenmenschlichen Umgang zeigen sich Hypertoniker eher kontrolliert im Sinne einer ausgesprochenen Verhaltensnormalität, die mit Leistungsstreben verknüpft ist. Dieses Verhalten dient erstens der Abwehr von Abhängigkeitswünschen, zweitens der Verhinderung des Zutagetretens von aggressiven Impulsen und feindseligen Umweltauseinandersetzungen. Diese müssen vermieden werden, um einen Verlust von Bezugspersonen zu verhindern, der dann zur Versagung von unbewussten Abhängigkeitswünschen, zu narzisstischer Kränkung und Depression führen würde.

Dieser zentrale Mechanismus einer **Umsetzung von unterdrücktem Ärger und Feindseligkeit** in eine erhöhte vegetative (Gefäß-)Spannung hat sich empirisch bestätigen lassen, auch da, wo auf das psychodynamische Verständnis Alexanders verzichtet wurde. Eine Übersicht, die 48 empirische Arbeiten zu den psychischen Faktoren des Bluthochdrucks zusammenfasste, fand überzeugende Zusammenhänge zwischen der Wahrnehmung und Äußerung von Ärger und Wut, der stärkeren Verwendung hemmender Abwehrmechanismen (vor allem Verdrängung und Verleugnung) sowie Angstgefühlen im interpersonalen Feld einerseits und der Tendenz zu einem arteriellen Hochdruck andererseits (Sommers-Flanagan u. Greenberg 1989).

Die Veränderungen im Verlauf der Hochdruckerkrankung werden anfänglich von einem physiologischen Problem des Herzminutenvolumens geprägt, später durch den erhöhten peripheren Widerstand.

Dabei spielen zahlreiche Mechanismen (sympathische Aktivierung, Auswirkungen auf das Renin-Angiotensin-System, Regulationsabläufe auf der Ebene der Baroreflexe, Nieren und Nebennieren) eine Rolle. Ein Modell könnte nach derzeitigem Stand wie in → Abbildung 8-2 ausgeführt aussehen.

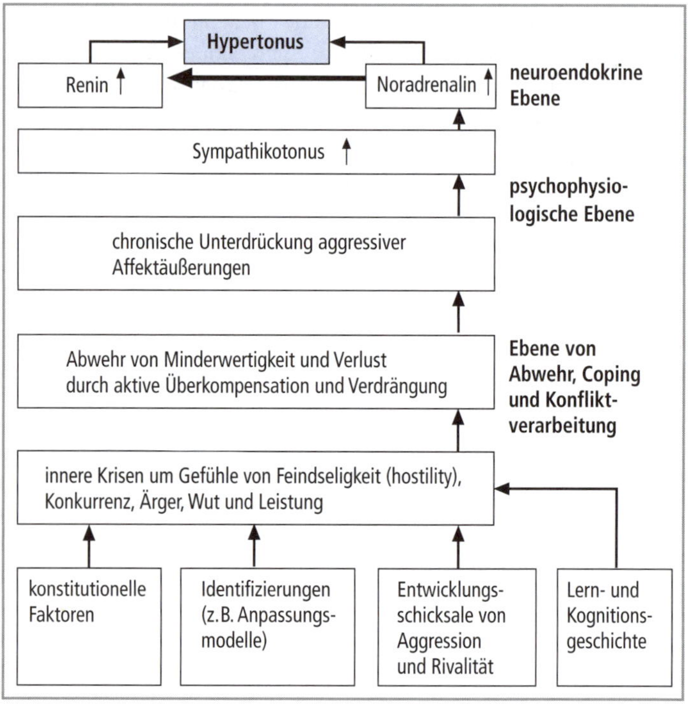

Abb. 8-2 Modell der vegetativen Anteile bei der Entstehung der essenziellen Hypertonie. Dieses Schema folgt dem weiterhin aktuellen Modell von F. Alexander von 1950 unter Einbeziehung einer Grafik von Müller (1988). Möglicherweise ist dieses Modell für Männer valider als für Frauen (Netter u. Neuhäuser-Metternich 1991). So sicher ist, dass Stress in jeder Form adrenerg wirkt, so wenig kann davon ausgegangen werden, dass Stressfaktoren allein die Entstehung der essenziellen Hypertonie begründen. Das Modell vernachlässigt die regulierenden Vorgänge im Renin-Angiotensin-System, auf der Ebene des Baroreflexes, der Niere und der Nebenniere.

Arzt-Patient-Interaktion

Viele Hypertoniker gehören zu den „angenehmen" Patienten mit guter Compliance (wobei die nicht Kooperativen wahrscheinlich gar nicht erst zum Arzt gehen). Man muss jedoch daran denken, dass diese Patienten ihre Aggressionen, ihre Ehrgeiz- und Konkurrenzbedürfnisse zwar nicht verbalisieren können, dass diese jedoch trotzdem latent vorhanden sind. Das macht sich bemerkbar, wenn man versucht, dauernden Einfluss auf die Lebensgestaltung zu gewinnen. Die Arzt-Patient-Beziehung wird häufig dadurch getrübt, dass der Patient seine Kritik an der Therapie und seine eigenen Bedürfnisse, die oftmals im Gegensatz zu den langfristigen und zum Teil einschränkenden Therapieprogrammen stehen, nicht artikulieren kann. Für die Gegenübertragung des Arztes ist es wichtig, dass er diese latenten Oppositionstendenzen des Patienten kennt und zur Sprache bringt, ihm auch hilft, mit seinen Schuldgefühlen beim Versäumen von Terminen oder bei Spannungen in der Behandlungssituation fertig zu werden. Eine **akzeptierende Haltung**, bei der der Arzt sich nicht selbst gekränkt zurückzieht oder unnötige Vorwürfe macht, ist für den Erfolg der Therapie entscheidend.

Therapie

Die Therapie der Hypertonie ist im Kern eine **medikamentöse**, für die heute mit Saluretika (durch metaanalytische Wirksamkeitsstudien seit 2003 wieder hochaktuell!), Betarezeptorenblockern, Calcium-Antagonisten, ACE-Hemmern und weiteren, ausreichend wirksame Substanzen zur Verfügung stehen. Eine Erweiterung der Behandlung um psychotherapeutische Maßnahmen ist generell wünschenswert und gesichert wirksam, wird aber von den Ärzten wenig empfohlen und den Patienten wenig angenommen.
Nach dem derzeitigen Wissensstand empfiehlt sich die Kombination von antihypertensiver Medikation und kontinuierlicher psychischer Führung, sofern beim Patienten eine psychische Mitverursachung der Hypertonie nachweisbar und er bereit ist, auf lange Sicht mit dem Arzt zu kooperieren. Letzteres ist wegen der anfänglich kaum störenden hypertensiven Symptome und den dafür aber

umso mehr spürbaren Nebenwirkungen der Medikamente oft nicht der Fall.
Die Herstellung einer tragfähigen, **verlässlichen Arzt-Patient-Beziehung** ist deshalb als besonders wichtig anzusehen. Diese kann nicht nur für die subjektiven Beschwerden, sondern auf die Dauer auch für die Langzeitprognose der Krankheit von Bedeutung sein. So sterben nach Herrmann et al. (2003) immer noch dreimal mehr Menschen an den Folgen einer Hypertonie als an Krebs – obwohl es heute effiziente Medikamente zur Senkung des hohen Blutdrucks gibt. Dies zeigt wie wichtig das Problem der Compliance gerade bei diesem Krankheitsbild ist.

- Das **Autogene Training** (AT) als bewährtes Entspannungsverfahren ist bei leichten und mittleren Blutdruckerhöhungen als wirksam belegt (wie übrigens auch der beliebte, im Arbeitsleben aber nur eingeschränkt zu realisierende Mittagsschlaf!). Das AT ist damit sicher als Psychotherapie der **ersten Wahl** zu empfehlen. Es muss jedoch – wie alle Entspannungsverfahren – nach Beendigung des Trainingskurses aktiv fortgesetzt werden. Dazu bedarf es besonderer Aufklärung und Motivation der Patienten. Wenn Patienten eine persönliche Neigung zu nicht evaluierten Entspannungsverfahren wie vor allem dem Yoga haben, empfehlen wir unbedingt die Unterstützung solcher Bevorzugungen. Mit Sicherheit ist das sinnvoller, als dass der Patient über gar keine eingeübten Entspannungstechniken verfügt.
- Ob das vermehrt empfohlene **Biofeedback** tatsächlich zu stabilen Blutdrucksenkungen führt, ist derzeit noch offen. In der Phase des Trainings und nach deren Abschluss sind die Erfolge gut gesichert. Wahrscheinlich ist auch hier ein dauerndes Training erforderlich, wozu es ambulant einsetzbarer Geräte bedarf.
- **Hypertonikerschulungen** in der ärztlichen Praxis oder in Gesundheitszentren kommt für die erforderliche Aufklärung und die Bewältigung der sinnvollen Lebensumstellungen (Erlernen von Stressvermeidung u. a.) große Bedeutung zu.

8.3 Asthma bronchiale

Das Asthma bronchiale (ICD-10: J45.9) ist charakterisiert durch Anfälle von exspiratorischer Atemnot, begleitet von Ängsten und Unruhe. Typische Befunde sind: Zeichen einer Bronchialobstruktion, die zwischen den Anfällen ganz oder teilweise reversibel ist, Hyperreagibilität des Bronchialsystems, Schleimhautentzündung mit erhöhter Sekretion und Spasmen der glatten Muskulatur. Den Anfällen liegt ein akuter Anstieg des Atemwegswiderstands zugrunde. Bei Beteiligung psychischer Faktoren kann zusätzlich die ICD-10-Kodierung F54 angegeben werden.

Symptomatik

- starke bis lebensbedrohliche exspiratorische Atemnot, eventuell Status asthmaticus
- Giemen und pfeifende Atemgeräusche
- Husten und Auswurf
- Angst, Unruhe
- sekundäre Hyperventilation

Epimiologie und Verlauf

Die Prävalenz des Asthma ist ansteigend. Die Lebenszeitprävalenz liegt bei 5 bis 10 % der Bevölkerung. 90 % der Patienten erkranken erstmalig vor der Adoleszenz. Das extrinsische Asthma ist bei Erwachsenen 5- bis 10-mal häufiger als das intrinsische.

Psychodynamik und Pathogenese

Es wird ein multifaktorielles Geschehen angenommen, bei dem genetische, allergische, immunologische, entzündliche und psychische Faktoren eine individuell unterschiedlich bedeutsame Rolle spielen. Ein Zivilisations-(Umwelt-?)Faktor beginnt sich abzuzeichnen. Die allgemeine Basis des Asthmas ist eine Hyperreagibilität des Bronchialsystems, die sich auch bei Menschen ohne klinisch manifestes Asthma findet.

Bei den auslösenden Ursachen des Asthmas werden **vier Hauptgruppen** unterschieden:

- allergische Ursachen (**extrinsisches Asthma**)
- infektiöse Ursachen (viral oder bakteriell, **intrinsisches Asthma**)
- physikalische Ursachen (Temperaturänderungen, Rauch, Staub u. a.) und chemische Reize (Dämpfe, Gase)
- psychische Ursachen

Es kommt häufig, insbesondere bei länger bestehender Krankheit, zu Überschneidungen und Wechselwirkungen der auslösenden Ursachen. Bei einem Drittel der Asthma-Patienten spielen psychische Belastungen eine bedeutende Rolle. Bei einem individuellen Patienten können mehrere der aufgeführten Faktoren wirksam sein. Für die Auslösung von Anfällen wurde auch bei allergischem und bei infektiösem Asthma eine relevante Mitbeteiligung emotionaler Ursachen gefunden. Als Hintergrund der psychischen Faktoren wurde ein Nähe-Distanz-Konflikt auf dem Boden einer gestörten Individuationsentwicklung oder ein Abhängigkeits-Autonomie-Konflikt vermutet. Gesichert spielt der autosuggestive Faktor bei der Chronifizierung eine wichtige Rolle. So wurde beobachtet, dass allein die *Vorstellung* des auslösenden Allergens oder zum Beispiel das *Foto* blühender Pflanzen einen Anfall auslösen kann. Das bedeutet nichts anderes, als dass Konditionierungen von Auslösesituationen stattgefunden haben. Klinisch ist auch seit langem die Beobachtung bekannt, dass zwischen Anwesenheit und Abwesenheit des Allergens einerseits sowie der Krankheitsmanifestation andererseits keine einfache Korrelation, sondern manchmal geradezu erstaunliche Diskrepanzen bestehen.
Folgende **psychosoziale Risikofaktoren** haben an Wahrscheinlichkeit gewonnen:

- **Belastende Lebensereignisse** allein haben kaum Voraussagequalität. In der **Kombination mit emotional ungeeignetem Elternverhalten** (Ängste und Bedürfnisse des Kindes werden nicht wahrgenommen) erhalten sie Bedeutung. Bei genetisch belasteten Kindern kann dadurch der Ausbruch der Krankheit gefördert werden (Klinnert et al. 1994).
- Das **Verstärkerverhalten der Eltern** spielt bei Infektionen im Kindesalter (überbesorgte Zuwendung bei Atemwegsbehinderung)

eine Rolle im Sinne operanter Konditionierung (Köhler et al. 2001). Im Erwachsenenalter besteht bei Frustrationen und konflikthaften Belastungssituationen eine Neigung zu Regression auf solche Muster.

Zander (1989) konnte zeigen, dass es bei Asthma-Patienten zu einem signifikanten Anstieg des Atemwiderstands kommt, wenn in einem strukturierten Gespräch vorher definierte Konflikte angesprochen wurden. Dies könnte als Hinweis verstanden werden, dass es konfliktspezifische Reaktionsmuster gibt, die die Ausbildung der Krankheit begünstigen. Ähnliche Untersuchungsergebnisse wurden von der gleichen Arbeitsgruppe bei Patienten mit Ulcus duodeni, Colitis ulcerosa und der Crohn-Krankheit sowie bei Hypertonikern gefunden. Klinische Beobachtungen legen nahe, dass es sich bei Asthmatikern wie auch bei den anderen genannten Störungen überzufällig oft um aggressiv gehemmte Menschen handelt.

Arzt-Patient-Interaktion

Der akute Anfall hat eine stark appellative Wirkung auf Ärzte und Schwestern. Eindrucksvoll ist die Erfahrung, die jeder Arzt am Krankenbett machen kann, wenn er Ruhe vermittelt und es versteht zuzuhören: Allein dadurch kann die Intensität eines Anfalles abnehmen.
Der Arzt sollte versuchen, sich auf einen möglichen Ambivalenzkonflikt des Patienten einzustellen, also sowohl auf die Wünsche nach Geborgenheit und Zuwendung wie auf die Wünsche nach Distanzierung und die Ängste eingehen.
Die Stärke der den Asthmaanfall begleitenden Angst spielt offenbar eine bedeutsame Rolle für die Art, wie Patienten mit ihren Medikamenten umgehen bzw. wie sie medikamentös von ihren Ärzten versorgt werden. Besonders ängstliche Patienten dosieren ihre Medikamente unabhängig vom Schweregrad der Symptome, nehmen also meist zuviel Medikamente. Patienten, die ihre Beschwerden kaum beachten und auf Atemnot eher gleichgültig reagieren, dosieren ihre Medikamente häufig zu niedrig. Die unterschiedliche Form der Angstwahrnehmung und -bewältigung wirkt sich auch korrespondierend auf die medikamentöse Behandlung durch den Arzt aus. Die

Kenntnis und das Eingehen auf die spezifische Konfliktsituation des Patienten ermöglichen es, die Anfallshäufigkeit und den Medikamentenverbrauch (insbesondere die Cortison-Einnahme) deutlich zu senken. Nur so ist der Patient für eine langfristige Mitarbeit an seiner Krankheit zu gewinnen.

Therapie

Neben der immer unerlässlichen internistischen Therapie haben sich Entspannungsverfahren wie Atemtherapie und Autogenes Training (→ Kap. 12.5 und Kap. 12.8.1) bewährt. Sie sind als Psychotherapien der ersten Wahl anzusehen. Ein bestimmtes Entspannungsverfahren, die so genannte Funktionelle Entspannung, erwies sich bei akuter Atemnot als gleich wirksam wie inhaliertes Terbutalin (Loew et al. 1996). Der Effekt des Autogenen Trainings auf den Atemwegswiderstand ist ebenfalls empirisch belegt. Verhaltensmodifikation sowie supportive Psychotherapie stellen wichtige Stützen für die allgemeine Stabilisierung und Stressverarbeitung dar.
Psychotherapeutische Behandlungsansätze versprechen besonders dann Erfolg, wenn sie in Kombination mit internistisch-pharmakologischer Behandlung und Physiotherapie zum Einsatz kommen. Hierzu ist allerdings eine Kooperation der verschiedenen Behandler, die gegenwärtig noch erheblich zu wünschen übrig lässt, nötig. Bei Asthmatikern haben sich auch Schulungsprogramme mit Information und Wissensvermittlung über die Pathophysiologie und die Medikamente und mit Erlernen eines „Selbstmanagements" als hilfreich erwiesen. Auch störungsspezifische psychoanalytisch orientierte Gruppentherapie oder psychotherapeutische Gesprächsgruppen sind in ihrer Wirksamkeit belegt. Die Überlegenheit der Kombination von internistischer und psychosomatischer Therapie, auch hinsichtlich der Kosten, kann seit längerem als belegt angesehen werden (Deter 1986).

8.4 Ulcus ventriculi und duodeni

Als Ulcus pepticum wird eine benigne unspezifische Ulzeration in den Abschnitten des Verdauungstrakts, welche mit Magensaft in Berührung kommen, bezeichnet. Es handelt sich um einen umschriebenen Gewebedefekt, dessen Tiefe wechselt; er umfasst entweder nur die Schleimhaut oder auch die Submukosa und die Muskularis, eventuell bis zur Serosa. Die ICD-10 unterscheidet:

- **Magengeschwür** (Ulcus ventriculi; K25)
- **Duodenalgeschwür** (Ulcus duodeni; K26)

Falls psychosomatisch mitbedingende Faktoren nachgewiesen werden können, kann die Kategorie F54 hinzugesetzt werden.

Symptomatik

- **Ulcus ventriculi:** krampfartige, drückende, bohrende Schmerzen im Epigastrium, meist unmittelbar nach dem Essen, Schmerzlinderung durch Nahrungsaufnahme
- **Ulcus duodeni:** Aufstoßen, Sodbrennen, Völlegefühl, Unverträglichkeit von bestimmten Speisen und Getränken

Die Beschwerdeintensität wechselt jahreszeitlich; Intensivierung im Frühjahr und Herbst. Der Appetit ist meist erhalten.

Epidemiologie und Verlauf

Die Prävalenz des Ulcus pepticum beträgt 2 %. Duodenalgeschwüre sind etwa doppelt so häufig wie Magengeschwüre und Männer sind doppelt so häufig betroffen wie Frauen. Die Gesamtinzidenz sinkt seit Jahren beständig. Am häufigsten tritt das Ulcus ventriculi um das 45. Lebensjahr auf. Nur 30 % der Ulkus-Kranken entwickeln eine chronische Ulkus-Krankheit. In einer Vergleichsuntersuchung zwischen 100 Patienten mit funktioneller Dyspepsie (FD), 100 Patienten mit Ulcus duodeni und 100 gesunden Kontrollpersonen erfüllten 34 % der Dyspepsie-Patienten, jedoch nur 15 % der Ulkus-Patienten die DSM-III-R-Kriterien einer psychischen Störung. Dies spricht dafür, dass die funktionelle Dyspepsie eine von der Ulkus-Krankheit abgrenzbare Entität darstellt, assoziiert mit einem höheren Anteil psychischer Störungen (Haug et al. 1994).

Psychodynamik und Pathogenese

Genetische Faktoren spielen für die Entwicklung eines Ulkus eine prädisponierende Rolle. Bei den Patienten finden sich vermehrt die Blutgruppe 0 und das HLA-Antigen B5. Außerdem neigen Personen mit erhöhter Bereitschaft zur Säuresekretion eher dazu, an einem Ulkus zu erkranken. Sie sind – im Sinne eines Volksmundausdrucks – „ständig sauer". Die Möglichkeit zu einer Ulkus-Entwicklung ist gegeben, wenn das Gleichgewicht zwischen aggressiven und defensiven Faktoren gestört ist. Vegetative Vorgänge (Motorik, Durchblutung, Schleim- und Säuresekretion) sind daran erheblich beteiligt. Die **Verschiebung des Gleichgewichtszustands** zwischen aggressiven und defensiven Faktoren wird durch exogene, somatische und psychische Faktoren in Gang gesetzt. So fördern z.B. Nikotinabusus oder länger andauernde Einnahme von Antirheumatika genauso wie seelische Belastungen eine Ulkus-Entstehung.

Seit Ende der 1980er-Jahre wurde die Bedeutung des Bakteriums **Helicobacter pylori** für die Ulkus-Entstehung erkannt. Es kolonisiert die Magenschleimhaut bei ca. 60 % der Erwachsenen. Das Bakterium verursacht eine chronische Gastritis und kann so für die Entstehung oder Rezidivierung von Ulzera mitverursachend sein. Die Helicobacter-Besiedlung führt über Entzündung zur Epithelläsion, zur Schwächung des Schleimhautschutzes und schließlich zur säuerebedingten Ulkus-Bildung. Die infektiöse Genese ist als eine Hauptursache von 95 % der Duodenalulzera und 70 % der Magenulzera gesichert. Ferner zeigte sich, dass nach therapeutischer Eradikation von Helicobacter pylori die Rezidivneigung praktisch zum Erliegen kommt. Ungeklärt bleibt bisher, warum nur 20 bis 30 % der Personen mit dieser Infektion ein Ulkus entwickeln, die übrigen jedoch symptomfrei bleiben. Daher kann die Infektion nicht als alleinige Ursache der Ulkus-Bildung angesehen werden.

Weiner (1998) kritisiert die durch die Fachpresse ziehende „Alleinverursachungs-These" als ein charakteristisches Beispiel für das reduktionistische Denken in der Medizin. Bei der Ulkus-Entstehung könnten psychische und soziale Vorgänge als zusätzliche auslösende Faktoren über vegetative Steuerungsmechanismen eine entscheidende Rolle spielen (Jones 2006). Ein aktueller Beleg für diese Auffassung ist der dramatische Anstieg peptischer Ulzera nach einem Erdbeben, das sich 1995 in Japan ereignete (Aoyama et al. 1998). Es wird auch diskutiert, ob psychische Faktoren (z. B. Stress) über die Schwächung des Immunsystems verstärkt zu einer Infektion mit Helicobacter pylori führen und somit die Entstehung eines Ulkus begünstigen.

Bei etwa einem Drittel aller Gesunden und 50 % aller Dyspepsie-Patienten löst **Kaffee** Beschwerden aus. Pathophysiologisch könnte dies dadurch bedingt sein, dass der Kaffee (oder seine Inhaltsstoffe) die Magensäuresekretion stimuliert oder einen erhöhten gastroösophagealen Reflux auslöst. Koffein vermindert den Verschlussdruck des unteren ösophagealen Sphinkters. Der Konsum von Kaffee ist insgesamt bei Patienten mit peptischem Ulkus und funktioneller Dyspepsie vergleichbar hoch. Nikotin kann ebenfalls eine veränderte gastrointestinale Motilität und Sekretion verursachen.

Zahlreiche psychophysiologische Untersuchungen an Tieren und Menschen wurden durchgeführt, die den Zusammenhang zwischen psychischen Faktoren und der Entstehung eines Ulkus durch eine Störung der Motilität, der Magensaftsekretion und eine gesteigerte gastrische Sekretionsaktivität nahelegen. Psychosoziale Faktoren sind nach Levenstein (2000) in 30 bis 65 % der Fälle an der Entstehung von peptischen Ulzera beteiligt. Insbesondere Angst und aufgestaute Aggressionen bedingen eine Steigerung der gastrischen Sekretion. Zander (1989) konnte Folgendes zeigen: Bei Ulkus-Patienten, die bei einer Durchleuchtung mit Lebensereignissen konfrontiert wurden, welche mit Neid und Ärger zu tun hatten, war röntgenologisch eine verstärkte spasmenartige Bewegung im Antrum nachzuweisen, die in der Kontrollgruppe nicht auftrat.

Nachstehende psychosoziale **Auslösesituationen** wurden vermehrt beobachtet. Sie erhöhen die Wahrscheinlichkeit für die Ulkus-Krankheit, ohne dass ihnen eine Spezifität zukommt.

- allgemeine (oft kollektive) **Stressbelastungen**, wie das erwähnte Erdbeben. Dabei ist es nach Beobachtungen im Zweiten Weltkrieg offensichtlich weniger der unmittelbar lebensbedrohliche Stress

(z. B. an der Front) – hier greifen wohl paradoxerweise die Selbstschutzmechanismen besser – als vielmehr das ängstlich-gespannte Warten in Reserveposition („Wann bin ich dran!?"), das die Ulkus-Bildung begünstigt.

- individuelle Situationen, die einen **Geborgenheitsverlust** beinhalten, z. B. Verlassen des Elternhauses, Verlust einer wichtigen „Schutzperson"
- individuelle Situationen, die einen **Zuwachs an Verantwortung**, eine Reifungsanforderung beinhalten, z. B. Aufgaben von außen, eigene Ansprüche im Bereich von Leistung und Ehrgeiz. Typisch ist oft ein beruflicher Aufstieg, der gewollt und zugleich nicht gewollt wird und damit eine Konfliktspannung erzeugt. Da Zwischenpositionen in der industriellen Hierarchie diesbezüglich als Stressquelle besonders auffielen, sprachen die Kliniker früher vom „Werkmeister-Ulkus".

Arzt-Patient-Interaktion

Manche Ulkus-Patienten neigen dazu, den Arzt durch ihre Abhängigkeitsbedürfnisse zu überfordern. Andere evozieren durch ihre „pseudounabhängige" Beziehungsaufnahme leicht eine Situation der Konkurrenz und des Kampfes. Im akuten Stadium sollte man das Bedürfnis des Patienten nach Rückzug und Abhängigkeit annehmen und versuchen, in dieser Zeit eine Beziehung zu ihm aufzubauen. Im Rekonvaleszenzstadium ist es dann eher möglich, mit dem Patienten Gespräche zu führen, in denen man mit ihm behutsam und schrittweise seinen Umgang mit sich selbst bzw. seine Selbstempathie zu entwickeln versucht. Ziel ist, dass der Patient seine Spannungen und (verdrängten) Bedürfnisse besser erkennen und gegebenenfalls konstruktiver mit ihnen umgehen lernt.

Therapie

Der ganz überwiegenden Mehrheit der Betroffenen ist heute pharmakologisch gut zu helfen. Durch eine kombinierte antisekretorische und antibiotische Behandlung lässt sich das chronische Leiden ausheilen. Die moderne Tripel-Therapie erlaubt eine Sanierung der bakteriellen Infektion in über 90 % der Fälle. Dadurch fühlen sich Arzt und Patient – natürlich auch zu Recht – entlastet und die Frage nach den emotionalen Faktoren entfällt weitgehend, was zu bedauern ist. Manchmal nämlich stellt die körperliche Erkrankung paradoxerweise auch eine „Chance" dar, sich mit hintergründigen psychischen Problemen produktiv auseinanderzusetzen. Hinzu kommt, dass viele Patienten die Bewusstmachung ihrer oben genannten Abhängigkeitswünsche durch psychotherapeutische Interventionen befürchten und daher kein psychotherapeutisches Arbeitsbündnis anstreben. Wegen dieses Grundkonflikts kommt es nur einem recht niedrigen Prozentsatz zu längerfristigen psychotherapeutischen Maßnahmen.

8.5 Die chronisch entzündlichen Darmerkrankungen (CED)

8.5.1 Colitis ulcerosa

Die Colitis ulcerosa (ICD-10: K51) ist eine unspezifische, häufig chronisch rezidivierende, entzündliche Erkrankung fast ausschließlich des Dickdarms. Zu 95 % befällt sie das Rektum und zu 50 % die proximalen Kolonabschnitte. Sie verläuft im Wesentlichen intramural.

Symptomatik

Die Symptomatik ist sehr unterschiedlich, je nach der Schwere der Erkrankung, der Ausdehnung des Befalls und nach dem Erscheinungsbild des Krankheitsverlaufs.

- blutig-schleimige Durchfälle
- verstärkter Stuhldrang, die Stühle werden häufig unter heftigen Tenesmen entleert (bis zu 30-mal pro Tag); sie enthalten Schleim, Blut und Eiter, wobei die Anteile der einzelnen Komponenten wechseln können
- Krämpfe im Unterbauch, meteoristisch aufgetriebenes Abdomen mit diffuser Druckschmerzhaftigkeit

- Appetitlosigkeit, Übelkeit, Erbrechen, Gewichtsverlust, allgemeine Schwäche
- Fieber
- Unverträglichkeit bestimmter Speisen (Milch, Eier)

Epidemiologie und Verlauf

Frauen erkranken etwas häufiger als Männer. Die Prävalenz liegt bei 40 Fällen auf 100 000 Einwohner. Die Verteilung ist zweigipfelig mit einer ersten Spitze im dritten Lebensjahrzehnt und einem erneuten Anstieg ab dem sechsten Dezennium. Der Verlauf neigt zur Chronifizierung.

Psychodynamik und Pathogenese

Die Ätiopathogenese ist unbekannt; immunologische Faktoren scheinen von großer Bedeutung, eine familiäre Häufung liegt vor. In einer Übersichtsarbeit untersuchen Faller und Kraus (1996) kritisch die bisher vorgelegten Studien zur Pathogenese und Pathodynamik aus psychosomatischer Sicht. Sie beanstanden, dass in diesen Studien häufig Phänomene, die nach Krankheitsbeginn festgestellt werden, in die prämorbide Lebenszeit zurückdatiert und als ätiologisch wirksame Faktoren interpretiert werden. Die auf dem besten methodischen Niveau durchgeführten Studien stellen jedoch die naive Annahme einer überwiegend „psychosomatischen Ätiologie" chronisch entzündlicher Darmerkrankungen in Frage. Insgesamt liegen wahrscheinlich auch nicht mehr psychopathologische Auffälligkeiten vor als bei anderen chronischen Krankheiten. Hinsichtlich des Einflusses kritischer Lebensereignisse oder psychosozialer Stressoren auf Auslösung und Verlauf der Krankheit hatten allerdings auch qualitätsvolle Untersuchungen einen klaren Zusammenhang zwischen Belastung und Krankheitsverlauf festgestellt (s. u.). Das Problem dieser Forschung ist, dass oftmals die subjektive Krankheitstheorie des Patienten sowie seine Stimmungslage zu einer nicht intendierten Verzerrung der Angaben über das Vorkommen belastender Lebensereignisse führen.
Auch wenn damit eine deutliche Relativierung der älteren klinischen Beobachtungen gegeben ist, meint man doch viele Patienten in diesen

Beschreibungen wiederzuerkennen: Selbständigkeit und Verantwortung werden eher vermieden, aggressive Äußerungen sind in der Regel gehemmt und werden unterdrückt. Statt dessen stellen sich die Patienten als sozial angepasst, gefällig, konfliktvermeidend und kompromissbereit dar. In 84 % zeigen sich zwanghafte Persönlichkeitsmerkmale und Störungen der Affektivität in Form von Introvertiertheit und emotionaler Unreife. Signifikant häufiger werden dominante Mütter beschrieben (Tocchi et al. 1997). Obwohl kein Zweifel besteht, dass die Patienten ausgeprägte Selbstwertprobleme haben, was angesichts ihrer erheblichen Beeinträchtigungen durch die Krankheit im Sinne „sozialer Handicaps" (z. B. der imperative Stuhldrang) nicht überrascht, so warnt Feiereis (1996) aufgrund seiner großen klinischen Erfahrung vor einer Überbewertung dieses Punktes als krankheitsgestaltendem Faktor. Bei den Konflikten dieser Patienten geht es sowohl um Nähe-Distanz-Konflikte wie auch um Abhängigkeits- und Unabhängigkeitskonflikte.

Enger am Zusammenhang zwischen intrapsychischer Dynamik und den Vorgängen am Darm hatten die älteren Studien von Karush et al. mit direkten volumetrischen Messungen im Sigmoid und im Rektum bei Kolitis-Patienten einen **Zusammenhang von Emotionen (Stress) und segmentaler Kolonmotilität** gesichert. Diese Autoren wiesen der Furcht („man macht sich vor Angst in die Hose") die Rolle des entscheidenden Affektes zu. Auch die Münchner Arbeitsgruppe um Zander hatte in psychophysiologischen Experimenten bei spezifischen konflikthaften Belastungen eine Veränderung der Darmmotilität nachweisen können: Beim Ansprechen von Abhängigkeits- und Unabhängigkeitskonflikten im privaten Leben und persönlichen Partnerbereich kam es gegenüber zwei Kontrollgruppen zu einem signifikanten Motilitätsanstieg (Zander 1989).

Für die **Auslösung kolitischer Schübe** hatte G. L. Engel, ein Pychosomatiker, der Jahrzehnte an der Harvard-Universität lehrte, unbewältigte Gefühle der Hilflosigkeit verantwortlich gemacht. Er sprach von einem ohnmächtigen Überwältigtsein (der Patient fühlt sich „given up and giving up"), das dann den schubauslösenden Stress induziere. Friebel (1995) bestätigt in seiner Übersicht generell einen Zusammenhang zwischen Stress und Krankheitssymptomen bei den CED. Stress- und Symptomvariablen interagieren tatsächlich mit Verzögerungen im Stundenbereich miteinander. Die Höhe der Korrelation zwischen Stress und Krankheitssymptomatik unterscheidet sich jedoch stark von Patient zu Patient. Auch können Beziehungen zwischen Stress und Krankheitssymptomatik auftreten und nach einiger Zeit wieder verschwinden, ohne dass klar wäre, was dafür verantwortlich ist. Demnach sind **Einzelfallbetrachtungen** angemessen und generalisierende Aussagen eher zu vermeiden.

Arzt-Patient-Interaktion

Patienten mit einer Kolitis sind „angenehme" und verlässliche Patienten. Das ist ein durchgängiger klinischer Eindruck. Wenn es gelingt, eine Beziehung zum Patienten herzustellen, muss der betreuende Arzt sich darüber klar sein, dass er dadurch – zumindest zum Teil – eine wichtige Rolle übernimmt. Das bedeutet, dass diese Beziehung einerseits einen Faktor darstellt, der die Genesung mit in Gang bringt, andererseits, dass grobe Enttäuschungen in dieser Beziehung die Gefahr eines Rückfalls in sich bergen können. Deshalb sollte der Arzt auf das Signalisieren von Bedürfnissen und von Unbehagen achten und darauf entsprechend reagieren.

Therapie

Im akuten Stadium steht die **internistisch-somatische Therapie** ganz im Vordergrund, zusätzliche **stützende psychotherapeutische Gespräche** können sinnvoll sein. Reflektiert man die Rolle der Psychotherapie in der Behandlung, so sollte man sich klar sein, was Psychotherapie hier überhaupt erreichen kann. Bisher liegen keine Hinweise dafür vor, dass Psychotherapie die biologische Störung beeinflussen kann, die der Kolitis zugrunde liegt. Besserung, Verkürzung der Schübe und Verringerung der Rezidivrate bei kombinierter internistischer und psychotherapeutischer Behandlung gegenüber rein internistischer wurde schon vor langem (O'Connor et al. 1964) nachgewiesen, hingegen kann eine Psychotherapie nicht gegen Rückfälle bei genügend großen Belastungen versichern. Ziel der Behandlung ist es, die psychischen Verarbeitungsmöglichkeiten so zu stabilisieren, dass das Individuum weniger verletzlich wird für die typischen Situationen, in denen die Krankheit bisher zur Verschlechterung neigte. Das bedeutet, dass die eigentliche Erkrankung psychotherapeutisch kaum beeinflussbar scheint, hingegen Vulnerabilität, Coping (→ Kap. 9.2) und die Reduzierung auslösenden Stresses günstig zu beeinflussen sind. Es handelt sich um eine so genannte stützende Psychotherapie, wie sie bei vielen schweren somatischen Erkrankungen zur Anwendung kommt. Selbsthilfegruppen können eine sinnvolle Unterstützung für diese Patienten darstellen und tragen viel zur Beratung bei (Deutsche Morbus-Crohn/Colitis-ulcerosa-Vereinigung und die Deutsche Ileostomie/Colostomie/Urostomie-Vereinigung).

8.5.2 Crohn-Krankheit

Die Crohn-Krankheit (ICD-10: K50) ist eine unspezifische, chronische, granulomatös entzündliche, segmentale Erkrankung, die gewöhnlich das untere Ileum befällt, jedoch in 50 % der Fälle auf das Kolon und seltener auf andere Abschnitte des Gastrointestinaltrakts übergreift. Die Entzündung umfasst im Gegensatz zur Colitis ulcerosa alle Darmwandschichten.

Symptomatik

- chronische, weiche, dünnflüssige Durchfälle, häufig ohne Schleim und Blut
- Bauchschmerzen
- Fieber
- starke Ermüdbarkeit
- Appetitverlust, Gewichtsabnahme
- oftmals tastbare Resistenz im Abdomen
- Bei längerem Verlauf häufig Fistelbildung im Abdominalbereich, die auch zu Durchbrüchen führt.

Epidemiologie und Verlauf

Männer und Frauen erkranken gleich häufig und meist im dritten Lebensjahrzehnt. Seit langer Zeit nimmt die Krankheit stark zu. Die gegenwärtige Prävalenz liegt bei 40 bis 70 auf 100 000 Einwohner. Der Krankheitsverlauf ist chronisch und die Lebenserwartung verkürzt.

Psychodynamik und Pathognese

Die Ätiologie ist unbekannt; immungenetische Faktoren sind sehr wahrscheinlich gemacht worden, ohne dass ein Erbgang bekannt wäre. Im Gegensatz zur Colitis ulcerosa ist die Crohn-Krankheit erst seit etwa 1975 aus psychosomatischer Sicht stärker beachtet worden. In Fortführung von Überlegungen Paulleys hat Paar (1988) ein erstes biosoziales Modell der Crohn-Krankheit entworfen, das vor allem auf Ergebnissen der Psychoimmunologie beruht. Biographisch-genetisch entnimmt Paar seiner umfassenden Literaturübersicht, dass „prospektive Crohn-Patienten gehäuft frühen Deprivationen und Traumata ausgesetzt waren". Wie bei vielen Erkrankungen scheinen auch hier die psychosozialen Einflüsse der Entwicklung am ehesten auf die Vulnerabilität für die Crohn-Krankheit einzuwirken und nicht die Krankheit im eigentlichen Sinne zu verursachen.

Gefahndet wurde meist nach allgemeinen neurotischen Merkmalen. In seiner Übersicht fand Friebel (1995) in 18 Studien nicht mehr neurotische Züge als bei anderen Krankheiten auch und weniger als bei der Colitis ulcerosa. Im Schub sind vor allem Angst und Depressivität erhöht, in der Remission sind die Befunde nicht mehr signifikant. Das Ausmaß neurotischer Gestörtheit scheint außerdem stark von der jeweiligen Krankheitssituation abzuhängen. Diesen Schluss kann man als Hinweis auf eine **„sekundäre Neurotisierung"** durch die Krankheit selbst verstehen. Dafür spricht auch, dass die Stressbelastung mit der Krankheitsdauer zunimmt. Bestehen bereits in der akuten Phase neurotische Persönlichkeitszüge, so ist dies ein prognostischer Hinweis auf einen schlechteren Krankheitsverlauf (Friebel 1995). Das deckt sich mit Ergebnissen von Küchenhoff (1993), der bei seinen 78 Patienten eine schlechtere Remissionsprognose fand, wenn depressive Persönlichkeitsmerkmale vorlagen. Im Gespräch wirken diese Patienten verstärkt ängstlich und betont schmerzempfindlich.

Die Bedeutung psychischer Faktoren in der Ursache der Erkrankung bzw. für die Auslösung eines Schubes ist noch offen. Von einigen Autoren wird ein enger zeitlicher Zusammenhang zwischen Belastung und Krankheitsbeginn bzw. Krankheitsschub beschrieben. Es geht um Verlust- und Versagensängste mit Gefühlen von Hilf- und Hoffnungslosigkeit. Kosarz (1995) zeigte einen deutlichen Zusammenhang zwischen Alltagsstress und Krankheitsaktivität. Auch in der gründlichen Studie von Küchenhoff (1993) bestätigte sich diese Beobachtung, wobei er in seiner Definition Trennungsängsten („Situationen des Abschiedes und Verlustes") eine gewisse Spezifität zugesteht. Das deckt sich mit den älteren Erfahrungen von Engel (→ Kap. 8.5.1, Colitis ulcerosa) und den neueren von Maunder und Esplen (1999; s. u.). Nach Küchenhoff werden psychische Faktoren im Sinne eines „psychogenetischen Kofaktors" insgesamt im Krankheitsverlauf wirksam. Bei einem Drittel der Patienten bestehen Abhängigkeitskonflikte und Nähe-Distanz-Probleme; sie können sich in sozialen Beziehungen schlechter abgrenzen und aggressiv durchsetzen.

Arzt-Patient-Interaktion

Verglichen mit den Kolitis-Patienten scheinen, so der klinische Eindruck, die Crohn-Kranken weniger angepasst und auseinandersetzungsbereiter und damit für die ärztliche Betreuung insgesamt „schwieriger". Für den Arzt bedeutet das, dass er die Probleme der Patienten regelmäßig aufgreifen und sich Zeit für die Bedürfnisse nach kritischer Aufklärung nehmen sollte.

Therapie

Ähnlich wie bei der Colitis ulcerosa ist eine Therapie nur über einen mehrdimensionalen Ansatz sinnvoll, der eine enge Zusammenarbeit zwischen internistischen, chirurgischen und psychotherapeutischen Behandlern voraussetzt. Neben medikamentöser Therapie und Diät kommen Entspannungsverfahren in Betracht. Daneben sind stützende konfliktzentrierte psychotherapeutische Gespräche sinnvoll, in erster Linie, um die Belastungen durch die häufig notwendigen Operationen und die sozialen Folgen, welche die Krankheit mit sich bringt, zu bearbeiten.

In einer großen deutschen Studie (Jantschek et al. 1998) zeigten die Patienten, die zusätzlich zur internistischen Behandlung Psychotherapie erhalten hatten, eine deutliche Tendenz zu weniger schweren Verläufen und weniger Operationen. Die Patienten gaben auch an, dass sie entspannter, psychisch stabiler und besser im Umgang mit Konflikten geworden seien. Insgesamt erlebten sie die zusätzliche Psychotherapie als hilfreich (Wietersheim 1999).

Von Maunder und Esplen (1999) stammt ein differenziertes Modell psychosozialer Interventionen bei den CED. Sie unterscheiden eine **Triade adaptiver Herausforderungen**, die für die Patienten im Verlauf der Erkrankung entsteht, nämlich

- die Unsicherheit des Krankheitsverlaufes,
- die Thematik von Verlusten und gravierenden Veränderungen und
- das Leiden an der Krankheit selbst.

Für gezielte psychosoziale/psychotherapeutische Maßnahmen muss demnach geklärt werden, welche Thematik für den Patienten gerade im Vordergrund steht und die Intervention danach ausgerichtet werden.

8.6 Hautkrankheiten

8.6.1 Atopisches Ekzem (Neurodermitis)

Beim atopischen Ekzem (Neurodermitis, ICD-10: L20) handelt es sich um eine chronische, juckende, oberflächliche Entzündung der Haut, die man in der Regel bei Patienten antrifft, in deren persönlicher oder Familienanamnese allergische Leiden vorkommen. Insbesondere die Komorbidität mit und Krankheitssukzession durch Asthma bronchiale ist nicht selten.

Symptomatik

- Die Krankheit beginnt meist mit Juckreiz. Durch Kratzen und Reiben kommt es zu Exkoriationen und zu einer Verdickung und Verhärtung der Haut.
- Meistens tritt bald eine rautenförmige, mosaikartige Veränderung der verdickten Haut auf, die man als Lichenifizierung bezeichnet.

- Durch Kratzen und Sekundärinfektion (z. B. Superinfektionen durch Bakterien, Pilze oder Viren) kommt es bisweilen zu Krustenbildungen und zu Exsudation.
- Betroffen sind vorwiegend Gesicht, Hals, Ellenbeugen, Kniekehlen, Hände und Handgelenke.
- Die Erscheinungen verstärken sich im Winter und bilden sich in den Sommermonaten eher zurück.

Differenzialdiagnose

Von anderen ekzematösen Hauterkrankungen lässt sich das atopische Ekzem durch die bimodale Altersverteilung (s. u.), die charakteristische anatomische Verteilung und die Assoziation mit anderen atopischen Störungen wie dem Asthma bronchiale und der Pollenallergie (Heuschnupfen) abgrenzen (vgl. Übersicht bei Schneider u. Gieler 2001).

Epidemiologie und Verlauf

Aufgrund epidemiologischer Studien in den USA, England und Dänemark geht man davon aus, dass ca. 3,75 % der Bevölkerung betroffen sind; etwa 5 bis 20 % der Patienten in dermatologischen Kliniken leiden an einem atopischen Ekzem. In allen Industrienationen wird eine Zunahme der Erkrankung verzeichnet. Bei den meisten Patienten beginnt die Krankheit zwischen dem ersten und fünften Lebensjahr; auch späte Erstmanifestationen zwischen dem 40. und 50. Lebensjahr kommen vor. Häufig kommt es zu Spontanremissionen in der späten Kindheit oder Präadoleszenz; gelegentlich tritt die Erkrankung im frühen Erwachsenenalter wieder auf, auch lebenslange Verläufe sind beschrieben.

Psychodynamik und Pathogenese

Aufgrund von Zwillingsstudien sind für die Atopie genetische Faktoren mittlerweile empirisch belegt; insgesamt muss ein multifaktorieller Erbgang angenommen werden. Trotz intensiver Forschung in den letzten Jahren sind die genauen Ursachen der Erkrankung weiter-

hin nicht bekannt. Wegen einer häufig festgestellten erhöhten Hautbesiedelung mit bestimmten Keimen (Staphylococcus aureus) und erhöhten IgE-Serum-Spiegeln wird eine immunologische Störung angenommen.
Eine Umweltabhängigkeit konnte nach einer Untersuchung des Landesgesundheitsamtes Baden Württemberg (1996) an 3234 Schulkindern, die in unterschiedlich stark durch Schadstoffe belasteten Gebieten lebten, nicht gesichert werden.
Auslöser sind:

- Allergene (v.a. Aeroallergene, Nahrungsmittelallergene und Inhalationsallergene)
- Klimafaktoren (vermehrtes Auftreten im Frühjahr und im Sommer)
- Irritationen durch Kleidung und Umweltreize (z.B. Wolle, waschaktive Substanzen)
- psychische Auslöser (Stress und Alltagsbelastungen, sog. „daily hassles")
- falsche topische Therapie (Überfettung der Haut, Nichtbeachtung des transepidermalen Flüssigkeitsverlustes)

Eine erhöhte psychische Spannung aufgrund psychosozialer Belastungen als Auslösefaktor gilt als gesichert. So berichtet Bosse (1990) zur **auslösenden Situation** der Ekzemschübe bei den oft noch jungen Patienten, dass sich bei sorgfältiger Anamnese regelmäßig psychosoziale Belastungen wie Wechsel von Bezugspersonen, Krisen in Freundschaften, Spannungen in der Familie, besonders zwischen den Eltern, Reisen, Umzüge usw. finden. Später treten berufliche Probleme und Spannungen in den Partnerbeziehungen in den Vordergrund. Im Krankenhaus – so ist die Erfahrung vieler Dermatologen – heilt das Ekzem gut ab, um bei gleicher Medikation nach Entlassung rasch wieder zu exazerbieren.
Dass das Vorhandensein einer Neurodermitis in der vulnerablen Phase der frühkindlichen bzw. kindlichen Entwicklung einen wichtigen Einfluss auf die Entwicklung der Persönlichkeit, des Körpererlebens und Körperselbst, der sozialen Beziehungen etc. haben kann, steht außer Frage. Die frühere Annahme einer Störung der primären Mutter-Kind-Beziehung ist so nicht mehr haltbar. Hingegen wird

angenommen, dass es durch die Neurodermitis und die damit verbundenen Belastungen zu Problemen kommen kann, die dann in der Folge zu Störungen der Eltern-Kind-Beziehung führen können. Diese Probleme sind durch eine Überforderung der Eltern, häufig mangelnde ärztliche Hilfestellung, Angst vor Kontrollverlust, fehlende oder einseitige Informationen und familiäre Konflikte bedingt.

Der **Juckreiz-Kratz-Zyklus** und damit verbundene Probleme (z. B. vermehrte Zuwendung oder auch Aggression der Mutter) haben offenbar einen Einfluss auf den Krankheitsverlauf. Im Vordergrund der psychischen Belastung steht für alle Kranken in gleicher Weise der **unerträgliche Juckreiz**. Von hier aus ergibt sich der Teufelskreis des „Jucken-Kratzen-Jucken", der durch die jeweilige kurze Entlastung nach dem Kratzen und des dann folgenden verstärkten Juckens (durch die mechanisch ausgelöste Histamin-Produktion) gekennzeichnet ist. Unausgeglichenheit, Reizbarkeit und Gespanntheit sind fast natürliche Folgen dieser Qual. Gegenwärtig geht man in der psychosomatischen Dermatologie davon aus, dass ein unterschiedliches Anspannungsniveau die Juckreizschwelle beeinflussen kann; ob es bereits bei niedriger oder erst bei hoher Belastung zu einer Juckreizstimulation kommt, hängt von den unterschiedlichen Einflussbedingungen ab (Gieler 1998).

Einzelne Aspekte, insbesondere der Zusammenhang von Scham, Schuldgefühlen und masochistischer Autodestruktion durch das in manchen Fällen exzessive Kratzen sind klinisch besser zu belegen. Sie könnten allerdings auch in der **Psychodynamik des Krankheitsverlaufs** entstehen, denn der Hautkranke ist sichtbar „gezeichnet" und hat eine sozial schwierige Position, wobei z. B. das Verbot der Ordnungsämter, öffentliche Bäder zu benutzen, noch die geringste Belastung darstellt. Die Partnersuche von Menschen mit ausgeprägten Hautveränderungen ist sicher erheblich erschwert und Rückwirkungen auf das Selbstbild sind naheliegend. Häufig haben die Patienten Angst, durch die Hautveränderungen entstellt zu sein. Sie entwickeln soziale Ängste und ein damit verbundenes Vermeidungsverhalten. Anpassungsstörungen mit meist depressiven oder ängstlichen Symptomen sind häufig die Folge (Harth u. Gieler 2005).

Therapie

Der **sekundären Prävention** der Neurodermitis im Kindes- und Jugendalter kommt eine wichtige Bedeutung zu. Neben der symptomatischen dermatologischen Therapie konnte die Effektivität von Beratungsangeboten für die Eltern belegt werden.
Das Ziel der therapeutischen Ansätze liegt wesentlich auch in der Hilfe bei dem Umgang mit dem Juckreiz und der Bewältigung der Krankheit. **Verhaltenstherapeutische Settings** haben sich als erfolgreich gezeigt (Stangier et al. 2004). Die Entlastung auch primär von der Krankheit unabhängiger innerer Spannungen kommt sekundär wahrscheinlich regelhaft dem Verlauf zugute. Entspannungsverfahren und imaginative Techniken zum Abbau des Juckreizes, die kognitive Modifikation ungünstiger Kognitionen bezüglich des Juckreizes und die Einübung von Techniken zur Verbesserung der Selbstkontrolle über das Kratzen tragen eindeutig zur Entlastung der Patienten bei. Ihre Wirkung bei dieser Indikation ist empirisch gesichert. Neben einer **medikamentösen Behandlung**, die z. T. in lokalen Anwendungen besteht, kommen bei entsprechenden zugrunde liegenden Konfliktkonstellationen **psychodynamische Therapieverfahren** zur Anwendung.

8.6.2 Chronische Urtikaria

Die Urtikaria (CU, Nesselsucht; ICD-10: L50) ist durch das exanthematische und flüchtige Auftreten von juckenden Hautquaddeln oder Angioödemen definiert. Die Quaddeln entstehen nach der Aktivierung von ortsständigen Mastzellen, wesentlicher Mediatorstoff ist das Histamin. Es wird eine akute und eine chronische Form unterschieden.

Symptomatik

- Zentrales Symptom ist die rezidivierende, manchmal mehrmals täglich auftretende plötzliche Quaddelbildung an unterschiedlichen Körperstellen.
- Damit verbunden ist ein heftiger Juckreiz. Regelrechte Juckreizattacken kommen vor.

- Bei manchen Patienten treten Angioödeme auf, die, besonders wenn sie im Gesicht mit einer Schwellung der Augenlider oder der Lippen einhergehen, sehr entstellend sein können. Häufig sind Schlafstörungen, die durch den Juckreiz bedingt sind.
- Die Patienten stehen vor allem wegen der wiederkehrenden Quaddelschübe und dem häufig ausgeprägten Juckreiz unter einem hohen Leidensdruck und fühlen sich in ihren Berufs- und Alltagsaktivitäten stark beeinträchtigt.

Kriterien: Die chronische Urtikaria (CU) ist durch eine Dauer von mindestens sechs Wochen charakterisiert und unterteilt sich in eine **chronisch kontinuierliche** und eine **chronisch rezidivierende Form**.

Psychische Komorbidität: Im Vergleich zu anderen dermatologischen Krankheitsbildern findet sich bei der Urtikaria ein relativ hohes Maß an psychischer Komorbidität. Picardi et al. (2000) beschrieben eine Prävalenzrate von über 30 %. In psychometrischen Untersuchungen wird bei Patienten mit einer CU eine erhöhte Ängstlichkeit und eine Neigung zur Somatisierung beschrieben (Sperber et al. 1989), darüber hinaus scheinen Urtikaria-Patienten überdurchschnittlich häufig unter depressiven Zuständen zu leiden (Hashiro u. Okumura 1994). In einer eigenen Untersuchung konnten wir (allerdings an einem hochselektierten Patientengut einer Spezialambulanz einer Universitätsklinik) bei 48 von 100 Patienten (15 Männer, 33 Frauen) eine oder mehrere psychische Störungen erfassen, dabei waren die Angststörungen die häufigsten komorbiden psychischen Störungen, gefolgt von den Depressiven und Somatoformen Störungen (Staubach et al. 2005). Offenbar ist eine genaue psychiatrische Diagnostik in der Lage, aus der Gesamtheit der Urtikaria-Patienten zwei Subgruppen herauszufiltern, die unterschiedlich mit ihrer chronischen Hauterkrankung umgehen: eine Gruppe, die psychisch sogar weniger belastet ist als der allgemeine Durchschnitt und eine Gruppe, die besonders zu Ängsten, Depressionen und Somatisierung neigt.

Epidemiologie und Verlauf

Die Erkrankung ist häufig; jeder fünfte Mensch leidet irgendwann in seinem Leben an einer Urtikaria. Frauen sind häufiger betroffen als Männer. Als mögliche Gründe werden hormonelle Unterschiede zwischen den Geschlechtern diskutiert (Henz et al. 1996). Der Altersschwerpunkt liegt bei Männern und bei Frauen in der fünften Lebensdekade, also in einer Lebensphase, in der es oft zu familiären oder beruflichen Veränderungen kommt. Die Patienten rekrutieren sich vorwiegend aus der Mittelschicht mit einem hohen Anteil an Angestellten und einem geringen Anteil an Selbstständigen.

Psychodynamik und Pathogenese

Bei der chronischen Urtikaria handelt es sich um ein **multifaktorielles Geschehen**, bei dem sich insbesondere organische und seelische Einflussfaktoren wechselseitig bedingen. In den letzten Jahren konnte die Aufklärungsrate bezüglich der Ursachen der CU deutlich verbessert werden, inzwischen gilt nur noch eine Minderheit der Urtikaria-Fälle als idiopathisch (Greaves u. O'Donnell 1998; Henz u. Zuberbier 1998). Als häufige organische Ursachen der CU kommen Nahrungsmittelunverträglichkeiten, chronische Infekte und Autoimmunreaktionen in Betracht, klassische Typ-I-Allergien sind eher selten (Greaves 2002; Zuberbier et al. 2006).

In mindestens einem Drittel der Fälle gehen **belastende Lebensereignisse** dem erstmaligen Auftreten einer chronischen Urtikaria voraus, manche Untersuchungen beschreiben einen solchen Zusammenhang in bis zu 90 % der untersuchten Hautkranken (Picardi et al. 2000; Seikowski u. Gollek 1999). Nach Leuschner et al. (1994) spielen bei etwa der Hälfte der Urtikaria-Patienten psychosoziale Faktoren eine krankheitsverursachende, -auslösende oder -verschlechternde Rolle.

Bei einer Subgruppe der chronischen Urtikaria konnte eine hohe Komorbidität mit Angst- und Phobischen Störungen nachgewiesen werden (Hashiro u. Okumura 1994; Staubach et al. 2005). Quaddelschübe können unerwartet in Phasen heftiger vegetativer Erregung auftreten. Bei Patienten mit komorbiden Angststörungen können die Quaddeln auch durch Angstsymptome getriggert werden; umgekehrt

zeigen diese Patienten eine erhöhte vegetative Erregbarkeit, die sich ebenfalls auf den Krankheitsverlauf auswirken kann (Harth u. Gieler 2005; Staubach et al. 2005). Experimentelle Befunde aus der Psychoneuroimmunologie unterstützen die Annahme, dass psychosomatische Faktoren bei einer Subgruppe von Patienten eine ätiologische Bedeutung haben. Studien zeigen, dass die Quaddeln auslösenden Mastzellen in wechselseitiger Kommunikation mit dem zentralen und peripheren Nervensystem stehen. Aufgrund mikroanatomischer Verbindungen zwischen den Mastzellen, Nervenzellen und Neuropeptiden (Substanz P, vasoaktives intestinales Peptid [VIP], Corticotropin releasing hormone [CRH] und Neurotensin) kann die Mastzellendegranulation aktiviert werden (Panconesi u. Hautmann 1995). In einer Untersuchung bei 100 Patienten mit einer chronischen Urtikaria fanden Leuschner et al. (1994) mittels einer Cluster-Analyse heraus, dass bei einem Drittel der Patienten aktuell belastende Lebensereignisse vor dem Auftreten der Urtikaria mit einer verminderten Belastbarkeit insbesondere in sozialen Problemsituationen einhergehen.
Schwere und langwierige Krankheitsverläufe können zu einer depressiven Krankheitsverarbeitung (z. B. mit einer Schuldthematik), also zu einer reaktiven Depressiven Störung führen. Ebenso können Angststörungen und Soziale Phobien auftreten, weil die Patienten sich durch die meist plötzlich auftretenden Quaddelbildungen und dem damit verbundenen erheblichen Juckreiz massiv belastet fühlen, oft einen Kontrollverlust und damit verbunden Schamgefühle und Angst erleben. In der Folge kann es – wie auch beim atopischen Ekzem (→ Kap. 8.6.1) und anderen ähnlichen Hauterkrankungen – zu sozialen Ängsten und einem entsprechenden Vermeidungsverhalten kommen.

Therapie

Bei der chronischen Urtikaria sollte immer eine **interdisziplinäre** (dermatologische, internistische und psychosomatische) **Diagnostik** erfolgen, um diejenigen Patienten herauszufiltern, die unter komorbiden psychischen Störungen leiden oder subjektiv durch ihre Erkrankung psychisch stark belastet sind. Nach unserer klinischen Erfahrung ist zu erwarten, dass komorbide psychische Störungen und eine hohe emotionale Belastung den Verlauf der chronischen Urtikaria und die Krankheitsbewältigung negativ beeinflussen. In entsprechenden Fällen sollte eine frühzeitige fachpsychotherapeutische und ggf. psychopharmakologische Mitbehandlung der Patienten – die aus unserer Sicht gut zu motivieren sind – eingeleitet werden. Damit kann der Leidensdruck der Patienten vermindert, ihre Einschränkung der beruflichen und Alltagsaktivitäten verringert und damit der Krankheitsverlauf verbessert und letztlich die Kosten für das Gesundheitssystem gesenkt werden.

8.6.3 Pruritus (Juckreiz)

Das Symptom Juckreiz ist neben den Schmerzstörungen eine der wichtigsten und häufigsten Beschwerden in der Dermatologie.
Nach der ICD-10 wird der vorwiegend psychogene Pruritus als somatoformer Juckreiz, d. h. als Somatoforme Störung (ICD-10: F45) oder Dissoziative Störung (ICD-10: F44) klassifiziert. Außerdem gibt es die Kategorie Pruritus bei dermatologischen Erkrankungen (ICD-10: F54.8), der aber durch psychische Faktoren beeinflusst wird. Bei körperlichen Erkrankungen mit starkem und chronischem Juckreiz können Anpassungsstörungen auftreten und Komorbiditäten mit anderen psychischen Störungen z. B. Suchterkrankungen, Depressionen, Angststörungen und Persönlichkeitsstörungen vorkommen.

Symptomatik

- Der generalisierte somatoforme Juckreiz ist eher ein unterschwelliger psychogener Juckreiz, der typischerweise Frauen ab dem 50. Lebensjahr betrifft.
- Der lokalisierte Juckreiz betrifft meist die Anal- oder Genitalregion und hat quälende Qualität; der lokalisierte Juckreiz der Analregion betrifft häufiger Männer (doppelt bis vierfach so häufig wie Frauen).

- Die Intensität des Juckreizes ist von der Tageszeit, subjektiven Belastungsfaktoren und der Körperstelle abhängig.
- Charakteristisch ist die wiederholte Darbietung körperlicher Symptome in Verbindung mit hartnäckigen Forderungen nach wiederholter Diagnostik trotz negativer medizinischer Befunde.
- Psychische Faktoren spielen eine wichtige Rolle in Bezug auf Beginn, Schweregrad, Auslösung und Aufrechterhaltung des Juckreizes.
- Die Betroffenen haben einen starken Leidensdruck und fühlen sich im sozialen und beruflichen Leben stark beeinträchtigt. Sie sind von dem Juckreiz (gedanklich und in ihrem Handeln) präokkupiert.

Differenzialdiagnose

Das Symptom Juckreiz kann unterschiedliche Ätiologien haben. Neben neurologischen, internistischen, dermatologischen und iatrogenen Ursachen spielen psychosomatische Faktoren eine Rolle. Juckreiz kann viele verschiedene Ursachen haben (nach Schneider u. Gieler 2001; Schneider et al. 2006):

- Diabetes, Lebererkrankungen, chronische Nierenerkrankungen sowie allergische und urtikarielle Erkrankungen unterschiedlicher Genese
- Die Skabies führt häufig zu einem postskabiösen Ekzem, das mit monatelangem Juckreiz trotz erfolgreicher Therapie einhergehen kann.
- Medikamente und Drogen lösen häufig Juckreiz aus, der in Einzelfällen ebenfalls monatelang bestehen bleibt.
- Bei hormonellen Umstellungen, z. B. während der Schwangerschaft, tritt gelegentlich Juckreiz auf.
- Der paraneoplastische Juckreiz ist in seltenen Fällen ein Vorläufersymptom bei Lymphomen.

Dies sind nur einige von zahlreichen medizinischen Erkrankungen, bei denen Juckreiz ein begleitendes Symptom darstellt.

Psychodynamik und Pathogenese

Juckreiz ist durch psychische Reize und durch Stressbedingungen auslösbar. Heute geht man davon aus, dass der Juckreiz über eigene C-Fasern und nur zum Teil zusammen mit Schmerzfasern vermittelt wird. Durch direkte mechanische oder auch physikalische Stimulation oder chemische Reize kann Juckreiz an sensiblen Nervenendigungen ausgelöst werden. Die Wahrnehmung der Juckreizempfindung löst über einen spinalen Reflex die motorische Antwort Kratzen aus und kann durch kortikale und subkortikale Zentren gehemmt werden. Juckreiz kann auch psychisch provoziert werden (Harth u. Gieler 2005; Schneider et al. 2006). Häufig sind Affekte wie Ärger, Wut, Aufregung oder auch Freude auslösend. Man nimmt gegenwärtig an, dass Transmitter des vegetativen Nervensystems den Juckreiz verstärken oder abschwächen können. Die Zuwendung der Aufmerksamkeit und die subjektive Kontrollierbarkeit sind weitere Faktoren, die den Juckreiz beeinflussen können. In tierexperimentellen Untersuchungen wurde belegt, dass die Ausschüttung des Histamins, einer der wichtigsten Juckreiz auslösenden Mediatorsubstanzen, klassisch konditionierbar ist.

Eine hohe Komorbidität mit Angst- und Depressiven Störungen wurde bei einer Gruppe von Patienten gefunden. Bei starkem Juckreiz kann es auch zu Störungen der Krankheitsverarbeitung mit reaktiven Depressionen oder Angstsymptomen kommen. Der **Juckreiz-Kratz-Zyklus** kann in Form von regelrechten Anfällen auftreten, bei denen auf den Juckreiz mit Kratzen reagiert wird, welches dann zur weiteren Histaminausschüttung und darüber zu einer Verstärkung des Juckreizes und des Kratzens führt. In der Folge kommt es zu Exkoriationen mit weiteren Hautveränderungen wie Narbenbildungen oder Pigmentationen. Gefühle von Kontrollverlust mit reaktiver Angst und Depression, Scham und Schuld sind oft mit dieser Sequenz verbunden.

Der lokalisierte Juckreiz in der Anal- oder Genitalregion ist häufig – nicht immer – Ausdruck eines sexuellen Konflikts und in diesen Fällen dann als Konversionssymptom zu verstehen. (Harth u. Gieler 2005).

Therapie

Wie bereits beim Atopischen Ekzem (→ Kap. 8.6.1) ausgeführt, liegt das Ziel der therapeutischen Ansätze vor allem darin, mit dem Juckreiz umzugehen, Auslösefaktoren besser zu erkennen und auslösende sowie aufrechterhaltende Bedingungen zu minimieren (vgl. Stangier et al. 2004). **Entspannungsverfahren** und imaginative Techniken zum Abbau des Juckreizes, die kognitive Modifikation ungünstiger Kognitionen bezüglich des Juckreizes und die Einübung von Techniken zur Verbesserung der Selbstkontrolle über das Kratzen tragen eindeutig zur Entlastung der Patienten bei. Ihre Wirkung bei dieser Indikation ist empirisch gesichert. Wenn unbewusste Konfliktkonstellationen als Auslöser vorhanden sind, z. B. bei Dissoziativen Störungen, kommen **psychodynamische Therapieverfahren** zur Anwendung. Die **medikamentöse Behandlung** besteht zum größten Teil aus symptomatischen Maßnahmen, in der Gabe von Antihistaminika, antihistaminisch wirkenden Neuroleptika und im Einzelfall auch von Benzodiazepinen, um den manchmal hartnäckigen Juckreiz-Kratz-Zyklus, der zu quälenden Schlafstörungen führen kann, zu unterbrechen.

8.7 Chronische Polyarthritis

Bei der chronischen Polyarthritis (ICD-10: M06.99) handelt es sich um eine chronische Systemerkrankung, die sich klinisch vorwiegend an den Gelenken manifestiert und bei der sich charakteristische, unspezifische histopathologische Veränderungen an der Synovia, am Knorpel und an den Skelettmuskeln finden.

Symptomatik

- Der Krankheitsbeginn ist im Allgemeinen schleichend.
- Das initiale Bild kann von Allgemeinsymptomen wie Fieber, Abgeschlagenheit, Müdigkeit und diffusen Muskel- und Gelenkschmerzen geprägt sein.
- Charakteristisch ist morgendliche Steifigkeit und Schmerzhaftigkeit bestimmter Gelenke und der Muskulatur.

- Die Gelenke werden meist symmetrisch in Form einer teigigen Schwellung befallen, meist über den Fingergrund- und -mittelgelenken, aber auch anderen Gelenken.
- Im Verlauf kann die Gelenkentzündung nahezu alle Gelenke befallen; auch eine Beteiligung der Halswirbelsäule ist möglich.
- Während des akuten Stadiums können die Gelenke eine erhöhte Hauttemperatur, Rötung und einen Erguss aufweisen.
- Daneben bestehen Allgemeinsymptome wie Müdigkeit, Schwächegefühl, Appetitlosigkeit, Gewichtsverlust und subfebrile Temperaturen.
- Mit fortschreitendem Verlauf kann es zur Deformierung und Bewegungseinschränkung der Gelenke mit Verkrüppelung kommen.
- Der Verlauf erfolgt in Schüben und mit sehr unterschiedlichem Tempo.

Epidemiologie und Verlauf

Epidemiologisch ist das Überwiegen von Frauen (3:1) gesichert und ein Nord-Süd-Gefälle wahrscheinlich. Die Prävalenz liegt zwischen 0,3 und 1,5 %. Seropositiv (auf den „Rheumafaktor", das Immunglobulin M [IgM]) sind etwa 70 % der gesicherten Fälle. Bei diesen scheint auch ein genetischer Faktor vorzuliegen. Allgemein wird die Störung heute als **Autoimmunkrankheit** aufgefasst.

Psychodynamik und Pathogenese

Wenn man aus heutiger Sicht einen psychosomatischen Zugang zur Ätiologie des Gelenkrheumas sucht, muss der Weg über die **Psychoimmunologie** (→ Kap. 2.5) beschritten werden. Es ist eine für die Zukunft offene und interessante Frage, in welchem Maße psychische Faktoren zur Immunitätslage der chronischen Polyarthritis beitragen. In einigen Untersuchungen fanden sich Hinweise auf einen Zusammenhang zwischen der Häufung belastender Lebensereignisse und dem Ausbruch der Erkrankung. Die psychischen Belastungen umfassen vor allem Krisen in zwischenmenschlichen Beziehungen (Tod und Verlust wichtiger Bezugspersonen, Konflikte mit Partnern oder Autoritätspersonen).

Neuere Testuntersuchungen zeigen, dass sich die **Persönlichkeitsstruktur** Rheumakranker sich nicht wesentlich von der bei anderen chronischen Krankheiten unterscheidet. In den älteren klinischen Studien (vor allem F. Alexander) waren insbesondere drei Aspekte herausgestellt worden: zwanghafte und depressive Persönlichkeitszüge sowie ein starkes Bedürfnis nach körperlicher Aktivität vor Ausbruch der Erkrankung. Schon deskriptiv gleichen diese Eigenschaften denen, die wir in eigenen Untersuchungen bei chronischen Schmerzpatienten (→ Kap. 6.7) fanden, was unseres Erachtens als Hinweis auf die persönlichkeitsprägende Rolle des chronischen Schmerzerlebens interpretiert werden muss. Es scheint also eher so etwas zu geben wie eine Krankheitsstruktur von chronisch Kranken, die wahrscheinlich vorzugsweise durch die langen Verläufe geprägt wird. Die gestörte Sexualität der Rheumatikerinnen, die heute als ausreichend gesichert angesehen werden muss, tritt nach Verlaufsuntersuchungen in der Regel erst nach Beginn des Rheumaleidens auf, was angesichts eines mit starken Schmerzen und Bewegungseinschränkungen einhergehenden Krankheitsbildes wenig verwunderlich ist.

Die **Psychodynamik** des Rheumakranken scheint demnach in erster Linie durch den Zusammenhang von Schmerz und Rheuma gegeben zu sein. Rheumakranke leiden unter anhaltenden chronischen Schmerzen. Der Gedanke liegt nahe, dass der Patient mit den ausgedehntesten Gelenkveränderungen der mit der größten Schmerzbeschwerde sein müsste. Wie jeder Rheumatologe weiß, ist dem aber nicht so. Eine sehr gründliche Studie von Lichtenberg et al. (1986) bestätigt natürlich die Rolle des Ausmaßes der arthritischen Gelenkveränderung als Prädiktor für die Schmerzbeschwerde, findet aber, dass psychische Faktoren für die Voraussage des subjektiven Leidens an Schmerzen ein dreimal größeres Gewicht haben. Patienten mit körperbezogenen Ängsten haben mehr Schmerzen als solche, die sozial aktiv und materiell zufrieden sind.

Aber auch der Zusammenhang von Schmerzintensität und psychischer Verstimmung ist nicht so einfach, wie man ihn zunächst annehmen würde. Moldofsky und Chester arbeiteten einen differenzierbaren Schmerz-Stimmungs-Zusammenhang bei Arthritikern heraus. Die eine Patientengruppe zeigte die zu erwartende positive Korrelation zwischen Stimmungsveränderung und Schmerzintensität. Die andere

Gruppe hingegen bot ein paradoxes Verhalten. Ihnen ging es seelisch besser, wenn die Schmerzintensität hoch war und umgekehrt. Diese Patientengruppe hatte objektiv eindeutig schlechtere Krankheitsverläufe als die erstgenannte Gruppe. Nach dem, was über den psychischen Masochismus (→ Kap. 3.2.2) ausgeführt wurde, erstaunt dieser Verlauf nicht. Wenn körperliche Krankheit psychisches Leiden mindert, wählt der Patient unbewusst den Weg der Krankheitsverschlechterung. Solche Befunde werden auch dadurch gestützt, dass Rheumaerkrankungen junger Kinder nach verschiedenen Studien insgesamt weniger schmerzhaft verlaufen und sich erst mit zunehmendem Alter dem Schmerzerleben und der Stimmungsbeeinflussung von Erwachsenen annähern. Wir verstehen diese Befunde so, dass es sich hier um den sekundären Erwerb von negativen Konnotationen der Schmerzen handelt (Übersichtsstudien von Ananth 1995 und Anderson et al. 1985).
Reaktive psychische Störungen, vor allem depressive Verstimmungen, wurden bei 40 bis 60 % der Patienten mit langen und progredienten Krankheitsverläufen beobachtet. Diese werden als Folge der Einschränkungen und Verluste (Verlust der körperlichen Mobilität, Schmerzen, Verlust des Arbeitsplatzes, Verlust des Partners, soziale Isolation), welche die Erkrankung verursacht, verstanden. Patienten mit komorbiden Depressiven Störungen haben mehr mit der Erkrankung verbundene soziale Probleme als nicht depressive Patienten. Daher sollte immer eine sorgfältige interdisziplinäre Diagnostik erfolgen (Dickens et al. 2003).
Die unterschiedlichen **Coping-Stile** bei Rheumakranken lassen sich grob in drei Formen zusammenfassen:

- aktive Auseinandersetzung
- Verleugnung
- hilflose Unterwerfung

Diese Coping-Stile haben auch einen prädiktiven Wert für den Verlauf der Erkrankung, in dem Sinne dass der Funktionsstatus der Gelenke beim ersten Modus am besten ist! In Verlaufsuntersuchungen konnte auch belegt werden, dass emotionale Belastungsfaktoren (Angst und Depression) bezogen auf den Funktionsstatus der Gelenke einen größeren Vorhersagewert haben als somatische Parameter und Aktivitätsparameter (C-reaktives Protein, CRP; Blutkörperchensenkung, BKS).

Arzt-Patient-Interaktion

Die ärztliche und therapeutische Führung dieser Patienten kann Probleme beinhalten. Viele geben den Ärzten zu verstehen, dass es sich eigentlich nicht lohnt, wegen ihrer Krankheit Aufhebens zu machen. Von Bedeutung für die Arzt-Patient-Interaktion ist auch hier der Versuch des Arztes, zunächst eine tragfähige Beziehung zu dem Patienten herzustellen. Erst später kann man versuchen, die Aktivität, die Selbstlosigkeit und die oft übertrieben altruistischen Ideale des Patienten vorsichtig in Frage zu stellen. Besserungen im therapeutischen Prozess entstehen stets dann, wenn die Patienten lernen, aus ihrer gehemmten Haltung herauszugehen, zur Welt Vertrauen zu fassen, Forderungen zu stellen, offen auch Unwillen zu äußern und Hilfe anzunehmen.

Therapie

Neben internistischen, operativen und physiotherapeutischen Maßnahmen kommt ebenfalls eine psychotherapeutische Behandlung in Frage. Von verhaltenstherapeutischer Seite wurden validierte Therapieprogramme für die Schmerzbewältigung empfohlen, wie überhaupt der Akzent psychotherapeutischer Hilfestellung auf der Verbesserung des Coping, der **Krankheitsbewältigung**, liegen muss. Nach van Lankveld et al. (1993) ist eine mindestens dreifache Bewältigung, nämlich die von Schmerzen, sozialer Abhängigkeit und persönlichen Einschränkungen vom Patienten zu leisten. Empirisch konnte belegt werden, dass die Kombination krankheitsorientierter Gruppentherapieverfahren (psychodynamisch oder kognitiv-verhaltenstherapeutisch, → Kap 12.10) mit Entspannungsmethoden (Progressive Muskelrelaxation, Autogenes Training, Biofeedback, → Kap. 12.8.1 bis 12.8.3) zu einer deutlichen Schmerzreduktion, einem verbesserten Funktionsstatus der Gelenke und einer signifikanten Verbesserung der Aktivitätsparameter führt (Eich 1995). Dennoch werden bislang psychische Faktoren in Therapie und Rehabilitation noch immer zu wenig berücksichtigt. Praktische Beratungshilfe erhalten die Patienten durch die Deutsche Rheuma-Liga, eine der größten Selbsthilfeorganisationen überhaupt.

9 Somatopsychische Störungen (sekundäre psychosomatische Störungen)

9.1 Psychische Folgen von Krankheiten und Verletzungen

Während das Augenmerk der Psychosomatischen Medizin in den Jahrzehnten ihrer Pionierzeit naturgemäß den psychogen verursachten oder nennenswert mitverursachten Erkrankungen galt, schieben sich seit langem Aufgaben in das psychosomatische Feld, die mit Psychogenie wenig zu tun haben. In dem Maße, wie es der modernen Medizin gelingt, immer mehr „Überlebensfälle" zu sichern, tauchen Fragen nach dem Wie des Überlebens auf, zeigen sich neue Probleme, die durch die technische Sicherung des Weiterlebens überhaupt erst entstehen. Die zahlenmäßig wichtigsten Beispiele sind die **Karzinomkranken** und die Gruppe der **Dialysepflichtigen**. Im ersten Falle kann der Krebs oder sein Rezidiv um den Preis oft verstümmelnder Operationen und Bestrahlungen bleibend geheilt werden, aber der Patient sieht sich sekundär mit emotional weitreichenden Problemen konfrontiert. Wie lebt es sich mit einem Ileostoma (Anus praeter naturalis), wie fühlt sich eine möglicherweise noch junge Frau nach ein- oder doppelseitiger Brustamputation? Vor zwei Jahrzehnten machte sich kaum ein Operateur über solche Fragen Gedanken. Die Gewissheit, dass die Erhaltung des Lebens das höchste Ziele sei, war und ist Basis aller ärztlichen Tätigkeit. Sie entlastete erstaunlich lange von der Verpflichtung für eine Nachsorge auch in Fragen zentraler emotionaler Probleme. Darüber hinaus werden die Hinweise immer deutlicher, dass der Rehabilitationsverlauf nach schweren (Arbeits-)Unfällen wesentlich von psychischen Faktoren abhängt.

Seit den frühen 1980er-Jahren sind auch die Folgen von Infektionskrankheiten wie der erworbenen Immunschwäche **AIDS** oder der

Hepatitis C in den Kreis der Krankheitsbilder eingerückt, deren psychosoziale Konsequenzen erhebliche Probleme aufwerfen.

Die **ICD-10** verfügt über wenig differenzierte Erfassungsmöglichkeiten dieser Probleme der Krankheitsverarbeitung. Je nach dem zeitlichen Verlauf wird eine **akute Belastungsreaktion** (F43.0) bei einem Zeitfenster von bis zu maximal vier Wochen diagnostiziert; alle Probleme der Krankheitsverarbeitung oberhalb von vier Wochen bis zu zwei Jahren sind als **Anpassungsstörung** (F43.2) zu kodieren, wenn sich zwischenzeitlich keine andere psychische Komorbidität wie z. B. eine Depression (→ Kap. 3.2) aus der Verarbeitungsthematik entwickelt hat.

Die **„psychologischen Faktoren und Verhaltensfaktoren bei anderenorts klassifizierten Krankheiten“** (F54) sind in den Fällen zu kodieren, in denen eine somatische Krankheit in ihrem Verlauf (nicht in

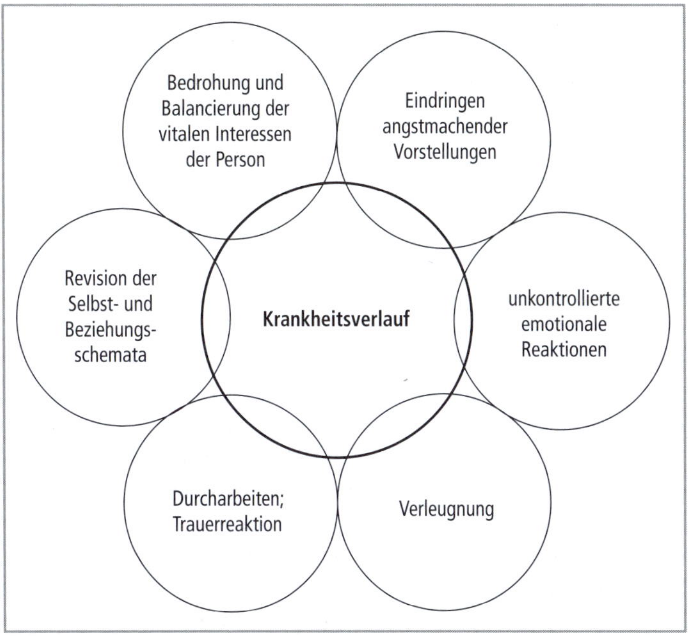

Abb. 9-1 Prozess der Auseinandersetzung mit einer schweren körperlichen Krankheit (nach Kächele u. Steffens 1988).

ihrer Ursache!) von psychischen Faktoren mitbestimmt wird. Zu denken ist z.B. an eine Neurodermitis-Patientin, die bei wiederholten Partnerschaftskrisen jeweils einen Erkrankungsschub erlitt. Bei der Betroffenen kann zusätzlich eine Akute Belastungsstörung oder Anpassungsstörung (Zeitfenster; s.o.) vorliegen, wenn die Hautveränderungen als solche zu erheblichen psychosozialen Problemen (etwa Rückzug aus sozialen Situationen) führen. – Wie weiter unten noch angesprochen wird, kann sich aus einer als bedrohlich erlebten Krankheitssituation auch eine Posttraumatische Belastungsstörung (F43.1) (→ Kap. 4) entwickeln.

→ Abbildung 9-1 zeigt den Prozess der Auseinandersetzung mit schwerer körperlicher Krankheit im Modell.

Die folgende Kasuistik kann einen Eindruck von der Komplexität des von den Betroffenen zu leistenden Verarbeitungsprozesses geben:

Klinisches Beispiel Ein 19-jähriges Mädchen fährt mit ihrem Freund und einem befreundeten Paar in einem alten Pkw nach einem Disko-Besuch nachts nach Hause. Durch einen Fahrfehler des alkoholisierten Freundes kommt es zu einer Kollision, sie wird aus dem Wagen geschleudert und von einem entgegenkommenden Lastwagen überrollt. Trotz intensiver Bemühungen kompetenter Unfallchirurgen ist die doppelseitige Beinamputation in Oberschenkelhöhe unumgänglich. Einige Tage nach der Operation tritt eine depressive Verstimmung auf. In der Serie von sechs psychotherapeutischen Gesprächen, die sich anschließen, zeigen sich charakteristische Momente der Psychodynamik dieses Falles (die wohl auch für ähnliche Ereignisse gelten): Die Patientin kannte den Freund erst wenige Wochen, von „Zusammenbleiben" war noch nicht die Rede. Jetzt, unter dem lastenden Druck der Schuldgefühle des Freundes, wird die Beziehung unausweichlich eng. Er tut alles für das Mädchen, trägt sie (wortwörtlich) auf Händen und will „bei ihr bleiben". Die Freundesclique, die sich mitschuldig fühlt, organisiert mit bemerkenswertem Engagement einen täglichen Fahrdienst, welcher der Patientin die ambulante Behandlung in einer entfernten Rehabilitationsklinik ermöglicht. Die Patientin selbst „entschließt" sich angesichts dieser Angebote zur Verleugnung: Es wird schon alles gut werden. In den Gesprächen hatte sie das vorsichtige Angebot, weitergehende Konflikte aufzugreifen, nicht annehmen wollen.

Dabei gibt es eine Reihe deutlicher Konsequenzen, die zu sehen sich die Patientin nicht leisten konnte. Wenn das Paar zusammen bleibt, dann braucht es bereits eine große Portion Glück, damit die bei der Patientin und ihrem Freund eingeengte Entscheidungsfreiheit zur festen Bindung sich nicht später als „Zeitbombe" in Ehekrisen niederschlägt. Natürlich kann die Beziehung sich gut entwickeln, aber die Chancen stehen der Wahrscheinlichkeit nach eher dagegen. Verpflichtungsgefühle des Mannes und reduzierte Wahlmöglichkeiten der Frau sind eine prekäre Basis für eine Beziehung. Aber auch wenn sich das Paar trennte, wenn die Patientin mit Hilfe von Prothesen vorzüglich laufen lernte, immer bleibt ein gewisses Angewiesensein auf andere, immer bleibt vor allem die massive Körperbehinderung, wodurch die Chancen der Patientin, einen gesunden Partner zu finden, deutlich eingeengt werden. Was die Patientin mit 19 Jahren noch verleugnend zur Seite schieben kann, könnte 10 Jahre später den Anlass für eine ernste Lebenskrise darstellen und 20 Jahre später über ein Gefühl von „nicht gelebtem Leben" in erhebliche reaktiv-depressive Verstimmungen führen. Noch einmal: Alles kann auch anders verlaufen, aber diese Möglichkeiten existieren leider auch.

Im psychosomatisch-psychotherapeutischen Konsiliardienst ist ein breites Spektrum von Patienten mitzubehandeln, das von einer akuten Krisenintervention – wie in diesem Falle – über eine längerfristige Mitbehandlung – wie hier nicht gewünscht – bis hin zur Behandlung der psychoreaktiven Spätfolgen therapeutische Angebote erfordert. Von einer Realisierung dieser Behandlungsansätze für möglichst viele Betroffene sind wir heute noch weit entfernt. In erster Linie mangelt es an Institutionen oder an den hierfür erforderlichen personellen Ausstattungen. Es mangelt gelegentlich aber auch an Kooperationswillen sowohl auf psychosomatischer als auch auf organmedizinischer Seite. Und schließlich mangelt es an Konzepten, die auch die Grenzbereiche des Faches mit Überschneidungen zur Seelsorge, zur Psychiatrie und zur Sozialarbeit erfassen.

Das traditionelle Feld der somatopsychischen Erscheinungen sind psychische Störungen, die sich auf der Basis einer organischen Krankheit sekundär entwickeln. In der somatischen Medizin wird dieser Bereich gewöhnlich als „psychische Überlagerung" bezeichnet. Wir bevorzugen die Termini der **„somatopsychischen Störung oder Erkrankung"** oder der „reaktiven psychosomatischen Erkrankung" (ICD-10: Anpassungsstörung F43).

Um die Konzeption einer **reaktiven psychosomatischen Erkrankung** sinnvoll zu verwenden, sollten einige Voraussetzungen erfüllt sein:

- Es muss eine organisch verursachte Grunderkrankung oder Verletzung vorliegen.
- Diese muss von nennenswerter Schwere und Dauer sein oder/und sie muss gravierende und alterierende therapeutische Maßnahmen nach sich ziehen.
- Die sekundäre Störung muss in Symptomwahl und Verlauf in einer nachvollziehbaren Beziehung zur Grunderkrankung stehen, das heißt es sollte keine *zufällige* Komorbidität vorliegen.

Dieser Bezug von Grunderkrankung und reaktiver psychosomatischer Störung kann sich aus zeitlichen (die eine Krankheit löst die andere quasi ab), inhaltlichen (beide Störungsbilder „bedeuten" subjektiv für den Patienten ähnliches) oder formalen (gleiche Lokalisation) Übereinstimmungen ergeben.
Ein gutes Beispiel für einen solchen Zusammenhang stellen die psychischen Störungen nach Erkrankungen der Herzkranzgefäße, das heißt vor allem nach dem Herzinfarkt (→ Kap. 8.1), dar. Auf eine leicht einfühlbare Weise gelingt es vielen Menschen nicht, nach einem Herzinfarkt ihre alte Unbefangenheit zurückzugewinnen und nicht wenige entwickeln eine ängstliche, dauerhafte Besorgnis um ihr Herz, die man korrekt als eine **sekundäre Herzhypochondrie** bezeichnen müsste. Sie schonen sich überängstlich, trauen sich nichts mehr zu, vermeiden Sport und auch die Sexualität – sie warten gewissermaßen ständig auf den nächsten Infarkt. Damit entsprechen sie dem Typ B bei der koronaren Herzerkrankung, der zwar eine bessere Reinfarkt-Prognose als der verleugnende Typ A hat, aber zugleich auch eine verminderte Lebensqualität (→ Kap. 8.1). Auf gleiche Weise verläuft der Mechanismus bei geheilten Karzinompatienten, unter denen sich eine kleine Zahl auch viele Jahre nach dem Ereignis ständig in Lebensbedrohung fühlt, das ganze Erleben auf die ursprüngliche Krank-

heit zentriert und auf diese Weise eine **sekundäre Karzinophobie** entwickelt. Den Zusammenhang zwischen Grundkrankheit und sekundärer psychischer Ausgestaltung, die zu umschriebenen Krankheitsbildern führt, möchten wir zur Verdeutlichung an zwei Kasuistiken aufzeigen.

Klinisches Beispiel Ein 32-jähriger Krankenpfleger, der seit dem fünften Lebensjahr an einem Diabetes mellitus (Typ 1) leidet, muss sich zur Zeit viermal am Tag Insulin spritzen. Vor zwei Jahren traten erstmals Schmerzen in beiden Füßen auf, die von Seiten der Neurologie als diabetische Polyneuropathie aufgefasst wurden. Seit einem Jahr (Patient gibt ein präzises Datum an) hat er nun einen Dauerschmerz im Fersenbereich beider Füße. Die Schmerzen belasten ihn ständig und der Patient hat einen entsprechenden Schongang entwickelt, um sie abzumildern. Dieser Schongang wirkt prima vista appellativ, ausdruckshaltig – im Sinne eines Konversionssymptoms.
Die Anamnese ergibt, dass der Patient den Vater früh verlor und als Einzelkind mit einer engsten Bindung an die Mutter aufwuchs. Heute lebt er mit ihr zusammen in einem von ihm erbauten Haus. Schwierigkeiten zwischen ihnen beiden bestünden überhaupt nicht. Einen Suizidversuch im vergangenen Jahr möchte er am liebsten nicht erwähnen. Als Ursache ist nur zu erfahren, dass er die Beete im Garten anders anlegen wollte als die Mutter, was zu einem Streit zwischen ihnen beiden führte.

Aus dieser Fallgeschichte wird deutlich, wie aus der Grundkrankheit Diabetes/Polyneuropathie die sekundäre Ausdruckskrankheit im Sinne der Psychalgie „sinnvoll" erwächst. Keiner der untersuchenden Neurologen konnte das Schmerzsyndrom in einen ätiologischen Zusammenhang mit der Grundkrankheit bringen. Im Rahmen der Psychoätiologie ordnete es sich problemlos ein. Da der Patient sehr defensiv war und über die Erstuntersuchung hinaus kein spezielles Hilfsangebot annehmen wollte, wissen wir nur wenig über die genaueren Zusammenhänge. Man kann aber vermuten, dass im Bereich der Konflikte um Individuation vs. Abhängigkeit (vgl. OPD-2 → Kap. 10) erheblicher „Zündstoff" bereitliegt. So verstärkte sicher der Diabetes seit der Kindheit die reale Abhängigkeit von der Mutter auf ein viel größeres Ausmaß, als dies naturgemäß der Fall ist. Das sekundäre psychosomatische Syndrom folgt jedoch deutlich der primär organischen Bahnung. Ähnlich im Ergebnis, aber ganz anders in der Entstehung liegt der Sachverhalt beim nachstehenden Fall.

Klinisches Beispiel Die 60-jährige Patientin war bereits zweimal wegen einer benignen Schilddrüsenhyperplasie operiert worden. Sie klagt wenige Monate nach der zweiten Operation über nächtliche Anfälle von Luftnot, Schluckbeschwerden und Schmerzen, die sie nur noch mit Analgetika beherrschen kann. Dabei drängt die Patientin energisch auf eine dritte Operation und ist bereit, die Gefahr einer doppelseitigen Rekurrensparese ohne zu zögern auf sich zu nehmen. Die Chirurgen sehen jedoch keine Indikation für eine erneute Operation und verweisen die Patientin, die mit ihren Klagen zunehmend belastend wird, an die psychosomatisch-psychotherapeutische Klinik. Hier wird rasch deutlich, dass bei der Patientin eine massive karzinophobe Angst besteht, die sie selbst jedoch nicht benennen kann. Der Inhalt ihrer nächtlichen Panikanfälle ist von ihr verdrängt. Der psychodynamische Hintergrund dieser Angstsymptomatik wird nach unserem Verständnis aus der Betrachtung der Lebensgeschichte der Patientin ableitbar, die eine besondere Fülle von traumatisierenden Erlebnissen aufweist, welche mit Verletzungen im Halsbereich, mit Krieg und Todesangst sowie mit dem Verlust des eigenen Sohnes durch ein Lymphosarkom in Verbindung stehen. Ihre eigene Erkrankung im Halsbereich erinnert die Patientin nicht nur an das Leiden des Sohnes, sondern führt zur Aktivierung von eigenen erlebten und gleichzeitig abgewehrten Todesängsten.

Bei dieser Krankengeschichte wird noch einmal das **richtungsweisende Element der Grundkrankheit** (Schilddrüsenhyperplasie) deutlich. Natürlich hätte die Patientin ihre Ängste auch anders „organisieren" können, aber sowohl ihre individuelle Lebensgeschichte als auch die zweifachen Operationen an der Schilddrüse sind eine deutliche „Spur", auf der sich die sekundär psychosomatische Erkrankung im Sinne einer phänomenal unbewussten Karzinophobie auflagert. Das ist deutlich mehr als der allgemeine Symbolwert von Luftnot, Einengung der Kehle und Unfähigkeit, noch weiteres zu schlucken.

9.2 Krankheitsbewältigung – Coping

Coping, das sich am besten als Krankheitsbewältigung ins Deutsche übersetzen lässt, beschreibt ein Forschungsgebiet der Psychosomatischen Medizin, welches seine Wurzeln vor allem in der Stressforschung (→ Kap. 2.5), in der Bewältigung von Lebensereignissen (life events) und in der psychoanalytischen Abwehrlehre (→ Kap. 1.5) hat.
F. A. Muthny hat folgende Definition vorgeschlagen: „Krankheitsverarbeitung ist die Gesamtheit aller Prozesse, um bestehende oder erwartete Belastungen im Zusammenhang mit Krankheit emotional, kognitiv oder aktional aufzufangen, auszugleichen oder zu meistern. Die Krankheits-Verarbeitungs-Modi sind prinzipiell unabhängig von Kriterien des Erfolges zu definieren." (zit. nach Schüßler 1993).

Krankheitsbewältigung meint also die psychosoziale Bewältigung schwerer Krankheit. E. Heim (1986) formuliert zutreffend: „Auf Krankheit kann man nicht nicht-reagieren!" Die **Reaktion auf eine Krankheit** orientiert sich

- am individuellen **Krankheitsmodell** („subjektive Krankheitstheorie"), das alle einschlägigen persönlichen Erfahrungen und Kenntnisse sowie die familiären und soziokulturellen Werthaltungen einschließt,
- am objektiven **Krankheitszustand** in einem gegebenen Krankheitsstadium,
- an der aktuellen **Krankheitssituation** (ambulante, familiäre oder stationäre Behandlung).

Krankheitsbewältigung bedeutet in keinem Falle etwas Statisches – genausowenig wie die Abwehr, mit der sie sich vielfältig überschneidet – sondern muss als ein Prozess ständiger Veränderung, unter Rückkoppelung an den Krankheitsverlauf, das Verhalten der Umwelt und die eigenen Ressourcen verstanden werden. Das, was sich dabei an Veränderungsmöglichkeit ergibt, wird als **Flexibilität des Copings**, das, was stabil und gerichtet bleibt, als **Coping-Stil** bezeichnet. Auch werden **Coping-Phasen** innerhalb eines Krankheitsverlaufs festgehalten. Im Kern handelt es sich bei der Bewältigung um einen **adaptiven Prozess.**

Was beeinflusst über die Krankheit hinaus die Möglichkeiten der Krankheitsbewältigung? **Männer** scheinen in der Tendenz eher handlungs- und problembezogen und **Frauen** eher emotionsbezogen und sozial orientiert zu verarbeiten. Auch gibt es Hinweise, dass die Bewältigungsstrategien mit dem **Alter** effektiver werden. Eine große Bedeutung haben schließlich kognitive Persönlichkeitsvariablen, die so genannten **Kontroll-Überzeugungen** (locus of control; J. B. Rotter). Dabei geht es um zwei polare Verhaltensweisen: Bei der internalen Kontrollüberzeugung hat der Mensch das Gefühl, für sich und für sein Geschick in Krankheit und Gesundheit zuständig und verantwortlich zu sein. Er erlebt sich als sein Schicksal beeinflussend. Bei der externalen Kontrollüberzeugung fühlt sich der Mensch passiv einem äußeren Schicksal ausgeliefert. Dies kann in zwei Varianten erfolgen, einmal als ohnmächtig und hilflos („Es steht geschrieben …", „Das war in unserer Familie immer so."), das andere Mal als passiv und abhängig von anderen Personen, im Falle der Krankheit von den Ärzten, dem Partner, den Angehörigen.

Einen Überblick über günstige und ungünstige Möglichkeiten der Verarbeitung gibt die Übersicht von Heim (→ Tab. 9-1), die aus einer Langzeitbeobachtungsstudie von Patientinnen mit Brustkrebs stammt.

Es leuchtet unmittelbar ein, dass die eine Form der Bewältigung Ängste, depressive Verstimmungen (und wahrscheinlich auch einen ungünstigen Krankheitsverlauf) eher fördert als die andere. **Krankheitsspezifische Faktoren** spielen ebenfalls eine Rolle, auch wenn sie bisher noch wenig systematisch untersucht wurden. Die Verarbeitung eines Gelenkrheumas beispielsweise erfordert andere Anpassungsformen als die Bewältigung eines Brustkrebses.

Besondere Aufmerksamkeit im Zusammenhang mit der Krankheitsbewältigung findet die so genannte **soziale Unterstützung** (social support). Gute soziale Unterstützung bewirkt bei fast allen Krankheiten eine subjektive Entlastung und Verbesserung der psychischen Folgeerscheinungen, vor allem von Angst und Depression. Überraschend oft lassen sich – objektivierbar – auch positive Einflüsse auf

Tab. 9-1 Geeignetes und ungeeignetes Coping-Verhalten (nach Heim 1986).

Konstruktives Coping mehrere ausgewogene Strategien	**Ambivalentes Coping** eingeschränkte Strategien
Zupacken: „Was ich unternehme, was ich mitmache, davon hängt jetzt vieles ab."	**Akzeptieren:** „Es ist nun halt mal so, ich versuche, mich dreinzuschicken."
Zuwendung: „Bisher hat es immer jemand gegeben, der mich angehört/verstanden hat."	**passive Kooperation:** „Die wissen schon, was sie tun."
Dissimulieren: „Es ist alles nur halb so schlimm, im Grunde geht es mir gut."	**Resignation:** „Ich glaube, es hat alles keinen Sinn mehr."
Problemanalyse: „Ich versuche mir zu erklären, was überhaupt los ist."	**Selbstbeschuldigung:** „Ich verdiene es nicht besser."
Auflehnung: „Warum gerade ich!?"	
emotionale Entlastung: „Ich fühle mich so elend, wenigstens das Weinen hilft noch etwas."	

den Verlauf der organischen Grundkrankheit beobachten. Soziale Unterstützung stellt somit einen wichtigen Faktor in der Krankheitsbewältigung dar. Die Vertreter der Theorie der sozialen Unterstützung tendieren insgesamt dazu, die Krankheitsbewältigung stärker von sozialen und situativen Faktoren abhängig zu sehen, während Autoren, die sich mehr für die Persönlichkeitsvariablen interessieren, eher auf das abheben, was der Patient bereits vor der Erkrankung an Verarbeitungsmöglichkeiten mitbringt. Aber es gilt als sicher, dass sowohl die situativen und sozialen Faktoren als auch die Persönlichkeitsfaktoren untereinander eine ausgesprochene Wechselwirkung haben. So wird etwa ein Mensch, der selbstsicher eingestellt ist und sich durchgehend als kompetent und effizient erlebt, in ganz anderer Weise in der Lage sein, soziale Unterstützung wahrzunehmen und anzunehmen als jemand, der immer an Selbstzweifeln, Selbstunsicherheit und Schuldgefühlen litt.

Was ist soziale Unterstützung?

- emotionale Unterstützung: die Vermittlung des Gefühls von Nähe, Halt und Geborgenheit
- Unterstützung beim Problemlösen: z. B. Gesprächsangebote, Ermutigungen, Rückmeldungen
- praktische und materielle Unterstützung: z. B. finanzielle Unterstützung, praktische Hilfen
- soziale Integration in ein „Netz" sozialer Beziehungen: Stützung durch gemeinsame Überzeugungen, Gemeinschaften
- Beziehungssicherheit:Verlässlichkeit in der Partnerschaft, Familie, Freundeskreis

(nach Sommer u. Fydrich 1989)

9.3 Psychoonkologie

Als Psychoonkologie wird die Erfassung und Berücksichtigung der körperlich-seelischen Wechselwirkungen in der Entstehung, dem Verlauf und der Behandlung von malignen Erkrankungen – vom soliden Tumor bis zur malignen Systemerkrankung reichend – bezeichnet.

Die Psychoonkologie entwickelt sich zur Zeit zum wahrscheinlich größten Aufgabengebiet des Teils der Psychosomatischen Medizin, der sich mit reaktiven Störungen nach körperlichen Erkrankungen befasst. Einige Grundinformationen über dieses mittlerweile sehr differenzierte Gebiet scheinen uns wesentlich.

Bis heute gibt es keinen gesicherten Hinweis dafür, dass psychische Bedingungen abgrenzbar zur Genese von Malignomen beitragen.

Das ist das einheitliche Fazit aller kritischen Übersichten. Von diesem Erkenntnisstand muss man ausgehen, auch wenn die „aufgeklärte" Laienliteratur einer Psychogenese von Karzinomen offen gegenübersteht.
Alle Literaturübersichten weisen auch auf bestimmte **Persönlichkeitszüge** hin, die in einer Reihe von Studien bei Personen gefunden wurden, welche an Krebs erkrankt waren. Besonders fielen dabei die hohen ethischen Ansprüche an sich selbst, die Neigung zur Selbstaufopferung und Selbstverleugnung, das Zurückstellen der persönlichen Bedürfnisse, die Anpassungsneigung, Introvertiertheit und aggressive Gehemmtheit auf. Auch waren diese Patienten insgesamt weniger introspektiv, weniger selbstkritisch und psychologischem Verstehen gegenüber weniger aufgeschlossen als andere. Die wiederholt diskutierte Frage einer chronischen depressiven Verstimmtheit wurde widersprüchlich beantwortet. Da es sich bei der Erfassung solcher Persönlichkeitszüge übereinstimmend um retrospektive Studien handelt, ist die Abgrenzung von den sekundär psychischen Auswirkungen durch den Krebs natürlich nur schwer möglich. Das ist, nebenbei bemerkt, eines der schwierigsten methodischen Probleme bei der Erfassung verursachender Faktoren. Immerhin überwiegen bei weiblichen Krebskranken (die ganz überwiegende Forschung fand an Frauen mit Brustkrebs statt) bestimmte Persönlichkeitszüge, deren Generalität und ätiologische Rolle als zur Zeit ungeklärt offen gelassen werden müssen. Das empfehlenswerte Buch von R. Schwarz (Die Krebspersönlichkeit – Mythos und klinische Realität, 1994) geht in differenzierter Weise auf diese Fragen ein.
Die Häufung von belastenden Lebensereignissen (life events) vor dem Ausbruch der Erkrankung lässt sich ebenfalls gut nachweisen; sie ist allerdings für Krebserkrankungen unspezifisch und wird in gleicher Weise bei anderen schweren Erkrankungen angetroffen.
Für den **Verlauf** scheinen psychische Faktoren von *wahrscheinlicher* Relevanz zu sein. Es gibt Hinweise darauf, dass ein **aktiver Stil der Krankheitsverarbeitung** mit einer längeren Überlebenszeit einhergeht. Die empirische Befundlage zur Bedeutung der Verleugnung ist widersprüchlich. In einigen Studien wurde festgestellt, dass Patienten mit einer optimistischen (auch verleugnenden), „kämpferischen" Grundeinstellung einen günstigeren Verlauf zeigen als solche, die sich

in Depression, Resignation, Hoffnungslosigkeit und Passivität fallen lassen. Auch wenn diese Regel ebenfalls nicht karzinomspezifisch ist, scheint sie doch ein Teilaspekt in der psychosomatischen Wechselwirkung solcher Krankheitsverläufe zu sein. Die **subjektive Lebensqualität** könnte ein unabhängiger Prädiktor der Überlebenszeit sein. Der somatische Krankheitszustand und -verlauf kann die Krankheitsverarbeitung direkt über psychoaktive neoplastische Hormone oder indirekt über die emotionale Reaktion des Patienten auf seinen körperlichen Zustand beeinflussen (Faller 2001). Die Studien zur Bedeutung psychosozialer Einflussfaktoren auf den Krankheitsverlauf zeigen einige methodische Einschränkungen wie eine zu geringe Berücksichtigung der biologischen Risikofaktoren (onkologische Ausgangssituation, Tumorstadien) und der psychischen Ausgangssituation des Patienten. Es sind meist retrospektive Studien mit kleinen Fallzahlen und heterogenen Stichproben. Deswegen sind derzeit noch keine sicheren Aussagen möglich.

> Der heutige Stand lässt sich so zusammenfassen, dass die Grundpersönlichkeit und die bevorzugten psychischen Verarbeitungsmuster mit einer gewissen Wahrscheinlichkeit den Verlauf der Krebserkrankung mitbestimmen, aber der ätiologische Einfluss dieser Faktoren muss weiterhin als nicht geklärt angesehen werden.

Tierexperimentell liegen Ergebnisse vor, die für die Tumorgenese Stressfaktoren verschiedenster Art als mitverursachend belegen.
Die Krankheitsverarbeitung kann den Tumorverlauf indirekt über die Mitarbeit bei der Behandlung (Compliance) und das Gesundheitsverhalten des Patienten beeinflussen. Zum Beispiel konnten einzelne Studien zeigen, dass Patienten, die eine depressive Krankheitsverarbeitung haben, eher die Chemotherapie abbrechen als diejenigen mit einer aktiven Krankheitsverarbeitung.
Der **praktische Einsatz der Psychosomatischen Medizin** ist auf diesem Felde die Mitbehandlung von Karzinompatienten im Rahmen definierter Behandlungspfade. Hier reicht die Bandbreite der auftretenden Komplikationen von depressiven Verstimmungen und Angstzuständen bis zu dauernder Furcht vor einem Rezidiv (s. o.) und

weiterreichenden Problemen in der Partnerschaft. Nach klinischer Beobachtung haben die Männer krebskranker Frauen eine Neigung, sich eher emotional oder real „abzusetzen" (erhöhte Trennungsrate!), während die Frauen krebskranker Männer den Konflikten deutlich weniger ausweichen und sich in Betreuung und Pflege stärker engagieren. Am Ende der Krankheit steht die **Auseinandersetzung mit Sterben und Tod**, die allerdings nur noch wenig karzinomspezifisch ist – wenn man einmal davon absieht, dass der Tod an einer Urämie allem Anschein nach „gnädiger" ist als an einem Karzinom mit Knochenmetastasen. Folgende abschließende Feststellung erscheint uns wichtig: Die existenziellen Probleme der Auseinandersetzung mit dem individuellen Tod sind *keine* Aufgabe der Psychosomatischen Medizin. Wir sehen hier eine allgemein menschliche Herausforderung, die nicht durch die von einem Fachgebiet beanspruchten oder, was häufiger der Fall ist, ihm zugeschobenen Aufgaben zu ersetzen ist. Dabei ist es natürlich dem Psychotherapeuten unbenommen, einen Kranken bis zum Tode zu begleiten. Nur hat das, was er dann tut, weniger mit seinem Fach als mit allgemeiner menschlicher Solidarität zu tun.

Es ist gesichert, dass die **Kombination von somatischen und psychotherapeutischen Maßnahmen** eine weitreichende Wirkung auf die **Lebensqualität** hat (Gündel et al. 2007). Etwa 35 % aller Karzinompatienten entwickeln psychische Störungen, wobei Depressionen und Angststörungen überwiegen. Einige Patienten entwickeln auch Symptombilder wie bei einer Posttraumatischen Belastungsstörung beispielsweise durch als überwältigend erlebte diagnostische oder therapeutische Eingriffe. Mehr als 80 % aller Karzinompatienten äußern den Wunsch einer emotionalen Unterstützung bei der Krankheitsbewältigung. Gesichert ist auch, dass durch psychosoziale Interventionen sowohl das Ausmaß von Depressivität und Angst als auch behandlungsbedingte Symptome (Nebenwirkungen von Chemo- und Radiotherapie) deutlich verringert werden können und dass damit die subjektive Lebensqualität der Patienten steigt. Ob psychosoziale und psychotherapeutische Interventionen den Krankheitsverlauf bezüglich der Überlebenszeit beeinflussen können, muss gegenwärtig noch offen bleiben. Die Studienergebnisse sind widersprüchlich.

Dass das „Prinzip Hoffnung" als psychischer Faktor von Bedeutung sein mag, geht aus den Analysen der Verläufe von Patienten mit fortgeschrittenen und medizinisch hoffnungslosen Karzinomen hervor, die gegen alle Erwartung dennoch viele Jahre überlebten (Roud 1986).

Der **psychosoziale Betreuungsbedarf** für Karzinompatienten erstreckt sich über folgende Bereiche:

- **Psychosoziale Basisversorgung durch die onkologisch behandelnden Ärzte:** Die Aufgabe des behandelnden onkologischen Arztes ist die Screening- und Schnittstellenfunktion. Er sollte dem Patienten sensibel und klar Informationen über die Erkrankung und die Behandlungsmöglichkeiten vermitteln. Es ist mittlerweile belegt, dass gezielte Informationen den Patienten nicht zusätzlich verunsichern, sondern zu einer Angstreduktion und zu einer besseren Stimmung (Reduktion von Hilf- und Hoffnungslosigkeit) führen.
- **Psychosomatische Grundversorgung zum Zeitpunkt der Diagnosestellung und des Therapiebeginns:** Informationsvermittlung, Beratung, Aufklärung, Vermittlung von Bewältigungsstrategien und Entspannungsverfahren und Stressmanagement-Programmen zur präventiven Unterstützung bei der Krankheitsbewältigung.
- **Spezifische psychotherapeutische Interventionen** bei Patienten, die stark psychosozial belastet sind oder reaktive psychische Störungen (Depressionen, Angststörungen) entwickeln: Sowohl kognitiv-behaviorale als auch psychodynamische Therapieverfahren werden angewendet, jeweils in Form einer Einzel- oder Gruppentherapie. Letzteres hängt von der individuellen Situation des Patienten ab.
- **Unterstützung von Partnern und Angehörigen** durch psychosoziale Interventionen.

Die psychoonkologische Versorgung wird im Rahmen von Disease-Management-Programmen aufgrund der derzeitigen Ergebnisse in die evidenzbasierte Behandlung von Karzinompatienten routinemäßig integriert. Wenn man sich überlegt, dass ein Drittel der Menschen in der Bundesrepublik an Krebserkrankungen stirbt und eine noch viel größere Anzahl im Laufe ihres Lebens eine Krebserkrankung durchmacht, dann ist festzuhalten, dass die Geldmittel für die Nachsorge von Krebskranken und speziell für die psychosomatische Nachsorge im weitesten Sinne nur spärlich fließen.

9.4 Coping-Probleme in der Folge somatischer Behandlungsprogramme – z. B. Transplantation

Vom Moment der Mitteilung an den Patienten, für den eine organersetzende technische Möglichkeiten wie z. B. die Dialyse nicht mehr gegeben ist, er habe ohne eine Organtransplantation nur noch eine sehr begrenzte, mit anderen Mitteln nicht mehr hinreichend zu verlängernde Lebensspanne vor sich, bis zur Wiedereingliederung in weitgehend normale Lebensbezüge liegt ein weiter Weg. Dieser wurde in der Literatur in etwa **sechs Phasen** eingeteilt.

- In der Phase der **Mitteilung** der Notwendigkeit zur Transplantation reagieren die Betroffenen zunächst oft mit schweren Angstzuständen oder depressiven Verstimmungen. Die nachfolgende Schockreaktion mit Verleugnungstendenz, die um so heftiger zu sein scheint, je akuter das Krankheitsbild aufgetreten ist, erschwert die Vermittlung notwendiger medizinischer Informationen.
- Bei der **Empfängerauswahl** geht es darum, dass (a) der Patient mehr potenziellen Nutzen als Schaden von der Transplantation haben soll, und (b) dass sich das soziale Netz des Patienten als genügend tragfähig erweist.
- Die **Wartezeit** wird von vielen Patienten und ihren Familien auch rückblickend als die schwerste Zeit empfunden. Neben die Hoffnung auf ein „rechtzeitig" verfügbares Organ treten latente Schuld- und Schamgefühle, da indirekt der Tod eines anderen Menschen „herbeigesehnt" wird. Manche Patienten melden sich immer wieder im Transplantationszentrum aus Angst, von der Warteliste gestrichen zu werden.
- In der **frühen postoperativen Phase** stellen delirante Durchgangssyndrome (treten bei bis zur Hälfte aller länger intensivmedizinisch Behandelten auf!), derer sich die Patienten partiell bewusst werden können, eine schwere Belastung dar. Sie werden von Intensivmedizinern in ihrer zum Teil anhaltenden psychischen Beeinträchtigung eher unterschätzt („Das vergessen die doch!"). Eine

bei unkompliziertem Verlauf erste euphorische, als „honeymoon period“ bezeichnete Zeitspanne wird häufig abrupt durch medizinische Komplikationen oder Abstoßungsreaktionen unterbrochen. In dieser Phase einer Konzentration auf das Überleben sind die Patienten psychotherapeutischen Interventionen gegenüber erfahrungsgemäß wenig aufgeschlossen. Der Tod von Mitpatienten kann eigene Ängste verstärken und ein Gefühl von Überlebensschuld hervorrufen.
- In der **späten postoperativen Phase** können die Patienten ohne äußeren Anlass plötzlich wieder in Ängste und Depressionen verfallen, so genannte „psychological setbacks“, verstehbar als Wiederaufleben der vorausgegangen Belastungen. Die begleitenden Affektausbrüche sind oft von Schuldgefühlen gegenüber den Behandlern und Angehörigen begleitet.
- In der **poststationären Phase** wird nicht selten die schützende Klinik vermisst. Es folgen Auseinandersetzungen mit Körperveränderungen wie der großen Narbe, der Gewichts- und Behaarungszunahme unter den Immunsuppressiva als kosmetische Probleme – dies vor allem bei Frauen.

In der poststationären Phase treten dann naturgemäß **zusätzliche Alltagskonflikte** wie bei allen Menschen auf – nur mit einem wesentlich höheren Risiko der Destabilisierung. Diskutiert wird auch der Einsatz von entsprechenden Screening-Instrumenten, um die Entwicklung solcher Krisen zu antizipieren (Klagenhofer et al. 2008).

Klinisches Beispiel Eine junge lebertransplantierte Patientin geriet aus einem Liebeskummer heraus drei Tage in eine emotionale Belastungssituation und „zog die Bettdecke über den Kopf“ – eine sonst bei jungen Menschen mit vergleichbarem Anlass harmlose psychische Krise, die spontan nach Abklingen der Trauer bewältigt wird. Dass diese Patientin in den drei Tagen nicht nur wenig Appetit hatte, sondern auch noch ihre Medikamente wegließ, brachte sie unmittelbar in eine lebensbedrohliche Abstoßungsreaktion.

Dieses Beispiel verdeutlicht, dass Patienten in der „Hochleistungsmedizin" eine enorme Disziplin und intrapsychische Stabilität benötigen. Die besten operativen Erfolge bedeuten nichts, wenn der Patient in der Folgezeit nicht auch psychisch in der Lage ist, in dem Behandlungsplan weiter gezielt mitzuarbeiten.

Neben der Diagnostik von Patienten mit Coping-Problemen, wie sie in → Kapitel 9.2 und 9.3 dargestellt werden, ist der Psychosomatiker innerhalb der Transplantationsmedizin zunehmend auch in einer ethischen Dimension gefordert. Auf der Basis des seit dem 1. Dezember 1997 in Kraft getretenen **Transplantationsgesetzes (TPG)** sei diese immer wichtiger werdende Aufgabe exemplarisch dargestellt.

Aufgrund der stagnierenden Bereitschaft in der Bevölkerung, einer Organentnahme bei als tot definierten Menschen zuzustimmen, können die hohen Transplantationsraten zunehmend nur durch Lebendspenden gehalten werden. Als **Lebendspenden** werden derzeit bei entsprechender Gewebekompatibilität vor allem Nierentransplantationen eines Elternteils auf ein z. B. dialysepflichtiges leibliches Kind oder die Transplantation eines Leberteilresektats eines Familienmitglieds vorgenommen. Während vor der Verabschiedung des TPG die Lebendspende eines nicht regenerierungsfähigen Organs nur an nächste Blutsverwandte erlaubt war, können jetzt nach § 8 Abs. 1 TPG „Verwandte ersten oder zweiten Grades, Ehegatten, Verlobte oder andere Personen, die dem Spender in besonderer persönlicher Verbundenheit offenkundig nahe stehen", durch Organspende das Leben des Patienten retten. Diese Formulierung entspringt dem Wunsch, finanziellen oder kriminellen Geschäften bei (Lebend-)Transplantationen durch Betonung der personalen Beziehung den Boden zu entziehen. Da aber die Histokompatibilität bei der Lebertransplantation nicht so problematisch ist wie bei der Nierentransplantation und außerdem eine gute Regenerationsfähigkeit der teilresezierten Leber unterstellt wird, ist der Kreis der „persönlich verbundenen" möglichen Spender gerade bei Patienten und ihren Spendern aus anderen Ländern mit fehlenden Deutsch-Kenntnissen für die Ärzte kaum noch sicher zu evaluieren.

Klinisches Beispiel So sahen wir einen 50-jährigen Patienten aus einem orientalischen Land als potenziellen Empfänger einer Niere, der, nachdem sich die Histokompatibilität des Organs seiner angeblich spendewilligen Nichte als unzureichend erwiesen hatte, sechs Tage später mit einer neuen „Nichte" erschien, die völlig verängstigt war, kein Wort Deutsch sprach und die Situation auch sonst kaum zu begreifen schien. Zu unserer Entlastung war auch in diesem Falle die Kompatibilität unbefriedigend.

Vorgeschrieben ist im TPG zweierlei:

1. Die **psychosomatische Evaluation des Empfängers** auf Compliance- oder Coping-Probleme sowie psychogene Komorbiditäten wie z. B. manifeste Suchterkrankungen und
2. eine Untersuchung und Aufklärung des Spendewilligen durch *zwei* Ärzte.

Darüber hinaus ist im TPG eine Kommission vorgesehen, die prüft, ob der Spender durch Druck oder materielle Anreize zur Spende bewogen worden ist; auch diese ethisch akzentuierte Aufgabe wird in der Regel wohl von einem Psychosomatiker übernommen werden. Bei der angesprochenen Problematik ist es kaum notwendig zu betonen, dass neben der immer unterstellten Sorge des Spendewilligen um das Leben seines Angehörigen bewusste oder unbewusste Ambivalenzen, neurotische Schuldgefühle und Ähnliches sehr stark in den Entscheidungsprozess hineinwirken können. Im Einzelfall zu einer Entscheidung zu kommen, kann sehr schwer sein.

Klinisches Beispiel Konkret ist an einen 58-jährigen Mannes zu erinnern, der wegen fortgeschrittener alkoholtoxischer Leberzirrhose, bei jetzt glaubhafter Abstinenz seit zwei Jahren, nur durch die Leber-Lebendspende einer seiner beiden 21-jährigen und 23-jährigen Töchter, die in ihrer Kindheit unter den Gewalttätigkeiten des alkoholkranken Vaters schwerst litten, gerettet werden könnte. Auch bei nur geringem Risiko dieser großen Leberteilresektions-Operation wird zumindest eine große somatische Narbe bei einer der jungen Frauen zurückbleiben. Seelische Narben sind ebenfalls zu befürchten. Wie würde sich die Beziehung der Schwestern entwickeln, wenn die Leberlebendspende der einen Tochter abgestoßen würde?

In solchen Fällen wird der Psychosomatiker *nicht* gegen den Willen und Auftrag des Spendewilligen eine aufdeckende psychotherapeutische Interviewtechnik einsetzen – das wäre einer „Operation" ohne Einwilligung vergleichbar! Vielmehr ist es Ziel einer psychosomatisch-fachpsychotherapeutischen Untersuchung, etwaige **bewusstseinsnahe Tendenzen**, die den Spender abhalten könnten, und die aus der bisherigen Biographie erkennbare **Belastbarkeit** sowie erkennbare Risiken der Entwicklung (erneuter) psychischer Störungen fundiert abzuschätzen. Die sich dabei entwickelnde Arzt-Patient-Beziehung sollte genügend vertrauensvoll sein, dass der Spendewillige sich mit eventuellen tiefer liegenden Konflikten von sich aus eröffnen kann, wenn er es möchte. Das bedeutet, dass auch solche Untersuchungen nicht „im Vorbeigehen auf dem Flur" durchgeführt werden dürfen. Nach Möglichkeit sollte dem Spender auch nicht jeder Spielraum für eigene Überlegungen durch einen unmittelbaren Entscheidungs- und Handlungsdruck genommen worden sein. Dies lässt sich durch eine entsprechend weitsichtige Planung – ausgenommen in Fällen akut-toxischen Leberversagens – in der Regel immer ermöglichen. Für abstinent gewordene Patienten sind psychosomatische Behandlungsprogramme für die Zeit vor und nach der Lebertransplantation verfügbar mit dem Ziel, eine anhaltende psychische Stabilisierung des Patienten zu erreichen (Erim et al. 2006).

10 Die Diagnostik in der Psychosomatischen Medizin und Psychotherapie

10.1 Das psychoanalytische Erstinterview und die tiefenpsychologische Anamnese

Das **psychoanalytische Erstinterview** ist seiner Technik nach ein unstrukturiertes Gespräch, in dem der Diagnostiker (Interviewer, häufig der zukünftige Therapeut) dem Patienten einen Großteil der Aktivität überlässt, um ihm ein möglichst freies Feld zur Entwicklung seiner persönlichen Problematik zu geben („Übertragungsraum"). Der Diagnostiker stellt nur wenige Fragen und das Hauptinteresse richtet sich darauf, *wie* der Patient das Interview *strukturiert*. Im Unterschied zu allen anderen diagnostischen Verfahren geht es dabei nicht darum, möglichst viele Informationen zu erhalten, sondern darum, die wesentliche Problematik des Patienten im Hier und Jetzt der Gesprächssituation entstehen zu lassen.

Die *Art der erhobenen Daten* lässt sich nach Argelander (2007) wie folgt untergliedern:

- **Objektive Informationen:** Hierbei handelt es sich um persönliche Angaben, biographische Fakten, bestimmte Verhaltensweisen oder Persönlichkeitseigentümlichkeiten, die jederzeit nachprüfbar sind. Der Diagnostiker stellt zwischen diesen objektiven Daten Zusammenhänge her. Die Verlässlichkeit der sich ergebenden psychologischen Aussage hängt letztlich von seinem Fachwissen und seiner Kombinationsfähigkeit ab. Das Kriterium für den relativen Wahrheitsgehalt der Interpretation ist die logische Evidenz für Patient und Therapeut. Daten dieser Art sind weitgehend identisch mit denen, um die sich die psychiatrische Exploration bemüht.
- **Subjektive Informationen:** Diese Daten können mehr oder weniger verlässlich sein. Entscheidend ist ausschließlich die Bedeutung, die der Patient ihnen verleiht. Die Information, die sich aus dem

Bedeutungszusammenhang der Daten ergibt, kann nicht vom Diagnostiker allein erschlossen werden; erst die gemeinsame Arbeit mit dem Patienten macht sie erfahrbar. Die einmal gewonnene Information ist eindeutig, aber sehr schwer nachprüfbar. Das Kriterium für ihre Verlässlichkeit ist die situative Evidenz.

- **Szenische oder situative Informationen:** Sie unterscheiden sich von den subjektiven Informationen nur durch eine Akzentverschiebung, die allerdings von Wichtigkeit ist. Bei den subjektiven Informationen stehen die berichteten Daten im Vordergrund, denen der Patient eine subjektive Bedeutung verleiht. Diese stehen mit der Gesprächssituation in einem sekundären Zusammenhang und erhalten dadurch ihre Evidenz. Bei den szenischen Informationen dominieren die Eindrücke, die der Interviewer aus dem Erleben der Situation mit all ihren Gefühlsregungen und Vorstellungsabläufen zieht – auch wenn der Patient schweigt. Als Instrument, um diese Informationen zu gewinnen, dienen einzig und allein die Persönlichkeit des Interviewers bzw. seine Wahrnehmung der Übertragungs-Gegenübertragungs-Szene, abgestimmt auf das unbewusste Beziehungsfeld mit dem Patienten.

Bei der **tiefenpsychologischen Anamnese** handelt es sich um ein stärker strukturierendes Gesprächsinstrument, das durch eine Reihe erprobter Fragen (z. B. zur frühen Biographie, zur schulischen und beruflichen Ausbildung etc.) versucht, den Patienten zu einer für die analytische Diagnostik geeigneten Selbstdarstellung zu veranlassen. Die biographische Anamnese unter tiefenpsychologischem Aspekt (Dührssen 1997) ist das bestausgearbeitete Beispiel dieser Art von Diagnostik.
Der **Unterschied zwischen den beiden Verfahren** besteht hauptsächlich in der methodischen Vorgehensweise. Die Art der Daten, um die es inhaltlich geht, ist weitgehend die gleiche. Die tiefenpsychologische Anamnese ist genau genommen das eigentlich mehr diagnostische Instrument, während das psychoanalytische Erstinterview in sich immer bereits schon ein Stück Therapie beinhaltet und von manchen Autoren deswegen auch nur als Sonderform einer therapeutischen Sitzung angesehen wird („diagnostisch-psychotherapeutischer Prozess“). Auch wenn es unter erkenntnistheoretischen Gesichtspunkten zweifellos richtig ist, dass ein diagnostisches Gespräch in einer Arzt-

Patient-Beziehung auch „wirkt", sind wir der Meinung, dass Diagnostik und Therapie in den ersten Gesprächen dennoch voneinander abgegrenzt werden sollten. Erst wenn der Patient einen weitergehenden **Behandlungsauftrag** erteilt, den der Behandler auch übernimmt, ist das **Arbeitsbündnis** von beiden Seiten verbindlich geschlossen. Dieser Behandlungsauftrag bezieht sich insbesondere auf die **individuellen Therapieziele** von Patient und Therapeut für die geplante Behandlung (Heuft u. Senf 1998).

Um zu verwertbaren Ergebnissen mit der psychoanalytischen Interviewtechnik zu kommen, bedarf es in der Regel einer längeren Erfahrung. Der Anfänger gewinnt zweifellos verlässlichere Daten über die tiefenpsychologische Anamnese. Die Praxis vieler Psychoanalytiker sieht so aus, dass im psychotherapeutischen Erstgespräch dem Patienten anfangs ein freierer Raum gewährt wird, um sein Problem entfalten zu können. In einem weiteren Teil des Gesprächs sollen gezielte und weiterleitende Fragen helfen, die Bereiche abzubilden, die bis dahin unzureichend dargestellt geblieben sind.

Was wird diagnostiziert? Das beste wäre vielleicht, wenn deskriptives Phänomen und dynamischer Prozess nicht im Sinne eines Entweder-oder, sondern im Sinne eines Sowohl-als-auch aufgefasst würden. Wir versuchen, die Diagnose dreifach zu stellen:

- **klinisch-symptomatisch:** Das ist der traditionelle deskriptive Bereich (syndromale Diagnose).
- **dynamisch-strukturell:** Hier liegt der Akzent auf der Diagnose von Konflikten, Wünschen, Abwehrmaßnahmen und Persönlichkeitsstrukturen.
- **sozial:** Hier geht es um die Interaktion mit den sozialen Partnern, um die Art der zwischenmenschlichen Beziehungen und um den erreichten sozialen Status.

Welches sind nun die **Daten**, die im Erstgespräch erhoben werden sollen? Häufig wird ein Verstehen des Patienten in diesem Sinne nicht in einer Stunde möglich sein. Aber die Richtung der Intention des Untersuchers lässt sich so ganz gut umreißen:

- Woran leidet der Patient, was macht ihm innerlich zu schaffen?
- Was für Wünsche hat der Patient? Welche sind ihm bewusst, welche unbewusst?

- Was für Ängste hat er – bewusste, unbewusste?
- Wie geht der Patient mit seinen Ängsten um (Abwehrstruktur)? Werden bevorzugte Abwehrmechanismen erkennbar?
- Wie verhält er sich gegenüber dem Arzt? Sind bestimmte Haltungen, Erwartungen, Interaktionen erkennbar (Übertragung)?
- Wird eine bestimmte Haltung oder Einstellung beim Arzt dadurch induziert (Gegenübertragung)?
- Wie „erhält" der Patient seine Krankheit, ist etwas von der inneren Dynamik zu erkennen (primärer Krankheitsgewinn)?
- Was tragen die anderen dazu bei, seine Krankheit zu erhalten (sekundärer Krankheitsgewinn)?

Es ist wenig wahrscheinlich, dass ein generelles Problem des Patienten, welches für ihn von besonderer Bedeutung ist, in einem mit der Technik des psychoanalytischen Erstinterviews geführten einstündigen Gespräch *nicht* auftaucht. Es ist eine zweite Frage, ob der Diagnostiker es auch (richtig) erfasst. Von einer „szenischen Darstellung" etwa können wir häufig gar nicht sagen, wie bedeutsam sie für das übrige Leben des Patienten ist. Und es ist auch sicher unzutreffend, wenn jede „Szene" automatisch in den Kern der Probleme des Patienten gerückt wird, wie das gelegentlich geschieht. Andererseits gibt uns gerade diese Reflexion dynamischer Szenen eine diagnostische Möglichkeit, die wir mit keiner sonst verwandten Technik erfassen.
Seit 1996 gibt es auch eine von deutschen Psychosomatikern und Psychotherapeuten entwickelte **Operationalisierte Psychodynamische Diagnostik (OPD)**, mit der angestrebt wird, zwischen ausschließlich deskriptiven Systemen einerseits und psychodynamischer Diagnostik andererseits zu vermitteln. Erhoben werden diese Befunde in einem speziellen manualisierten Interview. Das **OPD-Interview** (OPD-2, 2006) ist eine Synthese aus einem psychodynamischen Interview und einer strukturierteren Interviewtechnik (→ Abb. 10-1).
Es vereint beziehungsdynamische mit explorativen Ansätzen. Eine psychoanalytische Grundhaltung, die die Wiederherstellung infantiler Objektbeziehungen in der Übertragungs-Gegenübertragungs-Szene zwischen Therapeut und Patient zulässt, ist die Voraussetzung. Gleichermaßen enthält es auch Teile einer strukturierten Anamnese, in der biographische Informationen und psychopathologische Symp-

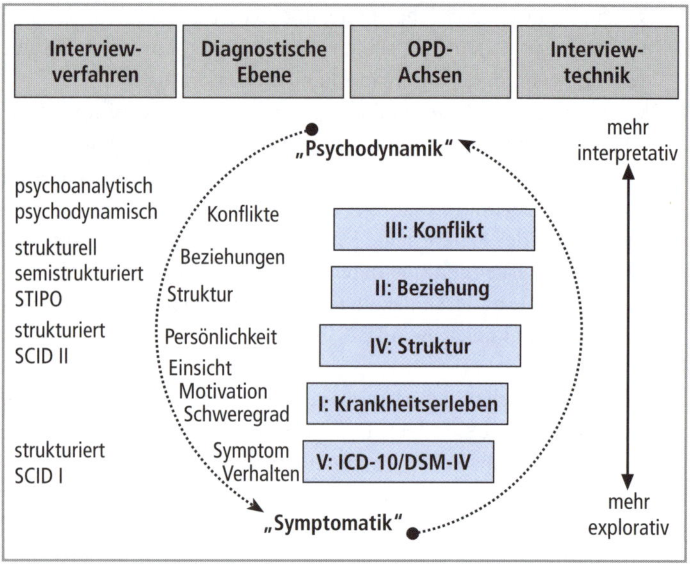

Abb. 10-1 Diagnostische Ebenen und technische Strategien des OPD-Interviews im Vergleich zu anderen Interviewverfahren (nach: Arbeitskreis OPD 2006, S. 287).

tome erfasst werden. Der Interviewer muss in diesem Diagnostikverfahren ausgebildet sein und die vier Achsen der OPD – Krankheitserleben, Beziehung, Konflikt und Struktur – kennen und anwenden können. Der Interviewablauf gliedert sich in:

- die Eröffnungsphase,
- die Ermittlung von Beziehungsepisoden,
- die Ermittlung des Selbsterlebens und der erlebten wie faktischen Lebensbereiche,
- die Ermittlung des Objekterlebens und der erlebten wie faktischen Lebensgestaltung,
- die Exploration von psychischen und psychosomatischen Störungen und
- die Klärung der Psychotherapiemotivation, der Behandlungsvoraussetzungen und der Einsichtsfähigkeit (Introspektionsfähigkeit).

10.2 Verhaltenstherapeutische Diagnostik

Der Mittelpunkt der verhaltenstherapeutischen Diagnostik ist die **Problemanalyse**, in der die Bedingungszusammenhänge eines psychischen Problems in Form von Hypothesen beschrieben werden. Aus der Problemanalyse leiten sich die **Therapieziele** und die **Therapieplanung** (Auswahl der Interventionsmethoden) ab. Insgesamt ist die Verhaltensdiagnostik in den letzten Jahren heterogener geworden und schließt auch herkömmliche Diagnostikmethoden mit ein.

Die Problemanalyse umfasst verschiedene Schritte. Zunächst geht es um die Beschreibung der Problembereiche, die in der Therapie verändert werden sollen. Anschließend werden die aufrechterhaltenden Bedingungszusammenhänge der Problembereiche erfasst. Ein Gesamtproblem wird in verschiedene einzelne Teilprobleme unterteilt. Schließlich werden Veränderungsmöglichkeiten vor dem Hintergrund der Lebenszusammenhänge des Patienten überprüft. Dabei gibt es unterschiedliche Zugangsweisen zur Problemanalyse, zum Beispiel:

- **die funktionale Analyse:** In einer vorangehenden Analyse der Rahmenbedingungen werden alle äußeren Umstände und alle körperlichen Bedingungen erfasst, die die Intensität, die Dauer und die Häufigkeit der Probleme beeinflussen.
- **die kognitive Analyse:** In der Analyse der Kognitionen werden Gedanken und Vorstellungen, die ein Problem verursachen, fördern und aufrechterhalten, untersucht. Dabei kann es sich um irrationale, dysfunktionale Kognitionen handeln, es können aber auch Kognitionen, die der Bewältigung dienen, fehlen oder Informationsmängel vorhanden sein, die bestimmte Kognitionen erhalten.
- **die Interaktionsanalyse:** Die Interaktionsanalyse erfasst Kommunikationsmechanismen, dysfunktionale soziale Überzeugungen, instabile Gruppenbeziehungen (Macht- und Interessenskonflikte in für den Patienten wichtigen sozialen Gemeinschaften) und andere Beziehungen.
- **die Motivationsanalyse:** In der Motivationsanalyse geht es darum, die subjektiven Bewertungssysteme und die Handlungsziele eines Patienten zu untersuchen (dient die Symptomatik beispielsweise

der Konfliktlösung, dem Schutz vor bestimmten Auseinandersetzungen mit anderen Problemen oder anderen Belastungssituationen, z. B. erneuten Traumatisierungen oder überfordernden Situationen?). Mögliche Motive können unrealistische Ansprüche an das eigene Verhalten, irrrationale Überzeugungen, unrealistische Ziele, eine unrealistische Selbstwahrnehmung und Selbsteinschätzung, Zielkonflikte oder eine Konfliktvermeidung sein.

Aus der Problemanalyse wird ein **Problemlösungsprozess** erarbeitet, der sich in verschiedene Schritte gliedern lässt: die Problemstellung, die Analyse der Problemlage, die Zielanalyse, das Suchen und Auswerten von alternativen Lösungsmöglichkeiten und die Erprobung und Bewertung von Veränderungsschritten. Es gibt verschiedene **Verfahren**, die für den diagnostischen Prozess verwendet werden können:

- das diagnostische Gespräch (Exploration),
- die Verhaltensbeobachtung (direkt in Alltagssituationen oder indirekt über Rollenspiele),
- die Erstellung von Diagrammen und Tagebüchern,
- Verhaltenstests,
- psychometrische Instrumente (Fragebögen) und
- psychophysiologische Erhebungsverfahren (Messung von Herz- und Pulsfrequenz, Hautwiderstand und Hautleitfähigkeit).

Im Verlauf einer Verhaltenstherapie geht es um eine weitere begleitende **Diagnostik zur Kontrolle des Therapieverlaufs**. Dabei werden die individuellen Verhaltens- und Problemveränderungen des Patienten in der Reaktion auf die therapeutischen Interventionen kontinuierlich überprüft. Unterschieden wird dabei die *Prozesskontrolle* (Überprüfung des aktuellen Stands der Problematik; Frage nach dem Sinn des Einsatzes bestimmter therapeutischer Interventionen; unter welchen Bedingungen treten Veränderungen auf und wie ausgeprägt sind sie?) und die *Erfolgskontrolle* (Vorher-nachher-Messungen, Katamnesemessungen).

10.3 Die Anamneseerhebung in der Psychosomatischen Medizin (nach Morgan und Engel)

Die bisher dargestellten Interviewtechniken werden meist im psychotherapeutischen Feld angewandt – also dort, wo bereits eine Vorauswahl von Patienten in Richtung einer möglichen Psychotherapie stattgefunden hat. Fragen der Medizin im engeren Sinne, vor allem Diagnose und Behandlung körperlicher Beschwerden, sind hier meist „vorgeklärt". Das heißt in der Praxis, dass die Patienten meist fachärztlich durchuntersucht sind. Welche Untersuchungstechnik ist für den psychosomatisch interessierten Arzt z. B. im Rahmen der **Psychosomatischen Grundversorgung** geeignet? Wie sollen Internisten, Gynäkologen und andere vorgehen, wenn sie Medizin nicht nur als Naturwissenschaft, sondern als Wissenschaft vom kranken (und ganzen) Menschen auffassen wollen („Patienten-zentrierte Medizin")? Hierzu stammen anerkannte Vorschläge von den amerikanischen Autoren L. Morgan und G. Engel, die wir kurz referieren wollen. Diese Autoren verwenden Teilaspekte der psychoanalytischen Diagnostik, haben sie aber auf das klinische Feld bezogen und mit der Erhebung organischer Befunde verbunden. Eine ausgezeichnete und um eigene Beiträge erweiterte Einführung in diese Technik findet sich bei Adler und Hemmeler (1992).

Im Gegensatz zum psychoanalytischen Interview, das dem Patienten ein möglichst freies Feld zur Darstellung seiner persönlichen Problematik gibt und größtenteils unstrukturiert ist, dient die Erhebung der Anamnese in der psychosomatisch orientierten Medizin im Wesentlichen **drei Aufgaben**:

- **Aufbau einer Beziehung** zwischen Arzt und Patient im Sinne eines tragfähigen Arbeitsbündnisses. Der Patient muss zum Arzt Vertrauen fassen können, er muss spüren, dass der Arzt an seiner Person und Krankheit interessiert ist und dass er ihm mit seinem Fachwissen und persönlichen Engagement helfen will, seine Schwierigkeiten zu bewältigen.
- **Erarbeitung eines Verständnisses** für die biographische Situation, in der die Erkrankung auftrat, einschließlich der Bedeutung der Krankheit für den Patienten und für dessen Umgebung.

- **Erfassung der Beschwerden** des Patienten und Herausarbeiten des zugrunde liegenden Krankheitsbildes mit dem Ziel einer vorläufigen Diagnosestellung.

Die Anamnese spiegelt umso mehr die Wirklichkeit des Patienten, je weniger der Arzt unterbricht, je mehr er dem Patienten ermöglicht, seine Angaben in seinen Worten, in seiner Reihenfolge und zu dem ihm richtig erscheinenden Zeitpunkt zu machen. Hier bestehen viele Gemeinsamkeiten mit der psychoanalytischen Interviewtechnik. Die Anamnese soll nicht ein Abfragen von Symptomen sein, sondern zu einem Gespräch zwischen zwei Partnern, nämlich dem Patienten und dem Arzt werden. Dabei erfährt der Arzt, dass hinter den Symptomen oftmals subjektive Vorstellungen stehen, die mit der Realität nicht übereinstimmen, die jedoch mit den Ängsten und der Vorstellungswelt des Patienten in Zusammenhang stehen. Die Angaben des Patienten werden bei **Abfassung der Krankengeschichte** nach folgender Einteilung geordnet:

- Das **jetzige Leiden** umfasst einen Überblick über den Gesundheitszustand des Patienten, der ihn veranlasste, den Arzt aufzusuchen.
- Die **persönliche Anamnese** gibt einen Überblick über den Gesundheitszustand des Patienten vor dem jetzigen Leiden. Sie schließt die Beschreibung aller früheren Erkrankungen ein.
- Die **Familienanamnese** erfragt den Gesundheitszustand aller lebenden und verstorbenen Familienmitglieder.
- Die **Entwicklungs- und Sozialanamnese** enthält Angaben über die Entwicklung und die Erfahrungen des Patienten und über seine Beziehungen zu seiner Umgebung.
- Die **Systemübersicht** erfasst Symptome der einzelnen Organe oder Organsysteme, welche beim jetzigen Leiden oder bei der persönlichen Anamnese noch nicht berührt worden sind.

Der Arzt hält sich bei der Erhebung der Anamnese nicht streng an diese Einteilung. Er weiß, dass er zu jedem dieser fünf Abschnitte Angaben braucht. Während der Anamnese folgt er dem Gedankenfluss des Patienten und geht jeder Äußerung nach. Der Arzt soll versuchen, offene Fragen zu stellen und solche zu vermeiden, die mit ja oder nein

beantwortet werden können. Direkte (geschlossene) Fragen sind möglichst zu unterlassen, da er sonst in erster Linie Informationen erhält, die seinen in den Patienten hineingefragten Vorstellungen entsprechen und weniger Aussagen über die Überlegungen, Vorstellungen, Erlebnisse und Gefühle des Patienten ergeben.
Morgan und Engel schlagen folgenden **Grundplan zur Erhebung einer Anamnese** vor. Dieses Schema stellt lediglich eine Orientierungshilfe oder Anleitung dar. Dabei sollte klar sein, dass jede Anamneseerhebung anders verläuft. Wichtig erscheint, dass der Arzt versucht, seine eigenen Gedanken und Gefühle, die während der Anamneseerhebung auftreten, mitzuerfassen, da diese Wahrnehmungen wichtige diagnostische Kriterien zum Verständnis des Patienten darstellen. Weiterhin ist von Bedeutung, dass der Arzt die Art des Händedrucks, die Körperhaltung, den Gesichtsausdruck und die Redeweise des Patienten mitbeobachtet und im Zusammenhang mit dem Gesprächsinhalt und der Persönlichkeit des Patienten zu verstehen versucht („averbale Kommunikation").

Grundplan der Anamneseerhebung nach Morgan und Engel

- **Erster Schritt:** Der Arzt begrüßt den Patienten, stellt sich vor und erklärt ihm seine Rolle als Arzt. Diese Forderung erscheint banal, ist es angesichts der medizinischen Praxis aber leider nicht.
- **Zweiter Schritt:** Er erkundigt sich, wie sich der Patient jetzt fühlt. Bevor er fortfährt, bemüht er sich, es dem Patienten so bequem wie möglich zu machen.
- **Dritter Schritt:** Er fordert den Patienten auf, alle Beschwerden zu beschreiben, die ihn ins Krankenhaus geführt haben (jetziges Leiden).
- **Vierter Schritt:** Er geht vertiefend den Symptomen des jetzigen Leidens nach, berücksichtigt dabei besonders, in welcher Reihenfolge die einzelnen Symptome aufgetreten sind und achtet auf ihre Merkmale und ihre Wechselbeziehungen (jetziges Leiden). Jedes Symptom wird nach sieben Kategorien untersucht:
  - Lokalisation
  - Qualität (z. B. brennender oder stechender Schmerz)

- Intensität (Stärke des Schmerzes)
- zeitliche Zusammenhänge (Zeitpunkt des Auftretens; zum Verlauf: periodisch, wehenartig, Dauerschmerz?)
- Begleitumstände (körperliche Anstrengung, Aufregung usw.?)
- Einflüsse, welche die Beschwerden verstärken oder erleichtern
- Begleitsymptome

Zugleich verfolgt er genau die spontanen Äußerungen des Patienten über die begleitenden Lebensumstände, über frühere Krankheiten, über den Gesundheitszustand seiner Familie und über seine zwischenmenschlichen Beziehungen (persönliche Anamnese, Familienanamnese, Entwicklungs- und Sozialanamnese).

- **Fünfter Schritt:** Er versucht, frühere Leiden des Patienten genau zu verstehen und knüpft dabei an bereits Erwähntes an (persönliche Anamnese).
- **Sechster Schritt:** Er erkundigt sich genau nach den einzelnen Familienmitgliedern, zuerst nach den schon erwähnten. Er fragt nach ihrer Gesundheit sowie nach ihrer Beziehung zum Patienten (Familienanamnese, Entwicklungs- und Sozialanamnese).
- **Siebter Schritt:** Er erforscht die jetzigen Lebensumstände und die frühere Entwicklung des Patienten. Dabei bezieht er sich wiederum auf Angaben, die der Patient bereits geäußert hat.
- **Achter Schritt:** Er fragt systematisch nach Beschwerden in jeder Körperregion (Systemübersicht).
- **Neunter Schritt:** Er erkundigt sich, ob der Patient noch etwas beifügen oder fragen möchte, vergewissert sich bei einzelnen wichtigen Angaben, dass er sie genau begriffen hat, und setzt den Patienten über die folgenden Untersuchungen ins Bild.

Vielfach wird behauptet, dass das Erheben einer solch ausführlichen Anamnese sehr zeitaufwändig sei. Das trifft einerseits zu, andererseits kann durch eine exakte Anamnese, in der eine Vertrauensbeziehung zu dem Patienten hergestellt wird, bei der weiteren Behandlung unter Umständen sehr viel Zeit gespart werden. Natürlich muss diese

Untersuchungstechnik trainiert werden. Der Gewinn ist aber, dass man so Informationen über die somatischen *und* psychischen Bedingungen, auf verbalem *und* averbalem Wege erhält. Der ganzheitliche Zugang zum Patienten wird so durch das erste Gespräch mit ihm eröffnet und nicht verschlossen.

10.4 Spezielle diagnostische Verfahren

Die Diagnosen in der Psychosomatischen Medizin werden gegenwärtig nach zwei **Klassifikationssystemen** verschlüsselt: der Internationalen Klassifikation psychischer Störungen der WHO, abgekürzt: **ICD-10** und dem Diagnostischen und Statistischen Manual psychischer Störungen (**DSM-IV**) der Amerikanischen Psychiatrischen Vereinigung (American Psychiatric Association; → Kap. 1.1). Letzteres wird vorwiegend in der Psychiatrie, insbesondere im universitären Rahmen eingesetzt. Zu beiden Klassifikationssystemen gibt es Diagnose-Checklisten und unterschiedliche **strukturierte diagnostische Interviews:**

- für das DSM-IV das Strukturierte Klinische Interview (**SKID** I, II) und
- kombiniert für die ICD-10 und das DSM-IV das Composite International Diagnostic Interview (**CIDI**) sowie das Diagnostische Interview bei psychischen Störungen (**DIPS**) und dessen Kurzversion (**Mini-DIPS**).

Zusätzlich sind für einzelne Störungsbilder spezielle Interviewleitfäden wie z.B. der **SKID-D** für Dissoziative Störungen verfügbar. Zur OPD-2 Diagnostik siehe → Kap. 10.1.

Die klinische Diagnostik wird durch eine spezifische **psychometrische Diagnostik** ergänzt. Diese besteht zum einen aus **strukturierten Interviews**, bezogen meist auf bestimmte Störungsbilder (z.B. das Inventar zur Persönlichkeitsdiagnostik **IPDE**) und durch trainierte Beurteiler geratet („Rating-Skalen“), zum anderen aus **Fragebögen** (Inventare) zur Selbstbeurteilung, bezogen entweder auf nosologische Einheiten (z.B. Persönlichkeitsstörungen) oder auf bestimmte psychopathologische Symptome (z.B. Angst-, Depressionsfragebögen wie die Symptom-Check-Liste SCL-90 R oder die Hamilton Angst- und Depressionsskala, HADS). Gegenstand von Fragebögen kann auch die psychosoziale Situation (Partnerschafts- und Familiendiagnostik) und der Umgang mit Krankheit (z. B. Fragebogen zur Krankheitsverarbeitung; Lebensqualität) sein. In **Fremdbeurteilungsskalen** wird die Einschätzung des Patienten bzw. seiner Symptome durch Partner, Familienangehörige, Ärzte bzw. Therapeuten erhoben.

10.5 Die Entscheidungskette zur Psychotherapie (Differenzialindikation)

In diesem Abschnitt geht es um die schwierige Frage, *welche Therapie* für *welchen Patienten* zu *welchem Zeitpunkt* erforderlich und erfolgversprechend ist. Durch die methodenbezogene Weiterbildung der Psychotherapeuten entweder im psychodynamischen oder im kognitiv-behavioralen Grundverfahren wurde von diesen meist nur die Therapieform empfohlen, in der sie selbst weitergebildet sind. In jüngster Zeit – sicher begünstigt durch die notwendigen Kenntnisse, die der Facharzt für Psychosomatische Medizin und Psychotherapie in beiden Grundverfahren erwerben muss – beginnt sich dieses Vorgehen zu verändern und es werden deutlich mehr Indikationen für differierende Verfahren gestellt (**Differenzialindikationen**).

Der **Allgemeinarzt** bzw. **Facharzt ohne psychotherapeutische Weiterbildung** sollte in der Lage sein zu erkennen, ob bei der Auslösung oder Unterhaltung der Krankheit psychische und soziale Faktoren eine wesentliche Rolle spielen. Verfügt der Praktiker oder der Facharzt über eine psychotherapeutische Weiterbildung (bis hin zur **Bereichsbezeichnung „Psychotherapie“**), kann er selbst Methoden der so genannten **Psychosomatischen Grundversorgung** (→ Kap. 11) zum Einsatz bringen. Er sollte am Ende einer Anamneseerhebung zu der Entscheidung in der Lage sein, ob mit weiteren ärztlichen Gesprächen, Entspannungs- oder suggestiven Verfahren ein Erfolg zu erzielen sein wird oder ob er den Patienten an einen niedergelassenen Psychotherapeuten (entweder einen Facharzt für Psychosomatische Medizin und Psychotherapie, ggf. einen Facharzt für Psychiatrie und

Psychotherapie oder einen psychologischen Psychotherapeuten) oder an eine entsprechende Klinikambulanz (Institutsambulanz) überweisen muss. Bei schwerer psychosomatisch gestörten Patienten wird er eine direkte Vorstellung und ggf. Einweisung in eine **Psychosomatisch-Psychotherapeutische Krankenhausbehandlung** veranlassen. Der **ärztliche Fachpsychotherapeut** (**Facharzt für Psychosomatische Medizin und Psychotherapie**) oder der **psychologische Fachpsychotherapeut** sollte aufgrund seiner Ausbildung Grundprinzipien und Möglichkeiten verschiedener psychotherapeutischer Verfahren kennen und anwenden können. Zumindest in den beiden Grundverfahren (Psychodynamische Psychotherapie und Verhaltenstherapie) sind praktische Erfahrungen erforderlich. Er wird künftig auch zur Differenzialindikation für verschiedene Psychotherapieverfahren in der Lage sein. Schließlich geht es um die generelle Entscheidung, ob stationäre oder ambulante Therapie das geeignetere und wirtschaftlichere Mittel ist. In der Praxis ergibt sich oft die Situation, dass bei vielen schwerer gestörten Patienten zunächst eine **stationäre Psychotherapie** (→ Kap. 12.11) sinnvoll ist. Im stationären Bereich findet der Patient durch die Bündelung von verschiedenen, insbesondere von averbalen und multimodalen Therapieansätzen, und auch durch die Trennung von seinem oft belastenden sozialen Umfeld, rascher einen Bezug zu sich selbst und seinem Leiden als in den hauptsächlich verbal orientierten ambulanten Verfahren. So erweist sich der Umweg über die stationäre Psychotherapie als der oft kürzere Weg zur ambulanten Behandlung. Motivation und Mitarbeit des Patienten können so verstärkt und die Hemmung des Patienten vor der Befassung mit seiner Innenwelt vermindert werden. Für die psychotherapeutische Versorgung der Bevölkerung ergibt sich auf diese Weise eine **dreistufige Versorgungsstruktur** (s. auch → Abb. 10-2):

- An der Basis steht der Allgemeinarzt mit den Möglichkeiten der **Psychosomatischen Grundversorgung** (→ Kap. 11).
- Die mittlere Ebene bildet die **spezielle Fachpsychotherapie** in ärztlicher oder psychologischer Hand. Dabei kommen beim Facharzt für Psychosomatische Medizin und Psychotherapie und für Fachärzte für Psychiatrie und Psychotherapie noch Aufgaben der Differenzialdiagnostik, der Notfallpsychotherapie, der ergänzenden Pharmakotherapie und gegebenenfalls des Ausschlusses

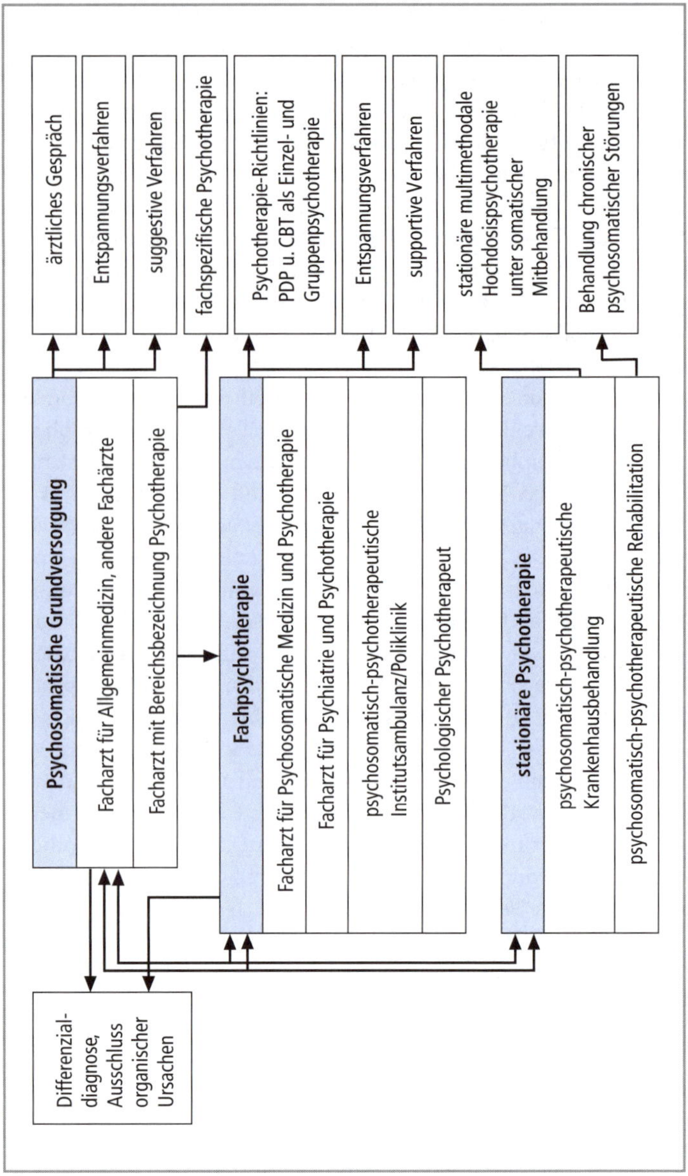
Psychosomatische Grundversorgung
Facharzt für Allgemeinmedizin, andere Fachärzte
Facharzt mit Bereichsbezeichnung Psychotherapie
Fachpsychotherapie
Facharzt für Psychosomatische Medizin und Psychotherapie
Facharzt für Psychiatrie und Psychotherapie
psychosomatisch-psychotherapeutische Institutsambulanz/Poliklinik
Psychologischer Psychotherapeut
stationäre Psychotherapie
psychosomatisch-psychotherapeutische Krankenhausbehandlung
psychosomatisch-psychotherapeutische Rehabilitation
ärztliches Gespräch
Entspannungsverfahren
suggestive Verfahren
fachspezifische Psychotherapie
Psychotherapie-Richtlinien: PDP u. CBT als Einzel- und Gruppenpsychotherapie
Entspannungsverfahren
supportive Verfahren
stationäre multimethodale Hochdosispsychotherapie unter somatischer Mitbehandlung
Behandlung chronischer psychosomatischer Störungen
Differenzial-diagnose, Ausschluss organischer Ursachen

körperlicher Krankheitsursachen hinzu, wobei die gegenwärtigen Strukturen der psychiatrischen Praxis neben der Sprechstundenarbeit leider jedoch kaum qualifizierte Psychotherapien in nennenswertem Umfang zulassen.

- Auf einer dritten Stufe wären die **stationäre Krankenhausbehandlung** bzw. die verschiedenen **Spezialtherapien**, wie z. B. die psychoanalytische Psychotherapie (Bereichsbezeichnung „Psychoanalyse") anzusiedeln. Patienten mit chronischen oder rezidivierenden psychischen oder psychosomatischen Störungen erhalten auf Antrag durch den Rentenversicherungsträger (und u. U. auch durch ihre Krankenkasse) eine psychosomatisch-psychotherapeutische Rehabilitationsbehandlung. Im Gegensatz zur Krankenhausbehandlung mit ihrem kurativen Ansatz strebt die Rehabilitationsbehandlung in den Fachkliniken danach, Verschlimmerungen zu vermeiden, die soziale Integration und die Arbeitsfähigkeit wiederherzustellen oder den Patienten in die Lage zu versetzen, mit seiner Krankheit umgehen und leben zu lernen.

◄ Abb. 10-2 Die ambulant-stationär-ambulante Versorgungskette entsprechend der Weiterbildungsordnung der Bundesärztekammer (2003), der Ausbildung für Psychologische Psychotherapeuten und der Bettenbedarfspläne für psychosomatisch Erkrankte (PDP = Psychodynamische Psychotherapie; CBT = kognitiv-behaviorale Therapie).

11 Psychosomatische Grundversorgung

Die **Weiterbildung in Psychosomatischer Grundversorgung** soll überwiegend somatisch tätige Ärzte befähigen, ergänzend zur körperlichen Behandlung in strukturierter Weise auf die psychischen und psychosomatischen Belange ihrer Patienten eingehen zu können.

Menschen mit psychosomatischen Symptombildungen „präsentieren" ihre intrapsychischen Spannungen und Konflikte im medizinischen Versorgungssystem über körperliche Symptome. Auch wenn nach sorgfältiger organischer Abklärung kein organisches Korrelat für die körperlichen Symptome fassbar ist, halten die Patienten oft weiterhin in ihrer subjektiven Krankheitstheorie an einer organischen Krankheitsüberzeugung fest; die Hartnäckigkeit, mit der sie dies tun, wird auch (tendenziell abfällig) als „organische Fixierung" des Betroffenen beschrieben. Im Kapitel über die Somatoformen Störungen haben wir bereits die grundsätzlichen Aspekte ärztlicher Haltung gegenüber den somatoform Erkrankten erläutert (→ Kap. 6.8).
Die Qualifikation, eine moderne Medizin über den gesamten Spannungsbogen von den ganz überwiegend organisch verursachten Erkrankungen (mit dem etwaigen Problem der Krankheitsverarbeitung → Kap. 4 und → Kap. 9.2) bis hin zu den überwiegend psychisch motivierten körperlichen Symptomen zu realisieren, wird ärztlicherseits in der Psychosomatischen Grundversorgung umgesetzt. Die Bereichsbezeichnung Psychosomatische Grundversorgung wurde 1987 in die ärztliche Weiterbildungsordnung eingeführt. Die 1994 definierten einheitlichen Qualifikationsvoraussetzungen umfassen eine ärztliche Weiterbildung über 80 Stunden: 30 Stunden Theorie der Psychosomatischen Grundversorgung und ein Training über 20 Stunden in verbalen Interventionstechniken. Zusätzlich sind parallel zur eigenen ärztlichen Tätigkeit eigene Behandlungsverläufe über mindestens ein halbes Jahr und 30 Doppelstunden in einer **Balint-Grup-**

pe (Balint 1978; Balint u. Norell 1996) zu reflektieren. Seit 2003 ist die Psychosomatische Grundversorgung fester Bestandteil der curricularen Weiterbildung in den Fachgebieten **Allgemeinmedizin/Innere Medizin** sowie **Gynäkologie und Geburtshilfe**. Ärzte aller anderen Fachgebiete können die Qualifikation Psychosomatische Grundversorgung in den von den Ärztekammern vorgehaltenen Curricula zusätzlich zu ihrer fachärztlichen Weiterbildung erwerben, mit dem Ziel, den rund 30 % ihrer Patienten mit psychischen oder/und psychosomatischen Symptombildungen im Inanspruchnahmeklientel besser gerecht werden zu können.
Das Curriculum Psychosomatische Grundversorgung soll gemäß **Richtlinien** den primär somatisch tätigen Arzt dazu befähigen:

- übergeordnete somato-psychische Behandlungsstrategien anwenden zu können;
- eine an der aktuellen Krankheitssituation orientierte psychische Krankenbehandlung zu etablieren;
- die ursächliche Beteiligung psychischer Faktoren am komplexen Krankheitsgeschehen erkennen zu können;
- psychische und somatische Krankheitsfaktoren gleichermaßen diagnostizieren und in ihrer Bedeutung zueinander gewichten zu können.

Dazu erwirbt der Facharzt die folgenden **basistherapeutischen Kompetenzen** in der Psychosomatischen Grundversorgung:

- eine systematische, die Integration psychischer und somatischer Aspekte fördernde Gesprächsführung
- Kenntnis des Einflusses nonverbaler Kommunikation auf die Behandlungsbeziehung
- Wissen um die Bedeutung von Struktur und zeitlichem Rahmen der verbalen Intervention
- Techniken zur Vermittlung von Einsicht in psychosomatische und somato-psychische Zusammenhänge
- Erkennen und Bedeutung pathogener Beziehungen des einzelnen Patienten und seines (familiären) Umfeldes bzw. Netzwerkes
- Nutzung der krankheitsspezifischen Interaktion zwischen Patient und Arzt mit Hilfe von Übertragung und Gegenübertragung

- Aufbau von Bewältigungsfähigkeiten des Patienten durch eine ressourcenorientierte Gesprächsführung
- Einbezug von Beziehungspersonen im Rahmen von Paar- oder Familiengesprächen
- Einsatz von Teamaspekten innerhalb komplexer Behandlungspläne von Patienten

Darüber hinaus werden im Rahmen der Psychosomatischen Grundversorgung als **Entspannungstechniken** in der Praxis eingesetzt:
- Autogenes Training (z. B. Hoffmann 2004)
- Progressive Muskelrelaxation (z. B. Höfler et al. 2006)
- Hypnose (z. B. Revenstorf u. Peter 2008)

Das Erkennen und die Handhabung der Übertragungs- und Gegenübertragungsdynamik bedeutet für die oft seit Jahren in der ärztlichen Praxis tätigen Kursteilnehmer einen erheblichen Kompetenzgewinn. Nicht selten fühlen sich Niedergelassene durch pathologische Beziehungsangebote der Patienten enorm unter Druck gesetzt oder (kränkend) in Frage gestellt. Da sich der Primärarzt vor Ort dem „schwierigen" Patienten nicht ohne weiteres entziehen kann, führen solche konfliktträchtigen langjährigen Arzt-Patient-Beziehungen oft zu einer spürbaren Reduzierung der Arbeitszufriedenheit der betroffenen Behandler. Der Leidensdruck der Ärzte kann bis hin zur Ausbildung von eigenen Symptomen und erheblichen Vermeidungsstrategien, etwa diesem Patienten nicht wieder begegnen zu müssen, anwachsen. Zu verstehen, dass es der Patient ist, der sein Gegenüber, da er keine andere Lösungsmöglichkeit zur Hand hat, in der jeweils spezifischen Weise in ein dynamisches Interaktionsgeschehen „hineinzwingt", hilft zunächst wieder die eigene Rolle zu erkennen. Es wird dann für den Arzt deutlich, dass das spezifische Beziehungsangebot des Patienten mit ihm als realer Person nur mittelbar etwas zu tun hat. Zugleich werden an konkreten Fällen aus der aktuellen Praxis der Teilnehmer verbale Interventionstechniken durch Muster-Rollenspiele, Videobeispiele oder Fallvorstellungen in Balintgruppen-Technik erlernt, um konflikthafte Zuspitzungen auflösen zu können. Eine solche Kompetenz kann für den niedergelassenen Arzt und auch seine Patienten eine ausgesprochene Entlastung und Hilfe darstellen. –

Die Größe einer solchen Trainingsgruppe sollte 20 Teilnehmer nicht überschreiten, um jedem eine unmittelbare Lernerfahrung durch aktive Teilnahme zu ermöglichen.
Ziel des 30-stündigen theoretischen Unterrichts ist es nicht, einen „kleinen" Facharzt für Psychosomatische Medizin und Psychotherapie oder Psychiatrie und Psychotherapie zu etablieren. Vielmehr geht es darum, „unterhalb" der Schwelle der Befähigung zu einer syndromalen Diagnostik der Angststörungen, der Depressiven Störungen, der Persönlichkeitsstörungen etc. zu erkennen, in welchen Momenten die Arzt-Patient-Beziehung, auch wenn von körperlichen Symptomen die Rede ist, durch spezifische Verarbeitungsmodi beeinflusst wird. Solche Kognitions-Emotions-Verhaltensmuster sind:

- der ängstliche Modus
- der depressive Modus
- der zwanghafte Modus
- der histrionische Modus
- der narzisstische Modus

Bezogen auf jeden dieser Modi wird neurobiologisches Grundlagenwissen (z. B. zur Angst) erworben. Um beim ängstlichen Modus zu bleiben: Es werden die verschiedenen Angstsymptome und Angststörungen nach ICD-10 vermittelt und Formen der ängstlichen Krankheitsverarbeitung wie Katastrophisieren, Fixierung am Symptom, Vermeidungs- und Schonverhalten sowie anklammerndes Verhalten benannt. Zum Grundwissen gehören auch die entsprechenden psychodynamischen und verhaltenstherapeutischen Modelle des jeweiligen Modus und die Grundzüge der psychotherapeutischen und medikamentösen Angstbehandlung, um den Patienten gegebenenfalls auch in Zusammenarbeit mit Ärzten anderer Fachgebiete behandeln zu können.
Neben diesem Grundwissen werden anwendungsbezogen die erwähnten verbalen Interventionstechniken vermittelt, um entsprechend dem Modus auf den Patienten – etwa beim ängstlichen Modus: erläutern, beruhigend und stabilisierend – einwirken zu können und ihn gegebenenfalls zu Expositionen ermutigen zu können. Es wird auch eingeübt, wie im Gespräch Grenzen gesetzt werden können, z. B. gegenüber Vermeidungs- und Schonverhalten und nicht gerechtfer-

tigten Forderungen nach einem allseits verfügbaren Arzt. Im Umgang mit dem ängstlichen Modus soll die Kompetenz erworben werden, unnötige Untersuchung zu vermeiden und die Selbstständigkeit des Patienten zu fördern.

Ergänzt wird die theoretische Weiterbildung entlang diesen Modi durch Vermittlung von Grundwissen und anwendungsbezogenen Techniken bei psychogenen Essstörungen (→ Kap. 7), Posttraumatischen Belastungsstörungen (→ Kap. 4), Somatoformen Störungen (→ Kap. 6) sowie im Umgang mit chronischen Krankheiten, Schmerz und Tod (→ Kap. 9). Wie oben erwähnt, wird das Erlernte in den sich anschließenden Balint-Gruppen kontinuierlich praktisch erprobt und gefestigt.

Auf der Psychosomatischen Grundversorgung aufbauend, steht es allen ärztlichen Fachgebieten, die in der Krankenversorgung tätig sind, offen, sich in **Fachgebundener Psychotherapie** weiterzubilden. Diese berechtigt dazu, die Patienten des eigenen Fachgebietes fokaltherapeutisch zu behandeln. Die ärztliche Weiterbildungsordnung von 2007 erwartet etwa ein Drittel des inhaltlichen Weiterbildungsaufwandes für den Erwerb dieser umschriebenen psychotherapeutischen Kompetenz im eigenen somatischen Fachgebiet im Vergleich zum Weiterbildungsaufwand der Gebietsärzte für psychische Störungen.

12 Psychotherapeutische Behandlungsmethoden

Unter dem Begriff der Psychotherapie wird heute eine Reihe von Behandlungsverfahren subsummiert. Die größte Bedeutung als methodenorientierte Verfahren haben die Psychodynamische Psychotherapie (psychoanalytische und tiefenpsychologisch fundierte Psychotherapie sowie andere Verfahren, die sich davon ableiten) und die kognitive Verhaltenstherapie gewonnen. In den letzten Jahren sind einige diesen beiden Richtungen zuzuordnende störungsspezifische Methoden hinzugekommen, die sich mittlerweile gut etablieren konnten. Dazu gehören z. B. bestimmte Methoden zur Behandlung von Strukturellen Störungen, Borderline-Störungen oder Posttraumatischen Belastungsstörungen.

Der Begriff der **Fachpsychotherapie** wird wie folgt definiert (nach Senf u. Broda 2007): professionelles psychotherapeutisches Handeln im Rahmen und nach den Regeln des öffentlichen Gesundheitswesens,

- das wissenschaftlich fundiert ist mit Bezug auf wissenschaftlich begründete und empirisch gesicherte Krankheits-, Heilungs- und Behandlungstheorien,
- das mit theoretisch abgeleiteten und empirisch abgesicherten Verfahren, Methoden und Settings zielgerichtete Veränderungen im Erleben und Verhalten von Patienten bewirkt,
- das zum Zweck der Behandlung von psychisch bedingten oder mitbedingten Krankheiten, krankheitswertigen Störungen und Beschwerden oder zu deren Vorbeugung eingesetzt wird,
- das eine qualifizierte Diagnostik und Differenzialdiagnostik unter Einbezug und Nutzung aller verfügbarer Verfahren und Methoden voraussetzt,
- das durchgeführt wird mit a priori formulierten Therapiezielen und a posteriori evaluierten Therapiezielen

- von professionellen Psychotherapeuten mit geprüfter Berufsqualifikation,
- unter Wahrung ethischer Grundsätze und Normen und
- in Erfüllung von Maßnahmen zur Qualitätssicherung auch unter dem Gebot der Wirtschaftlichkeit.

Die Einordnung der verschiedenen Psychotherapiemethoden unter klassifizierende Oberbegriffe ist schwierig, weil einzelne mit gleichem Recht dem einen wie dem anderen Verfahren zugeordnet werden können. Mit einer gewissen Berechtigung und Übereinstimmung lassen sich jedoch konfliktzentrierte, suggestive, entspannende, erlebnisorientierte und lerntheoretische Methoden voneinander unterscheiden. Außerdem werden spezifische Gesprächstechniken (das ärztliche Gespräch und die Gesprächstherapie) dargestellt. Im Anschluss wird kurz auf Fragen der Gruppenpsychotherapie und der stationären Psychotherapie eingegangen.

Die Krankenkassen übernehmen die Kosten für folgende Psychotherapie-Aufwendungen (Stand 2008):

- psychosomatische Differenzialdiagnose
- Psychosomatische Grundversorgung
- tiefenpsychologisch fundierte Psychotherapie*
- analytische Psychotherapie*
- Verhaltenstherapie*
- Entspannungsverfahren*
- Hypnose
- stationäre Psychotherapie

*als Einzel- oder Gruppentherapie

12.1 Psychodynamische Psychotherapieverfahren

Nach einem Beschluss des Wissenschaftlichen Beirats Psychotherapie der Bundesärzte- und der Bundespsychotherapeutenkammer wird der Begriff Psychodynamische Psychotherapie als Oberbegriff für die tiefenpsychologisch fundierte Psychotherapie und die psychoanalytischen Therapien verwendet. Die Psychodynamische Psychotherapie gründet auf der psychoanalytischen Theorie und ihren Weiterentwicklungen.

> Den psychodynamischen Psychotherapieverfahren ist der Bezug auf folgende **Grundannahmen und Hintergrundtheorien** gemeinsam:
> - die Psychologie des Unbewussten
> - die Konflikt-, Selbst- und Objektpsychologie
> - die Theorie der Übertragung und Gegenübertragung und die Analyse von Übertragungs- und Gegenübertragungsprozessen
> - die Theorie und die therapeutische Arbeit mit der Abwehr (Widerstandsanalyse)
> - der Umgang mit unterschiedlich intendierten regressiven Prozessen
> - die Bedeutung von Neutralität und Abstinenz des Therapeuten
> - die Bedeutung des „Rahmens" (Therapiebedingungen, Arbeitsbündnis)

Die wichtigsten **psychodynamischen Verfahren** sind:
- die psychodynamische Kurz- oder Fokaltherapie
- die tiefenpsychologisch fundierte Psychotherapie (i. d. R. 1 Stunde/Woche)
- die niederfrequente analytische Psychotherapie (i. d. R. 1–2-Stunden/Woche im Sitzen)
- die hochfrequente psychoanalytische Psychotherapie (i. d. R. 3–4 Stunden/Woche im Liegen)
- abgewandelte störungsspezifische Techniken (z. B. die Übertragunsfokussierte Therapie für Borderlinestörungen [transference focused psychotherapy, TFP] nach Clarkin, Yeomans und Kernberg)
- die supportive Psychotherapie auf der Basis psychodynamischer Prinzipien

Der Anspruch der psychodynamischen Therapieverfahren ist, dass nicht nur die Symptome, sondern die intrapsychischen Störungen, die die Symptome verursachen, behandelt werden sollen. Der Thera-

peut muss dabei nicht nur auf die inneren unbewussten Konflikte, sondern auch auf die kognitiven Fähigkeiten, auf die emotionale Stabilität, auf die seelische Struktur (gut integriert, mäßig integriert, wenig integriert, desintegriert) und auf die psychosoziale Umgebung des Patienten achten.
Dabei geht es um die Konfrontation des Patienten sowohl auf der inhaltlichen Ebene (*was* gesagt und in den Mittelpunkt gestellt wird) als auch auf der Beziehungsebene (*wie sich* der Patient in Beziehung zu dem Therapeuten setzt). Alle Verfahren basieren auf folgenden **technischen Grundprinzipien**:

- Ebenso wie für jedes andere Psychotherapieverfahren muss der Patient bestimmte **Voraussetzungen** mitbringen um sich auf eine psychodynamische Therapie einlassen und davon profitieren zu können. Dazu gehört ein gewisses Maß an **Introspektionsfähigkeit**, d. h., dass er über unbewusste Motive seines Handelns, seiner Fantasien, seiner Beziehungsgestaltung im Kontext der therapeutischen Beziehung nachdenken kann und will. Außerdem muss ein gewisses Maß an **Symbolisierungsfähigkeit** (Fähigkeit zum symbolischen im Unterschied zum konkretistischen Denken), an **Kommunikationsfähigkeit** und an **Beziehungsbereitschaft** gegeben sein.
- Über die Beseitigung der Symptome hinaus sollte der Patient das **Therapieziel** einer **persönlichen Veränderung** haben. Dabei ist selbstverständlich auch die **Veränderbarkeit** zu berücksichtigen. Ein Patient, der ausschließlich auf seine körperlichen (psychosomatischen) Symptome fixiert ist, ist zunächst nicht fähig, sich auf das Verstehen und die Bearbeitung tieferer unbewusster Zusammenhänge einzulassen. Dabei ist es wichtig, den Patienten weder als reinen Symptomträger zu sehen, noch die Symptome zu übergehen, sondern ernst zu nehmen. Besonders bei Patienten mit psychosomatischen Symptomen ermöglicht die vorrangige Krankheits- oder Symptomverarbeitung oft den weiterführenden Zugang zu unbewussten Motiven, Gefühlen und Fantasien (→ Kap. 6.8.8).
- Mit dem Begriff **therapeutischer Rahmen** sind Regeln gemeint, die zwischen dem Therapeuten und dem Patienten vor Beginn der Behandlung vereinbart werden (Zuverlässigkeit, Bezahlung, Urlaubsregelungen etc.) und auf die sich Therapeut und Patient verpflichten.

- Die **therapeutische Neutralität** bezeichnet eine Interaktion, die von gedachten und symbolischen Handlungen bestimmt ist und sich auf den therapeutischen Raum beschränkt, in dem eine Arbeit an der Übertragung und Gegenübertragung (s. u.) möglich ist. Das bedeutet, dass es nicht um eine konventionelle Bewertung der Handlungen des Patienten durch den Therapeuten geht.
- **Therapieinhalte:** Neben der Verarbeitung von biographischen und lebensgeschichtlichen Konflikten und traumatischen Erlebnissen, geht es immer auch um die Bearbeitung aktueller Konflikte. Letzteres steht bei der tiefenpsychologisch fundierten Therapie und den Kurztherapien im Vordergrund.
- Psychodynamische und insbesondere psychoanalytische Therapie besteht nicht mehr in der einfachen **Rekonstruktion** früherer traumatischer Erlebnisse oder Konflikte. Ein Patient leidet nicht sein ganzes Leben an *einem* Kindheitserlebnis, vielmehr kommt es im Verlauf des Lebens zu einer ständigen Überarbeitung solcher Erlebnisse.
- Die Arbeit in der **therapeutischen Beziehung (Übertragungs- und Gegenübertragungsanalyse)**, d. h. die Aktivierung unbewusster Konflikte innerhalb der aktuellen Beziehung zum Therapeuten (in der analytischen Therapie die Entwicklung der Übertragungsneurose), deren Bearbeitung und die Möglichkeit neuer korrigierender Erfahrungen, hat in den letzten Jahren mit der Weiterentwicklung der Technik psychodynamischer Verfahren zunehmend an Bedeutung gewonnen.

Diese generellen Therapieprinzipien haben in den unterschiedlichen psychodynamischen Verfahren unterschiedliche Gültigkeit und kommen jeweils differenziert, und letztlich am Einzelfall orientiert, zur Anwendung.

12.1.1 Die psychodynamische Kurz- und Fokaltherapie

Bei der **psychodynamischen Kurzpsychotherapie** stehen aktuelle und umschriebene unbewusste seelische Konflikte im Vordergrund. In dieser Therapie folgt der Analytiker weitergehenden regressiven Tendenzen des Patienten nicht, sondern wirkt ihnen eher entgegen.

Die Therapie umfasst 25 bis 40 Sitzungen. Es werden nur Übertragungs- und Widerstandsmanifestationen bearbeitet, die mit den aktuellen Konflikten in Zusammenhang stehen. Hier steht der aktuelle Konflikt im Vordergrund und weitergehende Deutungen, die sich auf tiefere unbewusste Konflikte beziehen, werden vermieden.
Die **psychodynamische Fokaltherapie** (eine spezifische Form der psychodynamischen Kurztherapie, weil sie auf einen bestimmten Konfliktfokus abzielt) wurde in den 1960er-Jahren von D. Malan und M. Balint entwickelt. Das Verfahren intendiert, nur einen *bestimmten*, vorher definierten *Konflikt* des Patienten anzugehen und verzichtet auf weitergehende Interpretationen. Der Therapeut greift die Mitteilungen des Patienten gezielt in Bezug auf diesen Fokus auf. Psychodynamische Aspekte und Mitteilungen des Patienten, die sich nicht auf diesen Fokus beziehen, werden selektiv vernachlässigt. Besonders bei dieser Methode wurde empirische Psychotherapieforschung systematisch eingesetzt. Es ist auch das Verfahren, das sich am breitesten als zusätzliche – und jeweils spezifisch modifizierte – Therapie bei sonst somatisch behandelten Krankheitszuständen eignet.

12.1.2 Tiefenpsychologisch fundierte Therapie (TFP)

Die tiefenpsychologisch fundierte Therapie ist ein von der Psychoanalyse abgeleitetes Verfahren, welches aber im Unterschied zur psychoanalytischen Therapie mit stärkerer zeitlicher Begrenzung, niederfrequent (i. d. R. eine Wochenstunde) und immer im Sitzen durchgeführt wird. Die psychodynamisch geleitete Fokussierung auf aktuell wirksame interpersonelle Konflikte und deren Symptombildung unter Beachtung von Übertragung, Gegenübertragung und Widerstand stehen hier im Vordergrund.

Die Therapieziele bestehen in einer **Symptomverringerung und -auflösung** (im Gegensatz zu einer Veränderung der Gesamtpersönlichkeit). Regressive Prozesse (z. B. die Entwicklung einer Übertragungsneurose) werden nicht gefördert, sondern eher begrenzt. Die therapeutische Technik des Therapeuten ist insgesamt aktiver, direktiver und strukturierter als in der psychoanalytischen Therapie.

Das Ziel ist die **Bearbeitung von aktuellen Konflikten** und Manifestationen von Entwicklungsstörungen, die in der aktuellen Lebenssituation, dem alltäglichen sozialen Umfeld und den aktuellen zwischenmenschlichen (interpersonalen) Beziehungen des Patienten auftreten. Dabei kann es um eine zeitlich eher umgrenzte Therapie (50 bis 120 Stunden mit je einer Wochenstunde) gehen oder um eine eher niedrigfrequentere, aber zeitlich länger dauernde Therapie (mehrere Jahre) für Patienten mit Ich-strukturellen Störungen. Die Behandlungstechnik ist **stärker stützend** und hat das Ziel, aktuell für den Patienten geschwächte psychische Funktionen (Ich-Funktionen) vorübergehend zur Verfügung zu stellen („Hilfs-Ich"), zu stärken und ihre Entwicklung gezielt zu fördern. Phänomene der Übertragung und Gegenübertragung, Widerstände und tiefere unbewusste Konflikte werden nicht ausdrücklich zum Thema gemacht. Es geht viel stärker um die Bearbeitung aktueller Konflikte und Entwicklungsdefizite, die die interpersonellen Beziehungen stören und sich auf die aktuelle Lebenswelt des Patienten beziehen. Die Therapie kann im Gegensatz zur psychoanalytischen Therapie durch psychoedukative, kognitive, suggestive und störungsspezifische Interventionstechniken ergänzt werden (Wöller u. Kruse 2005).

Indikation: Für eine tiefenpsychologisch fundierte Psychotherapie kommen zum einen Patienten in Frage, die leichtere Probleme haben, die relativ gut strukturiert und introspektionsfähig sind. Zum anderen ist das Verfahren die Methode der Wahl für alle Störungen, denen eine weitergehende Regression nicht zuträglich wäre oder bei Patienten, die nur ein geringes psychosomatisches Krankheitsverständnis und eine begrenzte Therapiemotivation entwickeln. Dies gilt insbesondere für die Ich-strukturellen Störungen (→ Kap. 5.2.4) sowie für die Schizoiden und Narzisstischen Persönlichkeitsstörungen (→ Kap. 5.2.5).

Die tiefenpsychologisch fundierte Psychotherapie ist derzeit die am häufigsten praktizierte und am besten untersuchte Therapieform (Schwerpunktheft Forum der Psychoanalyse, 20, 2004).

12.1.3 Nieder- und hochfrequente psychoanalytische Therapie

Das klassische konfliktzentrierte Psychotherapieverfahren, das jahrzehntelang mit dem Begriff Psychotherapie identisch war, ist die **Psychoanalyse**. Die Psychoanalyse als Therapieverfahren wurde von Sigmund Freud (1856–1939) entwickelt. Zentrum des Verfahrens ist die Arbeit am unbewussten Konflikt und krankheitswertigen Störungen der Persönlichkeitsentwicklung in einer therapeutischen Beziehung unter besonderer Berücksichtigung von Übertragung, Gegenübertragung und Widerstand.

Indikation: Eine psychoanalytische Therapie ist bei Patienten, die immer wieder zwischenmenschliche Konflikte, Probleme mit ihrer Identität und ihren Lebenszielen haben sowie darüber hinaus Symptome – z.B. Depressionen oder Ängste – entwickeln, indiziert. Arbeitsstörungen, Hemmungen und Beeinträchtigungen von Lebenssituation und Lebensvollzug, sich wiederholende Krisen z.B. in Trennungssituationen stellen weitere Indikationsfelder dar.
Neben Depressiven Störungen, Angststörungen, Dissoziativen Störungen, Belastungsstörungen, Essstörungen, psychischen und sozialen Faktoren bei somatischen Krankheiten u.a. gehören auch eine Reihe von Persönlichkeits- und Verhaltensstörungen zum Indikationsspektrum. Das Ziel ist eine umfassende Analyse der Persönlichkeit und ihrer unbewusst gewordenen Lebensgeschichte. In einer Psychoanalyse sollen nicht nur Symptome beseitigt werden, sondern lange bestehende intrapsychische Fixierungen und Strukturen verändert werden. Über diese Veränderung ist eine innere und äußere Freiheit intendiert, die es dem Patienten ermöglicht, seine Lebensziele zu realisieren, tragfähige zwischenmenschliche Beziehungen einzugehen, arbeitsfähig und kreativ zu sein, sich auf eine verbindliche Partnerschaft einzulassen und genussfähig zu sein.
Die psychoanalytischen Therapieformen sind neben den oben genannten Grundprinzipien der psychodynamischen Therapie durch folgende **Charakteristika** gekennzeichnet:

- die **freie Assoziation** spielt bei der „Materialgewinnung“ eine wichtige Rolle, dabei kommt

- der **Bearbeitung von Übertragung und Widerstand** eine viel entscheidendere Bedeutung zu als in der tiefenpsychologisch fundierten Therapie;
- der Verschränkung von **Übertragung und Gegenübertragung** und der Bearbeitung der Übertragungs-Gegenübertragungs-Beziehung zwischen Patient und Analytiker wird eine zentrale Rolle zugeschrieben.

Die **niederfrequente psychoanalytische Psychotherapie** kann im Sitzen oder im Liegen durchgeführt werden. In der Regel finden ein bis zwei Sitzungen pro Woche über zwei bis drei Jahre statt. Insgesamt unterscheidet sie sich graduell von der hochfrequenten psychoanalytischen Langzeittherapie. Die Regression ist begrenzter als im Langzeitverfahren. Tendenziell geht es um die Bearbeitung eher reiferer Störungen im psychoanalytischen Sinne, d. h. Erkrankungen, die sich auf neurotischen Strukturniveau befinden, und die Verarbeitungen infantiler Konflikte.
Bei der **hochfrequenten psychoanalytischen Therapie**, der **Psychoanalyse im engeren Sinne**, finden die Sitzungen drei- bis sogar fünfmal pro Woche statt. Der Patient ruht auf einer Couch, der Therapeut sitzt außerhalb seines Gesichtsfeldes hinter oder seitlich neben ihm. Dieses Setting geht direkt auf die Hypnosepraxis zurück, mit der Freud seine Arbeit anfing, indirekt aber beruht es auf der alten ärztlichen Erfahrung, dass der liegende Patient entspannter ist und seine Aufmerksamkeit stärker sich selbst zuwendet. Was Freud anfangs nicht wissen konnte, wohl aber intuitiv erfasst hatte, ist, dass dieses Arrangement in erstaunlichem Maße die therapeutisch notwendige **Regression** fördert. Regression meint hier den emotionalen Rückschritt auf ontogenetisch früheres Verhalten, d. h. erneutes Erleben, Reaktivierung der alten Konflikte und – was therapeutisch am wichtigsten ist – den Versuch des Patienten, innerhalb der psychoanalytischen Situation die pathogene infantile Situation wiederherzustellen. An diesem Punkt setzt die eigentliche psychoanalytische Arbeit an. Am Beginn der Behandlung fordert man den Patienten auf, alles auszusprechen, was ihm durch den Kopf geht und keine Auswahl zu treffen. Man gibt ihm damit die Anweisung für das, was technisch „**freies Assoziieren**“ genannt wird.

Ursprünglich hatte die Deutung der **Träume** des Patienten einen besonderen Stellenwert. Freud sprach von einem „Königsweg zum Unbewussten". Träume sind ein symbolisches Ausdrucksgeschehen, das in einer psychoanalytischen Therapie zum Gegenstand wird. In ihnen sind Erinnerungen und gegenwärtige Erfahrungen, die psychoanalytische Situation eingeschlossen, miteinander verbunden. Sie sind nicht immer entstellt, werden aber überwiegend in einem bildhaften „präsentischen" Modus dargestellt (Deserno 2007). Berichtet der Patient einen Traum, so folgt der Therapeut seinen Assoziationen. Hat er keine Einfälle dazu, dann verzichtet er in der Regel auf eine Interpretation des Traums. Symboldeutungen, die in der Laienvorstellung eine so wichtige Stellung einnehmen, haben in der Psychoanalyse eine zweitrangige Bedeutung und dienen mehr der Hypothesenbildung des Therapeuten.

Die verschiedenen **Interventionsformen** des Psychoanalytikers lassen sich am Beispiel des Umgangs mit Träumen aufzeigen: Macht man den Patienten z. B. darauf aufmerksam, dass ihm „absolut nichts" zu seinen Träumen einfällt, dann handelt es sich um die einfachste Form einer Intervention, um die sogenannte **Konfrontation**. Man stellt den Patienten gleichsam sich selbst gegenüber, man beschreibt ihm seinen Umgang mit sich selbst. Etwas weitergehend ist die **Klärung**. Etwa wenn der Patient behauptet, er habe sehr wohl zu dem Traum etwas gesagt, er tatsächlich aber das Thema sofort gewechselt und über etwas anderes weitergesprochen hat. Man geht dann mit ihm die Situation noch einmal durch, zeigt ihm, wo er das Thema wechselte, und dass er tatsächlich zu dem eigentlichen Traum nichts gesagt hat. Die dritte Möglichkeit des therapeutischen Eingriffs, das eigentliche Vehikel der analytischen Therapie ist die **Deutung** (confrontation, clarification, interpretation; vgl. Bernz 2008): der Therapeut sagt dem Patienten, was er für die Ursache des Verhaltens hält. Im genannten Falle: „Sie haben große Angst, dass der Traum Ihnen etwas Unangenehmes sagen könnte, und deshalb war es leichter für Sie, dass Ihnen zu diesem Thema überhaupt nichts in den Sinn kam." Der in diesem Beispiel sehr allgemein gehaltene Charakter der Deutung zeigt, dass auch innerhalb dieses Mittels eine Reihe von sehr unterschiedlichen Nuancen möglich sind. Wichtig ist der richtige Zeitpunkt einer Deutung. Eine „zu frühe" Deutung kann den Ablauf der

Behandlung erheblich stören. Sie wird eher den „Widerstand" des Patienten verstärken. Weitere Mittel der Technik sind das so genannte **Durcharbeiten** (von Konfliktzusammenhängen) und die **Rekonstruktion** (biographischer Abläufe).

Das Konzept vom **Widerstand** ist eines der wichtigsten der Psychoanalyse. Obwohl die Therapie das Ich erstarken lassen soll, wehrt es sich mit seinen unbewussten Anteilen gegen diese Hilfe, um sich die Unlust zu ersparen, während gleichzeitig die bewussten Anteile des Ich, mit denen sich der Therapeut verbündet (Arbeitsbündnis), Interesse am Fortschritt der Therapie haben. **Widerstandsanalyse** heißt, dem Patienten immer wieder zu zeigen, wie seine unbewussten Persönlichkeitsanteile ständig den Erfolg der Behandlung zu sabotieren suchen. Man versucht also, innerhalb der Therapie das voranzutreiben, was man eine **therapeutische Ich-Spaltung** nennt: Es geht um die Spaltung des Ich in einen *erlebenden* und einen *beobachtenden* Teil. In geduldiger Arbeit muss dem Patienten – oft sehr zu dessen Unbehagen – gezeigt werden, dass seine Müdigkeit in der Stunde, sein Schweigen, sein Redefluss ohne Punkt und Komma und andere Phänomene sinnvoll sind und verstehbar werden, wenn man sie unter dem Gesichtspunkt sieht, dass es in ihm Kräfte gibt, die den Erfolg der Behandlung verhindern müssen.

Therapietechnisch wird zuerst gezeigt, *dass* es einen Widerstand im Patienten gibt, dann, *wie* er beschaffen ist und erst zuletzt, *was* der Widerstand eigentlich abwehrt. Die eigentliche Deutung des Unbewussten erfolgt somit eher später als früher in der Psychoanalyse.

Eine der bekanntesten Widerstandsformen ist das sogenannte **Agieren**. Agieren heißt ursprünglich: Handeln aus unbewusster Motivation. Früher wurde das Agieren als ein störendes Element in der Analyse angesehen; heute besteht Einigkeit darüber, dass in jeder analytischen Therapie Handlungen auftreten, die man als Agieren bezeichnen kann. Auch wenn das Agieren eine Widerstandsäußerung darstellt, der Patient also noch nicht fähig ist, bestimmte Inhalte zu verbalisieren und zu reflektieren, sondern diese in Handlungen umsetzen muss, können diese Handlungen auch der Kommunikation dienen und eine wertvolle Quelle von Informationen bezüglich unbewusster Konflikte darstellen. Darüber kommt zum Ausdruck wie der Patient seine zwischenmenschlichen Beziehungen zu gestalten versucht.

Klüwer (2005) hat die Tendenz des Therapeuten zum *Mitagieren* beschrieben und diese Situation zwischen Therapeut und Patient als „Handlungsdialog" bezeichnet. Gegenwärtig geht man davon aus, dass bestimmte Formen des Agierens und ein unfreiwilliges Mitagieren des Analytikers für den analytischen Behandlungsprozess wertvoll sind und nutzbar gemacht werden können, wenn sie im Anschluss reflektiert, verstanden und durchgearbeitet werden und auf diese Weise zu neuen in der analytischen Beziehung erlebbaren Interaktionsformen führen.

In den letzten Jahren hat sich der Begriff des **„Acting out"** entwickelt, womit eine bestimmte Form des Agierens außerhalb der Behandlungssituation gemeint ist. Dieses Agieren steht im Gegensatz zu dem gewöhnlichen Motivationssystem des Patienten und stellt hierzu einen Bruch dar; es handelt sich um impulshafte, oft antisoziale Handlungen mit teilweise gefährlichen auto- oder fremdaggressiven Tendenzen. Patienten, die zu solchen Formen des Agierens neigen, benötigen andere psychodynamische Therapieformen, wie z. B. die **Übertragunsfokussierte Therapie** nach Clarkin et al. (2008; s. u.) oder die **Strukturbezogene Psychotherapie** (Rudolf 2006) – ein in Deutschland entwickeltes und hier besonders verbreitetes Verfahren –, die speziell für Patienten mit Ich-strukturellen Störungen und Impulskontrollstörungen entwickelt wurden. Kranke mit diesen Einschränkungen sind nicht für die psychoanalytische Langzeittherapie nach klassischer Technik geeignet, weil hier regressive Tendenzen explizit gefördert werden, die solche Agierformen zur gefährlichen Eskalation bringen (z. B. gefährliche selbstverletzende Handlungen verursachen etc.) und den Patienten schädigen können. An dieser Stelle wird noch einmal die Wichtigkeit der Differenzialindikation deutlich.

In der Entwicklung der Psychoanalyse wurde schon früh sichtbar, dass die Deutung des Widerstands, überhaupt des Unbewussten, nicht ausreicht, sondern dass der Patient unermüdliches **Durcharbeiten** des Konflikts benötigt, indem der Therapeut ihn immer wieder auf seine unbewusste Problematik zurückführt. Dass ein unbewusstes Problem durch eine einmalige Deutung schlagartig gelöst wird, ist eine ausgesprochene Seltenheit.

Als stärksten Widerstand gegen die Behandlung bezeichnete Freud die sogenannte **Übertragung**. In der Praxis ist Übertragungsanalyse

oft kaum von Widerstandsanalyse zu trennen, weil sich diese beiden Faktoren häufig untrennbar verbinden. Freud war in den 1890er-Jahren, als er seine ersten Therapien durchführte und Vorformen des analytischen Verfahrens entwickelte, aufgefallen, dass seine Patienten während der Behandlung sehr intensive Gefühle (Verliebtheit, Aggressionen und andere) auf ihn richteten, die sich nicht einfach aus der Hier-und-jetzt-Situation der Therapie erklären ließen. So entwickelte er die Hypothese, dass diese Gefühlsbereitschaft anderswoher stammt, in den Patienten vorbereitet war und bei der Gelegenheit der analytischen Behandlung auf die Person des Arztes übertragen wird, dass also eine **Wiederholung** älterer, meist infantiler Haltungen am **Medium des Therapeuten** stattfindet.
Dieses Phänomen bezeichnete Freud dann als Übertragung und sprach, je nach Zuneigung oder Ablehnung, von positiver oder negativer Übertragung. Man sollte sich klarmachen, dass die positive Übertragung, die Etablierung einer „guten" und verlässlichen Gefühlseinstellung dem Arzt gegenüber, das eigentliche **Vehikel der Therapie** ist. Diese positive Basis lässt den Patienten letztlich die Belastungen der Therapie „aushalten". Es hat sich als sinnvoll herausgestellt, von der positiven Übertragung das **Arbeitsbündnis** abzugrenzen. Damit ist eine Realitätsbeziehung zwischen Therapeut und Patient gemeint, die auch unabhängig von der jeweiligen Übertragungssituation verlässlich sein muss – sonst wäre und ist Psychotherapie nicht möglich.
Die Übertragung stellt also einerseits die unerlässliche basale Beziehung zwischen Patient und Therapeut sicher, andererseits führt sie – eben weil sie etwas überträgt – in Konflikte. Greenson spricht in diesem Zusammenhang von der Übertragung als „Missverständnis der Gegenwart in Begriffen der Vergangenheit". Insofern ist Übertragung ein Anachronismus, ein Irrtum in der Zeit. Für die Neurotischen Störungen gilt, dass durch die Übertragung auf den Therapeuten dieser und die Psychoanalyse während der Behandlung das Zentrum der emotionalen Konflikte des Patienten werden. Das ist therapeutisch so erwartet. Aus dem ubiquitären Phänomen der Übertragung wird hier das angestrebte **therapeutische Artefakt** der Übertragungsneurose. Dadurch wird die analytische Grundforderung, nicht über pathogene Zustände aufzuklären, sondern den Patienten diese erleben zu lassen,

optimal erfüllt. Freud hatte schon am Beginn seiner therapeutischen Arbeit verstanden, dass das bloße (emotionslose) Erinnern und Verstehen zu keiner therapeutischen Veränderung führt.
Gegenwärtig werden die Übertragung und die Gegenübertragung (s. u.) als eine funktionelle Einheit verstanden, die sich in Sinn und Bedeutung aufeinander beziehen. Der Begriff der **Übertragung** hat eine verschieden weite Anwendung erfahren:

- Der allgemeinste Gebrauch sieht Übertragung als **ubiquitäres Phänomen**, weil rasch sichtbar wurde, dass Übertragungsprozesse natürlich nicht nur zwischen Arzt und Patient, sondern überall, z. B. in Partnerbeziehungen (Übertragung der Mutter auf die Ehefrau!) oder im Berufsleben (Übertragung des Vaters auf den Chef!) vorkommen.
- Eine engere Verwendung begrenzt den Begriff auf die **Gefühle des Patienten** in therapeutischen Situationen. Hier wäre z. B. auch noch dann von Übertragung zu reden, wenn etwa ein internistischer Patient zu seinem Stationsarzt eine bestimmte Form emotionaler Beziehung entwickelt, die für den Behandler genauso lästig wie angenehm sein kann. Speziell ist natürlich die Übertragung in psychotherapeutischen Situationen gemeint.
- Die stärkste Einengung erfuhr der Begriff als Bezeichnung nur der **pathologischen Gefühlsäußerungen** des Patienten innerhalb von Psychotherapie. Wir haben im Rahmen dieses Buchs Übertragung meist als allgemeines Phänomen der Arzt-Patient-Beziehung angesprochen.

Eine ähnliche Weite der Verwendung gilt für den Begriff der **Gegenübertragung**. Freud verstand darunter lediglich den Einfluss des Patienten auf die unbewussten Gefühle des Arztes. Er betonte, dass jeder Psychoanalytiker nur so weit komme, wie er seine eigenen Komplexe und inneren Widerstände bearbeitet habe, d. h., dass sich Freud einer Verschränkung von Übertragung und Gegenübertragung bereits bewusst war, ohne diesen Punkt stärker zu betonen. Die heutige Betrachtung sieht die Gegenübertragung nicht mehr als unerwünschte neurotische Reaktion des Therapeuten auf die Übertragungsneurose des Patienten, sondern versteht die durch die Übertragungsgefühle des Patienten ausgelösten Regungen im Therapeuten als komplementäres oder konkordantes Phänomen. Durch die Beachtung der eigenen Emotionen in Bezug auf den Patienten – das ist ja mit Gegenübertragung gemeint – erhält der Therapeut ein positiv zu bewertendes diagnostisches Mittel und Forschungsinstrument für die unbewussten Prozesse des Patienten. Der Analytiker reagiert **komplementär**, wenn er sich mit den Objekten (wichtigen Bezugspersonen) des Analysanden identifiziert und **konkordant**, wenn die Identifizierung mit dem unbewussten Selbst- und Ich-Zustand des Analysanden überwiegt.

> Wesentlich ist, dass der Analytiker die übertragenen Gefühle aushält und versucht, sie zu verstehen, statt sie wie der Patient abzureagieren. Die Gegenübertragung stellt ein wichtiges Hilfsmittel zum Verständnis der Übertragung dar.

Aus dieser Handhabung der Übertragung und Gegenübertragung als dem eigentlichen Medium der psychoanalytischen Technik leiten sich **zwei Forderungen für den Analytiker** ab:

1. Er muss eine ausreichende persönliche Analyse absolviert haben, um sicher zu sein, dass seine eigenen Reaktionen nicht mit den Konflikten des Patienten interferieren. Verbliebene Vorurteilsbildungen, unbewusste Konflikte und Werthaltungen des Analytikers werden als **Eigenübertragung** bezeichnet (Heuft 1990).
2. Die andere sich ergebende Forderung ist eine Zurückhaltung des Therapeuten gegenüber den Angeboten, Provokationen, Versuchungen, Aggressionen usw. des Patienten. Das ist mit der sogenannten **Abstinenzregel** gemeint. Was der Patient während der Behandlung verbalisiert, wird mit ihm besprochen, aber es wird nicht darauf eingegangen. Damit hat die Abstinenz des Therapeuten für den Patienten eine **Schutzfunktion**, weil er so sicher sein kann, dass er jede Empfindung äußern darf, ohne dass eine Gefahr des Missbrauchs durch den Therapeuten besteht.

Selbstverständlich muss unabhängig von den eigentlichen Indikationskriterien auch das entsprechende Psychotherapieverfahren überhaupt zugänglich oder verfügbar sein. Ein Patient, der über äußerst schlechte finanzielle Bedingungen verfügt, aufgrund seiner Lebensumstände nicht die Möglichkeit hat viermal pro Woche eine Therapiestunde wahrzunehmen, z. B. weil er einen sehr weiten Anfahrtsweg hat oder aber aus beruflichen Gründen ständig reisen muss bzw. kurzfristige Ortswechsel in Kauf nehmen muss, kann sich nicht auf eine mehrjährige hochfrequente psychoanalytische Therapie einlassen. Hier kann dieses Verfahren, wenn es frühzeitig aus solchen Gründen abgebrochen werden muss, eher zu einer Schädigung des Patienten führen. Solche Faktoren sind bei der *Indikationsstellung* aller Psychotherapieverfahren immer zu berücksichtigen. Jede Therapie, die wirkt, hat auch Nebenwirkungen, sodass Nutzen und Risiko gut abgewogen und mit dem Patienten als mündigem Partner vorher offen besprochen werden müssen. Eine weitergehende Darstellung der heutigen Einschätzung dieses Problems findet sich bei Hoffmann (2008).

12.2 Kognitive Verhaltenstherapie (CBT)

Den lerntheoretischen Verfahren ist gemeinsam, dass sie auf der experimentellen Lernpsychologie basieren. Heute werden diese Verfahren meist einheitlich als **kognitive Verhaltenstherapie** bezeichnet. Unter diesem Begriff wird gegenwärtig ein breites Spektrum unterschiedlicher störungsspezifischer und unspezifischer Techniken und Behandlungsverfahren mit divergierendem theoretischen Hintergrund, die je nach klinischer Problematik einzeln oder kombiniert eingesetzt werden, subsummiert.

Im Gegensatz zu den Ansätzen, die auf der psychodynamischen Theorie beruhen, sieht die Lerntheorie in den Neurotischen Störungen keine Folgen von unbewussten Konflikten sondern **erlernte Fehlverhaltensweisen**, die durch neue, therapeutisch induzierte Lernprozesse korrigiert werden können.
Als **zentrale Punkte** der kognitiven Verhaltenstherapie lassen sich die folgenden zusammenfassen:

- Aspekt der funktionalen Analyse (Problemanalyse; → Kap. 10.2)
- Bereich der klassischen und modernen Lerntheorien

- Bereich der kognitiven Verhaltenstherapie
- Anwendungsfelder der Verhaltenstherapie im Bereich somatischer Störungen

Die Vorstellung, dass Neurotische Störungen Folge von lerntheoretisch beschreibbaren Variablen sind, wurde zuerst von I. Pawlow (1849–1936) und seinen Schülern entwickelt. In ihrem Petersburger Laboratorium zeigten sie in den 1920er-Jahren, dass sich durch bestimmte Arrangements bei Hunden den menschlichen Neurosen ähnliche Zustände hervorrufen lassen, die sie „experimentelle Neurosen“ nannten. Eine klassische Anordnung sah so aus: Ein Hund hat gelernt, bei Exposition eines kreisförmigen Reizes einen Hebel zu drücken, um einen gleichzeitig auftretenden schmerzhaften Stromreiz zu vermeiden. Bei Exposition einer Ellipse, so hat er gelernt, braucht der Hebel nicht betätigt zu werden, weil dann der Stromreiz nicht auftritt. Wenn man nun Zwischenformen zwischen Ellipse und Kreis anbietet, die für das Tier immer schwieriger unterscheidbar werden und ihm damit die Möglichkeit nimmt, die schmerzenden Stromreize abzustellen, dann entwickelt der Hund ein extrem gestörtes Verhalten. Es kommt zu Schlaflosigkeit, massiver Unruhe, Angstzuständen und anderem mehr. Solche Zustände erinnerten damals (und heute) an Neurotische Störungen beim Menschen. Waren sie durch Manipulationen hervorzurufen, so musste es Wege geben, sie durch andersgeartete Manipulationen zu beseitigen, was im Experiment dann tatsächlich der Fall war.
Eine systematische Übertragung lerntheoretischer Prinzipien (→ Kap. 2.4) auf die Neurotischen Störungen des Menschen erfolgte in größerem Maßstab jedoch erst in den 1950er-Jahren. Dabei waren es vor allem zwei Methoden, die besondere Beachtung fanden: das operante Konditionieren (B. F. Skinner) und die Desensibilisierung (J. Wolpe). Seit Mitte der 1970er-Jahre kam ein Prozess in Gang, der als „kognitive Wende“ bezeichnet wird. War im klassisch behavioristischen Sinne das äußere Lernarrangement alles und der intrapsychische Prozess ohne Interesse (der Mensch als „Blackbox“), so verließ die Mehrzahl der Verhaltenstherapeuten in rascher Folge diese Position und wandte sich den Prozessen von Wahrnehmung und Kognition zu, teilweise sogar unter Berücksichtigung von Emotionen und inneren

Tab. 12-1 Therapeutische Methoden in der Verhaltenstherapie nach Reinecker (2005; S. 260–305).

Therapieprinzip	Therapeutisches Verfahren
Techniken der Stimulus-kontrolle/Angstbewältigung	Konfrontationsverfahren: systematische Desensibilisierung, graduierte bzw. massierte Konfrontation, paradoxe Strategien, Angstbewältigung
Techniken der Kontrolle von Verhalten durch Veränderung von Konsequenzen (operante Verfahren)	Techniken der Verstärkung, Löschung, Bestrafungsverfahren (time out; response cost; Aversionsmethoden)
Techniken des Modelllernens	Aufbau von Verhalten, Erleichterung von Verhalten, Diskriminationslernen
Strategien der Selbstkontrolle	Selbstbeobachtung, Selbstverstärkung, Kontingenzkontrolle und Contract-Managment, Stimuluskontrolle
kognitive Therapieverfahren	Covert-Conditioning, kognitive Therapie (Beck), rational-emotive Therapie (Ellis), Selbstinstruktionstraining, Problemlösetraining, Attributionstraining

Konflikten. Es waren jetzt vor allem die Aneignungstechniken, die gezielt zur Veränderung von Einstellungen, Erwartungen, Befürchtungen, Haltungen usw. eingesetzt wurden.

Rollenspiel, Techniken zur Selbstkontrolle und -steuerung, Selbstverbalisationstraining, kognitive Therapie, Problemlösungstraining und weitere sind es, die als **kognitiv-behaviorale Verhaltenstherapie** (cognitive behavioral therapy, CBT) zusammengefasst werden.

Mittel des therapeutischen Vorgehens bei der kognitiven Verhaltenstherapie sind die unterschiedlichen Therapietechniken. Die Zahl dieser Techniken ist groß, benannt wurden bis zu 200 Verfahren, die sich zum Teil kaum oder gar nicht unterscheiden. So ist in der Praxis z. B. die rational-emotive Therapie von Ellis, der aus der Humanistischen Psychologie kommt, der kognitiven Therapie von A. Beck ausgesprochen ähnlich, und beide wurden von der kognitiven Verhaltenstherapie weitgehend aufgenommen bzw. aufgesogen. Die systematische Darstellung von H. Reinecker (2005) gibt einen Überblick über die therapeutischen Methoden (→ Tab. 12-1).

12.2.1 Techniken der Stimuluskontrolle/Angstbewältigung

Diese Techniken gehen davon aus, dass eine Konfrontation und eine Auseinandersetzung mit der als problematisch und beängstigend empfundenen Situation (Stimuluskontrolle) die Bedingung für eine Veränderung dysfunktionaler Verhaltensmuster darstellt.

Zu den wichtigen Techniken dieser Gruppe gehören:
- die systematische Desensibilisierung,
- die Konfrontation und Reaktionsverhinderung,
- Varianten und Weiterentwicklungen dieser Techniken und
- das Angstbewältigungstraining.

Heute gibt es alternative Techniken zur systematischen Desensibilisierung, die teilweise wirksamer und besser praktikabel sind, weshalb diese Technik nicht mehr die Bedeutung wie noch in den 1960er- und 1970er-Jahren hat. Gegenwärtig werden die Desensibilisierung oder einzelne Schritte dieser Technik bei bestimmten Störungen aber immer noch eingesetzt, z. B. bei Prüfungsängsten.
Das therapeutische Prinzip der systematischen Desensibilisierung besteht aus zwei Säulen: der systematisch gesteigerten Reizkonfrontation in der Vorstellung (in sensu) und einem Entspannungstraining. Verschiedene **Komponenten** liegen **der Wirksamkeit** der systematischen Desensibilisierung zugrunde:
- Die **Löschung** (Extinktion) tritt dann auf, wenn der bedingte Reiz nicht mehr mit dem unbedingten Reiz zusammen erfolgt, d. h. wenn eine gelernte Verhaltensweise nicht mehr „verstärkt“ wird. In der Praxis ist dieses Verfahren nicht so oft angewandt worden,

wie es von der theoretischen Bedeutung her zu erwarten gewesen wäre.

- Bei der **reziproken Hemmung** wird die Angst durch Entspannung gehemmt und kontinuierlich abgebaut.
- Beim Habituationstraining wird die **Habituation** (Gewöhnung) als Reizkonfrontation in einer abgestuften Hierarchie versucht.
- Durch den Prozess der **sozialen Verstärkung** und die Ausbildung angstfreier Alternativverfahren sollen die Patienten neue Bewältigungsstrategien erlernen, die mit ängstlichem Verhalten nicht kompatibel sind.

12.2.2 Konfrontation und Reaktionsverhinderung (Exposure/Response Prevention)

Seit den späten 1980er-Jahren ist eine starke Zunahme von Therapieformen zu beobachten, denen eine ausgeprägte Reizkonfrontation gemeinsam ist. T. G. Stampfel hatte bei seiner Implosions-Therapie noch die Übersteigerung des Reizes in der Vorstellung empfohlen; die Reizüberflutung (flooding) exponiert den Patienten dagegen rasch den stärksten angstauslösenden Reizen in der Realität.
Eine Angstsituation löst beim Patienten massive Angstreaktionen und in der Folge ein Vermeidungsverhalten aus, welches zu einer negativen Verstärkung führt und maßgeblich für die Stabilisierung von Angstreaktionen verantwortlich ist.

Bei der **Reizkonfrontation** wird der Patient mit der gefürchteten Situation konfrontiert und während dieser Konfrontation werden die üblichen Vermeidungsreaktionen – auch kognitive Vermeidungsstrategien – unterbunden (**Reaktionsverhinderung**). Der Patient *erlebt* in dieser Situation, dass seine befürchteten Erwartungen nicht eintreten. Diese konkrete Erfahrung ist ein zentrales Prinzip der Bewältigung von Angst.

Dabei ist eine wichtige technische Regel, dass der Patient solange in der belastenden Situation bleiben soll, bis er eine deutliche Reduktion der Unruhe und der Angst spürt („Setze dich solange der Situation aus, bis deine Angst völlig abgeklungen ist!"). Dieser Vorgang kann unterschiedlich lange dauern und erfordert daher auch in der ersten Phase eine zeitliche Flexibilität des Therapeuten/Co-Therapeuten. Unterschieden werden bei der Reizkonfrontation In-vivo-Situationen (in der Realität) und In-sensu-Situationen (in der Vorstellung); In-vivo-Expositionen sollen wirksamer sein. Es kommt durch diese Technik zu einer **Habituation** an bestimmte Problemsituationen (Rückgang der psychophysiologischen Angstreaktionen und der vegetativen Begleitsymptome), damit zu einer **Veränderung in der Wahrnehmung und Bewertung** der Problemsituationen und der Handlungskompetenzen (realistischere Einschätzung der vermeintlichen Gefahrensituation, positivere Bewertung eigener Bewältigungsmöglichkeiten) und schließlich zu einem **Aufbau neuer Verhaltensmuster** (sich aktiv stellen anstatt zu vermeiden etc.). Diese Technik besteht aus folgenden **Phasen**:

diagnostische Phase → kognitive Vorbereitung → Intensivphase der Reizkonfrontation → Phase der Selbstkontrolle

12.2.3 Operante Verfahren (Methoden zur Kontrolle von Verhalten durch Veränderung der Konsequenzen)

Das Konzept des operanten Verhaltens geht davon aus, dass Verhalten eine Wirkung auf die Umgebung hat und dass umgekehrt die Umgebung Kontrolle über dieses Verhalten ausübt. Positive und negative Verstärkung führen zu einer Zunahme, Bestrafung, Löschung oder Abnahme eines bestimmten Verhaltens.

Bei den darauf beruhenden therapeutischen Verfahren lassen sich **drei größere Gruppen** unterscheiden (Reinecker 2005):

- Verfahren zum Aufbau von Verhalten (z. B. die positive Verstärkung)
- Strategien zur Stabilisierung und zur Aufrechterhaltung von Verhalten (z. B. Strategien der Selbstkontrolle, Veränderung sozialer Umgebungsbedingungen etc.)
- übergeordnete Strategien des Kontingenzmanagements (z. B. token economies): systematische Verabreichung generalisierter kon-

ditionierter Verstärker als Konsequenz erwünschten Verhaltens; Kontingenzverträge (contract management): vertragliche Vereinbarungen konkreter Zielverhaltensweisen und dafür zu verabreichender Verstärker zwischen Therapeut und Patient

Operante Techniken haben auch in nicht klinischen Bereichen wie Schule, Management, Personalführung, Umweltschutz und Energieversorgung, Müllbeseitigung etc. eine wichtige Bedeutung. Im klinischen Bereich werden sie z. B. bei chronisch hospitalisierten psychiatrischen Patienten eingesetzt, um deren Aktivität zu steigern. Aber auch im Bereich der Gesundheitsvorsorge (Prävention von Risikofaktoren wie Rauchen, Ernährung, Bewegung etc.) finden sie Anwendung.

Das Grundprinzip der **Aversionstherapie** ist, dass das zu vermeidende Verhalten mit einem unangenehmen, aversiven Reiz gekoppelt wird. Ein unerwünschtes Verhalten wird quasi bestraft. So wird etwa die Enuresis mit einem Weckreiz gekoppelt, der sofort erfolgt, wenn der Patient ins Bett gemacht hat. Gegenüber der Technik der Reizkonfrontation und des Desensitivierens tritt die Aversionsbehandlung jedoch deutlich in den Hintergrund.

Für die tägliche Praxis der Verhaltenstherapie hat auch die Aneignungstechnik des **Lernens am Modell** (modelling; Bandura) weniger Bedeutung als eigentlich zu vermuten wäre. Ohne dass der Patient selbst eine direkte Lernhandlung durchführt, kann er Lernschritte vornehmen, indem er sieht, wie Modelle das für ihn problematische Verhalten mühelos durchführen. Dies geschieht z. B. über Filme (man zeigt etwa tierphobischen Kindern Filme, in denen Kinder mit Tieren angstfrei spielen) oder der Therapeut selbst wird zum Modell, welches die angstbesetzten Inhalte mit ruhiger Stimme furchtfrei verbalisiert. Spätestens hier wird wieder deutlich, wie sehr sich die einzelnen Techniken überschneiden: Auch in der klassischen Psychoanalyse spielt der ruhige Umgang des Therapeuten mit dem konflikthaften Material eine entscheidende Rolle. Der Prozess wird dort als Identifizierung des Patienten mit dem Analytiker bezeichnet. Auch in der Gesprächstherapie wird das Lernen am Modell gezielt angestrebt.

12.2.4 Kognitive Verfahren

Das Ziel der kognitiven Verfahren besteht darin, Denkprozesse, Vorstellungen, Erwartungen und Bewertungsprozesse, die einen Einfluss auf das menschliche Verhalten haben, zu verändern, was selbstverständlich nicht ohne die Beobachtung/Selbstbeobachtung von Verhaltensweisen geht. Es werden verdeckte Verfahren (systemimmanente Verfahren), Methoden der kognitiven Umstrukturierung (Beck; Ellis) und Problemlösetraining unterschieden.

Zu den **verdeckten Verfahren** gehören:

- das **verdeckte Gegenkonditionieren:** Eine Vermeidungsreaktion wird durch eine positive angenehme Vorstellung gehemmt.
- die **verdeckte Sensibilisierung:** Ein problematisches Verhalten wird mit der Vorstellung aversiver Situationen/Szenen gekoppelt.
- die **verdeckte Verstärkung:** Ein vorgestelltes (erwünschtes) Verhalten wird mit einer Vorstellung gekoppelt, die für den Patienten angenehm ist.

Kognitive Umstrukturierung: Beck beschrieb in den 1960er-Jahren die „kognitive Triade“ depressiver Patienten: eine negative Sicht ihrer selbst und der Umwelt sowie eine negative Sicht der Zukunft. Solche Denkmuster wurden für die Depression und die damit verbundenen Symptome als grundlegend verstanden. Um sie zu verändern, wurden verschiedene Techniken entwickelt, die hier nur zusammenfassend aufgezählt werden können:

- die Bewältigung graduierter Aufgaben und die Planung von Aktivitäten
- das Registrieren automatischer (negativer) Gedanken
- die Auseinandersetzung mit den Gedanken (z. B. „Zwei-Spalten-Technik“: auf automatische Gedanken soll eine rationale Erwiderung gefunden werden)
- die Identifikation und das Testen von Kognitionen (Kognitionen sollen an der Realität überprüft werden)
- das Entkatastrophisieren
- die Umattribution und die Entwicklung von Alternativen
- der Aufbau realistischer Erwartungen

Andere kognitive Verfahren sind die **rational-emotive therapy (RET)** nach Ellis oder die **Selbstinstruktions-Interventionen** nach Meichenbaum.
Das **Kommunikations- und das Problemlösetraining** sind weitere kognitive Verhaltensstrategien, die in vielen Bereichen Anwendung finden. Das **Training sozialer Kompetenzen** kann bei Patienten mit unterschiedlichen Störungsbildern im therapeutischen, rehabilitativen und präventiven Bereich eingesetzt werden. Heute werden multimodale Trainingsprogramme verwendet. Im Zentrum stehen Verhaltensübungen, die in der Therapiesituation (Rollenspiel) oder in der Realität (In-vivo-Übungen) durchgeführt werden. Diese werden mit anderen Elementen im affektiven Bereich (Entspannungsübungen) und verschiedenen kognitiv orientierten Techniken kombiniert (Erklärungsmodelle, spezielle Übungen, Diskriminationstraining etc.).
Methoden der Selbstkontrolle sind Selbstmanagement, Selbstregulation und Selbstkontrolle. Beim **Selbstmanagement** geht es darum, das Ausmaß an **Selbstregulation** und **Selbstkontrolle** interner kognitiver Prozesse (z. B. Gedanken, Erwartungen, Standards, Schemata, Befürchtungen) in Bezug auf die externen Einflüsse/Umwelteinflüsse und biologisch-somatischen Einflüsse wie Blutdruckregulation, Wach-, Schlafrhythmus, Ernährung etc. zu optimieren.

12.3 Störungsspezifische Psychotherapieverfahren

In den letzten Jahren wurden verschiedene störungsspezifische Psychotherapieverfahren entwickelt, zunächst vor allem für Patienten mit emotional instabilen Persönlichkeitsstörungen vom Borderline-Typ. Aktuell arbeiten viele Arbeitsgruppen an der Weiterentwicklung anderer störungsspezifischer Behandlungen z. B. auch für Patienten mit speziellen psychosomatischen Erkrankungen.
Die bisher bekanntesten und auch bereits manualisierten Psychotherapieverfahren wurden für Patienten mit Ich-strukturellen Störungen entwickelt. Manuale liegen unter anderem für die Übertragungsfokussierte Psychotherapie (Clarkin et al. 2008; → Kap. 12.3.1), die Dialektisch-Behaviorale Therapie bei Borderline-Störungen (Linehan 1996; → Kap. 12.3.2), die Mentalisierungsbasierte Therapie (Bateman

u. Fonagy 2004; → Kap. 12.3.3) sowie die Therapie Struktureller Störungen (Rudolf 2006) vor.
Des Weiteren sind verschiedene Techniken, die in der Behandlung von traumatisierten Patienten eingesetzt werden, zu erwähnen. Hierzu zählen z.B. die Imaginative Traumtherapie von L. Reddeman (→ Kap. 12.7.2) und das EMDR (Eye Movement Desensitization and Reprocessing; → Kap. 12.6.2). Auch diese liegen teilweise schon in manualisierter Form vor.

12.3.1 Übertragungsfokussierte Psychotherapie (Transference Focused Psychotherapy, TFP)

Ein spezifisches psychodynamisches Verfahren, welches von Clarkin, Kernberg und Yeomans für die Behandlung von Patienten mit schweren Borderline-Strukturen entwickelt wurde, ist die **Übertragungsfokussierte Psychotherapie** (Transference Focused Psychotherapy, TFP – nicht zu verwechseln mit der tiefenpsychologisch fundierten Psychotherapie). Dabei handelt es sich um eine modifizierte psychodynamische Methode, nach der stark strukturiert gearbeitet wird. Die Therapie wird im Sitzen durchgeführt und ist auf spezifische Probleme von Patienten mit schweren Ich-strukturellen Störungen, vor allem **Borderline-Störungen** ausgerichtet, z.B. spezifische Abwehrstrukturen, die auch eine spezifische Entwicklung der Übertragungs-Gegenübertragungs-Konstellation und -problematik bedingen, konflikthafte Beziehungsstrukturen, affektive und Impulskontrollstörungen, starke Stimmungsschwankungen etc. Diese Therapieform ist voll manualisiert, d.h. die Therapieschritte sind operational festgelegt und überprüfbar. Das empfehlenswerte Manual der Arbeitsgruppe (Clarkin et al. 2008) führt alle weiteren Details aus. Die Methode ist mittlerweile als wirksam evaluiert.

12.3.2 Dialektisch-Behaviorale Therapie für Borderline-Störungen (DBT)

Bei der von M. Linehan entwickelten Dialektisch-Behavioralen Therapie (DBT) handelt sich um ein kognitiv verhaltenstherapeutisches Verfahren, das Techniken unterschiedlicher Therapieschulen sowie

Aspekte der Zen-Philosophie integriert und das speziell für die Behandlung von Patienten mit Borderline-Störungen konzipiert wurde. Der Therapeut nimmt eine dialektische Haltung ein, d.h. er geht davon aus, dass widersprüchliche Muster im Denken, Fühlen und Handeln des Patienten eine Berechtigung haben. Die Spannung, die aus diesen Widersprüchen entsteht, soll aber als Kraft zur Veränderung genutzt werden, indem z.B. Gefühle und Probleme empathisch validiert werden, gleichzeitig aber auf Veränderung und Erprobung neuer Verhaltensweisen gedrängt wird. Mittlerweile konnte in mehreren Studien gezeigt werden, dass es zu einer signifikanten Abnahme von Suizidversuchen und Selbstverletzungen kommt. Die Patienten zeigen in der Regel eine hohe Compliance und die Rehospitalisierungsrate ist geringer. Formal setzt sich die Therapie aus vier Modulen zusammen: Neben der Einzeltherapie (1–2 Stunden/Woche über 2 Jahre) nehmen die Patienten an einem Fertigkeitentraining (Skillstraining) in der Gruppe teil (1–2 Stunden/Woche), wobei ein optimaler Austausch zwischen Einzeltherapeut und Skillstrainer erfolgen sollte. In Krisensituationen steht der Einzeltherapeut in Form einer strukturierten Telefonberatung zur Verfügung. Die Wahl des Behandlungsfokus ist hierarchisch organisiert. Es gibt mehrere Therapiephasen (Vorbereitungsphase, erste und zweite Therapiephase). Die Fertigkeiten (Skills) gliedern sich in sechs Module: Stresstoleranz, Emotionsmodulation, zwischenmenschliche Fertigkeiten, Achtsamkeit, Selbstwert und Körperwahrnehmung (Doehring et al. 2008).

12.3.3 Mentalisierungsbasierte Therapie (Mentalization-based Treatment; MBT)

Die MBT zielt auf die mangelnde Fähigkeit von Borderline-Patienten, eigenes Verhalten und das anderer auf intrapsychische Prozesse wie Gefühle, Gedanken, Überzeugungen und Wünsche zurückzuführen. Ein Grundprinzip der MBT ist, dass in der sicheren Bindung zum Therapeuten die Affektregulation und die Fähigkeit zu adaptivem Verhalten beim Patienten gefördert werden. Dies geschieht unter anderem dadurch, dass der Therapeut sich in den Patienten einfühlt, die Gefühlszustände zu benennen hilft und mit den inneren Einstellungen des Patienten in Verbindung bringt (Bateman u. Fonagy 2004). Die Wirksamkeit der MBT wurde in jüngster Zeit in einer Studie nachgewiesen.

12.4 (Klientenzentrierte) Gesprächstherapie

Die in den 1940er-Jahren von C. Rogers entwickelte „client centered therapy“ wurde in Deutschland von dem Ehepaar Tausch unter der Bezeichnung Klientenzentrierte Gesprächspsychotherapie (kurz: Gesprächstherapie) eingeführt. Diese ursprünglich als nicht-direktive Therapie bezeichnete Behandlungsform hat mehrere auffällige Eigenarten. Zum einen fehlt ihr eine spezielle Krankheitstheorie, was sie von der Psychoanalyse und den lerntheoretischen Verfahren deutlich unterscheidet. Zum anderen wurde das Verfahren von Anfang an unter ständiger experimenteller und empirischer Kontrolle entwickelt. Die Gesprächstherapie lässt sich besonders schlecht in die rubrizierenden Oberbegriffe, unter denen hier die Psychotherapieformen abgehandelt werden, einordnen. Sie ist eine **Mischform** zwischen den konfliktzentrierten, den übenden und den erlebnisorientierten Verfahren. **Konfliktzentriert** ist sie insoweit, als sie sich für die bewussten Konflikte des Klienten interessiert, mit denen dieser den Therapeuten aufsucht. Bei der Problembearbeitung dominiert das Hier und Jetzt, wie es auch bei den jüngeren psychoanalytischen Verfahren praktiziert wird. In der **Betonung des emotionalen Erlebnisses** des Patienten erinnert das Verfahren an die Gestalttherapie oder an die „korrektive emotionale Erfahrung“ wie sie F. Alexander für eine bestimmte Variante der Psychoanalyse postulierte. Als **übendes Verfahren** kann man die Gesprächstherapie insofern verstehen, als sie sich bemüht, die kognitiven Möglichkeiten des Patienten bewusst zu erweitern, mit ihm Strategien zur Lösung seiner Probleme zu entwickeln und ihn auffordert, sich etwa angstmachende Situationen vorzustellen und darüber zu berichten. Hier erinnert die Vorgehensweise an bestimmte lerntheoretische Verfahren, insbesondere die Desensibilisierung.

Dabei klingt an, dass die ursprünglich einzige Interventionsform, die Rogers beschrieb, das so genannte **„Spiegeln“**, eine bedeutende Ausweitung erfahren hat. Beim Spiegeln ging es darum, dem Klienten nichts als sein Verhalten bzw. sein Erleben konfrontierend gegenüberzustellen. Wie bei anderen Psychotherapieformen auch zeichnet sich jedoch die Bildung von Richtungskämpfen ab, in denen eine stärkere Orientierung mehr zur Tiefenpsychologie oder mehr in Richtung zu den kognitiven Theorien oder auch der Lerntheorien befürwortet wird.

Die Gesprächstherapie ist die einzige Psychotherapieform, die eine intensive Forschungsarbeit über die Qualitäten des Psychotherapeuten selbst geleistet hat. Mit hohem Erfolg in der Therapie korrelieren folgende Eigenschaften des Behandlers:

- intensive Anteilnahme, Achtung, Wärme gegenüber dem Patienten,
- Fähigkeit zur Verbalisierung der vom Patienten geäußerten emotionalen Erlebnisinhalte und
- Echtheit in der Selbstdarstellung sowie Fähigkeit zur Selbstöffnung.

Im **Setting** erinnert die Gesprächstherapie in manchem an die analytische Fokaltherapie. Die durchschnittliche Behandlungsdauer umfasst etwa 20 Sitzungen. Angestrebtes Therapieziel ist ein erhöhtes Ausmaß seelischer Funktionsfähigkeit im emotionalen und sozialen Bereich, entsprechend den eigenen Wünschen nach größerer Selbstachtung, größerer Selbstannahme und Selbstaktualisierung. Ähnlich der Psychoanalyse hat sich die Gesprächstherapie in erster Linie *nicht* für die Beseitigung von Symptomen interessiert, die bei der Verhaltenstherapie im Vordergrund steht.

12.5 Averbale Techniken

Als averbale Formen der Psychotherapie werden einige Verfahren zusammengefasst, in denen das therapeutische Gespräch nicht im Vordergrund steht. Genaugenommen wird bei den meisten dieser Methoden auch gesprochen, teilweise sogar Entscheidendes, aber der sprachliche Zugang steht von der Sache her nicht im Zentrum des

Verfahrens. Diese Techniken können hier nur mit Beispielen benannt werden.

- Unter **Gestaltungstherapie (Kunsttherapie)** versteht man bildnerisch-künstlerische Tätigkeit im Rahmen eines therapeutischen Ansatzes, mit dessen Hilfe emotionale Zustände unmittelbar zum Ausdruck gebracht werden können.
- **Musiktherapie** versucht, sowohl die Chancen des passiven Hörens, vor allem aber die des aktiven Ausübens von Musik therapeutisch zu nutzen.
- Die therapeutischen Möglichkeiten der Körperbewegung und der Musik treffen sich in der **Tanztherapie**. Weitere körperzentrierte Verfahren sind z. B. die **Atemtherapie** (E. Gindler) oder die **Bioenergetik** (A. Lowen).
- In Deutschland besonders verbreitet ist die **Konzentrative Bewegungstherapie** (H. Stolze); ähnlich wie bei den drei letztgenannten Verfahren geht es dabei nicht nur um körperliche Übungen, sondern auch um die Analyse der dabei freigesetzten Emotionen und Integration der neuen Erfahrungen in das Alltagsleben.

Da viele Patienten mit psychosomatischen und psychischen Erkrankungen in ihrer Kindheit eine wenig förderliche Umwelt hatten, blieben Teile ihrer psychischen, emotionalen und intellektuellen Fähigkeiten unentwickelt. Die averbalen Therapien stellen für manche dieser Patienten eine Möglichkeit dar, Zugang zu **erweiterten Erlebnis- und Wahrnehmungsfähigkeiten** zu bekommen. Es findet so eine Art Nachreifungsprozess statt, eine Erweiterung der Sicht von der eigenen Person und der Umwelt. Da die averbalen Therapieformen keine Voraussetzungen an die intellektuellen Möglichkeiten stellen, eröffnen sie sonst nicht wahrgenommene Therapiechancen. Dies gilt speziell für – aufgrund ihrer geringen Introspektionsfähigkeit – bei der Psychotherapie-Indikation eher übergangene Patientengruppen.
Obwohl im Sinne einer Alltagserfahrung niemand wird bestreiten können, dass die genannten und weitere Verfahren als zusätzliche Therapie sinnvoll sein können, fehlt es bei fast allen an einer systematischen Untersuchung der Wirkweisen und der Effekte.

12.6 Suggestive Techniken

12.6.1 Hypnose

Eine einheitliche Theorie der Hypnose fehlt. Hinzu kommt, dass heute viel von der klassischen hypnotischen Praxis stillschweigend aufgegeben und durch eine so genannte „moderne Hypnose“ ersetzt worden ist. **Bewusstseinsveränderung** und **Suggestion** bleiben jedoch weiterhin die entscheidenden Definitionselemente:

> Hypnose ist ein Zustand einer mehr oder weniger tiefen Absenkung des Bewusstseins (Trance), in welcher ein Proband für diese Zeit vorübergehend für andere Assoziationsmuster und psychische Funktionsweisen empfänglich ist (Erickson u. Rossi 1993).

Bei der **klassischen Hypnose** liegt der Patient entspannt in Rückenlage, der Therapeut fixiert gewöhnlich Blick und Aufmerksamkeit des Patienten und verbalisiert eine suggestive Ruhevorgabe. Der angestrebte Zustand ist der einer mittelgradigen *Bewusstseinsabsenkung* (in welcher der Patient jedoch die Realsituation immer wahrnimmt), einer entspannten Muskulatur, ausgeglichener Stimmung und reduzierter Sinneswahrnehmung. Auf Aufforderung des Therapeuten hin kann dieser Zustand wieder beendet werden. Der Therapeut kann auch weitere Modifikationen bewirken: So kann die Körpermotorik erstarren, die vegetativen Funktionen können angeregt oder unterdrückt werden, Stimmungen und Affekte können erzeugt, bestehende abgewandelt werden. Das Gedächtnis kann sowohl in Richtung einer Hypermnesie (gelegentlich zur Verbrechensaufklärung eingesetzt) als auch im Sinne einer Amnesie beeinflusst werden. Während der Sitzung vorgegebene Inhalte (posthypnotischer Auftrag) können die Sitzung selbst teilweise erheblich überdauern.
Hieraus ergeben sich die spezifischen Wirkfaktoren. Eine reine Ruhehypnose („Leerhypnose“) bleibt über die Entspannung hinaus ohne spezifische Nachwirkungen. Durch intendierte Einflüsse auf die Stimmung, das Sensorium und das Gedächtnis, die methodisch mittlerweile differenziert ausgearbeitet wurden, ergibt sich der eigentliche therapeutische Wert des Verfahrens. Die praktisch bedeutsamste Form der

Hypnose in ärztlicher Anwendung ist die **gestufte Aktivhypnose**. Diese Form der Autohypnose leitet sich vom Autogenen Training ab, aus welchem sie von E. Kretschmer entwickelt wurde. Beide Verfahren sind konzeptuell verwandt. Aus den Formeln des Autogenen Trainings wurden die „wandspruchartigen Leitsätze" (Langen) der gestuften Aktivhypnose, die der Patient im hypnotischen Zustand wiederholen soll.

Bei der gestuften Aktivhypnose wie beim Autogenen Training tritt das Ausmaß der Bewusstseinsveränderung gegenüber der klassischen Form bereits deutlich zurück. Noch mehr ist es bei M. Erickson der Fall, der die gesamte **neuere Hypnosebewegung** beeinflusst hat. Ein zentraler Punkt, um den es Erickson geht, ist das Außerkraftsetzen gewohnter Schemata und Überzeugungssysteme der Persönlichkeit durch „Ablenkung, Schock, Überraschung, Zweifel, Verwirrung, Dissoziation oder jeden anderen Vorgang, der die gewohnten Bezugsformen des Patienten aufhebt". Viele seiner Fallbeispiele wirken wie Überrumpelungen des Patienten, die diesen in Erstaunen, in Überraschung versetzen und von dort aus systematisch vom Therapeuten in Richtung einer gewünschten Reaktion modifiziert werden. Bezogen auf das Hypnosekonzept tritt hier die Bewusstseinsveränderung gegenüber einer manipulativen Suggestion ganz in den Hintergrund.

Gut belegt ist die **Wirkung** verschiedenster hypnotischer Verfahren zur Schmerzausschaltung im operativen Bereich, in der Zahnheilkunde und in der Geburtshilfe. In diesen Fällen handelt es sich definiertermaßen um akute Schmerzzustände. Die Wirkung bei chronischen Schmerzen ist wegen der passiven Erwartungshaltung der Patienten offensichtlich schwieriger zu erzielen, aber auch hier belegt worden. Da von den Vertretern der Hypnose therapeutische Wirkungen in vielen Bereichen der Medizin beansprucht werden, ist auf den weiterbestehenden Mangel an empirischer Therapieevaluation jenseits der Schmerzforschung zu verweisen.

12.6.2 Eye Movement Desensitization and Reprocessing (EMDR)

Die Methode der „Eye Movement Desensitization and Reprocessing" (EMDR) wurde zur Behandlung traumatischer Erinnerungen entwickelt (Shapiro 1989). Sie basiert auf neueren Erkenntnissen der Traumaforschung zur gestörten Erinnerung (so genannte implizite und explizite Erinnerung) bei schwer traumatisierten Patienten (→ Kap. 2.3 und 4). Die Exposition mit der traumatischen Erinnerung wird in der EMDR-Behandlung mit **bilateraler Stimulation beider Hirnhemisphären**, in der Form von auditiven, Berührungsreizen oder induzierten Augenbewegungen kombiniert. Praktisch wird der Patient aufgefordert, z. B. mit dem Blick dem vor seinen Augen in mittlerer Geschwindigkeit waagerecht hin und her bewegten Finger zu folgen, nachdem die traumatische Erinnerung ins Gedächtnis gerufen worden ist. Im Anschluss erfolgt eine fokussierte Bearbeitung negativer, dysfunktionaler Kognitionen.

Die EMDR-Behandlung muss als ein therapeutischer Baustein im Rahmen eines Gesamtbehandlungsplans zur **Traumabearbeitung und Traumaintegration** angesehen werden. Der Patient erlebt dabei in der therapeutischen Beziehung eine Konfrontation mit dem Trauma, deren Ziel die Traumaintegration ist. Kognitive, emotionale und körperliche Reaktionen auf das Trauma sollen wiederbelebt, erkannt und bearbeitet werden. Die dissoziativen Abwehrprozesse sollen aufgehoben und anschließend konflikthafte Bereiche, die mit dem Traumaerlebnis zusammenhängen (Schuldkonflikte etc.) und damit verbundene dysfunktionale Kognitionen bearbeitet werden.
Die **Behandlungsdurchführung** umfasst folgende Schritte:

- Anamnese und Behandlungsplanung
- Vorbereitung
- Einschätzung (s. u.)
- Desensibilisierung
- Verankerung eines positiven Gedankens
- Überprüfung der Körperempfindungen
- Abschluss
- Überprüfung

Zu Beginn der Therapiesitzung benennen die Patienten die Ausprägung der Schmerzhaftigkeit der Erinnerung auf einer Skala von 0 bis 10 (SUD: subjective units of discomfort). Sie werden dann aufgefordert, beim Beginn der Stimulation mit mindestens einem der folgenden Bereiche innerlich in Kontakt zu sein:

- einem Bild der traumatischen Erinnerung,
- einer mit der Erinnerung verbundenen negativen Selbstaussage (z. B. „Ich bin ein Versager") oder
- einer bei Erinnerung an das Trauma auftretenden Körperempfindung (meist Angstäquivalent).

Die Augenbewegungen werden nach 20 bis 40 (auch mehr) zügigen bilateralen Bewegungsfolgen kurz unterbrochen. Während der Augenbewegungen verändern sich häufig die Bilder und die Körperempfindungen; dies geschieht manchmal auch erst nachdem eine filmartig ablaufende Erinnerung „prozessiert" wurde. Es können auch Assoziationsketten mit anderen Erinnerungen ausgelöst werden, die durch ähnliche Affekte eine Verbindung zu dem Trauma haben. Das Ziel dieses Prozesses, der meist mehrere 60- bis 90-minütige Sitzungen umfasst, ist eine „Lockerung" der traumatischen Fixierung und eine Veränderung der „subjektiven Schmerzhaftigkeit" der Erinnerung. Die traumatische Erinnerung wird solange mit Hilfe der Augenbewegungen bearbeitet, bis die subjektive Belastung (SUD) deutlich abgesunken ist; angestrebt werden SUD-Werte von 0 bis 1. Die Methode verbindet verhaltenstherapeutische (Exposition, kognitive Umstrukturierung) und psychodynamischen Elemente (freie Assoziation) und kann sowohl mit verhaltenstherapeutischen als auch mit psychoanalytisch-psychodynamischen Verfahren kombiniert werden.

Bei Patienten mit **Dissoziativen Störungen** wird eine etwas abgewandelte Technik eingesetzt (Sack u. Lamprecht 2004), so werden z. B. bestimmte Distanzierungstechniken verwendet. Die Arbeit kann auch mit verschiedenen Persönlichkeitsanteilen (bei der Dissoziativen Identitätsstörung → Kap. 3.4) erfolgen.

Risiken und Komplikationen können besonders bei einem unvorsichtigen Einsatz bei Patienten mit Dissoziativen Störungen vorkommen. Diese bestehen in einer weiteren Überforderung und Destabilisierung des Patienten, z. B. in Form von protrahierten Erinnerungsflashbacks, ausgelöst etwa durch intensiv „einschießende" Erinnerungen, oder „persistierende" Assoziationsketten, mit entsprechenden psychischen Symptomen.

Die Indikation sollte daher sorgfältig gestellt werden und eine genaue diagnostische Abklärung der Ausprägung struktureller Ich-Störungen, Dissoziativer Bewusstseinsstörungen, akuter und latenter Suizidalität etc. beinhalten. Insbesondere bei schwereren Störungsbildern soll die Methode nur in Kombination mit anderen Therapieverfahren (z.B. psychodynamisch-psychoanalytische oder verhaltenstherapeutische Therapie) eingesetzt werden. Die bisherigen Studienergebnisse sind widersprüchlich. Die generelle Wirksamkeit der EMDR bei Posttraumatischen Belastungsstörungen bei Typ-I-Traumata (→ Kap. 2.3) ist empirisch belegt (Sack et al. 2001), weitere differenzierte Studien an unterschiedlichen und größeren Patientengruppen stehen jedoch noch aus. Gegenwärtig erklärt man den Wirkmechanismus der EMDR ähnlich den Vorgängen der Verarbeitung von Erinnerungen im Traum. Letztlich ist der eigentliche Wirkmechanismus des Verfahrens bislang aber nicht wirklich erklärt.

12.7 Imaginative Techniken

12.7.1 Katathym-imaginative Psychotherapie (KIP)

Die Katathym-imaginative Psychotherapie (**Katathymes Bilderleben**) ist ein auf dem Hintergrund psychoanalytischer Theorie von K. Leuner entwickeltes Verfahren. Das Verfahren arbeitet mit Tagtraumtechniken; Erlebnisse werden durch symbolgetragene Imaginationen unter dem Schutz des Therapeuten aktiviert und anschließend in einer psychodynamischen/tiefenpsychologischen Therapie weiter kognitiv bearbeitet. Dabei wird davon ausgegangen, dass diese induzierten Imaginationen unbewusste Konflikte widerspiegeln.

Es handelt sich um eine theoretisch gut fundierte und praktisch systematisch erprobte Technik. Mittlerweile wurden ergänzende Techniken („Symbolkonfrontation“, „assoziatives Vorgehen“) entwickelt. Das **Vorgehen** bei dieser Methode ist nach einer klaren Struktur in eine Unter-, Mittel- und Oberstufe gegliedert. Durch eine struktu-

rierte Entspannungsanleitung wird der Patient „unmittelbar auf die Ebene der kontrollierten Regression" (Leuner 1994) versetzt. Dadurch wird der Prozess ermöglicht; diese Regression ist jederzeit reversibel (Regression im Dienste des Ich). Zum Abschluss wird wie beim Autogenen Training „zurückgenommen". Dem Patienten werden Bildmotive (z. B. „Wiese", „Landschaft", „Meeresgrund") angeboten, um einen bestimmten psychodynamischen Bereich zu aktivieren. Es tauchen von Gefühlen und Affekten begleitete Bilder, Symbole oder Symbolgestalten auf, mit denen der Imaginierende in Beziehung tritt. Der Patient berichtet kontinuierlich über den Verlauf und der Therapeut schaltet sich nur kurz ein; gelegentlich mit Regieanweisungen, die dazu dienen die Bildabläufe fortzusetzen und die Auseinandersetzung mit den symbolischen Inhalten (Symbolgestalten) zu fördern. Es geht im Kern um eine emotionale Auseinandersetzung des Patienten mit diesen Symbolgestalten, die als Ausdruck unverarbeiteter Konflikte aufgefasst werden.
Der **„katathyme Zustand"** ist durch folgende Aspekte gekennzeichnet (nach B. Hoffmann 2009):

- Senkung und gleichzeitig Einengung des Bewusstseins
- Erhöhung der Suggestibilität
- Aufhebung des Zeitgefühls
- Schwächung der rationalen Anteile der Abwehr
- kontrollierte Ich-Regression
- Abgabe der reifen Ich-Funktionen an den Therapeuten
- Vertiefung der Versenkung durch die Imagination

Im Anschluss an den katathymen Zustand werden in einer Besprechung die Inhalte weiter assoziativ vertieft und tiefenpsychologisch bearbeitet. Der Interventionsstil des Therapeuten ist zunächst supportiv, später zunehmend konfliktzentriert.

12.7.2 Psychodynamisch Imaginative Traumatherapie (PITT)

Ausgehend von der Katathym-imaginativen Psychotherapie haben sich weitere imaginative Verfahren für spezielle Störungsbilder entwickelt. In den letzten Jahren werden imaginative Techniken insbesondere auch in der Behandlung von Patienten mit schwereren traumatischen Erfahrungen angewendet (z. B. bei Reddemann 2007; Sachsse 2004). In Deutschland ist die Psychodynamisch Imaginative Traumatherapie von L. Reddemann besonders verbreitet. Die Wurzeln dieser Methode stammen aus den imaginativen Verfahren auf der einen und der Psychoanalyse auf der anderen Seite. Es geht dabei um die Arbeit mit positiven inneren Bildern zur Distanzierung von emotional belastenden Erinnerungsinhalten. Die Indikation muss sorgfältig gestellt werden (insbesondere bezüglich der Ausprägung Ich-struktureller Störungen und Impulskontrollstörungen); das Verfahren sollte in eine tiefenpsychologisch fundierte/psychodynamische Therapie eingebettet sein.

12.8 Entspannungsverfahren

Primäres Ziel dieser Verfahren ist die Herstellung eines Zustandes von Entspanntheit, entweder des ganzen oder von Teilen des Körpers. Die dabei eingesetzten Methoden unterscheiden sich durchaus und entstammen verschiedenen Erfahrungsfeldern – die Effekte sind ähnlich und gut belegt. Es besteht heute im Rahmen der wissenschaftlichen Therapie eine gewisse Übereinkunft, dass das Autogene Training, die Progressive Muskelentspannung, die Funktionelle Entspannung und weitere Entspannungstechniken ihren Wert vorwiegend als **psychotherapeutische Hilfstherapien** haben, was nicht ausschließt, dass sie in einer Reihe von Fällen auch allein wirksam werden.

12.8.1 Autogenes Training (AT)

Das Autogene Training wurde in den 1920er-Jahren von J. H. Schultz eingeführt. Schultz verstand die Methode konsequent als Autohypnose, die zur Selbstinduktion von Ruhe, Entspannung und konzentrativer Versenkung des Bewusstseins führt. Er bezog sich hierbei auf das Verständnis von E. Coué, dass jede Suggestion eigentlich nur wirksam werden könne, wenn sie als Autosuggestion übernommen werde (s. dazu B. Hoffmann 2009). Bisher wenig beachtet wurde die Rolle der Konditionierung für die Wirkung des Autogenen Trainings. In unserem Verständnis handelt es sich hierbei um eine primär sug-

gestive und sekundär konditionierte Einübung intendierter vegetativer Abläufe.
Die **Entspannungstechnik** selbst kann hier nur angedeutet werden: Durch passive Konzentration nacheinander auf die Vorstellung von Schwere und Wärme in den Armen und Beinen, Entspannung von Gesicht, Atmung, Herzschlag, Bauch, Nacken, Schultern, Rücken und schließlich dem Kopfbereich ist eine tiefe Entspannung erreichbar. Anfangs dienen **Leitsätze** als Konzentrationshilfe (z. B. „Die Arme sind ganz schwer."), die jeweils ein paarmal, still vor sich hingesprochen, wiederholt werden. Wenige Wochen nach Beginn des regelmäßigen Übens tritt eine Konditionierung der anfänglich noch autosuggestiv ausgelösten vegetativen Veränderungen ein. Dadurch wird innerhalb der ersten Sekunden bis Minuten eine psychophysische Umschaltung mit **herabgesetzter Bewusstseinslage („Hypnoid")** erreichbar, die aber vom Übenden selbst jederzeit sofort zu unterbrechen ist. Die persönliche Vermittlung und Motivierung durch einen Therapeuten sind vor allem wegen der Vermeidung von Fehlkonditionierungen für das individuell gestaltete Training wesentlich und nicht durch Audioaufnahmen ersetzbar.
Ein Grundproblem, das viele Patienten mit dem Autogenen Training haben, ist, dass sie zwar meist innerhalb der ersten Wochen die Übungen gut erlernen, aber spätestens nach Ende des Kurses das regelmäßige tägliche Üben einstellen. Es ist deshalb besonders wichtig, die Patienten darauf hinzuweisen, dass therapeutische Erfolge hinsichtlich ihres Grundleidens (z. B. Ängste, innere Unruhe oder psychovegetative Störungen) ein **anhaltendes Üben** voraussetzen. Angesichts der üblichen Zeit des Vorbestehens der Beschwerden ist das alles andere als eine Zumutung, wird von den Patienten aber oft als eine solche empfunden und es wird auf eine „wirksamere Therapie" gedrängt. Patienten mit einem ausgeprägten Bedürfnis nach Aktivität erlernen das Autogene Training schwerer und profitieren eindeutig mehr von der Progressiven Muskelentspannung (→ Kap. 12.8.2).
Insgesamt handelt es sich beim Autogenen Training um eine bewährte Methode der so genannten „kleinen Psychotherapie" bzw. der Psychosomatischen Grundversorgung (→ Kap. 11) mit breiter Indikation. Seine Erfolge konnten empirisch gesichert werden, so gibt es

z. B. Direktnachweise des Absinkens des Atemwegwiderstands bei Asthmapatienten. Auch bei Hochdruckpatienten und Schlafgestörten ist das Autogene Training als psychotherapeutisches Mittel der ersten Wahl einzusetzen. *Kontraindiziert* ist das AT bei Patienten mit einer Neigung zu hypochondrischer Selbstbeobachtung.

12.8.2 Progressive Muskelentspannung (PMR)

Die Progressive Muskelentspannung (Progressive Relaxation) wurde von dem Physiologen E. Jacobson konzipiert und zu einer systematischen Methode, auf physiologischem Wege Angst und Spannung abzubauen, entwickelt. Das Grundmodell geht von der Vorstellung aus, dass Etablierung und Wahrnehmung von Entspannung im unmittelbaren Kontrast zur Anspannung zu bewirken ist. Nach einer anstrengenden körperlichen Tätigkeit, z. B. einer Wanderung, ist der Entspannungseffekt bekanntermaßen am ausgeprägtesten. Bei der PMR wird dieses Prinzip systematisch eingesetzt.

Die **Übungstechnik** besteht in einem schrittweisen, systematischen An- und Entspannen verschiedener Muskelgruppen, wobei die Aufmerksamkeit gezielt auf die Empfindungsdifferenzen zwischen Anspannung und Entspannung sowie auf die Wahrnehmung der Entspannung selbst gelenkt wird. Die Übung beginnt mit den Muskelgruppen an Händen und Armen, dann folgen Übungen für die Gesichts-, Nacken- und Schultermuskulatur, schließlich für die von Brust, Bauch und Beinen. Bei guter Beherrschung der Grundübungen kann, wie auch beim Autogenen Training, nach einiger Zeit eine verkürzte Form eingesetzt werden, die dann zu einem vergleichbaren Entspannungseffekt führt.

Während das Autogene Training und vor allem die Hypnose aus einem eher „unwissenschaftlichen", teilweise sogar okkulten Umfeld kamen, bevor sie systematisch untersucht und methodisch erprobt wurden, haftete der PMR von vornherein ein wissenschaftlicher Stallgeruch an. Sie stammte aus dem Labor, bewies sich in ihrer Effektivität insbesondere im Labor früher Verhaltenstherapeuten (E. Wolpe in Südafrika) und wurde auch sehr viel mehr von Psychologen, die, verglichen mit den Ärzten, immer methodenbewusster waren, angewandt. Ihre Effekte hinsichtlich der Behandlung, insbesondere von

Schmerzzuständen, mäßigen Ängsten, Blutdruckerhöhungen und anderen psychovegetativen Störungen sind belegt. Darüber hinaus wird sie prophylaktisch eingesetzt und erscheint z. B. bei Berufen mit hohem Stressaufkommen, aber geringen motorischen Abfuhrmöglichkeiten (z. B. Piloten) als die Methode der Wahl zur raschen Entspannung. Die PMR ist immer als eine psychotherapeutische Hilfsmethode angesehen worden; sie ist prinzipiell mit allen psychotherapeutischen Verfahren kombinierbar, wurde in der Vergangenheit aber bevorzugt von Verhaltenstherapeuten eingesetzt. Für Patienten mit einer Beunruhigung durch passive Entspannungsübungen (paradoxe Reaktionen!) ist sie als die Entspannungsmethode der Wahl anzusehen (weiterführende Literatur bei Bernstein u. Borkovec 2002).

12.8.3 Biofeedback

Die propriozeptive Sensibilität des Menschen ist manipulierbar. Bei vielen psychosomatischen Störungen unterdrücken die Patienten z. B. die Wahrnehmung von mit körperlichen Dysfunktionen verbundenen Spannungszuständen. Dieser Effekt lässt sich jedoch auch umkehren, und die meisten körperzentrierten Psychotherapieverfahren versuchen, über verschiedene Wege zu einer Verbesserung der körpereigenen Empfindungen zu kommen. Das Biofeedback hat diesen Ansatz gewissermaßen am ausgeprägtesten „apparatisiert" bzw. im Sinne eines naturwissenschaftlichen Verständnisses objektiviert. Trainiert wird, durch technische Rückkoppelung die **Bildung von Informationsschleifen**, die es dem Patienten ermöglichen, innere psychophysiologische Vorgänge zu beobachten und zu modifizieren, während diese noch ablaufen.

Rückgekoppelt werden können geeignete **biologische Signale**: Der Hautwiderstand (engl. galvanic skin response, GSR; er wird durch die Schweißabsonderung bei Affektdruck niedriger), der Puls, der Blutdruck, das Elektromyogramm (EMG; rückgemeldet wird der Anspannungszustand der Muskulatur), sogar die Alpha-Wellen im EEG. Der wissenschaftliche Hintergrund des Biofeedbacks schöpft damit in gleicher Weise aus der Elektrotechnik, der Lerntheorie und der Psychophysiologie.

In der **Übungspraxis** wird der Patient in einer ersten Sitzung über den theoretischen Hintergrund, die Techniken und die Zielvorstellungen informiert. Handelt es sich z. B. um einen Patienten mit einem Hypertonus, dann erfolgt eine Rückkoppelung des Blutdrucks über einen Bildschirm oder auch nur über Lichtsignale. *Wie* der Patient es nun anstellt, den Blutdruck zu senken, ist eigentlich seine Sache. Denkbar ist etwa eine Veränderung der Atmung, der allgemeinen Anspannung, eine Konzentration auf Vorstellungen usw. Irgendwann wird ihm das Gerät zurückmelden, dass die Blutdruckwerte absinken bzw. dass sie gleich bleiben oder ansteigen. Durch diese Rückmeldung erhält der Patient nun im Sinne positiver Verstärkungen seiner kör-

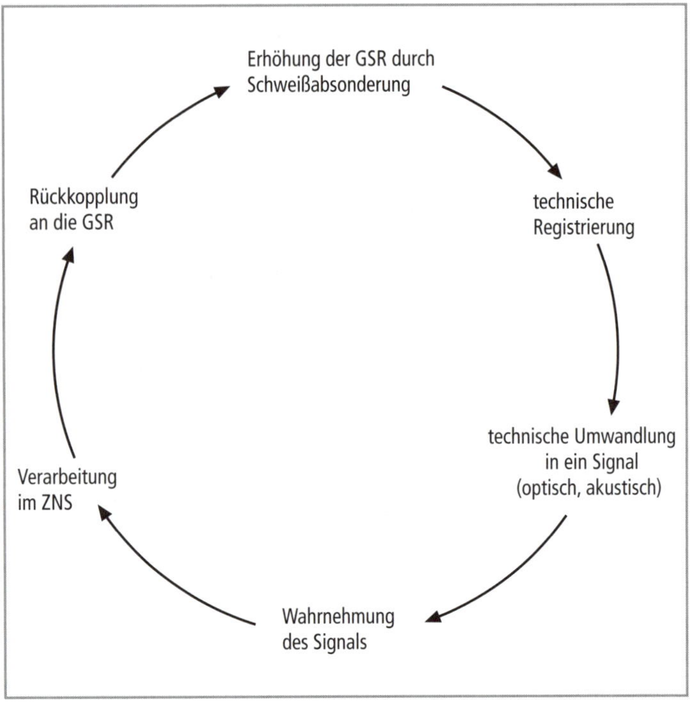

Abb. 12-1 Biofeedback-Informationsschleife am Beispiel des Hautwiderstands (GSR).

pereigenen Wahrnehmung die Möglichkeit, Verhalten, das den gewünschten Effekt – hier eine Senkung des Blutdrucks – zeigt, immer mehr zu trainieren. Während der ersten Sitzungen ist immer ein Therapeut zugegen, der den Patienten einweist und notfalls korrigiert. Dann wird eine rasche Verselbstständigung der Therapie angestrebt, etwa in der Form, dass der Patient das entsprechende Gerät zum Heimgebrauch erhält. Normalerweise ist ein Gerät für ein Therapieziel eingerichtet, kombinierte Geräte mit Mehrfachrückmeldungen sind entwickelt.

Eine solche Informationsschleife zeigt → Abbildung 12-1 am Beispiel des Hautwiderstands (GSR).

Das Biofeedback unterscheidet sich von den kognitiven oder einsichtsorientierten Psychotherapieverfahren dadurch, dass dem *Wie* und *Warum* der Veränderung wenig Aufmerksamkeit geschenkt wird, Hauptsache ist, dass sie erfolgt.

Der **Einsatz des Biofeedbacks** war von großen Erwartungen begleitet. Gute Erfolge sind nachgewiesen, z. B. bei der Behandlung von vaskulärem und Spannungskopfschmerz oder von vasokonstriktorischen Störungen. Durch EEG-Biofeedback ist im Modellversuch sogar eine Behandlung von organisch verursachten Epilepsien gelungen. Neben den breiten Anwendungsperspektiven erfordert das Biofeedback jedoch vom Patienten auch Disziplin und Motivation zur Durchführung; die Bereitschaft zur Aufgabe eigener Gesundheitsstörungen muss gewissermaßen stillschweigend vorausgesetzt werden. Auch zeigte sich, dass die theoretische Bandbreite der Veränderungsmöglichkeiten durch die Rückkoppelung autonomer Körperreaktionen in der Praxis enger als angenommen ist. So enttäuschen gerade die Ergebnisse bei der Behandlung des Bluthochdrucks, auf die man große Hoffnungen gesetzt hatte. Insbesondere in der Schmerztherapie (EMG-Rückkoppelung) sind gute Effekte gesichert, die allerdings den traditionellen Entspannungsmethoden nicht überlegen sind. Möglicherweise profitieren „technikgläubige" Patienten, wie man sie heute zunehmend öfter antrifft, von dieser Methode in besonderer Weise.

12.9 Paar- und Familientherapie

Familien- und Paartherapien finden in unterschiedlichen Kontexten, Formen und Zusammensetzungen statt. Gegenwärtig werden vor allem die Psychoanalytische und die Systemische Familientherapie angewandt. Ziel der unterschiedlichen technischen Ansätze der Familientherapie ist, die Personen, zwischen denen die Notwendigkeit einer Klärung und Konfliktbearbeitung besteht, in einen Dialog zu bringen und ihnen zu helfen, aus meistens sehr eingefahrenen Rollen herauszukommen. In allen Verfahren wird eine aktive und strukturierte Technik von Seiten der Therapeuten gewählt. Wie auch andere psychotherapeutische Verfahren werden die Familientherapien nach bestimmten Konflikthypothesen/FOKI geführt und geleitet.

Die Grundannahme der Paar- und Familientherapie ist, dass Störungen und Symptome aufgrund konflikthafter oder auch dysfunktionaler intrafamiliärer Beziehungen entstehen und aufrechterhalten werden können. Dabei wird das erkrankte Familienmitglied als **Indexpatient** angesehen. Seine Erkrankung wird als Ausdruck einer **Störung des Familiensystems** verstanden, während die Familie selbst zunächst nur den Indexpatienten als „krank" erlebt. Ziel der Familientherapie ist zunächst eine Umdeutung („reframing") in dem Sinne, dass das Problem des Indexpatienten zu einem Problem der gesamten Familie wird. Das weitergehende Ziel ist dann die Veränderung dieser gestörten zwischenmenschlichen Beziehungen, schließlich eine Veränderung der Familiendynamik und -struktur. Letztlich ist auf diesem Wege eine Verminderung oder eine Beseitigung der Symptome bzw. Störung des Indexpatienten intendiert. Der Ort der Behandlung ist die reale familiäre Szene.

Psychodynamische Familien- und Paartherapie kann als Kurz- oder Langzeittherapie stattfinden. Sie kann als durchgängige Therapieform eingesetzt werden oder auch als eine Art Auftaktverfahren, das in eine längere Einzeltherapie eines Familienmitglieds oder Partners mündet. Sie kommt auch intermittierend während einer Einzelpsychotherapie zur Anwendung, wenn sich dabei Probleme ergeben, die nur im familientherapeutischen Setting geklärt werden können. Bei stationären Psychotherapien wird die Therapie oft als *ein* Baustein eingesetzt. Als Kurzzeittherapie kann sie bei eskalierenden Auseinandersetzungen, akuten Trennungsschritten, Suizidversuchen oder nicht bewältigten lebenszyklischen Übergängen eingesetzt werden (Reich et al. 2007).

Gegenwärtig lassen sich **drei „Schulen"** mit unterschiedlichen theoretischen Hintergründen, Techniken und Settings beschreiben.

- Das Ziel der **analytischen Familientherapie** ist entsprechend den psychodynamischen Verfahren (→ Kap. 12.1.3) das Aufdecken und Bearbeiten von unbewussten familiären Konflikten vor dem Hintergrund der Familiengeschichte über die Generationen hinweg. Nahe verwandt ist die **„Mehrgenerationen-Therapie"** (Massing et al. 2006). Sie bezieht mehrere Generationen (z. B. Großeltern) direkt mit ein. Dieser Ansatz wird auch als **vertikale Perspektive** bezeichnet. Technisch werden unstrukturierte Gespräche durchgeführt, in denen sich spezifische Übertragungs-Gegenübertragungs-Reaktionen entwickeln, die gedeutet und durchgearbeitet werden. Die Rolle des oder der Familientherapeuten besteht in einer Vermittlerrolle innerhalb des Familiendialogs. Die Sitzungen finden einmal pro Woche oder alle 14 Tage über einen längeren Zeitraum statt. Zunächst versuchen die Therapeuten die Entstehungsbedingungen und Auswirkungen der Störung herauszuarbeiten und die psychodynamisch wichtigen (Mehrgenerationen-)Konflikte zu erkennen. Im weiteren Verlauf geht es um das Verständnis von Bündnissen, Koalitionen, Ausschlüssen, Geheimnissen und Familienmythen. Wichtig sind Informationen über die familiären Außenbeziehungen, Ressourcen und Grenzen der Familie. Widerstände sollen erkannt, gedeutet und durchgearbeitet werden. Neue Beziehungsmöglichkeiten müssen überprüft und die damit verbundenen Widerstände und Ängste weiterbearbeitet werden.
- Bei der **strategischen (systemischen) Familientherapie** soll derjenige Systempunkt herausgearbeitet werden, dessen Veränderung die effektivste Wirkung im System entfaltet. Ein **System** wird als dynamische Zuordnung von Teilen zu einem Ganzen, die sich in ständigem Austausch miteinander und der Umgebung befinden,

definiert. Im systemischen Verständnis sind seelische und körperliche Krankheiten Ausdruck, Folge und Ursache von Störungen des bio-psycho-sozialen Systems, in das sie eingebettet sind (Wirsching u. Scheib 1997). Die Therapeuten nehmen eine neutrale Haltung ein und vermeiden Interpretationen; sie entwickeln jedoch ständig neue und differenziertere beziehungsdynamische, auf das ganze System bezogene Hypothesen. Sie setzen dabei die Technik der **zirkulären Befragung** ein, indem sie mit einem Dritten über das Verhalten zweier anderer in bestimmten Situationen sprechen und darüber bestimmte wiederkehrende Beziehungsmuster zu erfassen versuchen. Ein weiteres technisches Element ist die **Unterbrechung der Sitzungen**, das heißt die Therapeuten verlassen den Raum, um sich unter Umständen auch mit einem Beobachter (Einwegspiegel) zu besprechen. Auf diese Weise wird versucht, aus der Beziehungsdynamik des Systems wieder herauszutreten. Am Schluss der Sitzung – manchmal nach der Besprechungspause – wird der Familie (oder dem Paar) eine Mitteilung gemacht im Sinne einer **paradoxen Verschreibung**, die aber nicht mit der Familie (dem Paar) diskutiert wird. Das Ziel dieser Verschreibung ist, die Familie zwischen den Sitzungen zu einer Veränderung bestimmter Beziehungsstrukturen zu motivieren. Die Indikation für diese Technik besteht in verfestigten, oft destruktiven Beziehungssituationen mit schweren chronfizierten Symptomen.

- Die **strukturelle Familientherapie** wurde ursprünglich aus der Arbeit mit dissozialen, schwer gestörten Familien (z. B. in Slumgebieten) entwickelt und ist gegenwärtig besonders in den USA verbreitet. Es handelt sich um eine sozialtherapeutische Methode, deren Technik sich aus der Lerntheorie und Kommunikationsforschung ableitet. In der Behandlung geht es um die **horizontale Perspektive**, das heißt die Frage nach den Ursachen und der Geschichte einer Störung bzw. eines Symptoms wird aktiv vermieden. Die Therapeuten versuchen durch aktives Eingreifen Beziehungs- und Verhaltensstrukturen innerhalb der Familie zu verändern und arbeiten dabei auch mit **Hausaufgaben und Belohnungen**. Weiterentwicklungen dieser Methode setzen vermehrt technische Elemente aus der strategischen (systemischen) Familientherapie ein.

12.10 Psychotherapie in Gruppen

Es gibt unterschiedliche Techniken der Gruppentherapie, die jeweils von den verschiedenen psychotherapeutischen Methoden, z. B. den psychodynamischen oder verhaltenstherapeutischen Verfahren, abgeleitet wurden. Eine Gruppentherapie wird in der Regel mit etwa acht bis zehn Patienten durchgeführt. Die anderen, nicht von der Therapie direkt Betroffenen, partizipieren emotional und profitieren z. B. durch das Prinzip des „Lernens am Modell". In diesem Sinne gibt es in den beiden Grundverfahren die **psychoanalytische** und die **verhaltenstherapeutische Gruppentherapie**; weitere Methoden sind die **gestalttherapeutische Gruppentherapie** und andere.

In der **psychodynamischen Gruppentherapie** war es besonders R. Foulkes, der seit den 1940er-Jahren das Verfahren gezielt auf Gruppenprozesse anwandte. Bei der analytischen Gruppenpsychotherapie geht es nicht um eine „psychotherapy *in* the group", sondern um eine „psychotherapy *of* the group". Das heißt, dass der Prozess der Gesamtgruppe, die Interaktion der einzelnen Teilnehmer, die Entwicklung der kollektiven bewussten und unbewussten Fantasien und das kollektive Abwehrverhalten immer als eine Einheit gesehen und interpretiert werden. Die Interventionen des Therapeuten, der diesen Typ analytischer Gruppentherapie praktiziert, richten sich nicht auf die Konflikte oder biographischen Momente einzelner Gruppenmitglieder, sondern er gibt seine Deutungen für den Gesamtvorgang in der Gruppe. Er behandelt und therapiert die **Gruppe als Ganzes**.
Dabei kommt es zu hochinteressanten dynamischen **Konstellationen**. Triebfunktionen, Gewissensfunktionen, Ich-Funktionen und andere voneinander abgrenzbare psychische Wirkbereiche verteilen sich jetzt auf einzelne Gruppenmitglieder. Ein Mitglied verkörpert z. B. die Moral der Gruppe und versucht, den übrigen Schuldgefühle zu machen. Ein anderes Gruppenmitglied bringt plötzlich massive Triebimpulse zur Sprache, es verkörpert jetzt innerhalb der Gruppe das, was die Psychoanalyse innerhalb der Persönlichkeit das Es nennt. Stärker Ich-gesteuerte Gruppenmitglieder verkörpern die Prinzipien der

Vernunft und Rationalität, bringen dadurch die Gruppe einerseits voran und können ihrerseits wiederum das Erleben von Konflikten wegen ihrer auch rationalen Abwehr stark verhindern. So orientierte dynamische Gruppen haben in der Regel 7 (± 2) Mitglieder. Mit größeren Zahlen ist ein dynamisches Arbeiten nach diesem Konzept nicht mehr möglich. Die übliche Frequenz ist eine bis zwei 1,5- bis 2-stündige Sitzungen pro Woche. In der Praxis wird das Prinzip der Psychotherapie *der* Gruppe mit dem Prinzip der Psychotherapie *in der* Gruppe allerdings oft vermischt. Hier wurden der Deutlichkeit wegen die extremen Konzeptionen dargestellt. Wahrscheinlich ist es nur eine Minderheit der analytischen Gruppenpsychotherapeuten, die ausschließlich mit der Gruppe als Ganzes arbeitet und nicht auch persönliche Interventionen macht, da Patienten mit Ich-strukturellen Störungsanteilen reine Gruppendeutungen oft als „unpersönlich" und damit wenig hilfreich erleben.

Bei der **psychodynamischen Gruppenpsychotherapie** beobachtet der Therapeut die Interaktionen zwischen einzelnen Gruppenmitgliedern und zwischen den Gruppenmitgliedern und ihm selbst. Er achtet dabei wie in der analytischen Einzeltherapie auf Übertragungen, Gegenübertragungen, Widerstände, Ängste, Aggressionen und Abwehrverhalten. Es geht zum einen darum, einen therapeutisch nutzbaren Gruppenprozess in Gang zu bringen und zu erhalten und zum anderen einen analytischen Prozess anzustoßen und Einsicht in unbewusste Konflikte, Hintergründe der einzelnen Gruppenmitglieder und der Gruppe als Ganzes zu vermitteln, also eine therapeutische Ich-Spaltung zu entwickeln. Die Patienten werden angehalten, ihre inneren Eindrücke und ihre auf die Gruppe bezogenen Eindrücke möglichst frei mitzuteilen. Es entwickeln sich im Verlauf unterschiedliche Beziehungen zu den einzelnen Mitgliedern und den/dem Therapeuten, die meist verschiedene Übertragungen unbewusster Motive und Fantasien enthalten. Jeder einzelne entwickelt spezifische Gegenübertragungen. Daneben kann die Gruppe als Ganzes eine unbewusste Intention (z. B. einen Gruppenabwehrprozess) und Motivation entwickeln, d. h. eine Gruppenübertragung mit der sie dem Therapeuten begegnet.

Die **interaktionelle Gruppentherapie** (Heigl-Evers u. Heigl) wurde speziell für die Behandlung von Borderline-Patienten entwickelt. Dabei wird mit manifestem Verhalten und konkreten Interventionen gearbeitet. An die Stelle der Deutung wird das **Prinzip Antwort** gesetzt. Der Therapeut teilt dem Patienten z. B. eigene Reaktionen auf seine Schilderungen mit, legt also seine Gegenübertragung offen, was in der psychoanalytischen Therapie nur ausnahmsweise geschieht. Ziel ist, über die transparente Interaktion eine strukturelle Nachreifung des Ich und seiner Funktionen beim Patienten zu fördern, indem er lernt seine Objekt- und Selbsterfahrungen bewusster wahrzunehmen.

In der **verhaltenstherapeutischen Gruppentherapie** werden bestimmte Einzeltechniken in Gruppen eingesetzt wie z. B. das Selbstsicherheitstraining. Die Gruppensituation ermöglicht einen sozialen Lerneffekt. Es gibt viele symptombezogene Gruppen (z. B. für angst-, sucht- oder essgestörte Patienten), die mit gestuften Programmen (Informationsvermittlung, rational-emotive Techniken, Angstexpositionstrainings, Feedback-Sitzungen) arbeiten.

Während die therapeutischen Gruppen der geschilderten Art, die häufig auch als Selbsterfahrungsgruppen geführt werden, sich einoder zweimal in der Woche zu Sitzungen von 90 Minuten treffen, haben andere Experimentalgruppen angefangen, mit Frequenz und zeitlicher Ausdehnung Versuche anzustellen. Bekannt geworden sind „Gruppenmarathons" mit mehrstündigen, ja mehrtägigen Sitzungen. Hier wird das Feld zunehmend unübersichtlich. In der Regel sind die Gruppentrainer um so unausgebildeter, je mehr sie solchen Extremformen zuneigen, und die Anzahl der Komplikationen (schwerste emotionale Zusammenbrüche, Suizidversuche) nimmt bei solchen inkompetent geleiteten Gruppen erheblich zu. Wissenschaftlich sind diese Verfahren ohne Bedeutung, was in einem erstaunlichen Gegensatz zu ihrer Verbreitung steht.

Die **Wirksamkeit** der Gruppentherapie ist belegt, jedoch in Bezug auf ihre Fähigkeiten zur Symptombeseitigung nach gegenwärtigem Forschungsstand der Einzeltherapie unterlegen. Gesichert scheint hingegen die Besserung der Fähigkeiten zum sozialen Miteinander und zum Verstehen und Empfinden sozialer Prozesse. Hierin kann eine qualifiziert durchgeführte Gruppentherapie jeder Form von Einzeltherapie überlegen sein. Daraus ergibt sich auch die **Indikation**: Patienten mit Störungen vorwiegend im sozialen Verhalten und solchen, bei denen die Einzeltherapie die Furcht vor emotionaler Anklammerung an den Therapeuten zu sehr verstärken würde, sind besonders für Gruppentherapie indiziert. Aus ökonomischen Gründen neigt man heute zunehmend dazu, auch **symptomorientierte Gruppen** zu bilden, d.h. man fasst Patienten zusammen, die alle unter dem gleichen Symptom leiden. Diese Praxis ist zunehmend häufiger zu beobachten, wobei bereits die soziale Entlastung („Ich bin mit meinem speziellen Problem nicht allein.") unseres Erachtens eine entscheidende therapeutische Rolle spielt.

12.11 Stationäre Psychotherapie

Krankenhausabteilungen für stationäre Psychotherapie gibt es in Deutschland seit den 1950er-Jahren. Obwohl insbesondere die analytische Psychotherapie auf eine jahrzehntelange Praxis zurückblickt, ist die Verlagerung des psychotherapeutischen Ansatzes in den stationären Bereich nur sehr zögernd und langsam erfolgt.
Im Gesundheitsbericht der Bundesregierung wird für 2004 die Zahl von 122 Krankenhaus-Fachabteilungen für Psychosomatische Medizin und Psychotherapie mit insgesamt 4 412 Betten genannt; die Auslastung der Betten betrug 90,5 %. Hinzu kommen rund 13 371 weitere Betten in 142 Fachabteilungen der Rehabilitation; die Auslastung betrug hier 76,6 %. Aufgrund einer etwas älteren Analyse des Deutschen Kollegiums für Psychosomatische Medizin arbeiten etwa 20 % der Kliniken ausschließlich verhaltenstherapeutisch, 40% ausschließlich psychodynamisch, 20 % der psychodynamisch arbeitenden Kliniken ergänzen ihr Konzept durch verhaltenstherapeutische Maßnahmen und 13 % arbeiten sowohl verhaltenstherapeutisch als auch psychodynamisch. Bezüglich der Wirksamkeit, Behandlungsdauer, kurzfristiger und langfristiger Therapieeffekte ergaben sich beim Vergleich der beiden Verfahren bezüglich der stationären Therapie keine Unterschiede (Schulz et al. 1999).
Die Mehrzahl dieser Krankenhäuser und Abteilungen ist konzeptuell durch einen **multimodalen Ansatz** geprägt, wobei im Zentrum Gruppen- und Einzelgespräche stehen. Hinzu kommen Beschäftigungstherapie, Gestaltungstherapie, Konzentrative Bewegungstherapie und andere averbale Methoden. Die stationäre Psychotherapie kann in

einzigartiger Weise diesen multimodalen Zugang zum Patienten eröffnen und z. B. den körperlichen Trainingsmangel, die sozialen Hemmungen und die inneren Konflikte *gleichzeitig* angehen. In vielen Fällen kann man stationäre Psychotherapie als eine Einleitung von oder eine Vorbereitung auf ambulante Psychotherapie ansehen. Für einige Autoren stellt stationäre Psychotherapie eine eigenständige Behandlungsform, eventuell mit geplanten Wiederaufnahmen („Intervall-Therapie") dar. Bei spezifischen Störungsbildern (z. B. Artifizielle Störungen, Borderline-Störungen) erscheint ein Intervallsetting (mehrere stationäre Behandlungsphasen von unterschiedlicher Dauer) oft sehr sinnvoll. Stationäre Therapie kann auch ein Zwischenelement in einer längeren ambulanten Therapie sein, z. B. in akuten Krisensituationen oder in einer Phase nicht auflösbarer negativer Übertragung im dyadischen Behandlungssetting der ambulanten Einzeltherapie.
In der psychodynamischen stationären Psychotherapie lassen sich gegenwärtig **zwei Modelle** unterscheiden, die als Pole eines Kontinuums aufgefasst werden können:

- das **bipolare Modell**, welches einen „Therapieraum" von einem „Realraum" unterscheidet und
- ein von Janssen (1987) entwickeltes **integratives Modell**, welches diese beiden Bereiche integriert.

Im **„Therapieraum"** gelten therapeutische Normen, die anders sind als die Alltagsnormen (z. B. ist eine offene Mitteilung des persönlichen Erlebens in der Einzel- und Gruppentherapie erwünscht). Der **„Realraum"** ist der Kontakt des Patienten im Klinikalltag mit Schwestern, Institutionsnormen, Mitpatienten etc. Dieser Raum bietet die Chance für Beobachtungsmöglickeiten von zwischenmenschlichen Beziehungsstörungen und anderen Störungen der Alltagsbewältigung eines Patienten. Diese Probleme können dann in den Therapieveranstaltungen (Gruppen-, Einzel-, Gestaltungstherapie etc.) bearbeitet werden. Das **integrative Modell** wurde insbesondere für Patienten mit strukturellen Ich-Störungen entwickelt, die in besonderem Maße zu Abwehrmechanismen wie Spaltungen und Projektionen neigen. Ein Ziel der Therapie ist es, solche Spaltungsvorgänge mit dem gesamten Behandlerteam herauszuarbeiten und dem Patienten deutlich zu machen. Bei beiden Modellen werden verschiedene Verfahren (z. B. Einzel-, Gruppen-, Gestaltungs- und Konzentrative Bewegungstherapie) als stationäre Hochdosispsychotherapie miteinander kombiniert, was einen engen Austausch und eine Abstimmung der verschiedenen Behandler in Teamkonferenzen nötig macht.

Die **teilstationäre Behandlung (Tageskliniken)** hat sich auch in der Psychosomatischen Medizin etabliert. Ein frühzeitiger Übergang von einer stationären Behandlungsphase in eine teilstationäre Phase, die als Übergangsphase für eine weiterführende ambulante Therapie dient, ermöglicht eine Verkürzung des vollstationären Behandlungszeitraums. Ein Teil der Patienten, die im Sinne einer Intervalltherapie (s. o.) behandelt werden, brauchen bei einem entsprechenden Angebot nicht erneut vollstationär aufgenommen zu werden.

Vorteile der stationären Therapie gegenüber der ambulanten bestehen in einer stärkeren Möglichkeit zur Regression und einem größeren Raum für innere Auseinandersetzung, weil eine Entlastung von den Alltagsanforderungen stattfindet. Allerdings kann diese regressionsfördernde Umgebung für viele Patienten auch problematisch sein. Es ergibt sich die Möglichkeit, **multilaterale Übertragungsprozesse** auf die verschiedenen Mitglieder des Teams „aufzuteilen", wodurch die Patienten schneller und vollständiger verstanden werden können. Dafür ist eine dichte Kommunikation zwischen den verschiedenen Behandlern (Team) notwendig. Die **Gemeinschaft der Mitpatienten** bietet weitere Chancen: die Mitpatienten haben eine potenzielle Modellfunktion und sind auch eine Art „Experimentierfeld" für dass Ausprobieren neuer Verhaltensweisen („Erprobung im Handeln"). Die Stationsgemeinschaft hat eine haltende Funktion (holding function) und die Patienten entwickeln das Gefühl einer Schicksalsgemeinschaft, was sie zusätzlich stärkt. Die Mitpatienten können allerdings auch eine Belastung darstellen, weil teilweise schwerwiegende Probleme zusätzlich auf einen Patienten zukommen oder auch bestimmte gruppendynamische Prozesse sehr bedrückend wirken können (z. B. bei negativ-therapeutischen Reaktionen).

Die **Dauer** der stationären Behandlung ist durchschnittlich auf vier bis acht Wochen begrenzt und erfordert daher eine starke Strukturierung und Zielorientierung. Die Therapie besteht in einem **multimodalen Behandlungsprogramm**:

- **Einzelpsychotherapie**, die in der Regel ein- bis dreimal pro Woche stattfindet und in den dynamischen Verfahren den Charakter einer psychodynamischen Fokaltherapie hat; in den verhaltenstherapeutischen Settings wird sie oft in Form einer manualisierten Therapie durchgeführt, ebenfalls mit einem Therapiefokus.
- **Gruppentherapeutische Verfahren** werden regelhaft mit der Einzeltherapie kombiniert. Dabei gibt es im stationären Feld eine deutlich größere Vielfalt als bei der ambulanten Gruppentherapie:
  - **psychodynamische Gruppentherapie:** tiefenpsychologisch fundierte GT, psychoanalytische GT, psychoanalytisch-interaktionelle GT, Ich-strukturell modifizierte psychoanalytische GT, körperzentrierte psychoanalytische GT u. a.
  - **verhaltenstherapeutische Gruppentherapie:** orientiert an bestimmten Themen, z. B. Genusstraining, Motivationstraining, Problemlösetraining oder störungsspezifische Gruppen, die diagnostisch homogen zusammengesetzt sind z. B. für die Indikationsbereiche Angst, Depression, Zwang u. a.
  - **Gruppentherapie mit averbalen Techniken:** Musiktherapie, Tanztherapie, Konzentrative Bewegungstherapie, Gestaltungstherapie u. a.
  - **psychoedukative Gruppen:** Krankheitsinformation etc.
  - **Gruppen für Ich-strukturell schwerer oder weniger schwer gestörte Patienten:** z. B. Borderline-Gruppen versus Angstgruppen, Essstörungsgruppen etc.

Es kann in vielen Fällen sinnvoll und unumgänglich sein, Partner und Angehörige in die Behandlung in Form von **Paar- und Familiengesprächen** mit einzubeziehen; z. B. wenn der Patient die Funktion des Indexpatienten in einer Familie oder Ehe erfüllt oder der Partner zunehmend zu dekompensieren droht. Es kann auch darum gehen, die Familienangehörigen zur Unterstützung des Patienten zu gewinnen (z. B. bei Patienten mit Artifiziellen Störungen oder Dissoziativen Bewusstseinsstörungen) oder Kommunikationsstrukturen zu verbessern, um einem Rückfall vorzubeugen etc. Dabei kommen auch psychoedukative Techniken bei den Angehörigen zum Einsatz, d. h. Informationsvermittlung über die Erkrankung.

Weitere therapeutische Elemente der stationären Psychotherapie sind Entspannungsverfahren (Autogenes Training, Progressive Muskelrelaxation nach Jacobson, Biofeedback; → Kap. 12.8), Ergotherapie, Soziotherapie (Gestaltung des stationären Alltags etc.), Sport und Bewegungstherapie, Physiotherapie, Krankengymnastik etc.
Neben diese Angeboten ist in Psychosomatischen Fachkliniken eine **allgemeinmedizinische Versorgung** selbstverständlich. Wenn es sich um Universitätsabteilungen oder Abteilungen großer städtischer Kliniken handelt, besteht die Möglichkeit, Patienten mit unklaren und komplexen Krankheitsbildern auch zur weitergehenden interdisziplinären Diagnostik (in Zusammenarbeit mit anderen somatischen Abteilungen) aufzunehmen. Vereinzelt gibt es auch internistisch-psychosomatische Fachabteilungen, die integrierte Behandlungsangebote machen können, z. B. bei dekompensierten Essstörungen.

Indikationskriterien stationärer Psychotherapie im Krankenhaus:

- **ein bedrohlicher körperlicher und/oder psychischer Zustand** des Patienten, z. B. Suizidalität, dekompensierte Magersucht mit lebensbedrohlicher Kachexie, schwere artifizielle Symptomatik
- **zunehmende Dekompensation** des Patienten mit **Bedrohung seiner Arbeitsfähigkeit** bzw. einer Arbeitsunfähigkeit, die länger als vier Wochen dauert und erfolgloser Psychosomatischer Grundversorgung (laut den Leitlinien Psychosomatische Störungen) sowie drohendem Verlust des Arbeitsplatzes, was zu einer weiteren Destabilisierung und schließlich in einen Teufelskreis führen würde
- **zunehmende Dekompensation der familiären Situation** mit drohender weiterer Dekompensation des Familiensystems und Mitbeteiligung weiterer Familienangehöriger, z. B. bei schweren Essstörungen
- **Komorbidität mit einer behandlungsbedürftigen somatischen Erkrankung**, z. B. Anpassungsstörungen nach schweren operativen Eingriffen oder mangelnde Compliance vor oder nach Transplantationen
- diagnostisch **unklare komplexe Krankheitsbilder** mit schwerwiegenden Symptomen (z. B. unklare Anfälle), die einer interdisziplinären Diagnostik bedürfen

- Vorliegen **schwererer psychosomatischer Erkrankungen ohne stabile Behandlungsmotivation** des Patienten und damit bestehender Gefahr weiterer Chronifizierung oder iatrogener Schädigung, aber auch hoher Kosten (z. B. Somatisierungsstörungen). Eine Motivationsarbeit kann hier oft nur unter den intensiveren stationären Bedingungen geleistet werden – mit dem Ziel der Einleitung einer weiterführenden ambulanten oder stationären Psychotherapie.
- relative Indikation **bei fehlendem regionalen Versorgungsangebot** (ländliche Regionen)

Kontraindikationen stationärer Psychotherapie im Krankenhaus:

- **laufendes Rentenbegehren:** In Rehabilitationskliniken befinden sich viele nur vordergründig motivierte Patienten, die ihre Therapieauflage („Reha vor Rente!") „absitzen", aber eigentlich die Rente wollen und letztlich nicht wirklich für eine Veränderung motiviert sind.
- **mangelnde Motivation**
- **hohe Regressionsbereitschaft und -gefahr** mit Hospitalisierungstendenzen und Tendenzen zur malignen Regression: fortdauerndes Agieren, ständige Passivität und mangelnde Bereitschaft, Verantwortung für die eigene Entwicklung und die eigene Lebenssituation zu übernehmen, anklammerndes forderndes Verhalten. Solche Patienten werden letztlich durch eine stationäre Therapie noch weiter geschädigt, auch wenn sie auf diese drängen und ihre hohe Motivation betonen.

Literatur

Wegen der Erreichbarkeit und aus Platzgründen beschränkt sich das Literaturverzeichnis auf Veröffentlichungen und Neuerscheinungen nach 1980; vorher erschienene Werke sind nur in Ausnahmefällen aufgeführt. Die gesuchte Literaturangabe findet sich entweder unter den thematischen Zusammenstellungen im direkten Anschluss oder bei der weiterführenden Literatur zu den einzelnen Kapiteln.

Einführende Werke zu Neurotischen Störungen und Psychosomatischer Medizin

Neurotische Störungen

Bräutigam W. Reaktionen, Neurosen, Abnorme Persönlichkeiten: Seelische Krankheiten im Grundriß. 6. Aufl. Stuttgart: Thieme 1994.

Fenichel O. Psychoanalytische Neurosenlehre. Bd. 1–3. (Bibliothek der Psychoanalyse). Gießen: Psychosozial-Verlag 1996/97.

Kuiper PC. Die seelischen Krankheiten des Menschen. 9. Aufl. Stuttgart: Klett-Cotta 2004.

Loch W. Die Krankheitslehre der Psychoanalyse. Allgemeine und spezielle psychoanalytische Theorie der Neurosen, Psychosen und psychosomatischen Erkrankungen bei Erwachsenen, Kindern und Jugendlichen. Hrsg. v. H. Hinz. 6. Aufl. Stuttgart: Hirzel 1999.

Mentzos S. Neurotische Konfliktverarbeitung. Einführung in die psychoanalytische Neurosenlehre unter Berücksichtigung neuer Perspektiven. 10. Aufl. Frankfurt/M.: Fischer 1993.

Mentzos S. Lehrbuch der Psychodynamik. Die Funktion der Dysfunktionalität psychischer Störungen. Göttingen: Vandenhoeck & Ruprecht 2009.

Schultz-Hencke H. Lehrbuch der analytischen Psychotherapie. 5. Aufl. Stuttgart: Thieme 1988.

Schwidder W. Klinik der Neurosen. In: Kisker KP, et al. (Hrsg). Psychiatrie der Gegenwart, Bd. 2: Klinische Psychiatrie, Teil 1. 3. Aufl. Berlin, Heidelberg, New York: Springer 1986.

Psychosomatische Medizin (Psychotherapeutische Medizin)

Ahrens S, Schneider W (Hrsg). Lehrbuch der Psychotherapie und Psychosomatischen Medizin. 2. Aufl. Stuttgart, New York: Schattauer 2002.

Bräutigam W, Christian P, Rad M von. Psychosomatische Medizin. 6. Aufl. Stuttgart: Thieme 1997.

Buddeberg C, Willi J (Hrsg). Psychosoziale Medizin. 3. Aufl. Berlin, Heidelberg, New York: Springer 2003.

Ehlert U. Verhaltensmedizin. Berlin, Heidelberg, New York: Springer 2003.

Jores A. Praktische Psychosomatik: Einführung in die Psychosomatische und Psychotherapeutische Medizin. Begr. v. Jores A. Hrsg. v. Meyer AE, Freyberger H, Kerekjarto M von, Liedtke R, Speidel H. 3. Aufl. Bern, Stuttgart, Wien: Huber 1996.

Köhler T. Psychosomatische Krankheiten. 3. Aufl. Stuttgart, Berlin, Köln: Kohlhammer 1995.

Mitner W, Birbaumer N, Gerber W-D. Verhaltensmedizin. Berlin, Heidelberg, New York, Tokyo: Springer 1986.

Schüßler G. Psychosomatik, Psychotherapie systematisch. 3. Aufl. Bremen: Uni-Med-Verlag 2005.

Uexküll T von, Wesiack W. Theorie der Humanmedizin. Grundlagen ärztlichen Denkens und Handelns. 3. Aufl. München, Wien, Baltimore: Urban & Schwarzenberg 1998.

Uexküll T von. Psychosomatische Medizin. Modelle ärztlichen Denkens und Handelns. Begr. v. Uexküll T von. Hrsg. von Adler R, Herrmann JM, Köhle K, Langewitz W, Schonecke OW, Uexküll T von, Wesiack W. 6. Aufl. München, Jena: Urban & Fischer 2003.

Zander W. Neurotische Körpersymptomatik. Berlin, Heidelberg, New York, Tokyo: Springer 1989.

Dynamische Psychiatrie

Mentzos S. Psychodynamische Modelle in der Psychiatrie. 5. Aufl. Göttingen: Vandenhoeck & Ruprecht 2002.

Redlich FC, Freedmann DX. Theorie und Praxis der Psychiatrie. 2 Bde. 2. Aufl. Frankfurt/M.: Suhrkamp 1984.

Schilder P. Entwurf zu einer Psychiatrie auf psychoanalytischer Grundlage. Frankfurt/M.: Suhrkamp 1973.

Psychoanalyse

Brenner Ch. Grundzüge der Psychoanalyse. 15. Aufl. Frankfurt/M.: Fischer 1992 (Fischer-Taschenbuch 6309).

Freud S. Studienausgabe Bd 1. Vorlesungen zur Einführung in die Psychoanalyse und Neue Folge. 13. Aufl. Frankfurt/M: Fischer 1997.

Laplanche J, Pontalis JB. Das Vokabular der Psychoanalyse. 14. Aufl. Frankfurt/M.: Suhrkamp 1998.

Nagera H. Psychoanalytische Grundbegriffe. Eine Einführung in Sigmund Freuds Terminologie und Theoriebildung. 5. Aufl. Frankfurt/M.: Fischer 1991 (Fischer-Taschenbuch 42288).

Waelder R. Die Grundlagen der Psychoanalyse. 2. Aufl. Stuttgart: Klett-Cotta 1983.

Diagnostik

Adler R, Hemmeler W. Anamnese und Körperuntersuchung. Der biologische, psychische und soziale Zugang zum Patienten. 3. Aufl. Stuttgart, New York: Fischer 1992.

American Psychiatric Association. Diagnostic and Statistical Manual of Mental Disorders (DSM-III). Washington DC 1980.

American Psychiatric Association. Diagnostic and Statistical Manual of Mental Disorders (DSM-IV). Washington DC 1994.

Arbeitskreis OPD (Hrsg). OPD-2 – Operationalisierte Psychodynamische Diagnostik. Das Manual für Diagnostik und Therapieplanung. Bern, Göttingen, Toronto: Verlag Hans Huber 2006.

Argelander H. Das Erstinterview in der Psychotherapie. 6. Aufl. Darmstadt: Wissenschaftliche Buchgesellschaft 2007.

Dilling H, Mombour W, Schmidt MH, Schulte-Markwort E (Hrsg). Internationale Klassifikation psychischer Störungen – ICD-10 Kapitel V (F). Diagnostische Kriterien für Forschung und Praxis. 2., korr. und erg. Aufl. Bern, Göttingen, Toronto, Seattle: Verlag Hans Huber 2000.

Dührssen A. Die biographische Anamnese unter tiefenpsychologischem Aspekt. 4. Aufl. Göttingen: Vandenhoeck & Ruprecht 1997.

Janssen PL, Schneider W (Hrsg). Diagnostik in der Psychotherapie und Psychosomatik. Stuttgart, Jena, New York: Urban & Fischer 1994.

Psychotherapeutische Verfahren

Corsini RJ (Hrsg). Handbuch der Psychotherapie in 2 Bänden. 4. Aufl. Weinheim: Psychologie Verlags Union 1994.

Dührssen A. Analytische Psychotherapie in Theorie, Praxis und Ergebnissen. Göttingen: Vandenhoeck & Ruprecht 1972.

Finke J. Empathie und Interaktion: Methodik und Praxis der Gesprächspsychotherapie. 2. Aufl. Stuttgart, New York: Thieme 2004.

Fliegel S, Groeger WM, Künzel R, Schulte D, Sorgatz H (Hrsg). Verhaltenstherapeutische Standardmethoden. 4. Aufl. Weinheim: Psychologie Verlagsunion 1998.

Greenson RR. Technik und Praxis der Psychoanalyse. 9. Aufl. Stuttgart: Klett-Cotta 2007.

Heigl-Evers A, Heigl F, Ott J, Rüger U. Lehrbuch der Psychotherapie. 3. Aufl. Stuttgart, Jena: Fischer 1997.

Heyden T, Schulte O, Sorgatz H. Verhaltenstherapie: Theorien und Methoden. 10. Aufl. Tübingen: DGVT 1998.

Hoffmann BH. Handbuch des autogenen Trainings. 18. Aufl. München: dtv 2009 (dtv Taschenbuch 36004).

Hohage R. Analytisch orientierte Psychotherapie in der Praxis. 4. Aufl. Stuttgart, New York: Schattauer 2004.

Luborsky L. Einführung in die analytische Psychotherapie. 3. Aufl. Göttingen: Vandenhoeck & Ruprecht 1999.

Ploeger A. Tiefenpsychologisch fundierte Psychodramatherapie. Stuttgart, Berlin, Köln, Mainz: Kohlhammer 1983.

Radebold H. Psychodynamik und Psychotherapie Älterer. Psychodynamische Sicht und psychoanalytische Psychotherapie 50jähriger bis 75jähriger. Berlin, Heidelberg, New York: Springer 1992.

Reimer C (Hrsg). Ärztliche Gesprächsführung. 2. Aufl. Berlin, Heidelberg, New York: Springer 1994.

Senf W, Broda M (Hrsg). Praxis der Psychotherapie. Ein integratives Lehrbuch. 4. Aufl. Stuttgart, New York: Thieme 2007.

Thomä H, Kächele H. Lehrbuch der psychoanalytischen Therapie. Bd. 1: Grundlagen. Bd. 2: Praxis. 3. Aufl. Berlin, Heidelberg, New York: Springer 2006.

Weiterführende und spezielle Literatur (nach 1980)

Eine Einleitung

Boden SD, McCowin PR, Davis DO, Dina TS, Mark AS, Wiesel S. Abnormal magnetic-resonance scans of the lumbar spine in asymptomatic subjects. A prospective investigation. Bone Joint Surg 1990; 72: 403–8.

Hehl FJ, Makowka U, Schleberger R. Zur Psychosomatik des Operationserfolges bei Bandscheibengeschädigten. Z Klin Psychol Psychopathol Psychoth 1983; 31: 53–66.

Jensen MC, Brant-Zawadzki MN, Obuchowski N, Modic MT, Malkasian D, Ross JS. Magnetic resonance imaging of the lumbar spine in people without back pain. N Engl J Med 1994; 331: 69–73.

Kroenke K, Mangelsdorff D. Common symptoms in ambulatory care: Incidence, evaluation, therapy, and outcome. Am J Med 1989; 86: 262–66.

Lutz GK, Butzlaff M, Schultz-Venrath U. Looking back on back pain. Trial and error of diagnoses in the 20th century. Spine 2003; 28: 1899–905.

Nickel R, Raspe HH. Chronischer Schmerz: Epidemiologie und Inanspruchnahme. Nervenarzt 2001; 72: 897–906.

Wiesel SW, Tsourmas N, Feffer HL, Citrin CM, Patronas N. A study of computer-assisted tomography. I. The incidence of positive CAT scans in an asymptomatic group of patients. Spine 1984; 9: 549–51.

Kapitel 1

Andrews G, Corry J, Issakidis C, Slade T, Swanston H. Comparative Risk Assessment: Child Sexual Abuse (Final Report). WHO Collaborating Ctr. for Evidence and Health Policy in Mental Health, St Vincent's Hospital, Sidney 2001.

Arbeitskreis OPD (Hrsg). OPD-2 – Operationalisierte Psychodynamische Diagnostik. Das Manual für Diagnostik und Therapieplanung. Bern, Göttingen, Toronto: Verlag Hans Huber 2006.

Bowlby J. Bindung. München: Kindler 1975.

Bowlby J. Mutterliebe und kindliche Entwicklung (WHO-Bericht 1951). 3. Aufl. München: Reinhardt 1995.

Dornes M. Der kompetente Säugling: Die präverbale Entwicklung des Menschen. 12. Aufl. Frankfurt: Fischer 1993.

Egle UT, Hardt J, Nickel R, Kappis B, Hoffmann SO. Früher Stress und Langzeitfolgen für die Gesundheit – Wissenschaftlicher Erkenntnisstand und Forschungsdesiderate. Psychosom Med Psychother 2002; 48: 411–34.

Erikson EH. The Life Cycle Completed. New York, London: Norton 1982.

Erikson EH. Kindheit und Gesellschaft. 14. Aufl. Stuttgart: Klett-Cotta 2005.

Egle UT, Hoffmann SO. Handbuch Chronischer Schmerz. Grundlagen, Pathogenese, Klinik und Therapie aus bio-psycho-sozialer Sicht. Stuttgart, New York: Schattauer 2003.

Egle UT, Hoffmann SO, Joraschky P (Hrsg). Sexueller Missbrauch, Misshandlung, Vernachlässigung. Stuttgart, New York: Schattauer 2004.

Felitti V, Fink PJ, Fishkin RE, Anda RF. Ergebnisse der Adverse Childhood Experiences (ACE) – Studie zu Kindheitstrauma und Gewalt. Trauma & Gewalt 2007; 1: 18–32.

Freud A. Wege und Irrwege in der Kinderentwicklung. Stuttgart: Huber/Klett 1977.

Freud A. Das Ich und die Abwehrmechanismen. 15. Aufl. Frankfurt/M.: Fischer 1992 (Fischer Taschenbuch 42001).

Heuft G. Persönlichkeitsentwicklung im Alter – ein psychoanalytisches Entwicklungsparadigma. Z Gerontol 1994; 27: 116–21.

Heuft G, Marschner C. Psychotherapeutische Behandlung im Alter – state of the art. Psychotherapeut 1994; 39: 205–19.

Mahler MS, Pine F, Bergmann A. Die psychische Geburt des Menschen. Symbiose und Individuation. Frankfurt/M.: Fischer 1993 (Fischer Taschenbuch 6731).

Mayer KU, Baltes PB (Hrsg). Die Berliner Alternsstudie. Berlin: Akademie Verlag 1996.

Mitscherlich A. Krankheit als Konflikt. Studien zur psychosomatischen Medizin. Bd. 1 und 2. Frankfurt/M.: Suhrkamp 1974 (Edition Suhrkamp Bd. 164).

Stierlin H. Von der Psychoanalyse zur Familientherapie. (dialog & praxis). München: dtv 1991 (dtv Taschenbuch 15097).

Kapitel 2

Adler R, Hemmeler W. Anamnese und Körperuntersuchung. Der biologische, psychische und soziale Zugang zum Patienten. Stuttgart: Fischer 1992.

Bandura A. Principles of Behavior Modification. New York: Holt 1966.

Breier A, Kelsoe JR Jr, Kirwin PD, Beller SA, Wolkowitz OM, Pickar D. Early parental loss and development of adult psychopathology. Archs Gen Psychiat 1988; 45: 987–93.

Ernst K. Chronische Neurosen und ihre Behandlung. Arch Neurol Neurochir Psychiat Schweiz 1980; 126: 255–67.

Felitti V, Fink PJ, Fishkin RE, Anda RF. Ergebnisse der Adverse Childhood Experiences (ACE) – Studie zu Kindheitstrauma und Gewalt. Trauma & Gewalt; 1: 18–32.

Hermann JL. Sequelae of prolonged and repeated trauma: Evidence for a Complex Posttraumatic Stress Syndrome (DESNOS). In: Davidson JR, Foa EB (eds.). Posttraumatic Stress Disorder – DSM-IV and beyond. Washington: American Psychiatric Press 1993; 213–28.

Hettema JM, Neale MC, Kendler KS. A review and meta-analysis of the genetic epidemiology of anxiety disorders. Amer J Psych 2001; 158: 1568–78.

Hoffmann SO, Egle UT. Risikofaktoren und protektive Faktoren in der Neurosenentstehung. Die Bedeutung biografischer Faktoren für die Entstehung psychischer und psychosomatischer Krankheiten. Psychotherapeut 1996; 41: 13–6.

Marty P, de M'Uzan M. Das operative Denken (pensée opératoire). Psyche 1978; 32: 974–84.

Mayer H. Das Streßmodell als Erklärungsprinzip. In: Hahn P (Hrsg.). Psychosomatik, Bd. 1. Weinheim, Basel: Beltz 1983; 227–64.

Rahe RH, Arthur RJ. Life change and illness studies – past history and future directions. J Human Stress 1978; 4: 3–15.

Rudolf G. Strukturbezogene Psychotherapie. Leitfaden zur psychodynamischen Therapie struktureller Störungen. Stutgart/New York: Schattauer 2006.

Weiner H. Psychobiology and Human Disease. Amsterdam, New York: Elsevier 1977.

Zander W. Neurotische Körpersymptomatik. Berlin, Heidelberg, New York, Tokyo: Springer 1989.

Kapitel 3

Ambühl H (Hrsg). Psychotherapie der Zwangsstörungen. 2. Aufl. Stuttgart, New York: Thieme 2005.

Andrews G, Corry J, Issakidis C, Slade T, Swanston H. Comparative Risk Assessment: Child Sexual Abuse (Final Report). WHO Collaborating Ctr. for Evidence and Health Policy in Mental Health, St Vincent's Hospital, Sidney 2001.

Armando R, Favazza MD. Bodies Under Siege. Self-Mutilation in Culture and Psychiatry. Johns Hopkins University Press: Baltimore, Maryland 1987.

Asher R. Munchausen's Syndrome. Lancet 1951; 1: 339–41.

Barsky AJ, Cleary PD, Sarnie MK, Klerman GL. The course of transient hypochondriasis. Am J. Psychiat 1993; 150: 484–8.

Bornschein S, Hausteiner C, Zilker T, Förstl H. Psychiatric and somatic disorders and multiple chemical sensitivity (MCS) in 264 'environmental patients'. Psychological Medicine 2002; 32: 1387–94.

Bowlby J. Trennung. Psychische Schäden als Folge der Trennung von Mutter und Kind. München: Kindler 1976.

Browne G, Steiner M, Roberts J, Gafni A, Byrne C, Dunn E, Bell B, Mills M, Chalklin L, Wallik D, Kraemer J. Sertraline and/or interpersonal psychotherapy for patients with dysthymic disorder in primary care: 6-month comparison with longitudinal 2-year follow-up of effectiveness and costs. J Affect Disord 2002; 68: 317–30.

Clark DM, Wells A. A cognitive model of social phobia. In: Heimberg R, Liebowitz M, Hope DA, Schneier FR (eds). Social Phobia: Diagnosis, Assessment, and Treatment. New York: Guilford Press 1995; 69–93.

Crits-Christoph P, Connolly Gibbons MB, Narducci J, Schamberger M, Gallop R. Interpersonal problems and the outcome of interpersonally oriented psychodynamic treatment of GAD. Psychotherapy: Theory/Research/Practice/Training 2005; 42: 211–24.

Croft PR, Racz MI, Bloch JD, Palmer CH. Autopsy confirmation of severe pulmonary interstitial fibrosis secondary to Munchausen syndrome presenting as cystic fibrosis. J Forensic Sci 2005; 50/5: 1194–8.

Deyo RA, Psaty BM, Simon G, Wagner EH, Omenn GS. The messenger under attack – intimidation of researchers by special-interest groups. N Engl J Med 1997; 336, 1176–80.

DuPont RL, Rice DP, Miller LS, Shiraki SS, Rowland CR, Harwood HJ. Economic costs of anxiety disorders. Anxiety 1996; 2: 167–72.

Eckhardt A. Das Münchhausen-Syndrom. Formen der selbstmanipulierten Krankheit. München, New York: Urban & Schwarzenberg 1987.

Eckhardt A. Die Dynamik der Arzt-Patient-Beziehung bei der chronisch vorgetäuschten Störung. Psychother Med Psychol 1988; 38: 352–8.

Eckhardt A. Factitious disorders in the field of neurology and psychiatry. Psychother Psychosom 1994; 62: 56–62.

Eckhardt A, Hoffmann SO. Depersonalisation und Selbstbeschädigung. Z Psychosom Med Psychoanal 1993; 3: 284–306.

Eckhardt-Henn A. Artifizielle Störungen und Münchhausen-Syndrom. Gegenwärtiger Stand der Forschung. Psychother Psychosom Med Psychol 1999; 49: 75–89.

Eckhardt-Henn A. Dissoziation als spezifische Abwehrfunktion schwerer traumatischer Erlebnisse – eine psychoanalytische Perspektive. In: Eckhardt-Henn A, Hoffmann SO (Hrsg). Dissoziative Störungen des Bewusstseins. Stuttgart, New York: Schattauer 2004; 276–94.

Eckhardt-Henn A, Hoffmann SO (Hrsg). Dissoziative Störungen des Bewusstseins. Stuttgart, New York: Schattauer 2004.

Feldman MD, Ford CV. Patient or Pretender. Inside the Strange World of Factitious Disorders. New York, Chichester, Brisbane, Toronto, Singapore: John Wiley & Sons 1994.

Feldmann MD, Eisendrath SJ. The Spectrum of Factitious Disorders. Washington DC, London: American Psychiatric Press 1996.

Fischer JA. Playing patient, playing doctor: Munchausen syndrome, clinical S/M, and ruptures of medical power. J Med Humanit 2006; 27: 135–49.

Flatten G, Hoffmann A, Liebermann P, Wöller W, Siol T, Petzold E. Posttraumatische Belastungsstörung. Leitlinie und Quellentext. Stuttgart, New York: Schattauer 2001.

Fonteyn N, Wauters G, Vandercam B, Degraux J, Avesani V, Vincent V, Delmée M. Mycobacterium mucogenicum sepsis in an immunocompetent patient. Journal of Infection 2006; 53: 143–6.

Gast U. Der psychodynamische Ansatz zur Behandlung komplexer dissoziativer Störungen. In: Eckhardt-Henn A, Hoffmann SO (Hrsg). Dissoziative Störungen des Bewusstseins. Stuttgart, New York: Schattauer 2004; 395–422.

Gast U, Rodewald F, Nickel V, Emrich HM. Prevalence of dissociative disorders among psychiatric patients in a German university clinic. J Nerv Ment Dis 2001; 189: 249–57.

Gieler U, Eckhardt-Henn A. Factitious Disorders. Dermatology 2004; 5: 93–8.

Gönner S, Leonhart R, Ecker W. Das Zwangsinventar OCI-R – die deutsche Version des Obsessive-Complusive-Inventory-Revised. Psychother Psych Med 2007; 57: 395–404.

Gorman JM, Liebowitz MR, Fyer AJ, Stein J. A neuroanatomical hypothesis for panic disorder. Am J Psychiat 1989; 146: 148–61.

Herpertz S, Gretzer A, Steinmeyer EM, Mühlbauer V, Schürkens A, Saß H. Affective instability and impulsivity in personality disorders: results of an experimental study. J Affect Dis 1997; 44: 31–7.

Hoffmann SO. Soziale Ängste. Die psychodynamische Perspektive in Konzeptbildung und Behandlungsansätzen. Psychotherapie im Dialog 2003a; 4: 32–41.

Hoffmann SO. Die neurotische Depression – Eine Krankheit ohne Diagnose oder eine Diagnose ohne Glossar? Psychosomatische Med Psychotherapie 2003b; 49: 346–62.

Hoffmann SO. Psychodynamische Therapie von Angststörungen. Einführung und Manual für die kurz- und mittelfristige Therapie. Stuttgart, New York: Schattauer 2008.

Hollander E, Stein DJ (eds). Obsessive-compulsive disorders. Diagnosis, Etiology, Treatment. New York, Basel, Hong Kong: Dekker 1998.

Huffman JC, Stern TA. The diagnosis and treatment of Munchausen's syndrome. General Hospital Psychiatry 2003; 25: 358–63.

Huhn B. Quo vadis Umweltmedizin? Spektrum Psychiat Psychoth Nervenheilk 1997; 26: 107–9.

Humble M. Aetiology and mechanisms of anxiety disorders. Acta Psychiat Scand 1987; 76 (Suppl. 335): 15–30.

Isaac M, Chand PK. Dissociative and conversion disorders: defining boundaries. Curr Op Psychiat 2006; 19: 61–6.

Joraschky P, Anders M, Kraus T, Stix M. Umweltbezogene Ängste und Körperbeschwerden. Nervenheilkunde 1998; 17: 48–53.

Kansagara DL, Tetrault J, Hamill C, Moore C, Olsen B. Fatal factitious cushing's syndrome and invasive aspergillosis: case report and review of literature. Endoer Pract 2006;12: 651–5.

Kirmayer LJ, Young A, Robbins JM. Symptom attribution in cultural perspective. Can J Psychiat 1994; 39: 584–95.

König K. Angst und Persönlichkeit. Das Konzept vom steuernden Objekt und seine Anwendungen. Göttigen, Vandenhoeck und Ruprecht, 1981

Koran LM, Hanna GL, Hollander E, Nestadt G, Simpson HB, American Psychiatric Association. Guideline for the treatment of patients with obsessive-compulsive disorder. Am J Psychiat 2007; 164: 7–15.

Kuiper PC. Die seelischen Krankheiten des Menschen. 9. Aufl. Stuttgart: Klett-Cotta 2004.

Malt UF, Nerdrum P, Oppedal B, Gundersen R, Holte M, Lone J. Physical and mental problems attributed to dental amalgam fillings. A descriptive study of 99 self-referred patients compared with 272 controls. Psychosom Med 1997; 59: 32–41.

Margraf J. Lehrbuch der Verhaltenstherapie. Bd. 1: Grundlagen und Verfahren. 3. Aufl. Berlin: Springer 2008a.

Margraf J. Lehrbuch der Verhaltenstherapie. Bd. 2: Störungen des Erwachsenenalters. 3. Aufl. Berlin: Springer 2008b.

Margraf J, Taylor B, Ehlers A, Roth WT, Agras WS. Panic attacks in the natural environment. J Nerv Ment Dis 1989; 175 (9): 558–65.

Marks IM. Fear, Phobias, and Rituals. New York: Oxford University Press 1987.

Mayou R. Cognitive treatment of atypical chestpain. Vortrag auf dem Kongress des International College of Psychosomatic Medicine, Madrid 1989.

McEvedy CJ, Basquille J. BSE, public anxiety and private neurosis. J Psychosom Res 1997; 42: 485–6.

Milrod B, Leon AC, Busch F, Rudden M, Schwalberg M, Clarkin J, Aronson A, Singer M. Turchin W, Klass ET, Graf E, Teres JJ, Shear MK. A randomized controlled clinical trial for psychoanalytic psychotherapy for panic disorder. Am J Psychiat 2007; 164: 265–72.

Pao D, McElborough D, Fisher M. Primary HIV infection masquerading as Munchausen's syndrome. Sex Transm Inf 2005; 81: 359–60.

Richter HE, Beckmann D. Herzneurose. Stuttgart: Thieme 1994.

Schiepek G, Tominschek I, Karch S, Mulert C, Pogarell O. Neurobiologische Korrelate der Zwangsstörungen – Aktuelle Befunde zur funktionellen Bildgebung. Psychother Psych Med 2007; 57: 379–94.

Schilder P. The Image and Appearance of the Human Body. New York: International Universities Press 1970.

Schwerpunktheft Zwänge und Persönlichkeitsstörungen. Persönlichkeitsstörungen 2007; 11: 73–144.

Shear MK, Cooper AM, Klerman GL, Busch FN, Shapiro T. A psychodynamic model of panic disorder. Am J Psychiatry 1993; 150: 859–66.

Simeon D. Depersonalisation disorder. A contemporary overview. CNS Drugs 2004; 18: 343–54.

Skoog G, Skoog I. A 40-year follow-up of patients with obsessive-compulsive disorder. Arch Gen Psychiatry 1999; 56: 121–7.

Speidel H. Strukturelle Probleme im Alter. Vortrag, Kiel 2006.

Spence SH, Najman JM, Bor W, O'Callaghan MJ, Williams GM. Maternal anxiety and depression, poverty and marital relationship factors during early childhood as predictors of anxiety and depressive symptoms in adolescence. J Child Psychol Psychiatry 2002; 43: 457–69.

Spitzer C, Barnow S. Frequency, clinical and demographic correlates of pathological dissociation in Europe. J Trauma Dissociation 2006; 7: 51–62.

Spitzer C, Barnow S, Freyberger HJ, Grabe HJ. Recent developments in the theory of dissociation. World Psychiatry 2006; 5: 82–6.

Steele K, Van der Hart O, Nijenhuis E. Phasenorientierte Behandlung komplexer dissoziativer Störungen: Die Bewältigung traumabezogener Phobien. In: Eckhardt-Henn A, Hoffmann SO (Hrsg). Dissoziative Störungen des Bewusstseins. Stuttgart, New York: Schattauer 2004; 357–94.

Studt HH. Zur Ätiopathogenese der Angstneurose und Phobie. In: Rüger U (Hrsg). Neurotische und reale Angst. Der Beitrag der Psychoanalyse zur Erkennung, Therapie und Bewältigung von Angst in der klinischen Versorgung und im psychosozialen Feld. Göttingen: Vandenhoeck & Ruprecht 1984; 124–35.

Studt HH, Bernhard P, Eith TF, Günzel M, Riehl A. Zur Ätiopathogenese der Herzneurose. In: Studt HH (Hrsg). Psychosomatik in Forschung und Praxis. München, Wien, Baltimore: Urban & Schwarzenberg 1982; 258–75.

Tlacuilo-Parra JA, Guevara-Gutierrez E, Garcia-De La Torre I. Factitious disorders mimicking systemic lupus erythematosus. Clin Exp Rheumatol 2000; 18: 89–93.

Turner MA. Factitious disorders. Reformulating the DSM-IV criteria. Psychosomatics 2006; 47: 23–32.

Van der Hart O, Nijenhuis ERS, Steele K. Dissociation: An insufficiently recognized major feature of complex posttraumatic stress disorder. J Traumatic Stress 2005; 18: 413–23.

Van der Kolk BA, McFarlane AC, Weisaeth L (eds). Traumatic Stress. The Effects of Overwhelming Experience on Mind, Body and Society. London, New York: Guilford Press 1996.

Vermetten E, Schmahl C, Lindner S, Loewenstein RJ, Bremner JD. Hippocampal and amygdalar volumes in dissociative identity disorder. Am J Psychiat 2006; 4: 630–6.

Weniger G, Lange C, Sachsse U, Irle E. Amygdala and hippocampal volumes and cognition in adult survivors of childhood abuse with dissociative disorders. Acta Psychiatr Scand 2008; 118: 1–10.

Yates JL, Nasby W. Dissociation, affect, and network models of memory: An integrative proposal. J Traumatic Stress 1993; 6: 305 –25.

Kapitel 4

Antonovsky A. The sense of coherence. An historical and future perspective. In: McCubbin HI, Thompson EA, Thompson AI et al. (eds). Stress, Coping and Health in Families. London: Thousand Oaks 1998; 3–20.

Flatten G, Hofmann A, Liebermann P, Wöller W, Siol T, Petzold ER. Posttraumatische Belastungsstörung. Leitlinie und Quellentext. Stuttgart, New York: Schattauer 2001.

Foa EB, Steketee G, Olasov B. Behavioral/cognitive conceptualization of posttraumatic stress disorder. Behav Ther 1989; 20: 155–76.

Frommberger U, Stieglitz RD, Straub S, Nyberg E, Schlickwei W, Kuner E, Berger M. The concept of „Sense of Coherence" and the development of posttraumatic stress disorder in traffic accident victims. J Psychosom Res 1999; 46: 343–8.

Schneider G, Driesch G, Kruse A, Nehen HG, Heuft G. Old and ill and still feeling well? Determinants of subjective well-being in > 60 year olds: The role of the Sense of Coherence. Am J Geriatr Psychiatr 14: 850–9.

Watson PJ, Shalev AY. Assessment and treatment of adult acute response to traumatic stress following mass traumatic events. CNS Spectrums 2005: 10: 123–31.

Kapitel 5

Beck AT, Freeman A, Davis DD. Cognitive Therapy of Personality Disorders. New York, London: Guilford Press 2004.

Bezirganian S, Cohen JR, Brook JS. The impact of mother-child interaction on the development of borderline personality disorder. Am J Psychiat 1993; 150: 1836–42.

Caspar F, Grossmann C, Unmüssig C, Schramm E. Complementary therapeutic relationship: therapist behavior, interpersonal pattern, and therapeutic effects. Psychother Res 2005; 15: 91–102.

Clarkin JF, Yeomans FE, Kernberg OF. Psychotherapie der Borderline-Persönlichkeit. Manual zur psychodynamischen Therapie. 2. Aufl. Stuttgart, New York: Schattauer 2008.

Dulz B, Schneider A. Borderline-Störungen. Theorie und Therapie. 2. Aufl. Stuttgart, New York: Schattauer 1996.

Fiedler P. Persönlichkeitsstörungen. 6. Aufl. Weinheim: Psychologie Verlagsunion 2007.

Fonagy P. Bindungstheorie und Psychoanalyse. Stuttgart: Klett-Cotta 2003.

Fonagy P, Gergely G, Jurist EL, Target M. Affektregulierung, Mentalisierung und die Entwicklung des Selbst. Stuttgart: Klett-Cotta 2004.

Grawe K. Komplementäre Beziehungsgestaltung als Mittel zur Herstellung einer guten Beziehung. In: Margraf J, Brengelmann JC (Hrsg.). Die Therapeut-Patient-Beziehung in der Verhaltenstherapie. München: Röttger 1992; 215–44.

Gunderson JG, Kolb JE. Discriminating features of borderline patients. Am J Psychiatry 1978; 135: 792–96.

Herpertz S. Impulsivität und Persönlichkeit. Zum Problem der Impulskontrollstörungen. Stuttgart: Kohlhammer 2001.

Herpertz S, Doering S und die Leitlinienkommission Persönlichkeitsstörungen. Kann die Herausarbeitung von Gemeinsamkeiten und Unterschieden zwischen den Therapieschulen den praktischen Nutzen erhöhen? Persönlichkeitsstörungen 2007; 11: 160–8.

Hoffmann SO. Das Selbst. Ein Rückblick auf die wenig bekannte Geschichte des Konzepts und seine Bedeutung für die Psychoanalyse. Persönlichkeitsstörungen 2007; 11: 12–20.

Kernberg OF. Borderline-Störungen und pathologischer Narzißmus. 14. Aufl. Frankfurt/M.: Suhrkamp 2007 (Suhrkamp Taschenbücher. Wissenschaft 429).

Kernberg OF, Dulz B, Sachsse U. Handbuch der Borderline-Störungen. Stuttgart, New York: Schattauer 2000.

Linehan MM. Dialektisch-Behaviorale Therapie der Borderline-Persönlichkeitsstörung. München: CIP-Medien 1996.

Luborsky L, Kächele H. Der zentrale Beziehungskonflikt. Ulm: PSZ 1988.

Millon T. Disorders of Personality: DSM-III, Axis II. New York: Wiley 1981.

Samuels J, Eaton W, Bienvenu OJ 3rd, Brown CH, Costa PT Jr, Nestadt G. Prevalence and correlates of personality disorder in a community sample. Brit J Psychiat 2002; 180: 536–42.

Schneider K. Klinische Psychopathologie. 15. Aufl. Stuttgart, New York: Thieme 2007.

Shapiro D. Autonomy and the Rigid Character. New York: Basic Books 1981.

Kapitel 6

Akagi H, House A. The clinical epidemiology of hysteria: vanishingly rare or just vanishing? Psychol Med 2002; 32: 191–4.

American College of Gastroenterology Functional Gastrointestinal Disorder Task Force. Evidence-based position statement on the management of irritable bowel syndrome in North America. Am J Gastroenterol 2002; 97 (Suppl): S1–S5.

Balint M. Der Arzt, sein Patient und die Krankheit. 10. Aufl. Stuttgart: Klett-Cotta 2001.

Best C, Eckhardt-Henn A, Diener G, Bense S, Breuer P, Dieterich M. Interaction of somatoform and vestibular disorders. J Neurol Neurosurg Psychiat 2006; 77: 658–64.

Best C, Tschan R, Stieber N, Dellani P, Eckhardt-Henn A, Dieterich M. Psychotherapeutically intervention improves postural strategy in patients with somatoform vertigo. Neurology 2009; im Druck.

Betts T, Boden S. Diagnosis, management and prognosis of a group of 128 patients with non-epileptic attack disorder. Part I. Seizure 1992a; 1: 19–26.

Betts T, Boden S. Diagnosis, management and prognosis of a group of 128 patients with non-epileptic attack disorder. Part II. Previous childhood sexual abuse in the aetiology of these disorders. Seizure 1992b; 1: 27–32.

Blumer D, Heilbronn M. Chronic pain as avariant of depressive disease. The pain-prone disorder. J Nerv Ment Dis 1982; 170: 381 –406.

Bowman ES, Markand ON. Psychodynamics and psychiatrist diagnoses of pseudo-seizure subjects. Am J Psychiatry 1996; 153; 57–63.

Brandt T. Phobic postural vertigo. Neurology 1996; 46:1515–19.

Brandt T. Vertigo. Its Multisensory Syndromes. 2nd ed. Heidelberg, New York: Springer 1999.

Conlin AE, Parnes LS. Treatment of sudden sensorineural hearing loss. Arch otolaryngol Head Neck Surg 2007; 133: 573–81.

Deter HC. Funktionelle Darmbeschwerden. Dtsch Ärzteblatt 1998; 95 (Heft 33): A 1966–72.

Drossman DA. The functional gastrointestinal disorders and the Rome II Process. In: Drossman DA, Covazziani E, Talley NJ, Thompson WG, Whitehead WE (eds.): The Functional Gastrointestinal Disorders. 2nd ed. Mc Lean, VA, USA: Degnon Associates 2000; 1–29.

Drossman DA, Thompson WG. The irritable bowel syndrome, review and a graduated multicomponent treatment approach. Ann Intern Med 1992; 116: 1009–16.

Drossmann DA, Creed FH, Olden KW et al. Psychosocial aspects of the functional gastrointestinal disorders. Gut 1999; 45 (Suppl II): II 1125–30.

Ecker-Egle ML, Egle UT. Primäre Fibromyalgie. In: Egle UT, Hoffmann SO, Lehmann KA, Nix WA (Hrsg). Handbuch Chronischer Schmerz. Grundlagen, Pathogenese, Klinik und Therapie aus bio-psycho-sozialer Sicht. Stuttgart, New York: Schattauer 2003.

Eckhardt-Henn A, Dieterich M. Psychiatric disorders in neurootologic patients. Neurol Clin 2005; 23: 731–49.

Eckhardt-Henn A, Breuer P, Thomalske C, Hoffmann SO, Hopf HC. Anxiety disorders and other psychiatric subgroups in patients complaining of dizziness. J Anx Dis 2003; 17: 369–88.

Eckhardt-Henn A., Best C, Bense S, Breuer P, Diener G, Tschan R, Dieterich M. Psychiatric comorbidity in different organic vertigo syndromes. J Neurol 2008; 255: 420–8.

Egle UT, Hoffmann SO, Lehmann KA, Nix WA (Hrsg). Handbuch Chronischer Schmerz. Grundlagen, Pathogenese, Klinik und Therapie aus bio-psycho-sozialer Sicht. Stuttgart, New York: Schattauer 2003.

Erckenbrecht JF. Pathophysiologie des colon irritabile. In: Hott H (Hrsg). Veranstaltung Medica, Düsseldorf. Freiburg: Falk Foundation 1990; 32–9.

Escobar JI, Gara M, Silver RC, Waitzkin H, Holman A, Compton W. Somatisation disorder in primary care. Br J Psychiatry 1998: 173; 262–6.

Faravelli C, Salvatori S, Galassi F, Aiazzi L, Drei C, Cabras P. Epidemiology of somatoform disorders: a community survey in Florence. Soc Psychiatry Psychiatr Epidemiol 1997; 32: 24–9.

Fichter M, Goebel G. Psychosomatische Aspekte des chronischen komplexen Tinnitus. Dt Ärztebl 1996; 93: 1390–5.

Furman JM, Balaban CD, Jacob RG. Migraine-anxiety related dizziness (MARD): a new disorder? J Neurol Neurosurg Psychiat 2005; 76: 1–8.

Georgiewa P, Klapp BF, Fischer F, Reisshauer A, Juckel G, Frommer J, Mazurek B. An integrative model of developing tinnitus based on recent neurobiological findings. Med Hypotheses 2006; 66: 592–600.

Goebel G (Hrsg.). Ohrgeräusche: Psychosomatische Aspekte des komplexen chronischen Tinnitus. 2. Aufl. München: Quintessenz 1998.

Goldenberg DL. Psychiatric and psychologic aspects of fibromyalgia syndrome. Rheum Dis Clin N Am 1989; 1: 105–14.

Guthrie E. Psychological treatments in liaison psychiatry: The evidence base. Clinical Med, J Royal Coll Physicians 2006; 6: 544–7.

Guthrie E, Crees F, Dawson D, Tomenson B. A randomised controlled trial of psychotherapy in patients with refractory irritable bowel syndrome. Br J Psychiatry 1993; 163: 315–21.

Häuser W, Lempa M. Reizdarmsyndrom. Der Schmerz 2004; 18 (2): 130–5.

Henningsen P, Hartkamp N, Loew T, Sack M, Scheidt CE, Rudolf G. Somatoforme Störungen. Leitlinien und Quellentexte. Stuttgart, New York: Schattauer 2002.

Henningsen P, Zipfel S, Herzog W. Management of functional somatic syndromes. Lancet 2007; 369: 946–55.

Henry JA, Dennis KC, Schechter MA. General review of tinnitus: prevalence, mechanisms, effects, and management. J Speech, Language, Hearing Res 2005; 48: 1204–35.

Herrmann C, Rüger U. Funktionelle Herzbeschwerden. Dtsch Ärztebl 1999; 96 (3): A 131–136.

Herrmann-Lingen C, Albus C, Titscher G. Psychokardiologie. Köln : Deutscher Ärzte-Verlag 2008.

Hotz J, Enck P, Goebell H, Heymann-Mönnikes I, Holtmann G, Layer P. Konsensusbericht: Reizdarmsyndrom-Definition, Diagnosesicherung, Pathophysiologie und Therapiemöglichkeiten. Konsensus der Deutschen Gesellschaft für Verdauungs- und Stoffwechselkrankheiten. Z Gastro 1999; 37: 685–700.

Icks A, Haastert B, Enck P, Rathmann W, Layer P. Prevalence of functional bowel disorders and related health care seeking behaviour. Z Gastroenterol 2002; 40: 177–83.

Jones J, Boorman J, Cann P, Forbes A, Gomborone J, Heaton K, Hungin P, Kumar D, Libby G, Spiller R, Read N, Silk D, Whorwell P. British Society of Gastroenterology guidelines for the management of the irritable bowel syndrome. Gut 2002; 47 (Suppl II): 1101–29.

Kapfhammer HP, Dobmeier P, Mayer C, Rothenhäusler HB. Konversionssyndrome in der Neurologie – Eine psychopathologische und psychodynamische Differenzierung in Konversionsstörung, Somatisierungsstörung und artifizielle Störung. Psychother Psychosom Med Psychol 1998; 48: 463–74.

Kirmayer LJ, Robbins JM. Functional somatic syndromes. In: Kirmayer LJ, Robbins JM (eds). Current Concepts of Somatization: Research and Clinical Perspectives. Washington: American Psychiatric Press 1991; 79–106.

Kirmayer LJ, Young A. Culture and somatization: clinical, epidemiological, and ethnographic perspectives. Psychosomatic Med 1998; 60: 420–30.

Kirmayer LJ, Robbins JM, Dworkind M, Yaffe MJ. Somatization and recognition of depression and anxiety in primary care. Am J Psychiatry 1993; 150: 734–41.

Krämer G et al. Psychogene nicht epileptische Anfälle. Vortrag auf dem Symposium „Psycho-somatische Störungen in der Neurologie", Mainz 09.–10.05.1998.

Kruse J, Heckrath C, Schmitz N, Alberti L, Tress W. Zur hausärztlichen Diagnose und Versorgung psychogen Kranker – Ergebnisse einer Feldstudie. Psychother Psychosom Med Psychol 1999; 49: 14–22.

Lamparter U. Studien zur Psychosomatik des Hörsturzes. Unveröff. Habilitationsschrift, Universität Hamburg 1994.

Leibing E, Kraul A, Bergter W, Rüger U. Das „irritable bowel syndrome" (Colon irritabile). Z Psychosom Med 1998; 44: 163–97.

Lempert T, Dieterich M, Huppert D, Brandt T. Psychogenic disorders in neurology: frequency and clinical spectrum. Acta Neurol Scand 1990; 82, 335–40.

Lenarz T, Weber BP. Prescription for hearing aids at the costs of professional societies. HNO 2000; 48: 624.

Lieb R, Pfister H, Mastaler M, Wittchen HU. Somatoform syndromes and disorders in a representative population sample of adolescents and young adults: prevalence, comorbidity and impairments. Acta Psychiatr Scand 2000; 101: 194–208.

Lipowski ZJ. Somatization – the concept and its clinical application. Amer J Psychiat 1988; 145: 1358–68.

Lydiard RB, Greenwald S, Weissman MM, Johnson J, Drossmann DA, Ballenger JC. Panic disorder and gastrointestinal symptoms: Findings from the NIMH epidemiologic catchment area project. Am J Psychiatry 1993; 151: 64–70.

Mayer C, Rumpf HJ, Hapke U, Dilling H, John U. Lebenszeitprävalenz psychischer Störungen in der erwachsenen Allgemeinbevölkerung. Ergebnisse der TACOS-Studie. Nervenarzt 2000; 71: 535–42.

Mayer EA. Irritable bowel syndrome. New England J of Med 2008; 358 (16): 1692–9.

Mayer EA, Naliboff BD, Craig AD. Neuroimaging of the brain-gut axis. Gastroenterol 2006; 131: 1925–42.

Mayou R, Bass C, Sharpe M. Treatment of Functional Somatic Symptoms. Oxford: Oxford University Press 1995.

McFarland LV. State-of-the-art of irritable bowel syndrome and inflammatory bowel disease research in 2008. World J Gastroenterol 2008; 14: 2625 –9.

Melzack R, Wall L. The Challenge of Pain. New York: Basic Books 1985.
Mentzos S. Hysterie. Zur Psychodynamik unbewusster Inszenierungen. München: Kindler 1980.
Mester H. Hysterie – Klinische Phänomene aus psychiatrischer Sicht. In: R. Tölle (Hrsg). Ausgewählte psychiatrische Schriften. Universität Münster: Selbstverlag der Klinik für Psychiatrie 1996.
Moller AR. Tinnitus: presence and future. In: Langguth B, Hajak G, Kleinjung A, Cacae A, Moller AR (Hrsg). Progress in Brain Research 2007; 166: 3–15.
Moser G. Psychosomatik der Darmerkrankungen. Z. Psychosom Med Psychother 2006; 52: 112–26.
Nemiah JC. Dissociative disorders. In: Kaplan HI, Freedman AM, Sadock BJ (eds). Comprehensive Textbook of Psychiatry, Vol. 2. 3. Aufl. Baltimore, London: Williams & Wilkins 1980; 60–88.
Nickel R. Ätiologie und klinische Relevanz von Somatisierung und psychischer Belastung. Habilitationsschrift, Fachbereich Medizin der Johannes-Gutenberg-Universität, Mainz 2002.
Nickel R, Egle UT. Manualisierte psychodynamisch-interaktionelle Gruppentherapie. Therapiemanuel zur Behandlung somatoformer Schmerzstörungen. Psychotherapeut 2001; 46: 11–9.
Nickel R, Raspe HH. Chronischer Schmerz: Epidemiologie und Inanspruchnahme. Nervenarzt 2001; 72: 897–906.
Nimnuan C, Hotopf M, Wessely S. Medically unexplained symptoms: An epidemiological study in seven specialities. J Psychosom Res 2001; 51: 361–7.
Porcelli P, Taylor GJ, Bagby RM, De Carne M. Alexithymia and functional gastrointestinal disorders. Psychother Psychosom 1999; 68: 263–9.
Porsch U, Leibbrand R. Das Reizdarmsyndrom. Psychotherapeut 2002; 47: 257–68.
Reid S, Wessely S, Crayford T, Hotopf M. Medically unexplained symptoms in frequent attenders of secondary health care: retrospective cohort study. BMJ 2001; 322: 767–8.
Ronel J, Kruse J, Gündel H. Somatoforme Störungen. Erfahrungen und neue Behandlungsmöglichkeiten. Psychosom Liaisonpsychiat 2007; 1: 130–8.
Roy R. Childhood Abuse and Chronic Pain: A Curious Relationship? Toronto: University of Toronto Press 1998.
Rudolf G, Henningsen P. Psychotherapeutische Medizin und Psychosomatik. 6. Aufl. Stuttgart: Thieme 2008.
Schepank H. Psychogene Erkrankungen der Stadtbevölkerung. Berlin, Heidelberg, New York: Springer 1987.
Schmitt C, Patak M, Kröner-Herwig B. Stress and the onset of sudden hearing loss and tinnitus. Int Tinnitus J 2000; 6: 41–9.
Schüffel W, Loew T, Enck P, von Uexküll T. Funktionelle Syndrome im gastrointestinalen Bereich. In: Uexküll T von et al. (Hrsg). Psychosomatische Medizin. 5. Aufl. München, Wien, Baltimore: Urban & Schwarzenberg 1996; 701–13.

Sechtem R. Funktionale Unterbauchbeschwerden. In: Ahrens S, Schneider W (Hrsg). Lehrbuch der Psychotherapie und Psychosomatischen Medizin. Stuttgart, New York: Schattauer Verlag 2002; 375–80.

Small GW, Nicholi AM. Mass hysteria among schoolchildren – early loss as a predisposing factor. Arch Gen Psychiatry 1982; 39: 721–4.

Stangier U, Gieler U. Hauterkrankungen. In: Senf W, Broda M (Hrsg). Praxis der Psychotherapie. Ein integratives Lehrbuch: Psychoanalyse, Verhaltenstherapie, Systemische Therapie. Stuttgart, New York: Thieme 2000; 566–81.

Stefánson JG, Messina JA, Meyerowitz S, Stein MH. Hysterical neurosis, conversion type: clinical and epidemiological considerations. Acta Psychiatr Scand 1976; 53: 119–38.

Svedlund J, Sjodin I, Ottosson JO, Dotevall G. Controlled study of psychotherapy in irritable bowel syndrome. Lancet 1983; II: 589–92.

Svitak M, Rief W, Goebel G. Kognitive Therapie des chronischen dekompensierten Tinnitus. Psychotherapeut 2001; 46: 317–25.

Talley NJ, Weaver AL, Zinsmeister AR, Melton LJ 3rd. Onset and disappearence of gastrointestinal symptoms and functional gastrointestinal disorders. Am J Epidemiol 1992; 136: 165–77.

Thompson WG, Longstreth GF, Drossmann DA, Heaton KW, Irvine EJ, Müller-Lissner SA. Functional bowel disorders and functional abdominal pain. Gut 1999; 45 (Suppl II): 1143–7.

Uexküll T von. Patientenkarrieren. In: Nedelmann C, Ferstl H (Hrsg). Die Methode der Balintgruppe. Stuttgart: Klett-Cotta 1989; 55–67.

Violon A. The process involved in becoming a chronic pain patient. In: Roy R, Tunks E (eds). Chronic Pain. Psychosocial Factors in Rehabilitation. Baltimore, London: Williams & Wilkins 1982; 20–35.

Waldvogel B, Ullrich H, Strasburger A. Blind und sehend in einer Person. Schlussfolgerungen zur Neurobiologie des Sehens. Nervenarzt 2007; 78: 1303–9.

Weber JH, Jagsch R, Hallas B. Der Zusammenhang von Tinnitus, Persönlichkeit und Depression. Z Psychosom Med Psychother 2008; 54: 227–40.

Wiederman MW. The state of theory in sex therapy. J Sex Res 1998; 35: 88–99.

Whitehead WE, Holtkotter B, Enck P, Hoelzl R, Holmes KD, Anthony J, Shabsin HS, Schuster MM. Tolerance for rectosigmoid distention in irritable bowel syndrome. Gastroenterology 1990; 98: 1187–92.

Whorwell P, Houghton L, Taylor, E, Maxton D. Physiological effects of emotion: assessment via hypnosis. Lancet 1992; 340: 69–72.

Wittchen HU, Jacobi F. Die Versorgungssituation psychischer Störungen in Deutschland. Eine klinisch-epidemiologische Abschätzung anhand des Bundes-Gesundheitssurveys 1998. Bundesgesundheitsblatt, Gesundheitsforschung, Gesundheitsschutz 2001; 44: 993–1000.

Wolfe F. Fibromyalgia: The clinical syndrome. Rheum Dis Clin N Am 1989; 15: 1–18.

Wolfe F, Smythe HA, Yunus MB. The American College of Rheumatology 1990 criteria for the classification of fibromyalgia: report of the multicenter criteria commitee. Arthr Rheum 1990; 33: 160–72.

Kapitel 7

Bruch H. Eating Disorders, Obesity, Anorexia nervosa and the Person within. London: Routledge 1974.

Deutsche Adipositas Gesellschaft. Evidenz-basierte Leitlinie Therapie und Prävention der Adipositas (ergänzte Version 2007). http://www.adipositas-gesellschaft.de/leitlinien.php

De Zwaan M, Wolf AM, Herpertz S. Psychosomatische Aspekte der Adipositaschirurgie. Dtsch Ärztebl 2007; 38: A2577–83.

Feiereis H. Diagnostik und Therapie der Magersucht und Bulimie. München: Marseille Verlag 1989.

Fichter MM (Hrsg). Bulimia nervosa. (Klinische Psychologie und Psychopathologie, Bd. 52). Stuttgart: Enke 1989.

Garfinkel PE, Garner DM, Rodin G. Anorexia nervosa, Bulimie. In: Kisker KP, Lauter H, Meyer J-E, Müller C, Strömgren E (Hrsg). Psychiatrie der Gegenwart, Bd. 1. 3. Aufl. Berlin, Heidelberg, New York, Tokyo: Springer 1986.

Habermas T. Heißhunger. Historische Bedingungen der Bulimia nervosa. Frankfurt/M.: Fischer 1990.

Habermas T. Zur Geschichte der Magersucht. Eine medizinpsychologische Rekonstruktion. Frankfurt/M.: Fischer 1994 (Fischer Taschenbuch 11825).

Herpertz S. Adipositas ist mehr als eine Esstörung – die multidensionale Betrachtung einer Pandemie. Z Psychosom Med Psychother 2008; 54: 4–31.

Herzog W. Anorexia nervosa – ihre Verlaufsgestalt in der Langzeitperspektive. Habilitationsschrift, Medizinische Fakultät der Universität Heidelberg 1993.

Vanderlinden J, Norré J, Vandereycken W, Meermann R. Die Behandlung der Bulimia nervosa. Eine praktische Anleitung. Stuttgart, New York: Schattauer 1992.

Zipfel S, Löwe B, Reas DL, Deter HC, Herzog W. Long-term prognosis in Anorexia nervosa: Lessons from a 21-year-follow-up study. Lancet 2000; 355: 721–2.

Kapitel 8

Albus C, De Backer G, Bages N, Deter HC, Herrmann-Lingen C, Oldenburg B, Sans S, Schneiderman N, Williams RB, Orth-Gomer K. Psychosoziale Faktoren bei koronarer Herzkrankheit: wissenschaftliche Evidenz und Empfehlungen für die klinische Praxis. Gesundheitswesen 2005; 67: 1–8.

Ananth J. Musculoskeletal disorders. In: Kaplan HI, Sadock BJ (eds). Comprehensive Textbook of Psychiatry/IV. 6th ed. Baltimore: William & Wilkins 1995.

Anda RF, Croft JB, Felitti VJ, Nordenberg D, Giles WH, Williamson DF, Giovino GA. Adverse childhood experiences and smoking during adolescence and adulthood. JAMA 1999; 282: 1652–8.

Anderson KA, Bradley LA, Young LD, McDaniel LK, Wise CM. Rheumatoid arthritis – review of psychological factors related to etiology, effects and treatment. Psychol Bull 1985; 98: 358–87.

Aoyama N, Kinoshita Y, Fujimoto S, Himeno S, Todo A, Kasuga M, Chiba T. Peptic ulcers after the Hanshin-Awaji earthquake increased. Collaborating Ctr. for Evidence and Health Policy in Mental Health, St Vincent's Hospital, Sidney 2001.

Bosse K. Psychosomatische Gesichtspunkte in der Dermatologie. In: Uexküll T von (Hrsg.). Psychosomatische Medizin. 5. Aufl. München, Wien, Baltimore: Urban & Schwarzenberg 1996.

Deter HC. Psychosomatische Behandlung des Asthma bronchiale. Indikation, Therapie und Ergebnisse der krankheitsorientierten Gruppentherapie. Berlin, Heidelberg, New York, Tokyo: Springer 1986.

Dickens C, Jackson J, Tomenson B, Hay E, Creed F. Association of depression and rheumatoid arthritis. Psychosomatics 2003; 44: 209–15.

Eich W. Psychosomatische Aspekte bei entzündlich-rheumatischen Erkrankungen. Dt Ärztebl 1995; 14: 1021–6.

Engel GL. Untersuchungen über psychische Prozesse bei Patienten mit Colitis ulcerosa. In: Brede K (Hrsg). Einführung in die Psychosomatische Medizin: Klinische und theoretische Beiträge. 2. Aufl. Weinheim: Beltz-Athenäum 1993.

Faller H, Kraus M. Der Einfluß somatischer und psychosozialer Faktoren auf Entstehung und Verlauf chronisch-entzündlicher Darmerkrankungen. Psychotherapeut 1996; 41: 339–54.

Feiereis H. Colitis ulcerosa und Morbus Crohn. In: Uexküll T von (Hrsg). Psychosomatische Medizin. 5. Aufl. München, Wien, Baltimore: Urban & Schwarzenberg 1996.

Felitti VJ, Fink PJ, Fishkin RE, Anda RF. Ergebnisse der Adverse Childhood Experiences (ACE) Studie zu Kindheitstrauma und Gewalt. Epidemiologische Validierung psychoanalytischer Konzepte. Trauma & Gewalt 2007; 2: 18–32.

Frasure-Smith N, Lespérance F, Juneau M, Talajic M, Bourassa MG. Gender, depression, and one-year prognosis after myocardial infarction. Psychosom Med 1999; 61: 26–37.

Friebel V. Morbus Crohn – Psyche einer Krankheit. Göttingen: Verlag für Angewandte Psychologie 1995.

Friedman M, Roseman RH. A Behavior and Your Heart. New York: Knopf 1974.

Friedman M, Thoresen CE, Gill JJ, Ulmer D, Powel LH, Price VA, Brown B, Thompson L, Rabin DD, Breall WS et al. Alteration of type-A behavior and its effect on cardiac recurrences in postmyocardial infarction patients; summary results of the recurrent coronary prevention project. Am Heart J 1986; 112: 653–65.

Gieler U. Neurodermitis, Psyche und Umwelt. In: Enders E (Hrsg.). Psychiatrie der Gegenwart, Bd. 1. 3. Aufl. Berlin, Heidelberg, New York, Tokyo: Springer 1996.

Greaves MW. Autoimmune urticaria. Clin Rev Allergy Immunol 2002; 23: 171–83.

Greaves MW, O'Donnell BF. Not all chronic urticaria is "idiopathic". Exp Dermatol 1998; 7: 11–3.

Harth W, Gieler U. Psychosomatische Dermatologie. Berlin, Heidelberg, New York: Springer 2005.

Hashiro M, Okumura M. Anxiety, depression, psychosomatic symptoms and autonomic nervous function in patients with chronic urticaria. J Dermatol Sci 1994; 8: 129–35.

Haug TT, Svebak S, Wilhelmsen I, Berstad A, Ursin H. Psychological factors and somatic symptoms in functional dyspepsia. A comparison with duodenal ulcer and healthy controls. J Psychosom Res 1994; 38: 281–91.

Henz BM, Zuberbier T. Most chronic urticaria is food dependent and not idiopathic. Exp Dermatol 1998; 7: 139–42.

Henz BM, Zuberbier T, Grabbe J. Urtikaria – Klinik, Diagnostik, Therapie. 2. Aufl. Berlin, Heidelberg, New York: Springer 1996.

Herrmann JM, Rüddel H, Uexküll T von. Essenzielle Hypertonie. In: Uexküll T von (Hrsg). Psychosomatische Medizin. 6. Aufl. München, Jena: Urban & Fischer 2003; 845–60.

Jafferany M. Psychodermatology: a guide to understanding common psychocutaneous disorders. J Clin Psychiat 2007; 9: 203–13.

Jantschek G, Zeitz M, Pritsch M, Wirsching M, Klör HU, Studt HH, Rasenack J, Deter HC, Riecken EO, Feiereis H, Keller W. Effect of psychotherapy on the course of Crohn's disease: results of the German prospective multicenter psychotherapy treatment study group on Crohn's disease. Scand J Gastroenterol 1998; 33: 1289–96.

Jones MP. The role of psychsocial factors in peptic ulcer disease: beyond Heliobacter pylori and NSAIDS. J Psychosom Res 2006; 60 (4): 407–12.

Klinnert MD, Mrazek PJ, Mrazek DA. Early asthma onset: the interaction between family stressors and adaptive parenting. Psychiatry 1994; 57: 51–61.

Köhle K, Gaus E, Waldschmidt D. Krankheitsverarbeitung und Psychotherapie nach Herzinfarkt – Perspektiven für eine biopsychosoziales Behandlungskonzept. In: Psychosomatische Medizin. Hrsg. von Adler RH, Herrmann JM, Köhle K, Langewitz W, Schonecke OW, von Uexküll T, Wesiak W. 6. Aufl. Jena, München: Urban & Fischer 2008; 879–89.

Köhler T, Dahme B, Maß R, Richter R. Verhaltensmedizinische Aspekte. Atemwegserkrankungen. In: Hahlweg K, Birbaumer N (Hrsg). Anwendungen der Verhaltensmedizin. Göttingen, Bern, Toronto, Seattle: Hogrefe 2001; 237–72.

Kosarz P. Ergebnisse psychotherapeutischer Behandlungsansätze bei chronisch-entzündlichen Darmerkrankungen. In: Kosarz P, Traue HC (Hrsg). Psychosomatik chronisch-entzündlicher Darmerkrankungen. Bern, Göttingen: Huber 1997; 158–68.

Küchenhoff J. Psychosomatik des Morbus Crohn. Zur Wechselwirkung seelischer und körperlicher Faktoren im Krankheitsverlauf. Stuttgart: Enke 1993.

Landesgesundheitsamt Baden-Württemberg. Pilotprojekt Beobachtungsgesundheitsämter. Zusammenfassender Bericht über die dreijährige Pilotphase. Druckschrift des Sozialministeriums Baden-Württemberg 1996.

Lane D, Carroll D, Ring C, Beevers DG, Lip GYH. Predictors of attendance at cardiac rehabilitation after myocardial infarction. J Psychosom Res 2001; 51: 497–501.

Lankveld W van, Naring G, van der Staak C, van't Pad Bosch P, van de Putte L. Stress caused by rheumatoid arthritis: relation among subjective stressors of the disease, disease status and well-being. J Behav Med 1993; 16: 309–21.

Lespérance F, Frasure-Smith N, Talajic M. Major depression before and after myocardial infarction: its nature and consequences. Psychosom Med 1996; 58: 99–110.

Leuschner G, Köstler E, Baunacke A, Koch R, Seebacher C. Belastungserleben, Entwicklungssituation und Persönlichkeit bei 100 Patienten mit chronischer Urticaria. Z Haut Geschlkr 1994; 69: 749–53.

Levenstein S. The very model of a modern etiology: a biopsychosocial view of peptic ulcer. Psychosom Med 2000; 62: 176–85.

Lichtenberg PA, Swensen CH, Skehan MW. Further investigation of the role of personality, lifestyle and arthritic severity in predicting pain. J Psychosom Res 1986; 30: 327–37.

Loew TH, Siegfried W, Martus P, Tritt K, Hahn EG. Functional relaxation reduces acute airway-obstruction in asthmatics as effectively as inhaled Terbutaline. Psychother Psychosom 1996; 65: 124–8.

Malfertheiner P, Bayerdörffer E. Therapie bei peptischen Ulcera. Dt Ärztebl 1997; 94: 665–71.

Maunder R, Esplen MJ. Facilitation adjustment to inflammatory bowel disease: a model of psychosocial interventions in non-psychiatric patients. Pschoth Psychosom 1999; 68: 230–40.

Moldofsky H, Chester WJ. Pain and mood patterns in patients with rheumatoid arthritis: a prospective study. Psychosom Med 1970; 32: 309–18.

Müller MM. Die Bedeutung von Ärger und Ärgerverarbeitung als ätiologisches und therapeutisches Kriterium bei essentieller Hypertonie. Psychother Psychosom Med Psychol 1988; 38: 390–3.

Myrtek M. Das Typ-A-Verhaltensmuster und Hostility als eigenständige Risikofaktoren der koronaren Herzkrankheit. Hrsg. von Jordan J, Bardé B, Zeiher AM. Statuskonferenz Psychokardiologie. Bd. 2. Frankfurt/M.: Verlag für Akademische Schriften 2000.

Netter P, Neuhäuser-Metternich S. Types of aggressiveness and catecholamine response in essential hypertensives and healthy maintaining balance. J Psychosom Res 1991; 35: 409–20.

O'Connor JF, Daniels G, Karush A, Moses L, Flood C, Stern LO. The effects of psychotherapy on the course of ulcerative colitis. Am J Psychiatry 1964; 120: 738.

Ornish D, Brown S, Scherwitz LW. Can lifestyle changes reverse coronary heart disease? The Lifestyle Heart Trial. Lancet 1990; 336: 293–313.

Ornish D, Scherwitz LW, Billings JH, Brown SE, Gould KL, Sparler S, Armstrong WT, Ports TA, Kirkeeide RL, Hogeboom C, Brand RJ. Intensive lifestyle changes for reversal of coronary heart disease. JAMA 1998; 280: 2001–7.

Paar GH. Psychosomatische Aspekte bei Patienten mit Morbus Crohn – Versuch einer Standortbestimmung. Psychother Psychosom Med Psychol 1988; 38: 376–89.

Panconesi E, Hautmann G. Psychophysiology of stress in dermatology. Dermatologic Clinics 1995; 14: 399–421.

Picardi A, Abeni D, Melchi CF, Puddu P, Pasquini P. Psychiatric morbidity in dermatological outpatients: an issue to be recognized. Br J Dermatology 2000; 143: 983–91.

Rugulies R, Siegrist S. Soziologische Aspekte der Entstehung und des Verlaufs der koronaren Herzkrankheit. Hrsg. von Jordan J, Bardé B, Zeiher AM. Statuskonferenz Psychokardiologie. Bd. 4. Frankfurt/M.: Verlag für Akademische Schriften 2002.

Schmid-Ott G. Dermatologie. In: Psychosomatische Medizin. Hrsg. von Adler RH, Herrmann JM, Köhle K, Langewitz W, Schonecke OW, von Uexküll T, Wesiak W. 6. Aufl. Jena, München: Urban & Fischer 2008; 1159–77.

Schneider G, Gieler U. Psychosomatische Dermatologie – aktueller Forschungsstand. Z Psychosom Med Psychother 2001; 47: 307–31.

Schneider G, Driesch G, Heuft G, Evers S, Lugert TA, Ständer S. Psychosomatic cofactors and psychiatric comorbidity in patients with chronic itch. Clin Exp Dermatol 2006; 31: 762–7.

Schuler G, Hambrecht R. Die Rolle der Rehabilitation. Dt Ärztebl 1998; 95: 1233–40.

Schüßler G. Psychosomatik, Psychotherapie systematisch. 3. Aufl. Bremen: Uni-Med-Verlag 2005.

Seikowski K, Gollek S. Belastende Lebensereignisse bei hautkranken Personen. Z Dermatologie 1999; 185: 62–6.

Siegrist J. Soziale Krisen und Gesundheit. Göttingen: Hogrefe 1996.

Siegrist J, Dittmann K, Rittner K, Weger J. Soziale Belastungen und Herzinfarkt, eine medizinsoziologische Fall-Kontroll-Studie. Stuttgart: Enke 1980.

Sommers-Flanagan J, Greenberg RP. Psychosocial variables and hypertension – a new look at an old controversy. J Nerv Ment Dis 1989; 177: 15–24.

Sperber J, Shaw J, Bruce S. Psychological components and the role of adjunct interventions in chronic idiopathic urticaria. Psychother Psychosom 1989; 51: 135–41.

Stangier U, Gieler U. Hauterkrankungen. In: Senf W, Broda M (Hrsg). Praxis der Psychotherapie. Ein integratives Lehrbuch: Psychoanalyse, Verhaltenstherapie, Systemische Therapie. Stuttgart, New York: Thieme 2000; 566–81.

Stangier U, Gieler U, Ehlers A. Neurodermitis bewältigen. Verhaltenstherapie, Dermatologische Schulung, Autogenes Training. Berlin, New York: Springer 1996.

Stangier U, Ehlers A, Gieler U. Predicting long-term outcome in group treatment of atopic dermatitis. Psychother Psychosom 2004; 73: 293–301.

Staubach P, Eckhardt-Henn A, Dechene M, Hanau A, Metz M, Magerl M, Breuer P, Maurer M. Quality of life in patients with chronic urticaria is determined by psychiatric comorbidity. Br J Dermatol 2005; 154: 294–8.

Tocchi A, Lepre L, Liotta G, Mazzoni G, Costa G, Taborra L, Miccini M. Familial and psychological risk factors of ulcerative colitis. Ital J Gastroenterol Hepatol 1997; 29: 395–8.

Weiner H. Immer wieder Reduktionismus. Das Beispiel des Helicobacter pylori. Psychother Psychosom Med Psychol 1998; 48: 423–9.

Wietersheim J von. Die Wirkung von Psychotherapie aus der Sicht von Morbus-Crohn-Patienten. Frankfurt/M.: Verlag für Akademische Schriften 1999.

Williams RM, Bienenstock J, Stead RH. Mast cells: the neuroimmune connection. In: Marone G (ed). Human basophils and mast cells: biological aspects. Chem Immunol 1995; 61: 208–35.

Zander W. Zur spezifischen Konfliktantwort bei Patienten mit Ulcus duodeni. Psychother Med Psychos 1978; 28: 50–58.

Zander W. Neurotische Körpersymptomatik. Berlin, Heidelberg, New York, Tokyo: Springer 1989.

Zander W, Engel RR, Kitscha M, Wiedemann G. Psychophysiologische Korrelationsuntersuchungen während eines halbstandardisierten Interviews bei Patienten mit Ulcus duodeni und Hypertonie. In: Zander W (Hrsg). Experimentelle Forschungsergebnisse in der psychosomatischen Medizin. Göttingen: Vandenhoeck & Ruprecht 1981; 120–8.

Zuberbier T, Binslev-Jensen C, Canonica W, Grattan CE, Greaves MW, Henz BM, Kapp A, Kozel MM, Maurer M, Merk HF, Schäfer T, Simon D, Vena GA, Wedi B. EAACI/GA2LEN/EDF guideline: definition, classification and diagnosis of urticaria. Allergy 2006; 61 (3): 316–20.

Kapitel 9

Erim Y, Beckmann M, Tagay S, Beckmann S, Gerken G, Broelsch CE, Senf W. Stabilisierung der Abstinenz durch Psychoedukation für alkoholabhängige Patienten vor Lebertransplantation. Z Psychosom Med Psychother 2006; 52: 341–57.

Faller H. Krankheitsbewältigung und Überlebenszeit bei Krebskranken. Literaturübersicht und Ergebnisse einer Untersuchung mit Lungenkrebspatienten. Psychotherapeut 2001; 46: 20–35.

Gündel H, Hümmeler V, Lordick F. Welche Tumorpatienten profitieren von einer interdisziplinären Psychoedukation im Rahmen der Tumortherapie? Z Psychosom Med Psychother 2007; 53: 324–38.

Heim E (Hrsg). Psychosoziale Medizin. Gesundheit und Krankheit in bio-psychosozialer Sicht. Bd. 2: Klinik und Praxis. Berlin, Heidelberg, New York, London, Paris, Tokyo: Springer 1986.

Kächele H, Steffens W (Hrsg). Bewältigung und Abwehr. Beiträge zur Psychologie und Psychotherapie schwerer körperlicher Krankheiten. Berlin, Heidelberg, New York, Tokyo: Springer 1988.

Klagenhofer R, Sarac N, Schwegler K, Schleuniger M, Noll G, Muellhaupt B, Ambuehl P, Boehler A, Irani S, Buddeberg C, Goetzmann L. Fragebogen zur psychischen Verarbeitung einer Organtransplantation: Deutsche Validierung des Transplant Effects Questionnaire (TxEQ). Z Psychosom Med Psychother 2008; 54: 174–88.

Roud PC. Psychosocial variables associated with the exceptional survival of patients with advanced malignant disease. Int J Psychiat Med 1986; 16: 113–22.

Schüßler G. Bewältigung chronischer Krankheiten. Konzepte und Ergebnisse. Göttingen: Vandenhoeck & Ruprecht 1993.

Schwarz R. Die Krebspersönlichkeit. Mythos und klinische Realität. (Schriftenreihe der Akademie für Integrierte Medizin). Stuttgart, New York: Schattauer 1994.

Sommer G, Fydrich T. Soziale Unterstützung: Diagnostik, Konzepte. F-SOZO. Tübingen: dgvt-Verlag 1989.

Kapitel 10

Adler R, Hemmeler W. Anamnese und Körperuntersuchung. Der biologische, psychische und soziale Zugang zum Patienten. 3. Aufl. Stuttgart: Fischer 1992.

Arbeitskreis OPD (Hrsg). OPD-2 – Operationalisierte Psychodynamische Diagnostik. Das Manual für Diagnostik und Therapieplanung. Bern, Toronto: Verlag Hans Huber 2006.

Argelander H. Das Erstinterview in der Psychotherapie. 6. Aufl. Darmstadt: Wissenschaftliche Buchgesellschaft 2007.

Dührssen A. Die biographische Anamnese unter tiefenpsychologischem Aspekt. 4. Aufl. Göttingen: Vandenhoeck & Rupprecht 1997.

Heuft G, Senf W (Hrsg). Praxis der Qualitätssicherung in der Psychotherapie: Das Manual zur Psy-BaDo. Stuttgart, New York: Thieme 1998.

Morgan WL, Engel GL. Der klinische Zugang zum Patienten. Anamnese und Körperuntersuchung. Bern: Verlag Hans Huber 1977.

Kapitel 11

Balint M. Der Arzt, sein Patient und die Krankheit. 9. Aufl. Stuttgart: Klett-Cotta 1996.

Balint E, Norell JS. Fünf Minuten pro Patient. Frankfurt/M.: Suhrkamp 1978.

Bundesärztekammer. Weiterbildungsordnung. Berlin: Bundesärztekammer 2007.

Fritzsche K, Geigges W, Richter D, Wirsching M. Psychosomatische Grundversorgung. Berlin, Heidelberg, New York, Tokyo: Springer 2003.

Höfler R, Jacobson E, Wirth K. Entspannung als Therapie. Progressive Relaxation in Theorie und Praxis. Stuttgart: Klett-Cotta 2006.

Hoffmann BH. Handbuch des Autogenen Trainings. Grundlagen, Technik, Anwendungen. München: dtv 2004.

Linden M, Bühren A, Kentenich H, Loew TH, Springer R, Schwantes U. Fachgebundene Psychotherapie. Mehr Möglichkeiten. Dt Ärztebl 2008; 105: 1349–51.

Revenstorf D, Peter B (Hrsg). Hypnose in Psychotherapie, Psychosomatik und Medizin. 2. Aufl. Berlin, Heidelberg, New York, Tokyo: Springer 2008.

Tress W, Kurse J, Ott J. Psychosomatische Grundversorgung – Kompendium der interpersonellen Medizin. Stuttgart, New York: Schattauer 2004.

Kapitel 12

Ambühl H. Psychotherapie der Zwangsstörungen. 2. Aufl. Stuttgart, New York: Thieme 2005.

Bateman AW, Fonagy P. Psychotherapy for Borderline Personality Disorder. Mentalization-based Treatment. Oxford University Press 2004.

Bernstein DA, Borkovec TD. Entspannungstraining. Handbuch der ‚progressiven Muskelentspannung' nach Jacobson. 11. Aufl. Stuttgart: Pfeiffer bei Klett-Cotta 2002.

Bernz U. Deutung. In: Mertens W,Waldvogel B (Hrsg.). Handbuch psychoanalytischer Grundbegriffe. 3. Aufl. Stuttgart: Kohlhammer 2008; 135–40.

Clarkin JF, Yeomans FE, Kernberg OF. Psychotherapie der Borderline-Persönlichkeit. Manual zur psychodynamischen Therapie. 2. Aufl. Stuttgart, New York: Schattauer 2008.

Deserno H. Traumdeutung in der gegenwärtigen psychoanalytischen Therapie. Psyche 2007; 61: 913–42.

Doehring S, Sachse R, Habermeyer V, Rudolf G, Herpertz SC, Renneberg B. Psychotherapie bei Persönlichkeitsstörungen. In: Herpertz SC, Caspar F, Mundt C (Hrsg). Störungsorientierte Psychotherapie. München, Jena: Urban & Fischer 2008, 445–99.

Greenson RR. Technik und Praxis der Psychoanalyse. 9. Aufl. Stuttgart: Klett-Cotta 2007.

Heigl-Evers A, Heigl F. Das interaktionelle Prinzip in der Einzel- und Gruppenpsychotherapie. Z Psychosom Med 1983; 29: 1–14.

Herpertz SC, Caspar F, Mundt Ch (Hrsg.). Störungsorientierte Psychotherapie. München, Jena: Urban & Fischer 2008.

Heuft G. Bedarf es eines Konzepts der Eigenübertragung? Forum Psychoanal 1990; 6: 299–315.

Hoffmann BH. Handbuch des autogenen Trainings. 18. Aufl. München: dtv 2009 (dtv Taschenbuch 36004).

Hoffmann SO. Psychodynamische Therapie von Angststörungen. Einführung und Manual für die kurz- und mittelfristige Therapie. Stuttgart, New York: Schattauer 2008.

Hofmann A. EMDR in der Therapie psychotraumatischer Belastungssymptome. Stuttgart, New York: Thieme 1999.

Hohage R. Analytisch orientierte Psychotherapie in der Praxis. 4. Aufl. Stuttgart, New York: Schattauer 2004.

Janssen P. Psychoanalytische Therapie in der Klinik. Konzepte der Humanwissenschaften. Stuttgart: Klett-Cotta 1987.

Klüwer R. Erweiterte Studien zur Fokaltherapie. Gießen: Psychosozial-Verlag 2005.

Leuner H. Lehrbuch der Katathym-imaginativen Psychotherapie. 2. Aufl. Bern: Huber 1994.

Linehan MM. Dialektisch-Behaviorale Therapie der Borderline-Persönlichkeitsstörung. München: CIP-Medien 1996.

Margraf J. Lehrbuch der Verhaltenstherapie. Bd. 1: Grundlagen und Verfahren. 3. Aufl. Berlin: Springer 2008.

Massing A, Reich G, Sperling E. Die Mehrgenerationen-Familientherapie. 5. Aufl. Göttingen: Vandenhoeck & Ruprecht 2006.

Reddemann L. Psychodynamisch Imaginative Traumatherapie PITT – Das Manual. Stuttgart: Pfeiffer bei Klett-Cotta 2007.

Reich G, Massing A, Cierpka M. Praxis der psychoanalytischen Familien- und Paartherapie. Stuttgart: Kohlhammer 2007.

Reinecker H. Verhaltenstherapie. In: Senf W, Broda M (Hrsg.). Praxis der Psychotherapie. Ein integratives Lehrbuch. Stuttgart: Thieme 2005; 260–305.

Rudolf G. Strukturbezogene Psychotherapie. Leitfaden zur psychodynamischen Therapie struktureller Störungen. 2. Aufl. Stuttgart, New York: Schattauer 2006.

Sachsse U (Hrsg.). Traumazentrierte Psychotherapie. Stuttgart, New York: Schattauer 2004.

Sack M, Lamprecht F. EMDR – Ein Verfahren zur Behandlung dissoziativer Störungen in der Folge schwerer Traumatisierungen. In: Eckhardt-Henn A, Hoffmann SO (Hrsg). Dissoziative Störungen des Bewusstseins. Theorie, Symptomatik, Therapie. Stuttgart, New York: Schattauer 2004; 436–46.

Sack M, Lempa W, Lamprecht F. Metaanalyse der Studien zur EMDR-Behandlung von Patienten mit Posttraumatischen Belastungsstörungen – der Einfluss der Studienqualität auf die Effektstärken. Psychother Psychosom Med Psychol 2001; 51: 350–5.

Schulz H, Lotz-Rimbaldfi W, Koch U, Jürgensen R, Rüddel H. 1-Jahres-Katamnese stationärer psychosomatischer Rehabilitation nach differenzieller Zuweisung zu psychoanalytisch oder verhaltenstherapeutisch orientierter Behandlung. Psychother Psychosom Med Psychol 1999; 49: 114–30.

Senf W, Broda M (Hrsg). Praxis der Psychotherapie. Ein integratives Lehrbuch. 4. Aufl. Stuttgart, New York: Thieme 2007.

Shapiro F. Eye movement desensitization: a new treatment for posttraumatic stress disorder. J Behav Ther Exp Psychiat 1989; 20: 211–7.

Wirsching M, Scheib P. Paar- und Familientherapie und der systemische Ansatz in der Psychotherapie. In: Ermann M. Psychotherapeutische und psychosomatische Medizin. 2. Aufl. Stuttgart: Kohlhammer 1997.

Wöller W, Kruse J. Tiefenpsychologisch fundierte Psychotherapie. Basisbuch und Praxisleitfaden. 2. Aufl. Stuttgart, New York: Schattauer 2005.

Sachverzeichnis

A

B

C

D

G

H

I

J

K

L

M

N

O

P

T

U

V

W

Y

Z